国家卫生健康委员会"十四五"规划教材

全国高等学校教材
供卫生管理及相关专业用

卫生管理学

Health System Management

主　编　张　亮　胡　志
副主编　王小合　黄奕祥　焦明丽

编　委　（以姓氏笔画为序）

丁　宏　安徽医科大学　　　　吴妮娜　首都医科大学
马国栋　宁夏医科大学　　　　张　亮　武汉大学
王　昕　中国医科大学　　　　张　维　甘肃中医药大学
王小合　杭州师范大学　　　　苗豫东　郑州大学
井明霞　石河子大学　　　　　胡　志　安徽医科大学
叶　婷　华中科技大学　　　　黄奕祥　中山大学
李伯阳　武汉大学　　　　　　曹志辉　华北理工大学
杨　风　桂林医学院　　　　　焦明丽　哈尔滨医科大学
励晓红　复旦大学　　　　　　魏　来　遵义医科大学
肖　蕾　成都中医药大学　　　魏晶晶　新疆医科大学

编写秘书
李浩淼　武汉大学
白忠良　安徽医科大学

人民卫生出版社
·北　京·

版权所有，侵权必究！

图书在版编目（CIP）数据

卫生管理学 / 张亮，胡志主编. —北京：人民卫生出版社，2024.1

全国高等学校卫生管理专业第三轮规划教材

ISBN 978-7-117-35920-7

Ⅰ.①卫…　Ⅱ.①张…②胡…　Ⅲ.①卫生管理学 – 高等学校 – 教材　Ⅳ.①R19

中国国家版本馆 CIP 数据核字（2024）第 014383 号

人卫智网	www.ipmph.com	医学教育、学术、考试、健康，购书智慧智能综合服务平台
人卫官网	www.pmph.com	人卫官方资讯发布平台

卫生管理学
Weisheng Guanlixue

主　　编：张　亮　胡　志

出版发行：人民卫生出版社（中继线 010-59780011）

地　　址：北京市朝阳区潘家园南里 19 号

邮　　编：100021

E - mail：pmph @ pmph.com

购书热线：010-59787592　010-59787584　010-65264830

印　　刷：鸿博睿特（天津）印刷科技有限公司

经　　销：新华书店

开　　本：850×1168　1/16　印张：20

字　　数：564 千字

版　　次：2024 年 1 月第 1 版

印　　次：2024 年 3 月第 1 次印刷

标准书号：ISBN 978-7-117-35920-7

定　　价：78.00 元

打击盗版举报电话：010-59787491　E-mail：WQ @ pmph.com

质量问题联系电话：010-59787234　E-mail：zhiliang @ pmph.com

数字融合服务电话：4001118166　E-mail：zengzhi @ pmph.com

全国高等学校卫生管理专业第三轮规划教材修订说明

我国卫生管理专业创办于 1985 年，第一本卫生管理专业教材出版于 1987 年，时至今日已有 36 年的时间。随着卫生管理事业的快速发展，卫生管理专业人才队伍逐步壮大，在教育部、国家卫生健康委员会的领导和支持下，教材从无到有、从少到多、从有到精。2002 年，人民卫生出版社成立了第一届卫生管理专业教材专家委员会。2005 年出版了第一轮卫生管理专业规划教材，其中单独编写教材 10 种，与其他专业共用教材 5 种。2011 年，人民卫生出版社成立了第二届卫生管理专业教材评审委员会。2015 年出版了第二轮卫生管理专业规划教材，共 30 种，其中管理基础课程教材 7 种，专业课程教材 17 种，选择性课程教材 6 种。这套教材出版以来，为我国卫生管理人才的培养，以及医疗卫生管理事业教育教学的科学化、规范化管理作出了重要贡献，受到广大师生和卫生专业人员的广泛认可。

为了推动我国卫生管理专业的发展和学科建设，更好地适应和满足我国卫生管理高素质复合型人才培养，以及贯彻 2020 年国务院办公厅发布《关于加快医学教育创新发展的指导意见》对加快高水平公共卫生人才培养体系建设，提高公共卫生教育在高等教育体系中的定位要求，认真贯彻执行《高等学校教材管理办法》，从 2016 年 7 月开始，人民卫生出版社决定组织全国高等学校卫生管理专业规划教材第三轮修订编写工作，成立了第三届卫生管理专业教材评审委员会，并进行了修订调研。2021 年 7 月，第三轮教材评审委员会和人民卫生出版社共同组织召开了全国高等学校卫生管理专业第三轮规划教材修订论证会和评审委员会，拟定了本轮规划教材品种 23 本的名称。2021 年 10 月，在武汉市召开了第三轮规划教材主编人会议，正式开启了整套教材的编写工作。

本套教材的编写，遵循"科学规范、继承发展、突出专业、培育精品"的基本要求，在修订编写过程中主要体现以下原则和特点。

1. 贯彻落实党的二十大精神，加强教材建设和管理 二十大报告明确指出，人才是第一资源，教育是国之大计、党之大计，要全面贯彻党的教育方针、建设高质量教育体系、办好人民满意的教育，落脚点就是教材建设。在健康中国战略背景下，卫生管理专业有了新要求、新使命，加强教材建设和管理，突出中国卫生事业改革的成就与特色，总结中国卫生改革的理念和实践经验，正当其时。

2．凸显专业特色，体现创新性和实用性　本套教材紧扣本科卫生管理教育培养目标和专业认证标准；立足于为我国卫生管理实践服务，紧密结合工作实际；坚持辩证唯物主义，用评判性思维，构建凸显卫生管理专业特色的专业知识体系，渗透卫生管理专业精神。第三轮教材在对经典理论和内容进行传承的基础上进行创新，提炼中国卫生改革与实践中普遍性规律。同时，总结经典案例，通过案例进行教学，强调综合实践，通过卫生管理实验或卫生管理实训等，将卫生管理抽象的知识，通过卫生管理综合实训或实验模拟课程进行串联，提高卫生管理专业课程的实用性。以岗位胜任力为目标，培养卫生领域一线人才。

3．课程思政融入教材思政　育人的根本在于立德，立德树人是教育的根本任务。专业课程和专业教材与思想政治理论教育相融合，践行教育为党育人、为国育才的责任担当。通过对我国卫生管理专业发展的介绍，总结展示我国近年来的卫生管理工作成功经验，引导学生坚定文化自信，激发学习动力，促进学生以德为先、知行合一、敢于实践、全面发展，培养担当民族复兴大任的时代新人。

4．坚持教材编写原则　坚持贯彻落实人民卫生出版社在规划教材编写中通过实践传承的"三基、五性、三特定"的编写原则："三基"即基础理论、基本知识、基本技能；"五性"即思想性、科学性、先进性、启发性、适用性；"三特定"即特定的对象、特定的要求、特定的限制。在前两轮教材的基础上，为满足新形势发展和学科建设的需要，与实践紧密结合，本轮教材对教材品种、教材数量进行了整合优化，增加了《中国卫生发展史》《卫生管理实训教程》。

5．打造立体化新形态的数字多媒体教材　为进一步推进教育数字化、适应新媒体教学改革与教材建设的新要求，本轮教材采用纸质教材与数字资源一体化设计的"融合教材"编写出版模式，增加了多元化数字资源，着力提升教材纸数内容深度结合、丰富教学互动资源，充分发挥融合教材的特色与优势，整体适于移动阅读与学习。

第三轮卫生管理专业规划教材系列将于2023年秋季陆续出版发行，配套数字内容也将同步上线，供全国院校教学选用。

希望广大院校师生在使用过程中多提宝贵意见，为不断提高教材质量，促进教材建设发展，为我国卫生管理及相关专业人才培养作出新贡献。

全国高等学校卫生管理专业
第三届教材评审委员会名单

顾　　问　李　斌

主任委员　梁万年　张　亮

副主任委员　孟庆跃　胡　志　王雪凝　陈　文

委　　员（按姓氏笔画排序）

马安宁　王小合　王长青　王耀刚　毛　瑛
毛宗福　申俊龙　代　涛　冯占春　朱双龙
邬　洁　李士雪　李国红　吴群红　张瑞华
张毓辉　张鹭鹭　陈秋霖　周尚成　黄奕祥
程　峰　程　薇　傅　卫　潘　杰

秘　　书　姚　强　张　燕

主编简介

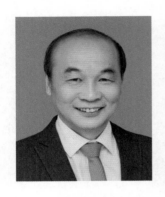

张 亮

男，生于河南省洛阳市。武汉大学政治与公共管理学院教授，卫生政策与管理二级教授，博士研究生导师，享受国务院政府特殊津贴。兼任全国高等学校卫生管理专业教材评审委员会主任委员、中国农村卫生协会副会长、中国社区卫生协会常务理事、国家卫生健康标准委员会基层卫生健康标准专业委员会副主任委员、国家中医药管理局中医药改革与发展咨询专家、湖北省基层卫生协会副会长、湖北省医疗保险研究会副会长。

从事卫生管理教学科研工作40余年，研究方向涉及卫生政策与管理、健康整合、医院管理、医疗保障、农村健康服务管理等多领域。主持国家自然科学基金重点项目及面上项目6项、省部级项目多项。在国内外期刊发表专业学术论文400余篇，获中华医学科技奖卫生管理奖等国家、省部级奖项7项。主编、副主编及参编学术著作及规划教材近30部。

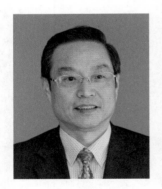

胡 志

男，生于安徽省阜阳市。博士，二级教授，博士研究生导师，安徽医科大学原副校长。享受国务院政府特殊津贴，全国优秀科技工作者，卫生部有突出贡献中青年专家，安徽省首批学术和技术带头人，安徽省高校拔尖人才，安徽省级教学名师。中华预防医学会卫生事业管理分会第二届和第三届主任委员，全国高等学校卫生管理专业教材评审委员会副主任委员，《中国农村卫生事业管理》杂志主编，安徽省高校智库"安徽省健康发展战略研究中心"主任，安徽医科大学卫生事业管理研究所所长。

从事卫生管理教学科研工作30余年，带领本学科成为国家级特色专业以及安徽省重点学科。主持国家自然科学基金、国际合作项目、卫生部卫生行业重大专项等研究项目10余项。先后获中华医学科技奖卫生管理奖、安徽省人民政府人文社会科学奖一等奖和二等奖，安徽省教学成果奖特等奖和一等奖。主编教材和专著10余部，在国内外发表专业学术论文500余篇。

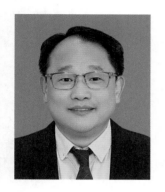

王小合

男，生于陕西省咸阳市。教授，博士研究生导师。现任杭州师范大学公共卫生学院院长，"公共事业管理"国家一流专业建设点、"卫生健康科技创新与发展战略研究"浙江省软科学研究基地负责人，浙江省高校优秀教师奖获得者。兼任中国管理现代化研究会公共管理专业委员会理事会理事、全国高等学校卫生管理专业教材评审委员会委员、中国系统工程学会医药卫生系统工程专业委员会副主任委员等。

从事卫生管理与政策教学和研究工作20余年。主持国家自然科学基金面上项目、全国教育科学规划专项课题，以及国家社会科学基金重大项目、教育部哲学社会科学研究重大课题攻关项目子课题10余项，指导学生立项国家级大学生创新创业训练计划10余项。主编、副主编学术著作及教材10余部，在国内外重要期刊发表论文200余篇，教研成果获第九届（2019年）钱学森城市学"城市卫生健康问题"金奖1项以及浙江省哲学社会科学优秀成果奖一等奖1项、二等奖2项、三等奖1项。

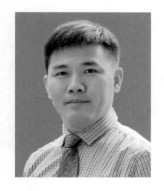

黄奕祥

男，生于安徽省六安市。教授，博士研究生导师。现任中山大学公共卫生学院卫生管理学系主任。国家卫生健康委推进分级诊疗与医疗联合体建设工作专家组成员，中国卫生经济学会常务理事、中华预防医学会卫生事业管理分会常务委员、广东省深化医药卫生体制改革研究专家库首批专家、广东省卫生经济学会副会长兼卫生健康战略与规划分会会长、广东省预防医学会社会医学与卫生管理学专业委员会主任委员等。

从事卫生经济与政策、卫生健康服务整合、卫生改革与发展战略等教学和研究工作20余年。近五年主持国家级和国际合作课题等30余项，发表研究论文100余篇。第七届（2017年）和第九届（2019年）钱学森城市学"城市医疗卫生问题"金奖提名奖、2017年"挑战杯"全国大学生课外学术科技作品竞赛"优秀指导老师"获得者。

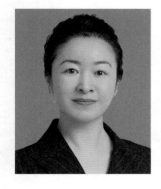

焦明丽

女，生于黑龙江省哈尔滨市。教授，博士研究生导师，教育部青年长江学者，黑龙江省新世纪优秀人才。现任哈尔滨医科大学卫生管理学院副院长，卫生政策与医院管理研究中心主任，兼任中国卫生经济学会青年卫生经济委员会副主任委员、中国技术经济学会理事、中国卫生经济学会理事等。

从事卫生政策与医院管理、健康行为经济学教学和研究工作近20年。主持国家自然科学基金项目4项、美国中华医学基金会（CMB）国际合作项目2项，教育部、教育厅课题30余项，参与科技部863计划，卫生部行业基金重大课题，国家社会科学基金重大项目、国家自然科学基金重点项目的研究。发表国内外研究论文200余篇，参与撰写教材和专著21部，获各种科研、教学奖励31项。

前　言

健康是促进人类全面发展的必然要求，是经济社会发展的基本条件，也是国民幸福健康生活的内在保证。为了促进国民健康，我国卫生体系经历了数十年的探索与改革，不断完善和优化。其中，对卫生系统的高效管理，发挥着至关重要的作用。可喜的是，从多年的卫生管理实践中，学者们已经总结了大量经验，逐步提炼出适合中国国情的、具有中国特色的卫生管理基本原理和一般规律，并促使卫生管理学科逐步走向成熟，也促使兼具科学性与实践性的卫生管理研究范式渐渐形成。丰硕的研究成果，促使卫生管理实践从经验化向科学化、精细化过渡，提升了卫生管理的水平。在全国高等医药教材建设研究会的大力支持下，我们针对卫生管理专业学生，编写了这本教材。

本教材立足"大健康"，以维护和促进国民健康为目标导向，从卫生系统角度出发，试图对卫生管理的普遍规律进行总结和提炼，同时突出中国特色，彰显民族自信。我们期望这本教材可以成为我国在构建卫生管理学科体系、学术体系、话语体系过程中的一块重要的敲门砖。

在编写过程中，我们遵循如下原则。第一，强化价值导向，正能量引领。以习近平新时代中国特色社会主义思想为引领，严格遵循《中华人民共和国基本医疗卫生与健康促进法》等法律精神，客观引入国外卫生管理理论，审慎介绍国外实践，创新性总结提炼中国实践，严格把控政治思想关。第二，作为卫生管理专业的统领性教材，注重卫生管理知识的系统性和结构性，搭建起卫生管理知识的"基本型"框架，以政府管理为主要内容，强调通过卫生系统各要素和职能的管理，实现卫生系统绩效目标，维护和促进健康。第三，兼顾本土性和时代性。总结中国卫生管理的经验，通过反思西方管理理论的价值，总结提炼中国卫生管理理论和发展规律。以阐释基本概念、明确基本原则为主，反映政治经济社会变化、现代技术对卫生系统的影响，但也尽量避免实效性较强的知识、政策、案例的阐述，从而体现时代价值并维持教材的稳定性。第四，根据卫生管理本科生培养要求和特点，本教材采用融合教材形式，纸质版精练，数字资源丰富，便于学生线上与线下学习相结合。第五，注意与卫生政策学、卫生经济学、卫生法学等教材的区别。卫生管理学强调系统管理及宏观管理，对于卫生管理人力、物力、财力要素等内容，从系统与要素关系的管理上展开论述。对于同层面的部分（政策等），从协同思想出发，强调系统关联的管理。

章节内容严格按照逻辑关系和学生的认知规律统筹考虑并安排。全书共二十章，按照"总—分"结构谋篇布局。总论部分论述卫生管理学的基本理论（思想及概念、发展框架及理论）、卫生发展和管理的宏观框架（发展战略框架、法律与政策框架、体制机制框架）。分论部分按照"投入—过程—产出"的逻辑框架，将卫生管理学的内容分成卫生资源管理、卫生服务管理和卫生系统评价及控制三大部分。"投入"包括宏观卫生人力、物力、财力（资金），信息资源的筹措、配置、使用及控制。"过程"具体阐述卫生服务的管理，包括医疗服务、公共卫生服务、药品服务、传统医学以及卫生服务的整合。"产出"是对卫生系统、医疗卫生机构及人群健康的评价及控制。

本教材在编写过程中得到了武汉大学、安徽医科大学、中山大学、杭州师范大学、哈尔滨医科大学等18所院校的积极参与和大力支持，在此深表感谢。感谢每一位编委对本教材倾注的大量心血与精力。同时，感谢每一位"卫生管理"的实践者、教学者、研究者，为中国卫生管理事业作出的重要贡献。由于编者水平有限,加之编写时间紧张,教材中难免有不足之处,恳请每位读者谅解,也敬请广大读者提出宝贵意见。

张 亮 胡 志

2024 年 1 月

目　录

第一章　绪　论

人民群众多层次、多样化健康服务需求持续增长，对健康系统、卫生系统提出了更高要求。加快提高健康服务供给质量，是适应中国社会主要矛盾变化、满足人民美好生活需要的要求，也是实现经济社会高质量发展的基础。在健康系统中，卫生系统发挥极其重要的基础性健康维护与促进功能。卫生系统要素丰富、结构复杂，因此，卫生系统的高效管理是确保其有序运行并满足居民卫生服务需求的重要保障。

第一节　社会系统与卫生系统

一、社会系统与健康系统

（一）社会系统与健康系统的概念

1. 社会系统　系统论的创始人美籍生物学家 L. V. 贝塔朗菲（L. V. Bertalanffy）在《一般系统理论基础、发展和应用》中指出，系统是若干要素按照特定的结构，相互联系而成的具有特定功能的有机整体。要素之间的联系构成系统的结构，结构决定系统功能。

社会是人类相互有机联系、互利合作形成的群体，是按照一定的行为规范、经济关系和社会制度而结成的有机总体。社会系统是由社会人与他们之间的经济关系、政治关系和文化关系构成的系统。按照层级划分，社会系统在人类世界里可分成不同地域和国家；在国家层面，划分成不同行业或产业；在行业和产业层次，细分成不同的企业、单位；在企业、单位层次，分成不同的部门；最终落脚到自然人（自然人是社会系统元素的下限）。社会系统一般被分成政治、经济、文化、生态和社会系统中的其他子系统（如健康、人口、教育、科技等）。

2. 健康系统　健康系统（health system）是根据时代发展、社会需求与疾病谱的改变，一切与健康相关的要素通过各种关联组成的有机整体。健康系统从全生命周期的角度，围绕人的衣食住行及生老病死，关注各类影响健康的因素，并提倡自我健康管理。健康系统的目标不仅包含个体生理、心理、社会功能等方面的健康，也包含群体和整个社会的健康。健康系统的活动范畴涉及各类与健康相关的信息、产品和服务，也涉及各类组织、家庭、个体为了满足社会的健康需求所采取的行动。

健康子系统包括如下几类。

（1）健康生活系统：主要包含与居民日常生活相关的健康行为要素，如饮食、运动等，以及促进健康生活的健康宣传、教育等要素。

（2）健康服务系统：主要包含由医疗机构、疾病预防与控制中心等提供的医疗、公共卫生等服务要素。卫生系统是健康服务系统中极为重要的子系统。

（3）健康保障系统：主要包含为健康服务、健康促进活动等提供保障的要素，如医疗保障、药品供应保障等。

（4）健康产业系统：涵盖医疗产品、保健用品、营养食品、医疗器械、保健器具、休闲健身等多个与人类健康紧密相关的生产和服务要素。

（5）健康环境系统：包含由多个机构、部门、个人参与的环境监测、污染治理等要素。

（6）健康治理系统：包含健康相关的行政部门，如各级卫生健康委员会，以及与健康相关的机构、职能部门、行业主体、社会团体参与的，对健康系统目标、策略、领导、文化、资源、环境等展开治理的多种要素。

（二）社会系统与健康系统的关系

健康系统是社会系统的子系统，而健康权是居民的基本权利，保障和促进国民健康既是健康系统的目标，也是居民能参与其他社会子系统相关活动的基础。因此，健康系统与其他社会系统相辅相成，只有与社会其他子系统协调均衡发展，才能实现社会系统功能的最优化。健康系统这个单一子系统的功能最优，不代表社会系统功能的最优。健康系统无法脱离于政治系统、经济系统、文化系统、生态系统和社会系统中的其他子系统而孤立存在，而这些子系统在发展过程中，也离不开健康系统的支持。

1. 政治系统 一个国家的政治环境，影响着健康系统发展的方向和目标，以及健康问题在社会总体发展中所处的高度和地位。许多国家在治国理念中，将国民健康作为重要的范畴和目标，将健康置于优先发展的战略地位，健康也是影响诸多政治决策的决定因素之一。政治系统可能影响健康战略的阶段性目标，健康系统在运行中，需要明确国家政治导向，厘清职责使命，对接人民健康需求。健康系统与政治系统交叉互融，"健康入万策"也是政治系统运行过程中需要贯彻的基本理念。

2. 经济系统 经济基础决定上层建筑，国家经济发展水平以及经济发展战略，共同决定着国家财政对健康的投入额度及健康系统发展过程中可调用的资源量。投入健康的费用越高，意味着在公共卫生改善、卫生人力资源开发、医疗卫生设备购置、医疗卫生环境改善及医疗技术发展等方面拥有更多可用资源，继而推动健康系统的发展。从健康结果来看，国家的经济状况与居民健康程度具有正相关关系，收入水平越高的国家和地区，居民人均预期寿命也越高。居民健康需求的提升也将促进健康产业发生结构性改革，推动经济发展。

3. 人口系统 人口的数量、质量和结构，决定着疾病谱的特征和健康需求的水平，继而作用于健康系统的发展方向。人口数量直接决定健康服务需求的绝对量，并影响健康保障的筹资量等。人口质量包含身体素质、科学文化素质以及思想素质等，既影响健康需求量，也影响人群的健康期望、健康需求和健康水平。人口老龄化所带来的慢性非传染性疾病（简称"慢性病"）、残疾、失能及劳动力减少等威胁，决定着健康系统在应对老龄化战略中将扮演关键角色并倾注大量精力。人口流动会使处于不同健康状况的居民在城乡之间重新布局，且不可避免地将一部分健康风险和疾病负担转移给农村，这对我国健康服务体系的发展、健康保障机制的完善提出挑战。

4. 文化系统 文化环境关系到一个国家和地区居民的价值观、健康观和伦理观念。文化环境对健康系统的影响主要体现在三个层面：社会整体价值观、健康服务人员的理念以及人群的健康期望。从"看已病"到"看未病"，从"以疾病为中心"到"以健康为中心"，从关注疾病到注重居民全生命周期健康变化，这些健康理念的更新，推动着中国健康系统的战略思想向"大健康"转变。国民健康素养、健康行为水平的高低，也将在较长时间内成为衡量国家整体文化水平的重要维度之一。

5. 生态系统 生态系统是人类与其他生物的生命支持系统，人类生物学特征对生态系统提供的食物、水、空气等有基本需求，生态系统提供的各种产品和服务是人类生存和保持健康的根基。生态系统可以为满足人类基本健康需求提供多种服务和产品，人类很多疾病的发生也与生态系统的变化息息相关。在全球化进程中，人类命运共同体的可持续发展离不开健康，也离不开生态系统的和谐与稳定。健康系统的各种活动要符合生态规律，如何保护生态系统与改善人类健康，进而实现社会、经济和环境的持续协调发展，是世界各国共同面临的挑战。健康系统本身也具有生态学的特征，其内部各要素在结构、功能上存在多种平衡。

6. 社会系统中的其他子系统 社会系统中的其他子系统，多数也与健康系统之间存在密切关联。例如科技系统深刻影响健康系统的运行。医学技术的进步、治疗方法的革新、医学仪器设备的创新，提升了医疗服务的精确性、有效性；信息技术的飞速发展、健康管理的智能化，推动疾病预防、诊疗、管理的服务模式发生变革，提高了健康服务的可及性与效率。

二、健康系统的功能

生活方式和健康理念的转变意味着健康系统的运作模式不再是单一的疾病治疗，而是对整个健康生命周期的健康资源进行管理的过程。基于影响健康的各种因素，健康系统主要包括以下两个方面的功能。

（一）降低或消除损害人类健康的相关危险因素

首先，通过健康相关服务直接作用于人体健康，包括通过提供医疗服务（如基本医疗、急救等）解决居民常见或重大疾病问题，或通过基本公共卫生服务对重点人群进行健康管理、干预或健康指导，以及对重大突发公共卫生事件展开防控等。其次，通过对健康风险因素的治理促进健康，如加强影响健康的环境问题治理，加强与群众健康密切相关的环境健康影响监测与评价，建立环境与健康调查、监测与风险评估，或完善食品安全监测、保障食品药品安全等。

（二）强化有益于人类健康的相关保护因素

首先，通过健康宣传、教育等普及健康生活，优化居民的健康行为。其次，健全保障体系，如通过健全医疗保障体系降低居民疾病经济风险，通过完善药品供应保障体系提升居民用药可及性。最后，提升健康系统运行效率，如通过推动健康科技创新、建设健康信息化服务体系等，优化健康服务模式。

健康系统的高效运转，离不开其子系统协调共生与优势互补。从系统论的观点出发，健康系统首先是一个有机的整体，健康系统的整体功能大于各子系统功能之和，单一或部分子系统单独作用无法实现健康系统整体功能。其次，健康系统中各要素、各子系统并非孤立地存在。在发挥特定功能的同时，各要素、子系统相互关联，构成健康系统这个不可分割的统一体。

三、卫生系统与卫生服务系统

（一）卫生系统与卫生服务系统的概念

1. 卫生系统 卫生系统（health system）指的是所有致力于卫生服务、卫生保障和卫生治理的组织，按照一定的秩序和内部联系组成的有机整体。英文中的"health"，同时具有"健康"与"卫生"两种含义，但"卫生"更强调过程，"健康"更强调结果。卫生系统发展的核心目标，是促进、恢复或维护健康，因此，卫生系统也是健康系统最重要的子系统。

卫生系统是一个复杂的系统，具有多方参与的特点。系统中的各个方面相互联系、相互影响，而又相互制约，需要共同努力才能实现系统的最终目标。一般卫生系统主要包括公共卫生服务系统、医疗服务系统、医疗保障系统、卫生服务产品（药品、器械等）供应系统、卫生治理系统等。各系统在功能上分工协作，实现互补，形成合力。

2. 卫生服务系统 卫生服务是卫生系统的核心功能，包括健康促进、预防、诊疗和康复等。卫生服务系统（health service delivery system）是由为居民提供健康促进、预防、治疗和康复等服务的各种组织、部门、社会群体通过要素的协调与组合，形成的以服务为核心功能的有机整体。随着健康理念的持续深入和居民健康需求的不断提升，卫生服务系统的功能、结构也发生相应变化。在中国，逐步建立起了整合型的卫生服务系统，将健康促进、疾病预防、诊断治疗、护理康复、临终关怀等各种卫生服务及其管理整合在一起,协调各级各类医疗卫生机构,形成系统完备、布局合理、分工明确、功能互补、连续协同、运行高效、富有韧性的卫生服务体系,为居民提供终身连贯的服务。社会系统、健康系统、卫生系统的关系如图1-1所示。在实际运用中,"医疗卫生服务体系""卫生服务体系"也经常使用,其含义与"卫生服务系统"类似,"体系"强调整体性,"系统"强调整体以及内部要素的有机协调。目前我国卫生服务系统主要包括医疗服务系统和公共卫生服务系统;医疗卫生服务体系或卫生服务体系也主要由医疗服务体系和公共卫生服务体系构成。

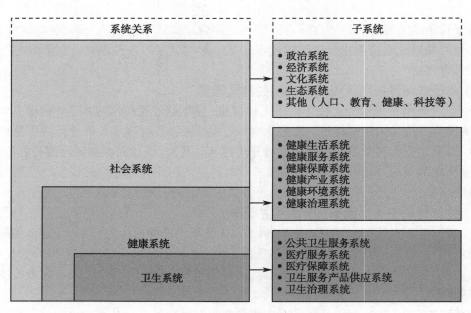

图1-1 社会系统、健康系统、卫生系统的关系

(二)卫生系统的目标

全民健康覆盖(universal health coverage,UHC)是由世界卫生组织(WHO)提出的、世界各国在卫生领域的战略目标。WHO 将 UHC 界定为:所有人都应当享有所需要的有质量的卫生服务,并且不因利用这些服务出现经济困难。由此可见,卫生系统具有三大目标。

1. 改善健康 不仅指提高居民(生理、心理、社会)健康水平,还包括改善人群健康分布,减少健康状况的不公平性。

2. 提高卫生系统反应性 反应性是指卫生系统能够满足居民合理期望的程度。在医疗方面,反应性主要是指患者在接受医疗服务的过程中对非医疗结果的各种期望,例如患者在就医时受到尊重、患者对医疗方案拥有一定选择权、患者拥有隐私权和良好的交流等;以及"以患者为中心",即医疗机构能够及时关注服务对象的需要、提供必要设施,服务对象在政策范围内具有自由选择权,能够自由地选择各种医疗机构和医疗卫生人员,卫生机构具有良好的社会支持功能等。在公共卫生服务方面,卫生系统的反应性体现在针对区域内居民的人口特征、疾病特征等,制订并实施差异化、精细化的公共卫生服务。

3. 分担健康经济风险 确保筹资公平性,以实现疾病经济风险分担,减少医疗服务和公共卫生服务过程中重大经济风险的发生。一个公平的卫生系统应该能够保护社会上所有的人,特别是贫困人群,而不至于使一些家庭因过多的健康支出而深陷贫困之中。

(三)卫生系统的功能

卫生系统功能构架包括以下四个维度:①提供卫生服务;②提供医疗保障,具体包括筹资、建立资金池、分配资金以购买服务;③资源筹措,具体包括人力资源、物力资源和财力资源等;

④监管，即对卫生系统中的各种行为进行监督、管理和约束，确保卫生服务的安全、有效。卫生系统具体功能剖析如下。

1. 提供卫生服务　卫生服务既包括医疗服务，也包括公共卫生服务，主要涵盖健康促进、预防、诊疗和康复等内容。提供卫生服务是卫生系统的核心功能，卫生服务在供给过程中，要考虑时代特征、健康需求特征，也要与政治系统、经济系统、文化系统、人口系统等其他社会系统的发展相适应。

2. 提供医疗保障　卫生系统提供医疗保障的功能涵盖以下三个方面。

（1）筹资：医疗保障经费主要来源于政府、社会和个人三个渠道。筹资水平的确定、筹资比例的分配，要综合考虑国家和地区经济发展水平，并逐步实现以个体收入为依据的差异化筹资机制。

（2）建立资金池：即将筹集来的资金进行统筹和综合。提高统筹层次，是增强基金调剂能力、减少结构性资金缺口、提高抗风险能力的必要措施。

（3）购买服务：在购买卫生服务时，医保基金要从居民的健康利益出发，考虑不同购买方案对健康结果的影响，考虑成本效果、成本效率和成本效益，合理确定补偿和支付方案，分担健康经济风险。

3. 资源筹措　卫生总费用是一个国家的可用性卫生资金总额。确定卫生总费用时，需要综合考虑国家发展战略，以及短时间内社会发展目标。卫生系统筹集的卫生资源，可通过卫生人才培养、医疗卫生机构建设、医学技术研发等多种方式对人群健康产生影响。在卫生资源有限的情况下，需要综合考虑投资的必要性、可行性，兼顾公平和效率。在贫困偏远地区，更加依靠政府配置资源以提高卫生服务可及性；而在经济发达地区，可结合市场机制调动资源来提高卫生服务效率和质量。

4. 监管　监管是加强卫生管理的重要手段，各级卫生监督机构是主要的卫生监督管理执行机构，各级卫生行政部门是卫生监督的具体责任部门。国家授权卫生部门对所辖区内的企业、事业单位贯彻执行国家的卫生法令、条例和标准的情况进行监督和管理，对违反卫生法规并造成危害人体健康的情况进行处理。主要包含医疗卫生监管、公共卫生监管、环境卫生监管、传染病与学校卫生监管、职业卫生监管等。

（四）卫生系统的特点

1. 卫生系统具有一般系统的特点　卫生系统具有整体性、复杂性、开放性。

（1）整体性：卫生系统各子系统功能互补，共同发挥健康促进和维护功能。只有当卫生系统保持整体性，才能使各子系统在共同的目标导向下协同发力，提升整体运行效能。

（2）复杂性：卫生系统并非单一简化的系统，其内部的各子系统自成体系又相互作用，例如药品供应系统、医疗保障系统、卫生服务提供系统等通过物质和信息形成关联。卫生系统要随着国民健康需求的提升及外部政治、经济环境的变化，不断调整各要素之间的关系，不断适应内外环境的变化。

（3）开放性：卫生系统具有开放性，与外部政治环境、经济环境和自然环境等有着千丝万缕的联系。国家政治体制和宏观经济政策决定着卫生系统运行的总体方向，外部人力、物力等资源影响着卫生系统的资源结构和配置方式，疾病流行和暴发也决定着卫生系统的防控重点和应急模式。

2. 卫生系统具有特殊性　促进人群健康是卫生系统的核心目标和根本目的，而促进健康不仅指居民能够及时获得必需的医疗服务，更体现在居民从出生到死亡的全过程中，获得全方位的、全面而连续的医疗和医疗以外的其他卫生服务。因此，卫生系统相较于其他系统，有其特殊性。

（1）卫生系统在发挥功能时，面向的是居民健康需求，而居民的健康需求随着社会经济的发展不断发生改变，呈现显著的时代性、区域性。时代性即特定时期的疾病结构和健康风险因素，区域性即城乡之间、区域之间存在较大差异。这决定了卫生系统既要维持稳定，又要随着健康需求的变化不断调整自身要素水平及要素之间的关联，对卫生服务而言，即要不断调整服务的宽度、广度和深度，以适应居民健康需求的变化。这种卫生服务供需双方彼此适应的复杂性，远超于很多其他社会子系统。

（2）卫生系统层次多样，卫生服务、卫生保障和卫生治理均覆盖多个层级的机构或部门；功能复杂，不同级别的卫生机构功能定位存在差异，不同类型、不同层级机构之间功能互补。卫生系统所提供的服务具有极强的专业性、技术性，同时也愈发强调非技术性服务（如沟通、人文关怀等）。因此，卫生系统本身的复杂程度也超过诸多其他社会子系统。

（3）卫生系统所提供的产品和服务大多具有公共产品和准公共产品的性质，具有显著的经济效益和社会效益。例如，基本公共卫生服务项目的供给，由政府保障。基本医疗保险是国家赋予公民的一项基本保障，具有一定社会福利特征和非营利性质。这就决定，在管理机制方面，卫生管理以政府为主，而非依赖市场运行机制，诸多卫生改革举措、政策、法律法规、组织设置、运行机制等，都是在政府的主导或干预下完成的。

第二节　卫生管理与卫生治理

一、卫　生　管　理

（一）卫生管理的起源

人类生存与发展的历史在一定程度上可以视为与疾病的斗争史。不论是甲骨文中对于商王武丁是否得瘟疫的记载，还是古巴比伦泥板书上对于癫痫、坏血病等的描述，抑或是《史密斯外科纸草文》对古埃及时期常见外科病例的记录等均为较好的证明。在长时间与大自然相处的过程中，人类对于疾病和健康的认识不断提升，出现了针对疾病的防治服务与增进健康的养生保健活动，伴随服务的成熟，与之相关的要素与组织应运而生，卫生系统的雏形初显，由政府主导的卫生管理活动也在探索中不断发展。

中国的夏商时期，人们就开始通过改善住房内外部环境卫生防止疫病的发生，如甲骨文中对于室内扫除的记载"庚辰卜，大贞，来丁亥寇寝"，殷墟遗址中发现的用于排除积水的水沟；古罗马人也非常重视公共卫生相关设施建设，所建立完善的下水道、排水沟等公共设施，被后人称为"最为瞩目的优质工程"。早期中西方对于人体认知和养生方面存在很多相似之处，中国古代以阴阳五行为基础，以调理自身，如东汉末年医学家张仲景主张从顺应四时变化、导引以及调节饮食等方面进行养生，宋元时期倡导的根据季节、食物性质的不同来选择合适饮食的四时五味养脏法；古希腊在四元素说的指导下开展饮食、运动相关的养生活动，如希波克拉底提出的四体液理论，并强调养生要兼顾"自然发生的运动"以及"强制进行的运动"。

古人在朴素的哲学思想指导下，经过长期实践、积累、总结、继承与创新，医药服务思想与水平不断提升，如中国最早的医学典籍《黄帝内经》，不仅奠定了生理、病理、诊断与治疗的基础，而且蕴含着自然、生物、心理、社会的整体医学理念；战国时期的《难经》，以问答解释疑难的方式，从脉、经络、脏腑、病、穴道、针法六个方面阐述中医药的基础理论；秦汉时期确立了辨证论治的基本思想，诞生了中医药史上两部重要的典籍《神农本草经》和《伤寒杂病论》；孙思邈在唐永徽三年编撰了《千金要方》，系统总结了唐代以前的医学成就，遍涉临床各科及针灸、食疗、药物、预防、保健等内容，又于唐永淳二年撰写《千金翼方》，系统论述了伤寒六经辨证，内科杂病、外科疮肿、诊病察色，辨别阴阳表里虚实以及治疗技术等，这两本典籍被誉为中国最早的临床医学百科全书;成书于明万历六年的《本草纲目》,集草本医学大成,被翻译成各种语言传播于世界。再如被称为西方医学之父的古希腊医生希波克拉底,致力于了解机体的运行机理与器官的内部联系,发明了供患者康复的牵引床,并且在雅典大瘟疫中发现火可以防止瘟疫的扩散;古罗马著名医生盖伦致力于解剖学研究,应用实验动物模型,区分了静脉血与动脉血,发现了心脏与肝脏的功能等,留下《论解剖过程》《论身体各部器官功能》等上百部著作;被誉为"医疗之母"的印度传统医学阿育吠陀,强调了饮食、睡眠、锻炼与治疗对健康的重要性,其中,内科学的《阇罗迦集》与外科学《妙闻集》为其主要代表著作。上述的卫生活动与卫生服务活动多属于个人或群体自发的探索与实施,并非严格意义上的卫生管理,但仍为卫生管理活动的出现和发展奠定了基础。

伴随社会的发展、专业化分工与组织的形成,卫生管理活动出现,并在探索中不断完善。受资源有限性的影响,统治阶层早期的卫生管理主要集中在为统治者与军队的健康保障、发生大规模流行病时的管控等方面,包括制定政策法令、设置岗位与机构、开展医学教育等方式。如《周礼》中出现了对御医分类的记载,根据职责将其划分为食医、疾医、疡医、兽医四科,在此基础上建立了详细的考核标准与考核制度,并提出"稽其医事"的病案记录要求,将其作为定级评薪的依据;类似的还有古巴比伦《汉谟拉比法典》,对于医生开展某些特定手术的收费标准与医疗事故的处理给出了详细的规定。古埃及人在庙宇中建立"生命之屋",可视为医院的原始形态;西方最早的医院出现在古罗马的军队要塞中,为受伤或患病的士兵予以治疗;中国医院的雏形可回溯至西汉时期,据《汉书》记载,汉武帝曾设置医疗场所,配备医生和药物以应对黄河流域发生的云翳(眼睛相关疾病);隋唐时期,针对麻风病专门开设了"疠人坊";宋朝将设置"安济坊"(相当于宋朝的公立医院)作为重要的安民养民措施。医学教育方面,在公元200年至600年间的亚历山大城,医学已开始以具体的书本知识的形式确定并保存;中国古代的医学教育最早见于南北朝时期,但多以传统的师徒模式或家族传承为主,直到公元624年唐朝设置太医署,在组织设计、教学内容、修业年限与考试规定等方面均有了明确规定。

(二)卫生管理的概念

卫生管理(health system management)是对卫生系统的管理,是指在特定的政治、经济、文化等环境中,由政府主导的,以提高卫生服务公平性、卫生资源使用效率为目标,进而实现维护和促进社会全体成员健康的目的,对卫生系统及其构成要素(如卫生组织与卫生人力、物力、财力,信息,技术等资源)所进行的计划、组织、领导、控制等活动的总称。

卫生管理不同于其他领域的管理。在价值上,卫生管理的最终目的是维护和促进社会全体成员健康,而健康是经济社会发展的基础条件,因此卫生管理对于国家富强、民族振兴具有至关重要的作用;在导向上,卫生管理既关注效率,更强调公平,尤其是在公共卫生服务、基本医疗服务与特殊人群服务等方面;在内容上,卫生管理表现出较强的复杂性,不仅涉及卫生系统内部的组织运行与资源配置,还包括卫生系统与其他相关系统之间的关联与互动。并且,在不同的体制中、不同的文化背景下,或是同一社会不同的发展阶段与不同的区域中,卫生管理的侧重点与手段等均有可能存在差异。

(三)卫生管理的主体与客体

卫生管理的主体是为了实现管理目标,通过计划、组织、领导、控制来发挥管理功能的一方,根据在管理过程中发挥作用的不同,可以划分为以下两大类:①发挥主导作用的政府、政府卫生行政部门及政府其他相关部门(如发展改革部门、人力资源和社会保障部门、中医药管理部门、卫生监督部门等);②发挥协作作用的社会其他主体,如行业协会、学会等社会团体,以及发挥监督作用的新闻媒体等。

卫生管理的客体是主体为实现管理目标,采取的管理活动所作用的对象。卫生管理的客体包括卫生系统及其构成要素:①医疗服务系统,如各类医院、社区卫生服务机构、乡镇卫生院、村卫生室、私人诊所等组织及其间的定位与关系；②公共卫生服务系统，如疾病预防控制中心、血站、结核病防治所等组织及其间的定位与关系；③医疗保障系统，如由基本医疗保险、大病保险与医疗救助组成的基本医疗保障，以及作为补充性质的商业健康保险等。而系统的构成要素主要包括人力、资金、物资设备等资源。

二、卫生治理

（一）治理的概念

"治理"是一个古老的词语，中国历代都讲治理，并且积累了大量国家治理的智慧和经验，如周公的"敬德保民"思想，儒家对"大同"之世的追求等。随着历史的演进，治理的内涵不断丰富。西方政治学家和管理学家之所以提出治理的概念，主张用治理替代统治，是因为他们在社会资源的配置中既看到了市场的失灵，也看到了政府的失效。治理理论的主要创始人罗森瑙（J. N. Rosenau）将治理定义为一系列活动领域里的管理机制，它们虽未得到正式授权，却能有效发挥作用。与统治不同，治理指的是一种由共同目标支持的活动，这些管理活动的主体未必是政府，也无须依靠国家的强制力量来实现。罗茨（R. Rhodes）列举了六种关于治理的不同定义：①作为最小国家的管理活动的治理，即国家消减公共开支，以最小的成本取得最大的效益；②作为公司管理的治理，即指导、控制和监督企业运行的组织体制；③作为新公共管理的治理，即将市场的激励机制和私人部门的管理手段引入政府的公共服务；④作为善治，即强调效率、法治、责任的公共服务体系；⑤作为社会控制体系的治理，即政府与民间、公共部门与私人部门之间的合作与互动；⑥作为自组织网络的治理，即建立在信任与互利基础上的社会协调网络。在关于治理内涵的探讨中，全球治理委员会的定义具有较强的代表性和权威性：治理是各种公共的或私人的机构管理其共同事务并可以由个人或公众参与的诸多方式的总和。它是使相互冲突的或不同的利益得以调和并且采取联合行动的持续的过程；既包括有权迫使人们服从的正式制度和规则，也包括各种人们同意或认为符合其利益的非正式的制度安排。

治理可以视为一种"高级形态"的管理，是在一定管理基础上，内容更加丰富、包容性更强的概念，强调协调性、沟通性与灵活性，管理与治理的主要区别见表 1-1。

表 1-1　管理与治理的主要区别

维度	管理	治理
主体	一元，多以政府为主	多元，包括政府、市场、社会组织乃至个人；意味着政府不再只是治理的主体，也可以是被治理的对象
导向	多以实现管理者目标与利益诉求为导向	协调、兼顾多方利益
运作模式	权力的运行自上而下，具有单向、强制、刚性的特征	上下双向互动，具有复合、合作、包容的特征

（二）卫生治理的概念

2002 年 WHO 发布的《全球卫生治理：概念考察》白皮书提出，卫生治理是指一个国家采取的用于促进和保护其人群健康的所有行动和措施，可以是正式制度，也可以是非正式制度。卫生治理可以发生在地方、国家、区域、国际乃至全球层面，强调治理主体多元化，如政府卫生部门与社会组织、政府间组织、社会公众等通过分工合作、对话协商，共同对影响健康的社会因素、环境因素、文化因素等进行综合治理，治理过程体现出较强的参与性和融入性。在治理方法上，卫生治理强调构建一系列正式、非正式的制度和规则体系，保障多元治理主体之间分工合作，实现刚性管理和柔性管理相结合。在治理方式上，卫生治理从单一主体管理转变为多元主体协同共治，通过适度赋权和制度约束，实现治理主体平等有效参与。

当涉及健康领域中单一主体无法解决的问题时，如健康环境系统的建设、健康生活方式的塑造、传染病的防控等，需要发挥卫生治理的作用；而在卫生系统中，单一主体能够较好地实现目标时，如疾病的诊治、卫生筹资等，则应继续保持卫生管理的方式。可以认为，面对不同的事物或在不同的领域，卫生治理与卫生管理处于交替与并存的状态。

（三）全球卫生治理

1. 全球卫生治理的兴起与发展　全球卫生治理是全球治理领域的重要分支，源于对传染病的防控。如 14 世纪中期暴发黑死病时，意大利威尼斯等港口城市对外来船只进行禁运，并建立隔离检疫制度以控制疾病的扩散；随后各国认识到单靠一个国家或者局部区域内的隔离检疫不能有效地控制传染病的蔓延，于 1851 年在巴黎召开了第一届国际卫生大会（International Sanitary Conferences，ISC），旨在控制战乱时期及战后传染性疾病；1948 年《世界卫生组织组织法》生效，开启全球卫生治理的新时代，以 WHO 为中心，双边或多边卫生治理机制建立并快速发展；2000 年，联合国推出了"千年发展目标"计划，将遏制艾滋病蔓延、降低儿童及孕产妇死亡率等多项与全球卫生治理相关的内容置于全球议程的核心；2012 年，联合国大会通过了关于"全球卫生和外交政策"的决议，明确了开展全球卫生外交在推动"全民健康覆盖"中的作用；2015 年，联合国又提出"2030 年可持续发展目标"，以此作为"千年发展目标"的拓展和延续。其中一项重要目标就是"确保健康的生活方式、促进各年龄段人群的福祉"，还包括减少死亡率、生殖保健服务、传染病、抗生素耐药性、非传染性疾病、药物可获得性等具体方面的内容。2019 年 9 月，第 74 届联合国大会召开的"健康全覆盖"高级别会议通过了《联合国健康全覆盖政治宣言》，更是将全球卫生置于发展的核心地位，凸显了全球卫生治理在全球发展中的重要意义。

中国积极响应全球卫生治理，并且在其中发挥着重要的作用。多年来中国持续为其他发展中国家提供卫生援助：截至 2023 年 10 月，累计向 76 个国家和地区派遣医疗队员 3 万余人次，援建医疗卫生设施共 130 余所，诊治患者近 3 亿人次；中医药已传播至 196 个国家和地区，在共建"一带一路"国家建设了 30 个中医药海外中心。在 2021 年 5 月，习近平总书记在全球健康峰会上发表题为《携手共建人类卫生健康共同体》的讲话，结合疫情防控的国际形势与政策经验，进一步明确了携手共建人类卫生健康共同体的关键在于"五个坚持"：坚持人民至上、生命至上；坚持科学施策，统筹系统应对；坚持同舟共济，倡导团结合作；坚持公平合理，弥合"免疫鸿沟"；坚持标本兼治，完善治理体系。

2. 全球卫生治理的概念　最早明确提出全球卫生治理这一概念的是学者理查德·道格森（Richard Dodgson）和凯莉·李（Kelley Lee）。2002 年，他们在论文《全球卫生治理：概念考察》中将全球卫生治理广泛地定义为："采取集体行动所遵循的规则和程序以实现在全球范围内保护和促进健康的一致目标。"2010 年，戴维·费德勒（David Fidler）将全球卫生治理定义为：各国政府、政府间组织和非国家行为体采用正式和非正式的机制、规则和进程以应对需跨国界集体行动来有效解决的健康挑战。2012 年，索菲·哈曼（Sophie Harman）将全球卫生治理定义为："国家和／或非国家行为者之间的跨国界协定或倡议，以控制公共卫生问题、传染病传播和保护人民远离健康风险或威胁。"WHO 将全球卫生治理定义为：在全球化背景下，为促进和保护人民健康而采取的被广泛接受的行动和理念，通过建立正式或者非正式的机制和规则，作用于国家、国家间和全球等不同层面。

第三节　卫生管理学及其相关学科

一、卫生管理学的概念与研究内容

（一）卫生管理学的概念

卫生管理学是研究卫生发展的客观规律及管理方法的一门综合性、交叉性和应用性学科。卫生管理学以卫生服务的组织者、提供者、支付者和使用者为主要研究对象，通过分析系统运行、服务过程以及相应资源的筹集、配置与使用，以实现维护和促进社会全体成员健康的目的。卫生管理学除了具有其自身学科知识（如卫生资源配置，卫生体系设计，卫生服务组织者、提供者、支付者和使用者之间的关系，卫生系统对健康的影响等）外，与社会科学研究领域的关系也非常密切，如政治学、经济学、社会学、法学等；其边界也比卫生事业管理学更宽，既包括国家机关或者其他组织举办的社会事务，也包括卫生系统中社会资本、民营机构等资源与组织。

（二）卫生管理学的研究内容

1.卫生管理理论　在充分了解卫生发展历程的基础上，提炼并归纳卫生发展的理论。通过分析各个国家卫生管理的经验和教训，总结不同政治体制和不同社会发展时期，卫生管理的共性问题，以及发展的一般规律和趋势；结合中国社会发展的特殊规律，探索、构建中国特色卫生管理理论体系。

2.卫生管理体制　卫生管理涉及的管理活动具有范围广、条目繁多的特点。管理体制是开展管理工作的基本构架。一个优良的管理构架，可以有效避免管理工作的重叠和缺失问题。卫生管理体制主要涉及中央与地方政府间、政府与社会第三方组织间、政府与卫生组织间等的布局，以及职责分工、权力划分等问题。

3.卫生运行机制　卫生管理的运行机制是推进管理体制合理运作的各种机理的总称。就范围而言，包括卫生系统内部以及不同系统间的组织，如卫生服务提供方与医保方、政府与非政府办卫生机构等；就内容而言，包括卫生资源配置方式，人事制度、财务制度、物力管理制度、信息管理制度以及卫生系统调控过程中所需的其他机制。

4.卫生管理方法　卫生管理学作为一门应用性学科，需要研究卫生管理的手段及方法。由于卫生管理学涉及广泛，如复杂的管理对象、不同的发展阶段等，因而需要科学、合理的工具以保证管理过程的有效性。不仅包括在实际管理过程中，因地制宜选择并综合运用管理手段，而且也包括对既有管理方法所作出的进一步完善和优化。

二、卫生管理学学科特点

（一）新兴学科

相较于传统学科，卫生管理学属于一门新兴的学科。它是在中国特色学科体系中，由管理学、经济学、社会医学、流行病学等多学科融合创新而成。一方面，随着社会经济发展、信息技术升级等，卫生管理的实践探索与方式方法会出现新的内容；另一方面，卫生管理学是一门不断成熟、不断完善的学科，卫生管理学的研究也会促进相关社会科学理论的发展。

（二）交叉学科

卫生服务受到生物医学因素和社会因素影响，由于没有任何一个独立学科的概念框架可以囊括这一研究的所有方面，也不存在一门学科包含更广的范围，所以，常常用一个包括各方不同观点的多学科理论与方法的混合体来支撑卫生管理学的学科发展；同时，由于卫生管理学研究目标、内容、对象等的特殊性，其他学科无法替代，卫生管理学具有较强的独立性。

（三）应用学科

卫生管理学是一门应用学科，它研究和回答的重点是卫生系统在现实发展中出现的问题，如由社会群体和决策者所确认的有关特定人群的现存问题常常会成为卫生管理的主要内容。不同于基础性学科，卫生管理领域的重要话题的形成并非出于好奇，而是为了获得进行组织、管理、立法的事实依据，并用于指导实践。

三、卫生管理学的发展历程

苏联于 1923 年在莫斯科大学医学院成立了国立社会卫生学的研究所，后改名为社会卫生学与保健组织学研究所。20 世纪 40 年代"社会卫生学与保健组织学"改名为"保健组织学"，20 世纪 60 年代改称为"社会卫生学与保健组织学"，经历了"分化—合并—分化"的过程。此外，1934 年，美国芝加哥大学设立医院管理硕士（master of hospital administration，MHA）课程，可以说是美国卫生管理领域职业化教育的一个里程碑。中国卫生管理学的发展前期主要受到了苏联的影响，至今已有 70 多年的历史。本书主要从教育和研究两大维度对中国卫生管理学的发展历程进行梳理。

（一）卫生管理学的教育历程

20 世纪 50 年代，苏联的卫生保健学引入中国。为提高卫生管理水平和管理能力，以保健组织学为主要主干课程，对卫生管理干部进行培训。同时，部分高等医学院校也相继设有保健组织学教研室，开设了相关课程。

1980 年，卫生部下发了《加强社会医学与卫生管理教学研究工作》，要求各高等医学院校恢复和新建"社会医学与卫生事业管理"教研室，开设相关课程。1981 年至 1985 年期间，卫生部按大区在全国范围内建立了七个"卫生管理干部培训中心"，分别成立于哈尔滨医科大学、原同济医科大学、原北京医科大学、原上海医科大学、北京中医药大学、原西安医科大学和原华西医科大学；在安徽医科大学设立了"全国农村卫生管理干部培训基地"；在全国五个省支持建立了卫生管理干部学院。

20 世纪 80 年代开始，为适应公共管理改革与发展和培养人才的需要，中国公共管理的研究和教育开始恢复与重建。1998 年，教育部对本科专业目录进行调整，将原教育管理、体育管理、文化艺术事业管理、卫生事业管理、环境经济与管理、人口学（部分）专业合并调整为公共事业管理专业，公共事业管理专业自此正式设立。20 世纪 90 年代后期，教育部将社会医学与卫生事业管理、行政管理、教育经济与管理、社会保障、土地资源管理五个学科，共同设为公共管理下的二级学科。据不完全统计，目前全国有将近 90 所院校设立了卫生管理及其相关本科专业，分布在30 多个省市，其中以华东和华北地区较集中。卫生管理已经形成了包括大专、本科、硕士、博士四个层级的教育体系，主要的方向包括：卫生事业管理、药事管理、医疗保险、市场营销等。也有部分院校设置卫生监督、医事法学、健康管理学和医院管理等方向。

（二）卫生管理学的研究历程

卫生管理相关学会和科研活动的兴起，主要始于 20 世纪 80 年代。1984 年出版的《中国医学百科全书（社会医学与卫生事业管理学）》，对中国卫生发展的经验进行了归纳和总结；1982 年成立的中国卫生经济学会，以及随后成立的中国卫生信息学会、中华预防医学会卫生事业管理分会和社会医学分会、中国医院协会、中国农村卫生协会、中国民族卫生协会等为科研人员及卫生管理人员提供的学术交流平台，推动了卫生管理学科的蓬勃发展。

1985 年创刊的《中国卫生事业管理》杂志为卫生管理学术活动提供了交流平台，以及《中国农村卫生事业管理》《中国医院管理》《中国卫生经济》《中华医院管理杂志》《中国卫生资源》《中国卫生政策研究》等杂志的创刊和兴起,也推动了卫生管理学的发展。

随着卫生管理学的蓬勃发展,各类学术活动也得到了广泛开展,国内外学术团体召开了不同层次的学术会议和交流活动。第二届全球卫生体系研究大会、第七届世界卫生经济大会、第十七届国际卫生技术评估协会年会等重要的国际卫生管理研究领域盛会在中国召开,对推进中国卫生管理研究发挥着重要作用。

四、卫生管理学与相关学科的关系

从学科归属性方面来说,卫生管理学归属于管理学大类,与其相关学科可以划分为基础性和关联性两个部分。卫生管理学基础性学科有管理学、经济学、社会学、统计学等,关联性学科有卫生经济学、卫生政策学、卫生统计学、卫生信息学、社会医学等。卫生管理学既需要相关学科的知识作为支撑,也与这些学科具有显著的差异。

(一)管理学

管理学是系统性研究管理活动的基本规律和一般方法的科学。管理学研究在现有的条件下,如何通过合理地组织和配置人、财、物等因素,提高生产力的水平。与管理学不同,卫生管理学主要是针对系统层面管理的研究,而非局限于组织层面。

(二)卫生经济学

卫生经济学是研究卫生领域内经济现象、经济活动一般规律的学科,其主要目的是研究经济规律在卫生领域内的作用范围、作用方式及特点。卫生管理学主要是将卫生资源优化配置的理论引入卫生管理领域,并且合理运用卫生经济规律来解决管理问题。

(三)卫生政策学

卫生政策学主要研究卫生政策制定者的政策行为,以及政策行为中的相互关系及运行机制,侧重于分析卫生政策的提出、制定和实施过程。而卫生管理学则侧重于卫生组织在管理卫生事务时其自身功能的发挥。相对于政策的制定过程,卫生管理学更加关注如何将政策的效力发挥到最优来实现管理职能。

(四)卫生统计学

卫生统计学是应用数理统计学的原理与方法,研究居民健康状况以及卫生服务领域中数据的收集、整理和分析的一门学科。将卫生统计学运用到卫生管理和研究过程中,可使数据信息更加有效。卫生管理学并不关心具体的数理理论,而是将卫生统计学已经发展成熟的统计方法运用到实践当中。

(五)卫生信息学

卫生信息学是运用计算机科学与信息技术解决医疗卫生问题的一门学科。它主要涉及医学实践、教育、科研中的信息加工与信息交流。卫生管理学则是将计算机科学与信息技术视为卫生系统运行的外部环境与卫生系统优化的工具,研究如何完善卫生系统及构成要素,以实现卫生管理的最终目的。

(六)社会医学

社会医学是从社会学角度研究健康相关内容的一门学科。它研究社会因素对个体和群体健康、疾病的作用及规律,制订各种社会措施,保护和增进人们的身心健康和社会活动能力,提高生活质量。卫生管理学是运用社会卫生状况、社会因素和健康之间的相互关系及规律,对卫生系统进行更好的管理。

此外,卫生管理中还会运用到组织行为学、公共管理学、社会保障学、医学伦理学等相关学科的理论和方法。

第四节　卫生管理方法与研究

一、系统分析方法

无论是卫生系统还是卫生服务系统，都包含多个系统主体，通过系统要素、功能互补与衔接等，将各个主体联系为一个有机整体。系统分析方法既是一种研究视角，也是一种科学的分析方法。在卫生管理中，无论对于实践还是研究，系统分析方法都是最基本也是最重要的方法。管理主体只有自觉地运用系统理论和系统方法，对管理要素、管理组织、管理过程广泛采用系统分析方法，才能优化管理的整体功能，比较准确地认识和把握管理规律，合理有效地解决管理中存在的各种问题，取得较好的管理效果。

系统分析方法来源于系统科学，它从系统的着眼点或角度去考察和研究整个客观世界，为人类认识和改造世界提供了科学的理论和方法。它的产生和发展标志着人类的科学思维由主要以"实物为中心"逐渐过渡到以"系统为中心"，是科学思维的一个划时代突破。

在卫生管理中，系统分析方法需要对卫生系统的组织、结构、功能、效用以及系统各种要素、过程和关系有全面的认识和深入分析。首先，必须在确立系统管理理念的基础上，按照整体性的要求，从组成卫生系统的各要素间的相互关系中探求整体的本质和规律。其次，要优化系统内部各要素的联系方式。卫生系统的各个组成要素和组成部分相互联系，彼此依赖。要素和局部的变化会产生连锁反应，从而影响整体的变化。因此，在卫生管理中，要充分考虑管理各组成部分之间的复杂关系，在计划中搞好综合平衡，在实施中做到统筹兼顾，全面安排。再次，要用系统观念来考察卫生管理活动和管理成果。卫生管理整体功能的发挥和整体效果的大小，是由系统管理理论和方法决定的。此外，还需要把握系统动态性。随着现代工业、农业、服务业的不断发展，以及人们生活方式和行为方式的不断改变，新的卫生问题接踵而来，国民健康需求时刻变化。我国卫生领域不断有新的政策和实践探索，各子系统要不断调整自身发展目标和发展策略，实现功能的动态最优，保障可持续发展。

二、卫生管理方法

卫生管理方法是卫生管理主体作用于对象的途径和方式。卫生管理方法在理念、操作中不断更新和完善。在实践中，首先，要理解与卫生事业管理和卫生政策制定相关的价值，例如健康导向、公平与效率等，可以帮助管理者和政策制定者理清思路，并增强管理手段和政策的理论支持力度和说服力。其次，要明确卫生管理活动的目标，是长期的还是短期的，是宏观的还是具体的，需要强制还是放权，作用对象是供方、需方还是管理方。总之，要把握群体共性和个体特殊性，根据国家政策导向、时代特征、区域特征、人群特征等，选择适当的管理方法和手段，并形成反馈，不断优化和改善。

在实际应用中，卫生管理方法主要包括法律、行政、经济等基础性方法，以及基于这些基础性方法衍生的应用性方法，如规划管理、战略管理、监督管理、标准化管理、绩效管理、项目管理方法等。在卫生管理过程中，往往需要多种方法联合使用。

（一）常用的基础性方法

常用的基础性方法包括以下三种。

1. 法律　法律手段的约束性、强制性和稳定性在所有管理手段中处于首位。加快卫生法治化进程，是各个国家共同追求的目标。在卫生管理中，诸如卫生安全、质量等，需要用法律手段对服务行为的规范性、准确性进行规制，如《中华人民共和国基本医疗卫生与健康促进法》。同时也需要用法律手段规定相关利益主体的权利和义务，如《中华人民共和国社会保险法》是医疗保险的基本法律依据。

2. 行政　政府及其行政部门主要通过制定并颁布卫生政策，以及下达行政命令，来实现行政方面的管理职能。行政手段是卫生管理的核心手段，也具有强制性。卫生管理可以使用行政手段，界定各主体的权责、职能，实现资源配置和功能分配，保障公正公平。

3. 经济　经济手段是利用经济机制对卫生系统的发展进行调节和控制，要求根据经济行为和经济关系的规律，最优化地筹集、开发、配置和利用卫生资源，提高卫生服务的社会效益和经济效益，是推进卫生系统改革和执行卫生政策的工具之一。主要经济手段包含政府预算、社会资本的进出等。

（二）常用的应用性方法

常用的应用性方法包括以下六种。

1. 战略管理　战略管理是指对管理对象在一定时期的全局的、长远的发展方向、目标、任务和政策，以及资源调配作出的决策和管理艺术，可以是宏观的，也可以是微观的。如宏观层面的健康中国战略，明确了我国健康系统在当前、未来十年以及未来三十年所要实现的目标，突出了战略性、系统性、指导性、操作性。在微观层面，采用战略管理方法，制定某医疗机构未来人才发展战略，将人才视为竞争力，明确如何引进、如何提升、如何巩固。

2. 规划管理　卫生规划是制定卫生组织或系统进行某项卫生活动的目标及全局战略，开发全面的分层计划体系活动，既涉及具体的卫生目标，也涉及达到卫生目标的方法，是关于时限较长的卫生发展战略方向、长远目标、主要步骤和重大措施（策略）的设想蓝图。例如，制定区域未来五年或十年卫生事业发展规划，明确界定规划目标，并通过一系列可观测指标来衡量规划目标是否得以实现。

3. 标准化管理　卫生健康标准是指为实施国家卫生健康法律法规和政策，保护人体健康，在职责范围内对需要统一规范的事项，按照标准化制度规定的程序及格式制定并编号的各类技术要求。卫生标准化管理是为加强卫生健康标准工作规范化建设，保证卫生标准质量，促进标准实施而展开的一系列管理活动。按适用范围可分为国家标准（含国家职业卫生标准）和行业标准。对需要在全国卫生健康行业及其他有关行业统一的卫生健康技术要求，制定国家标准；对需要在全国卫生健康行业统一的卫生健康技术要求，制定行业标准。例如，制定医疗服务行为标准，规范医疗行为；信息化是未来卫生管理高质高效的重要基石，但涉及信息如何获取、如何衔接、如何使用，这时就需要制定信息管理标准。

4. 监督管理　卫生监督是指国家授权卫生部门对所辖区内的企业、事业单位贯彻执行国家的卫生法令、条例和标准的情况进行监督和管理，对违反卫生法规并造成危害人体健康的情况，进行严肃处理。监督管理常与法律手段相结合，对医疗卫生、公共卫生、环境卫生、传染病与学校卫生、职业卫生等开展过程中的行为进行监督和管理。

5. 绩效管理　绩效管理是指各级管理者和员工为了达到组织目标，共同参与的绩效计划制订、绩效辅导沟通、绩效考核评价、绩效结果应用、绩效目标提升的持续循环过程。从宏观来讲，卫生系统的绩效目标包括促进健康、增强反应性和确保卫生筹资的公平性，还可分解为质量、公平和效率。从微观来讲，可以通过设定机构、科室或个人的绩效指标，来测量服务是否充分、是否合理合规等，并通过反馈，优化服务行为。

6. 项目管理　项目管理是指运用各种知识、技能、方法与工具，为满足或超越项目各利益相关者对项目的要求与期望所开展的项目组织、计划、领导、协调与控制活动。卫生项目是一个卫生组织为实现既定的目标，在一定时间、人员和其他资源约束条件下，所开展的有一定独特性的工作。例如在中央卫生专项补助经费的管理中，为了充分发挥资金使用效益，常实行项目管理方法。

三、卫生管理研究的目标与方法

（一）卫生管理研究的目标与范式

1. 卫生管理研究的目标 卫生管理研究的目标，在理论层面，是要提出有利于我国卫生管理学发展的思想、理论、方法，或者用科学的理论，解释卫生管理中出现的各种现象、问题，挖掘背后的深层机制；在应用层面，是将卫生管理实践中的问题，转换为科学研究，寻求解决问题或推动卫生管理持续发展的路径。

中国的卫生系统不同于其他任何国家，经过多年的探索和实践，中国已经形成了独具特色的卫生管理体系，因此，也必须通过学者、师生以及管理者的共同努力，推动中国特色卫生管理学科体系、学术体系、话语体系这"三大体系"的建设。推进中国特色卫生管理学科体系建设，需要对中国卫生体系全局做好评估、协调，使之适应社会的发展和科学的进步，并倡导"大学科"意识，提高关于学科体系建设的全局意识和学科交叉意识。卫生管理学科体系建设，要在梳理学科历史基础上，明晰研究对象、研究目的、指导思想、研究方法、各分支学科的相互关系以及在社会中的位置等问题，把握学科轨迹，放眼未来，促使学科体系可持续发展。卫生管理话语体系建设要展现学术前沿活力，将研究成果传播于社会，应用于管理实践，满足社会当前乃至长远的需要。

2. 卫生管理研究的范式 卫生事业管理研究中，必须把解决问题的基础建立在"是什么"的探索上，而不仅仅是"它应该是什么"。卫生管理研究的核心就在于围绕当今卫生领域的焦点和热点问题，以最大限度改善人群健康状况为最终目标，力求在有限卫生资源的前提下，了解现如今卫生事业的现况，为探讨并制定可能的解决卫生及相关领域内的政策措施提供理论依据和数据支持，并为卫生系统改革指明方向。

卫生管理的研究范式主要包含以下几种。

（1）根据研究对象，可以将研究范式分为：①以"事"为中心的研究，即通过科学的世界观和方法论，对卫生管理中的"事"展开研究，如体系建设、服务价格、医保筹资与偿付机制等；②以"人"为中心的研究，如服务供给和利用行为、心理等。在对"人"展开卫生管理研究时，既可以应用人文的世界观和方法论，也可以采用科学的方法论，如行为经济学在卫生管理研究中愈加广泛地被应用。

（2）根据研究目标，可以将研究范式分为：①理论探索型研究，即对卫生管理的理论进行总结，或对卫生管理过程、行为进行理论提炼，总结一般规律；②实践应用型研究，对卫生管理中出现的问题，运用管理要素，评价效果，寻找问题，并分析问题产生背后的科学机理、机制，对完善、优化卫生管理实践提供依据。

卫生管理研究兼具社会科学和自然科学的性质，可以针对卫生系统整体的运行效能，或卫生系统与其他社会子系统的关系等，也可以针对系统内的要素功能、结构等。可以定量，也可以定性，很多情况是二者相结合，需要基于实际情况，合理选择研究方法。

（二）卫生管理研究的方法

卫生管理研究的方法是综合运用自然科学和社会科学的研究成果，对卫生事业进行深入研究的一系列科学方法与技术的总称。目前我国卫生管理正处于从经验管理向科学管理的转变之中，在实践中不断有新的问题出现，迫切需要从卫生管理学科发展的角度予以研究，并上升到一种新的理论高度。这一系列活动的开展，都必须涉及卫生管理研究方法的合理选择和科学使用。

卫生管理学的综合性和多学科交叉性，决定着其研究方法是多样的。现阶段，系统工程学、组织行为学、运筹学、统计学、经济学、法学等学科的知识体系和研究方法已逐步渗透到卫生管理学的研究过程当中。需要注意的是,研究方法日新月异,在展开卫生管理研究时,不能盲目学习和引进国外的研究方法,而应立足中国国情,建立中国特色卫生管理理论体系和方法学体系,且方法引进时,需要论证其在卫生管理学科领域的适用性和可行性。具体来说,卫生管理研究方法包括资料收集方法、资料分析方法和研究成果转化方法。

1. 资料收集方法 资料来源主要包括两个方面:一是自己在科研实践中积累起来的直接资料;二是别人在科研实践中记录下来的间接资料。收集资料就是根据研究涉及的要求,通过各种有效途径取得这些直接资料和间接资料,以供进一步分析。常用的资料收集方法包括文献法、观察法、访问法和试验法。另外,随着资料分析技术的不断革新,文本资料(如网站抓取的资料)、政策文件等也成为卫生管理研究常用的资料来源。大数据在卫生管理研究中的应用亟须拓展和深入。在实际过程中,需要结合研究目的和研究对象的特征,合理选择资料来源,各种方法往往交叉或结合使用。

2. 资料分析方法 常用的资料分析方法分为两类,即定性研究方法和定量研究方法。

(1)定性研究:定性研究(qualitative study)又称质性研究,它是指对某种现象在特定情形下的特征、方式、含义进行观察、记录、分析、解释的过程。它是确定事物本质属性的科学研究,也是科学研究的基本步骤和基本方法之一。定性研究通过观测、实验和分析等,来考察研究对象是否具有某些属性或特征,以及它们之间是否有关系等。常用的定性研究方法包括参与观察法(研究者深入所研究对象的生活背景中)、实地勘察调查法(专门从事勘察的部门或人员利用现代科学原理、现代科技知识和方法)、个案研究法(对某一个体或某一组织连续进行调查)、视觉分析法(水平视野分析、垂直视野分析和视野协调分析)、论述分析法(论述的形成背景、论述间竞合的规则等)等。

(2)定量研究:定量研究(quantitative study)是运用统计、数学或计算机技术,对社会现象的数理特征、数理关系及数理逻辑进行系统性的分析。研究目标是发展及运用与社会现象有关的数学模型、理论或假设。定量研究通常是对既有的理论假设进行验证。常用的定量研究方法包含但不限于统计学方法、经济学方法、管理工程模型等。例如,数据收集过程中常用的定量研究方法有简单随机抽样、系统抽样、分层抽样等;数据分析过程中常用的定量研究方法主要有卡方检验、方差分析、路径分析、时间序列分析、相关和回归分析、投入-产出分析预测法、关键路径法、倾向值评分匹配、双重差分法等。

3. 研究成果转化方法 研究成果的转化是最能体现卫生管理研究价值的环节。卫生管理研究成果,一是以问题为导向,将成果转化为政策或管理方法,或者优化、完善政策和管理体系,并解决卫生管理实践中遇到的各种问题的思路、对策建议;二是以理论为导向,提炼卫生管理的一般规律,形成卫生管理理论体系。要立足中国国情,聚焦中国实践,构建中国特色卫生管理学科、学术和话语体系。

四、卫生管理学的学习方法

(一)理论联系实际,把握中国卫生国情

"理论指导实践"在卫生管理领域也是颠扑不破的真理。卫生管理是一门新兴学科,也是典型的交叉型学科,很多方法和原理源于现已发展相对成熟的管理学、行政学、组织行为学、社会学、工程学等学科。需要掌握多学科知识,构建卫生管理所需的知识体系,并有效运用到管理实践中。中国卫生系统独具特色,因此,也需要深入了解中国卫生系统发展的历史和现状,推动卫生管理学科逐步走向理论化、体系化和现代化。

(二)培养国际化视野,深入思考卫生管理问题

要树立人类命运共同体价值观,这一价值观包含相互依存的国际权力观、共同利益观、可持

续发展观和全球治理观。尤其是健康问题，是世界各国置于国家发展核心战略的重大问题。充分了解国际动态，既可为全球卫生防御体系作贡献，亦可提高中国卫生管理水平。

本章小结

本章主要介绍了社会系统、健康系统、卫生系统的概念及关系，重点介绍了卫生系统的目标、功能、特点；卫生管理和卫生治理的概念、联系和区别；卫生管理学的学科特点、研究内容、研究方法以及卫生管理实践常用的方法。

健康系统是社会子系统之一，与政治、经济、文化、生态、人口等系统紧密相关。卫生系统是健康系统的子系统，目标包括改善健康、提高卫生系统反应性和分担健康经济风险，功能包括提供卫生服务、提高医疗保障、资源筹措、监管。

卫生管理是对卫生系统的管理，主体以政府、卫生行政部门及政府其他相关部门为主，客体包括医疗服务系统、公共卫生服务系统和医疗保障系统。卫生管理研究内容包括卫生管理理论、卫生管理体制、卫生运行机制和卫生管理方法。

卫生管理无论是实践还是研究，都要以系统分析方法为基础。在实践中，常用的卫生管理方法包括法律、行政、经济等基础性方法，以及基于这些基础性方法衍生的应用性方法，如规划管理、战略管理、监督管理、标准化管理、绩效管理、项目管理方法等。卫生管理研究的方法包括资料收集方法、资料分析方法（定性与定量分析方法）和研究成果转化方法。

思考题

1. 请从系统思想出发，谈谈为什么要对卫生系统进行管理和治理。
2. 请阐述卫生管理在健康中国战略中如何发挥作用。
3. 请分别从实践者和研究者的角度，谈谈如何开展卫生管理实践和卫生管理研究。

（张　亮）

第二章　卫生工作方针与卫生发展战略

　　卫生工作方针（也称卫生与健康工作方针）是政府领导卫生工作的基本指导思想。卫生发展战略是一定历史时期内卫生与健康事业优先发展的工作思路。卫生工作方针和卫生发展战略都是对一个较长时期内，我国宏观卫生与健康事业发展趋势和存在的全局性问题作出总体判断，从而提出的指导思想和优先发展重点，并用简明的语言进行高度概括。卫生工作方针明确了卫生与健康工作发展的方向，具有全局性、统领性。卫生发展战略明确了卫生与健康工作发展的道路和措施，体现了卫生工作方针阶段性重点目标和内容。学习和掌握卫生工作方针与卫生发展战略的基本内容，了解制定卫生工作方针与卫生发展战略应坚持的基本原则，对正确理解我国卫生与健康事业的改革发展进程具有重要意义。

第一节　卫生工作方针

一、卫生工作方针概述

　　方针是指导工作或事业向前发展的纲领，具有方向性和目标性。方针的作用可以理解为用宗旨引领组织发展、用目标提升工作价值、凝聚各方力量，把工作或事业引向健康发展的轨道。

　　卫生工作方针（health care guideline）是国家指导卫生与健康事业发展的重要指导思想和基本原则，是制定各项基本医疗卫生制度和卫生政策的主要依据，是卫生基本政策的总概括。新中国成立以来，中国政府结合基本国情、卫生与健康事业发展的基本规律和人民群众健康的需要，制定了不同时期的卫生工作方针。2016年后，卫生工作方针更名为"卫生与健康工作方针"。实践证明，这些卫生工作方针能够适应国家特定时期卫生与健康事业发展的形势，指引不同历史时期卫生与健康事业发展的方向和道路，促进了国家卫生与健康事业的良性发展。

二、新中国成立初期的卫生工作四大方针

（一）卫生工作四大方针的形成与内容

　　1949年9月，中央人民政府革命军事委员会卫生部在北京召开第一届全国卫生行政会议，其主要任务是研究全国军事部门和地方卫生工作的方针、任务以及筹备召开第一届全国卫生会议等有关事宜。根据当时严重缺医少药、医疗卫生条件极差和传染病、寄生虫病流行猖獗状况，初步确立了全国卫生建设"预防为主，卫生工作的重点放在保证生产建设和国防建设方面，面向农村、工矿，依靠群众，开展卫生保健工作"的工作方针。1950年8月，中央人民政府卫生部和中国人民革命军事委员会卫生部联合召开了第一届全国卫生会议，讨论确定了全国卫生工作的总方针和总任务。毛泽东为会议题词："团结新老中西各部分医药卫生工作人员，组成巩固的统一战线，为开展伟大的人民卫生工作而奋斗。"中央人民政府副主席、中国人民解放军总司令朱德亲临大会，指出："人民政府和军队的卫生医药工作，应确定为群众服务的方针，并依靠群众去推动和发展人民的卫生事业。"会议确定了中国卫生工作三大原则为"面向工农兵""预防为主""团

结中西医"。1950 年 9 月，中央人民政府政务院第四十九次政务会议正式批准了卫生工作三大原则。

1952 年 12 月，第二届全国卫生会议讨论并总结了当时开展爱国卫生运动的经验，毛泽东同志为大会作了"动员起来，讲究卫生，减少疾病，提高健康水平，粉碎敌人的细菌战争"的题词。周恩来总理作了重要报告，并提议将"卫生工作与群众运动相结合"列入中国卫生工作原则。经中央人民政府政务院第一百六十七次政务会议批准，正式形成"面向工农兵、预防为主、团结中西医、卫生工作与群众运动相结合"的四大原则，这四大原则也被称为卫生工作的四大方针。

（二）卫生工作四大方针的基本内容

1．面向工农兵　面向工农兵明确了卫生工作的方向和服务对象问题。卫生工作必须为人民群众服务，这是一个重大原则问题。在当时，工人、农民人数最多，又是人民民主政权的基础和生产建设的基本力量，他们受疾病影响最深，得到的卫生保障也最少。而兵是武装了的工农，是国防建设的基本力量，没有他们，生产建设与平民生活就无法获得保障。

2．预防为主　预防为主是卫生工作方针的核心。它是最经济、最主动、最有效的防治疾病的方针，符合人民群众的最高利益。预防为主贯穿在医疗、预防、保健工作的全过程，所有医疗、预防、保健机构和全体人员都必须做好预防工作。

3．团结中西医　团结中西医是指把中西医药卫生人员团结起来，更好地为人民健康服务。当时全国卫生人员只有 50 多万，中医师占了 54.6%，西医师只占 7.5%。中医人数比西医多，且大部分在农村，广大的农民主要依靠中医防治疾病。但是在以前，中西医之间存在隔阂。为了解决这一矛盾，在老解放区就积累了重视团结中西医务人员的经验。因此，确定"团结中西医"的方针是非常必要的。

4．卫生工作与群众运动相结合　卫生工作与群众运动相结合是指发动和依靠人民群众，自己行动起来与疾病作斗争。1952 年，为反对美国在朝鲜和中国东北施行细菌战而开展的"爱国卫生运动"，在改善中国的环境卫生，提高人民群众的卫生知识水平，养成良好的卫生习惯等方面都发挥了十分显著的作用。发动和依靠群众，可以加快卫生事业的建设；基层卫生机构的建立和卫生人员的培养，需要人民群众的支持。因此，卫生工作必须依靠群众，发动群众广泛参与，才能达到预期的目标。

新中国成立初期确定的卫生工作四大方针，充分反映了中国社会主义卫生事业的性质特征，符合中国的基本国情、人民健康的需要和卫生事业发展的规律。在卫生工作四大方针指导下，经过几十年的努力，到改革开放之初，中国卫生工作取得了巨大成绩。据 1990 年统计，人口死亡率由新中国成立前的 25‰ 降低到 6.3‰，城市婴儿死亡率由新中国成立前的 120‰ 下降到 16.5‰；农村婴儿死亡率由新中国成立前的 200‰ 下降到 25.4‰；孕产妇死亡率由新中国成立前的 1 500/10 000 下降到 88.8/10 万；人均预期寿命已由新中国成立前的 35 岁提高到 70 岁。

三、新时期的卫生工作方针

（一）新时期卫生工作方针的形成

党的十一届三中全会开启了中国改革开放新时期。随着社会主义市场经济体制的逐步确立和社会、经济、文化、科学技术的改革发展，卫生工作方针也随之发生了很大的变化，新中国成立初期形成的卫生工作四大方针已不能适应新时期卫生工作发展的新形势。因此，制定新时期的卫生工作方针成为必然。

1990 年 3 月，全国卫生厅局长会议总结我国在建立社会主义市场经济体制下的十年卫生改革经验，部署进一步深化卫生改革的工作。卫生部和国家中医药管理局组成《中国卫生发展与改革纲要》起草小组，制定《中国卫生发展与改革纲要（1991—2000）》，提出这一时期的卫生工作方针是"预防为主、依靠科技进步、动员全社会参与、中西医协调发展、为人民健康服务。"后经中央同意,列入《中共中央关于制定国民经济和社会发展十年规划和"八五"计划的建议》之中。1991年3月,第七届全国人民代表大会第四次会议通过的《中华人民共和国国民经济和社会发展十年规划和第八个五年计划纲要》提出"贯彻预防为主、依靠科技进步、动员全社会参与、中西医并重、为人民健康服务的方针,同时把医疗卫生工作的重点放在农村",从而确定了社会主义市场经济体制下我国卫生工作方针的基本框架。

1996年3月17日,第八届全国人民代表大会第四次会议批准的《中华人民共和国国民经济和社会发展"九五"计划和2010年远景目标纲要》将卫生工作方针修改为"坚持以农村为重点、预防为主、中西医并重、依靠科技进步、为人民健康和经济建设服务"。1997年1月,《中共中央、国务院关于卫生改革与发展的决定》明确提出了新时期的卫生工作方针为"以农村为重点、预防为主、中西医并重、依靠科技与教育、动员全社会参与、为人民健康服务、为社会主义现代化建设服务"。至此,新时期的卫生工作方针正式形成,学术界也把它称为"两为"卫生工作方针。

(二)新时期卫生工作方针的基本内容

新时期卫生工作方针的七句话可以划分为三个组成部分:第一部分是卫生工作的战略重点,包括以农村为重点、预防为主、中西医并重;第二部分是卫生工作的基本策略,包括依靠科技与教育、动员全社会参与;第三部分是卫生工作的根本宗旨,包括为人民健康服务、为社会主义现代化建设服务。

1.以农村为重点 农村卫生工作历来受到党和国家的高度重视。毛泽东同志早在20世纪60年代就提出"把医疗卫生工作的重点放到农村去"。改革开放以来,我国农村卫生工作有了很大的发展,但从卫生事业整体发展来看,农村卫生工作依然是个薄弱环节,面临着许多困难和问题,因病致贫、因病返贫是制约农村经济和社会发展的重要因素。因此,必须大力加强农村卫生工作。

2.预防为主 新时期的卫生工作方针继续把预防为主确定为主要内容,不仅是中国卫生工作宝贵经验的总结,也是世界卫生工作发展的趋势。各级医疗、预防、保健机构都要贯彻预防为主的方针,切实做好三级预防工作:一级预防是病因预防,针对病因及相关因素,采取增进健康和特殊防护措施,使健康人免受感染和发病;二级预防是发病学预防,针对发病早期,采取早发现、早诊断、早隔离、早治疗措施,以控制疾病的发展和恶化,防止疾病传播流行或复发转为慢性病;三级预防是病残预防,针对发病后期,采取合理的康复治疗措施,做到病而不残,残而不废,恢复劳动能力,使患者顺利地回归社会。

3.中西医并重 新中国成立以来,在党的团结中西医方针的指导下,中医药事业的发展取得伟大的成就。新时期提出中西医并重的方针,是以往团结中西医方针的继承和发展,是振兴中医药和中医药走向世界的政策保证。中西医要加强团结,互相学习,取长补短,共同提高,发挥各自的优势,积极探索中西医结合发展的途径和方法。

4.依靠科技与教育 依靠科技与教育是卫生工作的基本策略之一,是落实科学技术是第一生产力思想和科教兴国战略的具体表现,也是新中国成立以来卫生工作长足发展基本经验的总结。发展科学技术和培养医学人才是发展卫生与健康事业必不可少的基本条件,必须提高到卫生工作方针的高度予以重视。

5.动员全社会参与 动员全社会参与是卫生工作的又一项基本策略,它是卫生工作与群众运动相结合方针的发展和完善。动员全社会参与,包括各级党政领导重视、社会各部门协作配合和广大人民群众积极参与。"大卫生"观点,在各级党委和政府的统一领导下,充分发动社会各有关部门协作配合,鼓励广大人民群众积极参与,共同做好卫生工作。

6.为人民健康服务、为社会主义现代化建设服务 为人民健康服务、为社会主义现代化建设服务是中国卫生工作的根本宗旨,是卫生工作方针的核心,是党和政府对卫生与健康事业改革和发展的基本要求，是卫生工作必须坚持的正确方向。我国的卫生与健康事业是政府实行一定福利政策的社会公益事业，这一基本属性规定卫生与健康事业是使全体社会成员共同受益的事，必须坚持为人民健康服务和为社会主义现代化建设服务的正确方向。

新时期确定的"两为"卫生工作方针，指引了社会主义市场经济体制下卫生与健康事业发展的正确道路，通过明确卫生工作的战略重点、卫生工作的基本策略、卫生工作的根本宗旨，有效克服了卫生与健康事业发展一度受到市场经济思潮影响的状况，卫生工作和卫生事业发展及时调整相关制度与政策，保障了卫生事业朝着健康的方向发展。

四、新时代的卫生与健康工作方针

（一）新时代卫生与健康工作方针的形成

党的十八大以来，中国特色社会主义进入新时代。以习近平同志为核心的党中央把全民健康作为全面小康的重要基础，强调把健康放到优先发展的战略位置。我国卫生与健康工作重点逐渐由解决看病难、看病贵，转向管健康、促健康，健康中国战略的制定和实施应运而生。2016年8月19日，全国卫生与健康大会在北京召开，习近平总书记发表重要讲话。这是新世纪以来我国召开的第一次卫生与健康大会，具有里程碑意义。站在国家长远发展和中华民族伟大复兴的战略高度，习近平总书记深刻阐述了健康中国建设的重大意义，并指出"要坚持正确的卫生与健康工作方针，以基层为重点，以改革创新为动力，预防为主，中西医并重，将健康融入所有政策，人民共建共享"。大会之后，中共中央、国务院于2016年10月25日印发了《"健康中国2030"规划纲要》，正式将习近平总书记在全国卫生与健康大会讲话中的38字方针确立为新时代我国卫生与健康工作方针。

（二）新时代卫生与健康工作方针的基本内容

《"健康中国2030"规划纲要》提出新时代卫生与健康工作方针，"以基层为重点，以改革创新为动力，预防为主，中西医并重，将健康融入所有政策，人民共建共享"。此次提出的新的卫生与健康工作方针，与1997年的卫生工作方针相比有许多新的变化。

1. 以基层为重点　用"基层"代替"农村"，反映了国家经济社会发展的新形势和新需求。随着中国城镇化的推进，城市和农村基层成为疾病防治的最前沿，居民健康的守门人。加强基层卫生发展，是卫生发展的重点内容，也是建设基本医疗卫生制度的核心内容。

基层卫生工作是深化医改和卫生工作的重点。党的十八大以来，农村卫生和城市社区卫生工作得到大力改善。主要体现在四个方面：一是基层医疗卫生服务体系进一步健全。基层医疗卫生服务网络基本建成，基层卫生人员学历结构和执业资质明显改善，医疗卫生服务公平性和可及性进一步提高。二是基层卫生运行新机制初步建立，资源配置、绩效管理、人事分配、基本服务制度基本建立。三是基本医疗保险制度基本建立，大病保险实现全覆盖，大幅减轻了参保患者的就医负担。四是基本公共卫生服务项目水平显著提高。但是，应该看到，中国卫生与健康事业最薄弱的环节仍然在基层。因此，卫生与健康工作必须坚持以基层为重点，不断提升基层卫生与健康工作质量。

2. 以改革创新为动力　"以改革创新为动力"是习近平总书记提出的我国卫生与健康工作方针的新内容，是贯彻落实"创新、协调、绿色、开放、共享"的新发展理念新形势下，促进新时代卫生与健康事业发展的必然选择。推进健康中国建设，必须以改革创新为动力，提高改革行动能力，推进政策落实。我国是一个人口大国，也是世界上最大的发展中国家，要满足全国人民多样、多层、多变的医疗卫生需求，不以改革的方式、不用创新的模式是难以实现的。只有不断改革、持续创新才能破解当前医疗卫生领域中的诸多难题。

3. 预防为主，中西医并重　预防为主是全世界卫生工作的基本方针，中西医并重体现了中国特色,二者一直是新中国成立以来卫生工作的重点,必须一以贯之,长期坚持。

新时代的卫生与健康工作方针继续把"预防为主"确定为主要内容,不仅是我国卫生与健康工作宝贵经验的总结和继承,也是世界卫生与健康工作发展的趋势。当前传染病的挑战依然严峻,慢性非传染性疾病死亡率占总死亡率的比例还在上升,心脑血管疾病、恶性肿瘤和其他慢性非传染性疾病成为我国城乡居民最主要的死亡原因。预防是最经济、最有效的健康策略,要坚定不移贯彻预防为主的方针,坚持防治结合、联防联控、群防群控,努力为人民群众提供全生命周期的卫生与健康服务。

新中国成立以来,中医药一直是我国卫生工作的重点和卫生工作方针的重要内容。进入新时代,发挥中医药在防病治病方面的传统优势,遵循中医药发展规律,加快推进中医药现代化、产业化,推动中医药和西医药相互补充、协调发展,推动中医药事业和产业高质量发展,推动中医药走向世界,为建设健康中国、实现中华民族伟大复兴贡献出中医药的力量。

4. 将健康融入所有政策 "将健康融入所有政策"就是在所有的政策中要融入健康的价值、理念或原则。在制定政策时必须有健康的意识,要以人为本,以健康为中心,真正既将人的健康作为经济社会发展的基石,又将人的健康作为经济社会发展的目的。

"将健康融入所有政策"作为新增内容,是推进健康中国建设的新举措。目前,全球已经形成基本共识,健康与贫困、教育、环境、就业等多种社会因素相关,一个国家国民的总体健康水平与其医疗、药品管理、社会保障、就业、财政、教育、科技、环境保护和民政等多个部门的努力密不可分,只有将大健康理念纳入所有政策之中进行综合管理,树立维护健康是政府各部门共同责任的观念,才能确保健康成果的可持续性。要从大健康的高度出发,将健康融入经济社会发展的各项政策,推动科学决策,促进形成共同支持的大健康宏观环境。

5. 人民共建共享 "人民共建共享方针"更有利于动员人民群众参与卫生与健康事业。人民共同建设卫生与健康事业,共同享有卫生与健康事业的发展成果。

"人民共建共享"是"卫生工作与群众运动相结合""动员全社会参与"方针的发展和完善,增加了"共享"理念,更加全面,更加科学。卫生与健康工作是一项系统工程,涉及社会方方面面,关系千家万户,需要社会各部门的积极配合与人民的广泛参与,做到人人参与、人人有责、人人享有;特别是各级党委和政府,更是责无旁贷。必须坚持"大卫生、大健康"理念,在各级党委和政府的统一领导下,充分发动社会各有关部门协作配合,各尽其责,共同做好卫生与健康工作。

新时代卫生与健康工作方针既与党在不同历史时期的卫生工作方针一脉相承,又体现了新发展理念的科学内涵,具有鲜明的时代特征,是对新形势下卫生与健康工作的总要求,是推进健康中国建设和制定相关政策的基本遵循。

五、制定卫生工作方针的原则

(一)坚持党对卫生与健康工作的全面领导

卫生工作方针体现的是国家领导卫生与健康事业发展的意志,体现的是广大人民群众的广泛参与与共建共享,是提高人民健康水平、实现全心全意为人民服务根本宗旨的重要体现。一百年来,我们党始终高度重视维护人民健康,始终不渝地为之奋斗。卫生与健康领域的一切成就都是在党的领导下取得的。满足广大人民群众健康需要、解决好广大人民群众看病就医问题,必须坚持和加强党对卫生健康工作的领导。

面对第二个百年奋斗目标,卫生与健康事业的发展任务艰巨。越是形势复杂、任务艰巨,越要坚持党的全面领导和党中央集中统一领导,越要把党中央关于贯彻新发展理念的要求落实到健康工作中去。我们要从党的百年历史中汲取发展卫生与健康事业的智慧和力量,毫不动摇坚持和加强党对卫生与健康工作的全面领导，坚定维护人民健康的初心使命，凝练干事创业的精气神。在全面建设社会主义现代化国家的新征程中，瞄准"以人民健康为中心"的卫生与健康工作目标继续前行。

（二）坚持社会主义卫生与健康事业的公益性质

社会主义的卫生与健康事业具有福利性和公益性性质。福利性强调的是政府对卫生事业发展和人民健康的责任，特别是对弱势群体健康的保护。公益性强调的是政府、社会和个人对卫生事业发展和人民健康保护的共同责任。在不同的经济体制时期卫生与健康事业的性质是不同的。在计划经济时期我国卫生与健康事业是福利性事业，进入社会主义市场经济体制之后，我国卫生与健康事业是一定福利性质的社会主义公益事业。

社会主义卫生与健康事业是以满足人民群众的生存和生活需要、同人类疾病作斗争为目的，而不以营利为目的的社会公益事业。这是我国卫生与健康事业性质最主要、最根本的内涵特征，这个性质也是认识和践行社会主义卫生事业的起点，是在卫生改革和建设实践中确定方向、目标和制定方针、政策的基本准则。如果丢掉甚至淡化发展卫生与健康事业是为人民群众防病治病、提高健康水平这个根本宗旨，没有把握好卫生事业的非营利性这个根本属性，即使医疗卫生工作创收效果再好，也不是卫生与健康领域改革的初衷。我国卫生改革与发展的经验证明，卫生与健康事业发展不能脱离其福利性和公益性，这是社会主义卫生与健康事业的历史使命决定的，是研究和制定卫生工作方针必须遵循的基本原则。

（三）坚持卫生与健康事业在经济社会发展中的保障地位

在社会经济体系中，卫生部门通过提供医疗、预防、保健和康复等服务来保护人们的生命和健康，在生产力的完善和劳动力的修复等方面发挥作用，具有保障人民健康，促进社会经济发展的意义。这种功能是任何其他部门代替不了的，与教育、文化、科技等占有同等重要的地位，是上层建筑中分工不同的统一整体。

卫生部门是提供卫生福利服务的部门，绝不是福利的创造者和承担者。福利费用主要靠国家通过国民收入再分配，以财政拨款的方式补偿给医疗卫生部门，然后由医疗卫生单位通过无偿或低偿服务投入到人民群众的医疗保健需求上，从而保护和增进人民健康，促进社会生产力的发展，即国富保民强，民强促国富。WHO把这种卫生与社会经济发展具有的双向作用称为"真理"。因此，必须坚持卫生事业在经济社会发展中正确的舆论导向和正确的卫生政策，认识到卫生工作在维护社会安定、保障基本人权、发展社会生产力、弘扬精神文明和反映社会公德等方面的积极作用，突出卫生事业在保障国民经济和社会发展中的重要作用。

（四）坚持以计划为主导的卫生改革导向

卫生改革是否以市场经济为主导一直是卫生改革的焦点。要弄清卫生改革的真正导向，必须对现代市场经济特征有一个明确认识。现代市场经济早已不是完全由市场调节的经济。以市场为导向的卫生改革可能会引发如下结果：一是社会上少部分人"过度"享用远远低于成本的医疗卫生服务，而低收入者由于经济困难，难以充分获得属于自己的那部分卫生福利，卫生公平的实现受到影响。二是一些医疗卫生机构自觉或不自觉地从维护自身利益出发选择改革措施，片面追求创收，过分追求高精尖医疗技术，引起卫生资源的不合理配置与使用，医疗市场秩序混乱。因此，正确的卫生改革导向应该是强化计划为主的调控职能，发挥市场机制微观调控功能。政府要通过制定一定的福利政策实现维护全民健康的职责，使广大人民群众始终能得到优质价廉的医疗卫生保健服务。

（五）坚持把保障人民健康放在优先发展位置

卫生工作方针是卫生与健康事业管理的根本政策，是制定各项具体卫生政策的依据和原则。卫生工作方针应能够突出今后较长时期内卫生与健康工作的重点和解决影响人民健康的关键问题，从而指导卫生与健康部门科学合理地分配和使用卫生资源，促进卫生资源结构和布局的合理化,确保卫生与健康事业发展始终坚持保障人民健康的正确方向。制定客观、科学和正确的卫生工作方针,突出卫生工作的重点是核心,找准确定卫生工作重点的指导思想是关键。因此必须从卫生工作的属性、宗旨、规律、道路、方法、措施、手段等方面,深刻认识"没有全民健康就没有全面小康""把保障人民健康放在优先发展位置""努力全方位全周期保障人民健康"的重大意义。卫生工作方针是在对影响卫生与健康事业发展的内外部环境进行全面分析论证的基础上确定的,具有动态发展的规律性,应遵循一定的科学方法,避免主观性和随意性,使所确定的卫生与健康工作重点真正反映我国卫生与健康事业发展和人民健康的客观实际。

第二节　卫生发展战略

一、卫生发展战略概述

(一)卫生发展战略的概念

战略是指为了保持组织长期的生存和发展,在综合分析组织内部条件和外部环境的基础上,作出的能够将组织目标引向理想未来的谋划。战略具有全局性、长远性、规划性和复杂性。战略能够在一定的时间阶段指导全局工作,是从全局考虑如何实现目标而采取的应对方略。

卫生发展战略(health development strategy)是根据卫生与健康事业发展和改善人民健康的需要,对关于卫生与健康事业发展的全局的、长远的、重大的目标性问题进行的谋划。卫生发展战略是经济社会发展战略的重要领域,并与经济社会发展战略保持协调。制定符合国情的卫生发展战略,是提高人民健康水平,促进经济社会发展,维护社会和谐稳定的重要内容。我国卫生与健康发展的基本战略是以满足人们的健康需求为导向,以提高人民健康水平为中心,按照公平与效率相统一的原则,强化基本医疗卫生服务,走内涵发展为主、内涵与外延发展相结合的战略发展道路。

(二)卫生发展战略的意义

1. 推动经济发展和社会进步　卫生发展战略是国家发展战略不可分割的重要组成部分,它与经济相互依存、相互制约、互为因果、互为前提。卫生发展战略从大健康、大卫生、大医学的角度出发,将健康战略融入社会经济发展之中,从而创造有利于人民健康的社会、经济和生活环境,并通过人民健康水平的提高推动经济发展和社会进步。

2. 指导卫生与健康事业科学发展　战略能够为组织明确正确的定位。对于一个组织来说,没有战略就等于没有了目标。卫生与健康事业的发展需要引入战略管理的思想,通过卫生发展战略明确卫生与健康事业发展的目标任务,协调卫生与健康管理活动的各项内容,指引卫生与健康事业整体更好更快地发展。

3. 促进卫生与健康事业目标实现　卫生发展战略的制定可以使管理者顺应客观规律和客观形势的发展,捕捉环境所提供的机会,从应付被动局面转变为从容开拓和创造未来的主动局面,促进卫生事业目标的实现。

4. 体现卫生与健康事业发展重点　卫生发展战略反映的是卫生与健康事业在一个较长时期所要达到的主要目标和实现这些目标的主要途径。制定卫生发展战略既要对卫生与健康事业发展全局进行通盘考虑,又必须分清主次和轻重缓急,抓住卫生与健康事业发展的关键和重点,解决好影响全局的问题。

5. 提高国民健康素质　我国既面临发展中国家传统的健康问题,又面临发达国家的健康问题,城乡、区域和人群之间的健康差异较大。卫生发展战略以解决危害城乡居民健康的主要问题为重点,通过切实可行的国家健康行动计划,加强对影响国民的长远健康问题的有效干预,维护和增进健康。

（三）卫生发展战略的特征

1.全局性　又称总体性。卫生发展战略是以卫生与健康事业的整体发展规律为研究对象，以指导卫生与健康事业的总体发展为目的。它所指导的是卫生与健康事业整体活动，追求的是卫生与健康事业整体的发展。卫生发展战略也可包括卫生与健康事业的局部活动，但是这些活动是作为总体活动的有机组成部分在卫生发展战略中出现的。

2.长远性　卫生发展战略是卫生与健康事业发展的中长期谋划，关系到卫生与健康事业的总体生存和发展的问题。它着眼于未来，在科学预测的基础上，谋求卫生与健康事业的长远发展，关注卫生与健康事业的长远目标。

3.领导性　卫生发展战略涉及卫生与健康事业发展的各个方面，需要卫生与健康事业相关组织、管理者和全体居民的参与和支持，其中，最高层管理者介入战略管理非常重要，因为领导者能够很好地统揽组织的全局。

4.纲领性　卫生发展战略及其所确定的战略目标、战略重点、战略策略具有方向性、原则性，它是卫生与健康事业发展的纲领，对于卫生与健康事业一切活动具有权威性的指导作用，必须通过分解落实等过程，才能变为具体的行动计划。

5.适应性　卫生发展战略的适应性指所制定的战略要与外部环境和内部条件相适应。在实施战略过程中，要根据环境与条件的变化，适时地加以调整，使战略适应变化。同时，利用可能发生的变化和新的发展机会，完善战略或制定新战略，从而达到卫生与健康事业的发展目标。

6.前瞻性　卫生发展战略是面向未来的，其根本目的在于通过管理卫生与健康事业发展的不确定性来谋求长期存续与发展。卫生与健康事业既要对其所处的现实环境进行正确的辨识，还要对环境的发展趋势进行有效的预测。不仅如此，卫生与健康事业还要通过认真的策划，调动所能调动的一切资源去影响环境变化的方向和节奏。

二、卫生发展战略的内容与沿革

（一）国际卫生发展战略

当今世界，国民健康已成为衡量一个国家社会进步的重要标志之一。早在 20 世纪 70 年代，WHO 就提出"2000 年人人享有卫生保健"（health for all by the year 2000，HFA/2000）全球战略目标，其目的是提高人类的健康素质，保护和增进人类健康，并维持社会进步和经济的持续发展，是各国政府、组织和机构在实现其预定目标过程中所遵循的行动方针。1977 年，世界卫生大会通过决议指出，各国政府和 WHO 在未来数十年的主要卫生目标是"到 2000 年世界全体人民都能达到具有能使他们的社会和经济生活富有成效的健康水平"，"2000 年人人享有卫生保健"已成为 WHO 和各国政府的主要社会目标。1978 年，WHO 和联合国儿童基金会联合召开会议明确提出："初级卫生保健"（primary health care，PHC）是实现上述目标的基本策略和途径。

2000 年，第五十五届联合国大会公布了引领世界卫生发展进程的联合国千年发展目标，提出全球至 2015 年所要达到的具体目标，该目标涉及降低儿童死亡率、改善孕产妇健康、抗击艾滋病、确保环境可持续发展、消除极端贫穷和饥饿、促进两性平等并赋予妇女权利、普及小学教育和建立全球合作伙伴关系等八个领域。2007 年 8 月在阿根廷首都布宜诺斯艾利斯举行的以"从《阿拉木图宣言》到联合国千年发展目标"为题的国际卫生大会，通过了旨在实施以初级卫生保健为基础的公平卫生战略的共同宣言，强调人人享有卫生保健的权利，从而全面确立了国际社会促进健康，发展卫生事业的全球性卫生发展战略的基本原则和内容。在《阿拉木图宣言》发表 40 周年之际，2018 年，全球初级卫生保健会议在阿斯塔纳召开。《阿斯塔纳宣言》继承和发展了《阿拉木图宣言》的价值理念，包括公平、正义、政府承担责任和社区参与，以及将健康融入所有政策，强调提供连续性的、整合的卫生服务以及提升服务质量等方面。

在联合国和 WHO 的倡导下，世界各国、各组织正在积极探索制定符合本地区实际的卫生发展战略，如美国自 1980 年以来每 10 年推出一版"健康公民计划"的战略报告，欧盟于 2007 年 10 月宣布名为"共同为了健康"的卫生发展战略等。

（二）中国卫生发展战略

新中国成立以来，不同时期制定的卫生工作方针，促进了我国卫生发展战略的形成，推进了我国卫生与健康目标的实现。

1. 卫生工作三大战略　自 20 世纪 70 年代 WHO 提出"2000 年人人享有卫生保健"全球战略目标以来，中国政府明确表示了实现该战略目标的承诺，并在 1988 年进一步阐明实现该战略目标是 2000 年中国社会经济总目标的组成部分。在这一战略目标中，农村卫生工作、预防保健工作、中医药工作成为我国农村卫生事业发展的基础和重点。在 1997 年 1 月颁发的《中共中央、国务院关于卫生改革与发展的决定》中，确定了中国卫生事业发展的战略重点是农村卫生、预防保健、中西医并重。从中国卫生发展的历史上看，尽管不同时期的卫生发展战略不同，但农村卫生、预防保健、中医中药将会始终伴随着卫生与健康事业的发展，成为卫生与健康发展不可或缺的重点工作。

2. "健康中国 2020"战略　2007 年，我国政府对全面建设小康社会提出了新要求，把"人人享有基本医疗卫生服务、提高全民健康水平"作为加快发展卫生与健康事业和全面改善人民生活的重要目标。为了实现这一目标，2008 年卫生部召开的全国卫生工作会议，正式提出"健康中国 2020"战略（"Healthy China 2020" strategy），实施时间是 2009 年至 2020 年，并就此进行了工作部署。这既是全面建设小康社会的必然要求，也是促进基本医疗卫生服务均等化的根本途径。"健康中国 2020"战略坚持卫生工作为人民健康服务，以不断提高人民健康素质、人民生活质量持续改善为重要标志。

（1）"健康中国 2020"战略的指导思想：以提高人民群众健康为目标，坚持预防为主、防治结合的方向，采用适宜技术，坚持中西医并重，以危害城乡居民健康的主要问题和危险因素为重点，通过健康促进和健康教育，坚持政府主导，动员全社会参与，努力促进人人享有基本医疗卫生服务。

（2）"健康中国 2020"战略的主要内容：促进生殖健康，预防出生缺陷，确保母婴平安；改善工作环境，降低职业危害，促进职业人群健康；改善贫困地区和贫困人群健康，缩小健康差距；健全服务体系，完善保健康复，实现健康老龄化；重大和新发传染病防控；重大慢性病与伤害防控；发展生物科技，提高遗传诊断水平；多部门合作，改善生活和工作环境；促进健康教育，倡导健康生活方式；加强卫生服务体系和能力建设，改善服务质量。

3. "健康中国 2030"战略　2015 年 10 月 26 日至 29 日，党的十八届五中全会明确提出推进健康中国建设。根据党的十八届五中全会战略部署，2016 年 10 月 25 日，中共中央、国务院印发并实施了《"健康中国 2030"规划纲要》。编制和实施《"健康中国 2030"规划纲要》对保障人民健康、加快推进社会主义现代化意义重大，也是我国积极参与全球健康治理、履行对联合国"2030 可持续发展议程"承诺的重要举措。党的十九大报告把健康中国作为国家战略实施，进一步确立了人民健康在党和政府工作中的重要地位。

（1）"健康中国 2030"的指导思想：推进健康中国建设，必须以习近平总书记系列重要讲话精神为指导，紧紧围绕统筹推进"五位一体"总体布局和协调推进"四个全面"战略布局，认真落实党中央、国务院决策部署，坚持以人民为中心的发展思想，牢固树立和贯彻落实新发展理念，坚持正确的卫生与健康工作方针，以提高人民健康水平为核心，以体制机制改革创新为动力，以普及健康生活、优化健康服务、完善健康保障、建设健康环境、发展健康产业为重点，把健康融入所有政策，加快转变健康领域发展方式，全方位、全周期维护和保障人民健康，大幅提高健康水平，显著改善健康公平，为实现中华民族伟大复兴的中国梦提供坚实健康基础。

（2）"健康中国2030"遵循的原则

1）健康优先：把健康摆在优先发展的战略地位，立足国情，将促进健康的理念融入公共政策制定实施的全过程，加快形成有利于健康的生活方式、生态环境和经济社会发展模式，实现健康与经济社会良性协调发展。

2）改革创新：坚持政府主导，发挥市场机制作用，加快关键环节改革步伐，冲破思想观念束缚，破除利益固化藩篱，清除体制机制障碍，发挥科技创新和信息化的引领支撑作用，形成具有中国特色、促进全民健康的制度体系。

3）科学发展：把握健康领域发展规律，坚持预防为主、防治结合、中西医并重，转变服务模式，构建整合型医疗卫生服务体系，推动健康服务从规模扩张的粗放型发展转变到质量效益提升的绿色集约式发展，推动中医药和西医药相互补充、协调发展，提升健康服务水平。

4）公平公正：以农村和基层为重点，推动健康领域基本公共服务均等化，维护基本医疗卫生服务的公益性，逐步缩小城乡、地区、人群间基本健康服务和健康水平的差异，实现全民健康覆盖，促进社会公平。

（3）"健康中国2030"的战略目标：到2030年，促进全民健康的制度体系更加完善，健康领域发展更加协调，健康生活方式得到普及，健康服务质量和健康保障水平不断提高，健康产业繁荣发展，基本实现健康公平，主要健康指标进入高收入国家行列。到2050年，建成与社会主义现代化国家相适应的健康国家。

到2030年具体实现以下目标。

1）人民健康水平持续提升：人民身体素质明显增强，2030年人均预期寿命达到79.0岁，人均健康预期寿命显著提高。

2）主要健康危险因素得到有效控制：全民健康素养大幅提高，健康生活方式得到全面普及，有利于健康的生产生活环境基本形成，食品药品安全得到有效保障，消除一批重大疾病危害。

3）健康服务能力大幅提升：优质高效的整合型医疗卫生服务体系和完善的全民健身公共服务体系全面建立，健康保障体系进一步完善，健康科技创新整体实力位居世界前列，健康服务质量和水平明显提高。

4）健康产业规模显著扩大：建立起体系完整、结构优化的健康产业体系，形成一批具有较强创新能力和国际竞争力的大型企业，成为国民经济支柱性产业。

5）促进健康制度体系更加完善：有利于健康的政策法律法规体系进一步健全，健康领域治理体系和治理能力基本实现现代化。

（4）"健康中国2030"的战略内容：《"健康中国2030"规划纲要》明确了五大战略内容，即普及健康生活、优化健康服务、完善健康保障、建设健康环境、发展健康产业。这五大内容作为建设健康中国的重点工作，必将成为实现"健康中国2030"战略的重要抓手和重要途径。

（5）《健康中国行动（2019—2030年）》：为了有效推动《"健康中国2030"规划纲要》的实施和目标实现，2019年6月，国家卫生健康委负责制定了《健康中国行动（2019—2030年）》。2019年7月，国务院成立健康中国行动推进委员会，负责统筹推进《健康中国行动（2019—2030年）》组织实施、监测和考核相关工作。

《健康中国行动（2019—2030年）》的主要内容是围绕疾病预防和健康促进两大核心，提出将开展15个重大专项行动，促进以治病为中心向以人民健康为中心转变，努力使群众不生病、少生病。15项专项行动包括：健康知识普及行动、合理膳食行动、全民健身行动、控烟行动、心理健康促进行动、健康环境促进行动、妇幼健康促进行动、中小学健康促进行动、职业健康保护行动、老年健康促进行动、心脑血管疾病防治行动、癌症防治行动、慢性呼吸系统疾病防治行动、糖尿病防治行动、传染病及地方病防控行动。

三、制定卫生发展战略的原则与过程

（一）制定卫生发展战略的基本原则

坚持为人民健康服务的宗旨，全面提高人民健康水平是中国卫生发展战略的核心。围绕这个核心，卫生发展战略的制定应遵循以下基本原则。

1. 坚持以人为本，把"人人健康"纳入经济社会发展规划目标 健康不仅仅是个人和家庭幸福的基础，也是国家和民族发展的基石。健康不仅是人类社会发展的永恒主题，也是经济社会发展的重要目标。坚持为人民服务的宗旨，把人人健康纳入经济社会发展规划目标并摆在优先发展的战略地位，全方位全生命周期地守护人民群众的健康，才能大幅度地提高社会对人民健康的重视程度，确保经济社会发展战略目标的真正落实。卫生改革与发展要把提高人民健康水平作为卫生健康工作的中心和目标，优先发展和保证有利于人民健康的基本卫生服务，这就是卫生发展战略的以人为本原则。在经济发展的基础上提高人民群众的生活质量和健康水平，是我们党带领中国人民实现伟大的中国梦的最重要的目标。

2. 坚持公平优先，兼顾效率，注重政府责任与市场机制相结合 中国卫生事业的性质决定合理配置卫生资源的原则是坚持社会效益与经济效益的统一，并将社会效益放在第一位，而不是一味地追求经济效益或追求社会公平，即应该实行公平优先，兼顾效率的原则。所谓"公平"是指不同的人群均等化地享有基本的卫生服务，即不论其经济状况、民族、居住区域如何，卫生资源是根据其需求提供的，而不是根据支付能力来分配。所谓"效率"是指用最少的卫生资源投入达到同样的健康效果，或利用同样的资源投入产生更大的健康效果。高效率的卫生服务有助于减少投入、节约卫生资源。

公平和效率并不是截然对立的或相互排斥的，它们在不同的领域起着不同的作用或在同一领域起着互为补充的作用。在卫生服务方面，牺牲公平不一定能促进效率的提高，更不是卫生越不公平，就越有效率。世界银行认为，公平应当成为政府所关注的中心问题，在医疗卫生方面，适当的政策可以减少贫困和增加公平，而一味地促进增长，忽视这一问题则会导致严重的后果。同时要注重发挥市场机制作用，动员全社会力量参与，调动社会和广大人民群众的积极性，促进有序竞争机制的形成，满足人民群众多层次、多样化的健康需求。

3. 坚持统筹兼顾，突出重点，增强卫生发展的整体性和协调性 科学制定卫生事业与国民健康发展的战略目标是确保卫生发展的重要基础，实现卫生事业和国民健康发展又是深化医改的必然要求，二者互相统一。卫生发展战略规划既有战略性、前瞻性和预见性，又要突出优先领域和战略重点，把解决当前影响群众健康的重点问题与完善制度体系结合起来。坚持全局意识，统筹城乡和区域发展，兼顾供需双方利益，根据轻重缓急分步实施。

4. 坚持预防为主，防治结合，适应并推动医学模式转变 预防为主，防治结合，关口前移，重心下沉是维护和提高14亿多人民的健康最经济和最有效的途径，也是中国特色卫生发展道路的重要内容。医学模式已由单纯的生物医学模式转变为生物-心理-社会医学模式。21世纪的医学，不应继续以疾病为主要研究对象，而应以人类健康作为医学研究的主要方向。实现医学模式由"以病为本"转向"以人为本"，由"治疗为主"转向"预防为主"，由"以患者为中心"转向"以健康为中心"，涉及医疗卫生体制、医学教育、观念转变、产业发展等多方面的根本性变革，是一项十分艰巨的任务。

5. 坚持保基本、强基层、建机制，促进卫生事业科学发展 由于中国正处于并将长期处于社会主义初级阶段，发展医疗卫生事业要从这一基本国情出发，着眼于保障全体居民的基本医疗卫生需求，合理确定保障标准，并随着经济社会发展，逐步提高保障水平，实现全覆盖、可持续。要把服务重点放在基层，把更多财力物力投向基层，把更多人才技术引向基层，把支持基层医疗卫生体系改革发展作为重要内容，使基层机构成为群众就医的首选。同时要继续致力于建立体现公益性、调动积极性、确保可持续的体制机制，转变医疗卫生机构的运行机制，正确处理政府和市场、公平和效率、激励和约束等关系，促进卫生事业科学发展。

（二）制定卫生发展战略的过程

卫生发展战略的制定过程包括卫生发展战略的制定、实施和评估。如何制定一个正确的卫生发展战略，并确保其顺利实施是卫生发展战略制定过程中的关键问题。卫生发展战略的制定过程通常包括五个步骤：确定卫生发展战略目标、分析与评价卫生发展战略、制定卫生发展战略、实施卫生发展战略、评价卫生发展战略成果（图2-1）。

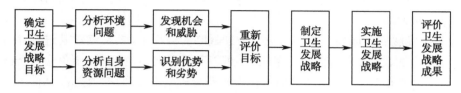

图 2-1　制定卫生发展战略的过程

1. 确定卫生发展战略目标　卫生发展战略目标是卫生事业在战略期内要达到的预期成果，它指明了卫生事业发展的方向，是制定和选择卫生发展战略的依据。在卫生事业发展过程中，这些目标可能是人均预期寿命的提高、某个疾病发病率的下降，也可能是卫生资源配置的优化等。

确定一个适宜的卫生发展战略目标需要经过发现问题、分析把握问题和确定目标三个环节。首先，在制定卫生发展战略目标之前，要能够发现并找出影响战略目标制定的问题，认真分析其产生问题的原因。比如我国为什么要实施"健康中国 2030"战略？为什么要制定"健康中国 2030"战略目标和健康中国行动？其问题在于我国社会经济长足发展的同时，工业化、城镇化、人口老龄化、疾病谱变化、生态环境及生活方式不断变化等带来新挑战，需要统筹解决关系人民健康的重大和长远问题。其次，分析问题的性质，把握问题的时间、地域、范围、影响程度、根源等，力求全面准确地把握问题的实质。最后，明确目标，目标必须准确、清晰、具体、可行，尽量使目标量化，能够分层次、分阶段实施。

2. 分析与评价卫生发展战略　分析与评价卫生发展战略是依据目标，对目标实现的可能性及可行途径进行分析，并根据分析结果对目标重新开展评价。其中，分析卫生发展战略包括两方面的内容：一是对外部环境进行分析，二是对自身资源进行分析。

（1）环境分析：环境一般分为两类。一类是一般环境，包括政治环境、经济环境、文化环境及技术环境等；另一类是任务环境，包括政策、竞争者、资源条件（供给）等。环境分析是卫生发展战略过程的关键要素。成功的卫生发展战略大多是那些与环境相适应的战略，进行环境分析重要的是准确地把握环境的变化和发展趋势及其影响。

（2）自身资源分析：在决定制定出一个卫生发展战略之前，要对卫生事业发展的情况做到心中有数，也就是要对自身所具有的卫生资源状况和分布、人员的数量和技术水平、在国际卫生领域中所处的地位、独特的优势和薄弱环节等进行分析，以便确定所处的环境，进而决定自身发展的方向。

3. 制定卫生发展战略　制定卫生发展战略就是在对内外部环境进行分析、对卫生发展战略目标进行审视的基础上，明确卫生发展战略重点，提出指导卫生事业全局性发展的卫生发展战略的过程。制定卫生发展战略是一项十分重要而又十分复杂的系统工程，需按照一定的程序和步骤进行。首先，开发设计出可供选择的卫生发展战略；其次，对这些卫生发展战略进行评价；最后，选定符合要求的卫生发展战略。所选定的卫生发展战略应该能够最佳地利用资源和充分利用环境中的机会，以获得最快的发展和最有利的竞争优势，并使这种优势能长期地保持下去。

4. 实施卫生发展战略 成功地实施卫生发展战略，需要政府高瞻远瞩、统筹兼顾、统一协调、统一指挥；还需要运用正确、有效的激励方法，调动所有成员的积极性。同时，卫生资源应按照保证卫生发展战略计划实施的原则进行配置，如果有必要，卫生行业的结构也可作出相应的调整和变革。

实施卫生发展战略过程中要注意几个环节：一是对选定的战略要进行局部的科学试验，以验证其可靠性。可靠性是指在规定的条件下和预定的时间内完成既定任务的可能性。二是经过试验后，及时总结发现战略实施过程存在的问题，特别是目标对客观环境的适应性、条件的满足性、内容的完整性、时间的准确性等。三是进入正式实施阶段，要建立一种灵活有效的反馈机制，并适时对战略进行有效的调整，使之更加符合当前卫生与健康发展的新形势，有效引领卫生与健康工作高质量发展。

5. 评价卫生发展战略成果 在实施卫生发展战略的过程中，要持续对其进行评价。因为战略是面对未来作出的，而未来具有不确定性，不可能有百分之百的把握，难免会有一些预料之外的情况出现。因此，通过对卫生发展战略的实施进展与进度进行追踪与评价，从而为卫生发展战略的及时调整或修正提供依据，使卫生发展战略始终能够保持正确性和先进性。

本章小结

本章主要介绍了卫生工作方针和卫生发展战略的概念和内涵、我国不同时期卫生工作方针和卫生发展战略的基本内容，以及制定卫生工作方针和卫生发展战略应坚持的基本原则。

卫生工作方针是国家指导卫生与健康事业发展的重要指导思想和基本原则，是制定各项基本医疗卫生制度和卫生政策的主要依据，是卫生基本政策的总概括。当前我国正在执行的新时代的卫生与健康工作方针是"以基层为重点，以改革创新为动力，预防为主，中西医并重，将健康融入所有政策，人民共建共享"。

卫生发展战略是根据卫生与健康事业发展和改善人民健康的需要，对关于卫生与健康事业发展的全局的、长远的、重大的目标性问题进行的谋划。当前我国正在实施的卫生发展战略是"健康中国 2030"战略，该战略的五大基本内容是普及健康生活、优化健康服务、完善健康保障、建设健康环境、发展健康产业。

卫生工作方针与卫生发展战略既有区别又有联系，卫生工作方针是国家指导卫生与健康事业发展的纲领与基本原则，卫生发展战略是一定历史时期内卫生与健康事业优先发展的思路与重点，体现的是卫生工作方针阶段性重点目标和内容。

思考题

1. 结合我国不同历史时期的经济社会发展特征，阐述制定不同时期卫生工作方针和卫生发展战略的意义。
2. 卫生工作方针与卫生发展战略有什么区别与联系？
3. 制定卫生工作方针应坚持的原则有哪些？
4. 制定卫生发展战略应坚持的原则有哪些？
5. 阐述"健康中国 2030"战略的主要内容以及应遵循的原则。

（胡　志）

第三章 卫生法与卫生政策

卫生法是调整卫生系统及其活动过程中所发生的社会关系的法律法规的总称。卫生政策是为实现一定历史时期的卫生工作方针和完成一定历史时期的卫生发展战略任务，由政党、政府或管理部门制定并实施的用以规范卫生系统的一系列行动准则。卫生法具有强制性、规范性和稳定性，卫生政策具有可操作性、时效性、灵活性。卫生法和卫生政策都对卫生系统发展起到指导、规范和保护的作用。卫生法和卫生政策密不可分，均是实现卫生系统目标的宏观管理工具。

第一节 卫生法与卫生政策概述

一、卫生法与卫生政策的概念

（一）卫生法的概念

卫生法（health law）是指由国家制定、认可，并以国家强制力保障实施的，反映由特定物质生活条件所决定的国家意志，以权利义务为内容，以确认、调整和保护与人体生命健康相关的卫生系统相关活动的社会关系和社会秩序为目的，具有普遍约束力的社会行为规范的总称。狭义的卫生法仅指全国人民代表大会及其常务委员会制定的卫生法律。广义的卫生法，除了包括狭义的卫生法外，还包括其他国家机关依照法定程序制定的卫生法规和卫生行政规章等，也包括宪法和其他部门法中有关卫生活动内容的规定。本章侧重的是卫生法的广义概念。

（二）卫生法的渊源

卫生法的渊源又称卫生法的法源，是指卫生法律规范的各种具体外在表现形式。卫生法律规范由于制定机关不同，其法律地位和效力也不同。根据《中华人民共和国宪法》和《中华人民共和国立法法》的规定，卫生法的渊源主要有以下形式。

1. 宪法 宪法是国家的根本大法，是国家最高权力机关通过最严格的程序制定的具有最高法律效力的规范性法律。宪法中有关医药卫生和保护公民健康的内容是卫生立法的基础。宪法不仅是卫生法的重要渊源，也是其他法律部门的重要渊源，是所有部门立法的依据。

2. 卫生法律 卫生法律是指由全国人民代表大会及其常委会制定的有关卫生事业的法律规范。全国人民代表大会制定的一些基本法律中涉及保护公民健康的法律规范，如《中华人民共和国刑法》专门规定"危害公共卫生罪"、《中华人民共和国民法典》关于公民健康权的规定等。由全国人民代表大会常务委员会制定的卫生法律主要有《中华人民共和国基本医疗卫生与健康促进法》《中华人民共和国传染病防治法》《中华人民共和国国境卫生检疫法》《中华人民共和国药品管理法》《中华人民共和国医师法》《中华人民共和国母婴保健法》《中华人民共和国献血法》《中华人民共和国职业病防治法》《中华人民共和国人口与计划生育法》《中华人民共和国红十字会法》等。

3. 卫生行政法规 卫生行政法规是由国务院制定的有关卫生事业的法律规范。如《突发公共卫生事件应急条例》《医疗机构管理条例》《医疗事故处理条例》《血液制品管理条例》《公共场所卫生管理条例》《中华人民共和国母婴保健法实施办法》《中华人民共和国传染病防治法实施办法》《中华人民共和国尘肺病防治条例》《使用有毒物品作业场所劳动保护条例》等。

4. 地方性卫生法规 地方性卫生法规是指省、自治区、直辖市以及各省会城市、自治区首府和经国务院批准的较大的市的人民代表大会及其常务委员会,根据本地的具体情况和实际需要,在不与宪法、法律和行政法规相抵触的前提下所制定的有关卫生法律规范。如《浙江省爱国卫生促进条例》《深圳经济特区人体器官捐献移植条例》等。

5. 民族自治地方的条例与单行条例 民族自治地方的条例与单行条例是指民族自治地方(自治区、自治州、自治县)的人民代表大会依照当地民族的政治、经济、文化的特点,制定的有关本地区卫生行政管理方面的法律规范。

6. 卫生行政规章 卫生行政规章分为部门规章和地方政府规章两种。部门规章是国务院卫生行政部门或其他部门,根据法律和国务院的行政法规、决定、命令,在本部门的权限范围内依法制定的各种行政性的法律规范,如《院前医疗急救管理办法》《单采血浆站管理办法》等。地方政府规章是省、自治区、直辖市和设区的市、自治州的人民政府根据卫生法律法规而制定的卫生行政规范。

(三)卫生政策的概念

卫生政策(health policy)是国家在一定的历史时期内,为实现一定的卫生发展目标而制定的卫生系统的行动方案和准则。其形式主要表现为政党、政府或管理部门为保障居民健康和解决社会卫生问题而制定并实施的用以规范政府、卫生行政组织、卫生服务组织、社会卫生组织以及公民等的一系列政策性文件。一个国家和地区卫生事业的发展,很大程度上取决于有关的卫生政策的指导、调节和控制作用。卫生政策通常随着国家的社会经济状况、居民健康状况、疾病谱和卫生科技发展水平等情况的变化而变化。

二、卫生法与卫生政策的特征

(一)卫生法的特征

1. 以保护公民生命健康权为根本宗旨 公民生命健康权是公民人身权中一项最基本的权利。《中华人民共和国宪法》第二十一条有"保护人民健康"等内容。《中华人民共和国基本医疗卫生与健康促进法》《中华人民共和国传染病防治法》《中华人民共和国药品管理法》《中华人民共和国食品安全法》《中华人民共和国母婴保健法》《中华人民共和国国境卫生检疫法》《中华人民共和国环境保护法》等,都把保护公民的健康权列入总则作为立法宗旨。

2. 广泛性和综合性 这是指卫生法调整内容的广泛性和调整对象的综合性以及渊源体系的多元性、调节手段的多样性的特征。

(1)卫生法调整内容的广泛性:我国卫生法调整的内容非常广泛,它几乎涉及了社会生活的各个领域和方面,如医疗卫生机构及组织管理、卫生技术人员管理、疾病预防与控制、公共卫生管理、生命健康权保护、环境污染防治、健康相关产品管理、现代医学科学与立法等。

(2)卫生法调整对象的综合性:它既包括卫生行政关系,也包括卫生民事关系,甚至包括卫生刑事关系。

(3)卫生法渊源体系的多元性:卫生法的渊源体系具有多元性,我国卫生法既包括卫生法律、卫生行政法规、地方性卫生法规、民族自治地方的条例与单行条例、卫生规章等,也包括宪法、基本法律、其他法律和行政法规中有关卫生的条款等。

(4)卫生法调节手段的多样性:卫生法的调节手段具有多样性,它既采用纵向的行政手段调整医疗卫生行政管理活动中产生的社会关系,又采用横向的民事关系调整卫生服务活动中的权利义务关系。

3．科学性和技术规范性　卫生法的具体内容与医学、药学、公共卫生学等自然科学相联系并成为立法的基础和依据。医学科学在探索人类健康和生命的过程中，充满着难以预料的风险，需要一定的社会条件作为保证，其中包括法律的保护和导向作用。因而，卫生法与现代科学技术的紧密结合，体现了卫生法的科学性。同时，卫生法要适应医学科学技术发展，如果把科学技术的研究成果应用于医药卫生工作中，就必须通过立法加强医药卫生技术规范，形成操作规程、技术常规以及卫生标准等法定技术规范供人们遵照执行，使公民的生命健康权能够得到切实保障。

4．社会共同性　这是由卫生法的立法宗旨和根本任务决定的。虽然卫生法同其他法律一样具有阶级性，其制定必须体现统治阶级的意志，但就它规范的具体内容而言，也反映了其他阶级、阶层和各界人士的利益和意志。防病治病、促进健康是全人类所面临的共同问题，也是全人类的共同利益所在。疾病、健康本身没有地域、国界和人种的界限；防病治病的方法、维护健康的手段、改善卫生的措施，也不会因国家、社会制度的不同而隔绝彼此之间的相互学习和借鉴。世界各国都在积极建立和完善人人享有卫生保健的医疗卫生服务体系，都在探索解决预防和消灭疾病、保障人体生命健康、促进社会经济发展等问题的各种手段和办法。WHO等国际组织制定了许多国际卫生协议、条例和公约，成为国际社会共同遵守的准则，从而推动了国际卫生法的发展，也使本国的卫生法制建设不断完善，这些都充分体现了卫生法的社会共同性的特征。

（二）卫生政策的特征

在不同的社会形态和不同的国家中，卫生政策有不同的表现形式和具体内容，也有着一些共同的基本特征。

1．政治性　卫生政策是政党执政者用以引导卫生事业发展方向，调节卫生资源配置，协调各相关主体利益和矛盾，对健康相关领域的某种价值进行调整和再分配的工具，具有明显的政治价值取向。制定和执行良好的卫生政策将有利于保障人民健康、维护社会公平、维持政治稳定、增进人民幸福。

2．社会性　由于卫生事业本质上是一种"人人需要、共同受益"的社会公益事业，提高人群的健康水平无疑需要全社会的积极行动和参与。特别是随着社会经济的发展，医学模式向现代生物 - 心理 - 社会综合模式的转变，面对人群健康和疾病问题以及制定科学有效的卫生政策，越来越受到全社会的共同关注，卫生政策的社会性特征越来越凸显。卫生政策的制定和执行不仅要依靠卫生部门，而且还需要其他部门协同和全社会广泛参与，共同改善和解决社会卫生问题。

3．阶段性　卫生政策的阶段性有两个含义，一是指一定时期的卫生政策只适应于同时期卫生系统及卫生事业发展的特定阶段，当卫生系统改革发展超越了这个阶段之后，原有的卫生政策就不一定适应了，需要修订或制定新的卫生政策。二是指卫生政策本身的生命力也具有阶段性，当人们对卫生系统及卫生事业客观规律的认识不断丰富以后，原有的卫生政策就显得落后了，人们需要调整或制定新的卫生政策。卫生政策的阶段性要求人们必须用动态的、辩证的眼光去看待，而不能一成不变。

4．层次性　公共政策从层次上通常分为元政策、基本政策、具体政策三个层次。

（1）元政策：也称总政策、总路线或总方针，通常是侧重体现价值陈述的治国理政的核心理念和国家指导公共事业发展的总方针或总路线，对社会领域各项基本政策和具体政策起着指导和规范的作用，也是各项基本政策和具体政策的出发点和基本依据。

（2）基本政策：是指针对某一社会领域基本方面制定的，侧重体现目标性陈述的，起着全局性与战略性作用的政策。卫生基本政策是国家指导卫生事业发展的指导思想和基本原则，是制定各项具体卫生政策的主要依据。

（3）具体政策：是在某一个特定的部门、地方或行业中为贯彻基本政策而制定的具体行动方案和行为准则。在卫生领域的卫生基本政策和各项具体卫生政策都得遵循公共政策的元政策。

三、卫生法与卫生政策的研究对象及内容

（一）卫生法的研究对象及内容

一般来说，卫生法的研究对象及内容主要是调整以下六个方面的社会关系。

1．卫生组织关系　国家通过用法律条文的形式将各级卫生行政部门和各级各类医疗卫生机构以及社会卫生组织的法律地位、组织形式、隶属关系、职权范围以及权利义务等固定下来，以调整、规范和形成合理的卫生组织关系。这样国家才能有效地对卫生系统进行有序的组织和领导，才能保证各级各类卫生组织在法律规定的范围内从事相应的卫生活动。

2．卫生行政关系　卫生行政管理是国家行政管理的重要内容和职责，对于维护公民健康权利、稳定医疗卫生秩序、保障医疗卫生工作正常运行具有重要意义。在卫生行政管理活动中，国家卫生行政机关与其他国家机关、企事业单位、社会团体及公民形成的权利义务关系，由卫生法予以调整。卫生行政关系是一种纵向的行政法律关系，它可以表现为卫生行政隶属关系，如卫生行政机关和医疗卫生机构及其相关卫生组织的医政管理关系；也可以表现为卫生行政职能管辖关系，如卫生行政许可关系、行政处罚关系、行政赔偿关系、行政复议关系、卫生纠纷与诉讼关系等。

3．卫生服务关系　这是指卫生行政机关、医疗卫生机构以及有关企事业单位、社会团体及其工作人员向社会公众提供医疗预防保健服务、卫生咨询服务等活动并建立的一种社会关系。卫生服务关系是一种横向的社会关系，它表现为提供服务和接受服务的平等主体之间的民事权利与义务关系。

4．卫生技术人员管理关系　卫生技术人员是从事卫生活动的主力军，承担着防病治病、救死扶伤、保障健康、维护卫生秩序的重要职责，其职业道德和业务素质将直接影响到卫生法立法目的和宗旨的实现。所以，必须通过制定相应的卫生法律法规，以调整和明确卫生技术人员及其队伍的行为规范，提高他们的职业道德和业务素质，同时要保障他们的合法权益。

5．生命健康权益保护关系　生命健康权是指人的生命、机体组织及其生理功能的完整与健全受到法律保护的权利。公民生命健康权是公民人身权的一种，也是公民的一项基本权利。保护人的生命权和健康权是一切卫生立法和卫生工作的最终目的和落脚点。所以，生命健康权益保护关系理应属于卫生法调整的范畴。

6．国际卫生关系　为了全人类共同的健康利益，由世界卫生组织以及各缔约国家或地区制定的国际卫生公约和国际卫生条例，并得到各缔约国家或地区法律许可的有关国际共同遵守并承诺的卫生法律关系。

（二）卫生政策的研究对象及内容

1．研究对象　研究卫生政策制定者的决策行为。主要研究如何提出政策问题、如何进入政策议程，依据什么原则制定政策，如何实施、控制、评价、反馈卫生政策运行过程和运行程序。研究卫生政策制定者与社会公共卫生权威相互关系的发生与运行机制。

2．研究内容　卫生政策的研究内容主要包括以下几个方面。

（1）卫生政策与政策环境的关系：任何一项卫生政策，都是针对在一定的自然环境、社会环境与公共政策环境下的某一特定卫生问题或矛盾而制定和实施的，存在与宏观经济政策、社会发展以及相关法律法规等的关系问题。

（2）卫生政策的主体与客体：卫生政策的主体是卫生政策在实际运行过程中的决策者、参议

者和参与者。需要研究解决谁来制定、实施、监督和评估卫生政策的问题。卫生政策的客体是指卫生政策所作用的对象,需要研究要解决的卫生问题,明确卫生问题的优先顺序,论证关键卫生问题、政策议程以及规范和制约的相关组织、人群或个体及其行为。

（3）卫生政策的运行机制:主要包括卫生政策的运行体系和运行规律。卫生政策运行体系主要由卫生信息系统、卫生咨询系统、卫生决策系统、卫生实施系统和卫生监督系统等构成。卫生政策运行规律主要包括卫生政策效力作用规律、卫生政策利益调控规律和卫生政策生命周期规律等。

四、卫生法与卫生政策之间的关系

（一）卫生法与卫生政策的联系

卫生法与卫生政策相互影响、相互作用、相互依存、相互联系,具有功能的共同性、内容的一致性和适用范围的互补性。卫生法和卫生政策其实在本质上是一致的,一定程度上都体现了国家以及广大人民群众的意志和利益,都具有规范性,是调整卫生系统社会关系的行为或行动准则。卫生法比卫生政策更规范化、具体化、条文化,又以卫生政策为指导,其制定和执行体现卫生政策的内容。卫生政策是卫生法的具体体现和制定依据,虽然没有卫生法的强制约束力,但对卫生法的制定有影响并通过卫生法体现其保障作用。卫生政策在一定的基础和条件下也可以转化上升为卫生法,即卫生政策法律化。所谓卫生政策法律化是指国家有关机关把一些经过实践检验的、比较成熟和稳定的、能够在较长时间内发挥作用的卫生政策性内容上升为国家的法律法规,赋予这些卫生政策相应的法律效力和国家强制力保障。

（二）卫生法与卫生政策的区别

虽然卫生法与卫生政策的关系极为密切,但两者还是有着明显的区别。卫生法是由国家制定或认可并由国家强制力保证实施的具有普遍效力的行为规范体系,具有强制性、普适性、规范性、稳定性。相比较,卫生政策则体现的是指导性、灵活性、时效性。卫生政策的制定要遵守和合乎卫生法,卫生法对于卫生政策的制定有着限定作用。具体而言,卫生法与卫生政策分别在制定主体、实施方式、规范形式、表现形式、稳定程度等方面有以下区别。

1.制定主体不同　卫生法是由国家机关依照法定职权以及程序加以制定的。而卫生政策有所不同,是由政党、政府和管理部门遵照有关规定的程序制定的。

2.实施方式不同　卫生法具有鲜明的强制性和惩罚性,它依靠其强制力使行为主体普遍遵从。卫生政策不一定都以强制力为后盾,主要通过行政手段、组织纪律手段、思想政治工作手段以及人民群众对政策的信任、支持而贯彻执行。

3.规范形式不同　卫生法具有高度的明确性,规定的内容比较具体和详尽,每一部法典或单行卫生法律和法规,都必须以规则为主进行规定,否则就难以对权利义务关系加以有效的调整。卫生法不仅告诉行为主体可以做什么、应该做什么和禁止做什么,而且还规定了违法应承担的责任。卫生政策则不同,通常比较原则性和概括性地规定卫生行为方向而不规定具体的行为规则。

4.表现形式不同　卫生法是以宪法、卫生法律、卫生行政法规、地方性卫生法规等规范性文件形式表现的。卫生政策未被转化、制定或认可上升为卫生法之前,通常是以决定、意见、纲要、规划、通知等形式表现的。

5.稳定程度不同　卫生法一般是对试行和检验为正确、普适且可持续的卫生政策的定型化,具有较强的稳定性。卫生政策则要适应社会发展以及卫生系统的需要,及时解决新出现的卫生问题,相对于卫生法而言,卫生政策灵活多变,稳定性相对较弱。

五、卫生法、卫生政策在卫生发展中的作用

按照一般的法学理论，法的作用是指法对人们的行为以及最终对社会关系和社会秩序所产生的实际影响，是国家权力运行和国家意志实现的具体表现。因此，卫生法的作用同样具有行为规范作用和社会作用两个部分。卫生法、卫生政策在卫生发展中的作用主要有以下几方面的表现。

（一）保障和促进卫生发展目标的实现

卫生法和卫生政策是对卫生系统及其活动进行有效管理的重要手段，由于两者的相互密切关系及互补作用，在保障和促进实现卫生系统发展目标中各自发挥着独特的作用。卫生法和卫生政策对卫生发展具有保障以及指导和规范的作用。为使其更好地发挥作用，国家往往将卫生政策法律化，使之成为具有相对稳定性、明确规范性和强制性的法律规范，以便于卫生行政主体和司法机关可以依据明确的合法与非法的界限和裁量标准具体操作，从而使国家卫生政策通过卫生法律的强制保障作用得以落实和实现。

（二）规范卫生系统活动和保障公民健康

国家通过卫生立法以及建立健全和完善卫生政策，以规范、引导政府及其卫生行政部门、卫生机构和公民等参与卫生系统的各项活动；通过卫生行政监督执法，依法对违法医疗健康行为予以惩处，以实现对人体生命健康最大限度的保护。同时，自然人、法人和其他组织也可以对照卫生法和卫生政策，判断、约束和指导各自的活动行为，自觉遵守卫生法律、遵照卫生政策开展工作，保障公民健康。

（三）推动经济发展和卫生科技创新

卫生法和卫生政策通过发挥对公共卫生服务、医疗服务、医疗保障以及健康相关服务的管理作用，保障和维护健康的劳动力资源和智力源泉，从而推动经济发展。经济发展确保加大资金投入，卫生法和卫生政策的制定与实施又成为保证和加速卫生科技创新发展的重要动力。卫生法、卫生政策也面临着如器官移植、克隆技术、人工生殖等一系列新的课题，这些都需要卫生法和卫生政策作出确认、调整和引导。

（四）促进国际卫生交流与合作发展

卫生改革与发展是全球的热门话题。特别是伴随着近年来诸如严重急性呼吸综合征（severe acute respiratory syndrome，SARS）、禽流感、甲型 H1N1 流感、新型冠状病毒感染以及长期肆虐的艾滋病、耐药性结核、肝炎传染性疾病等全球性公共卫生事件的频发，卫生议题与外交的融合以及全球卫生外交的兴起是全球化的必然结果。这就要求各国加强卫生立法和卫生政策制定，共同促进国际卫生交流与合作，共筑人类卫生健康共同体，助力全球卫生事业的发展。

第二节　卫生法律体系与卫生系统发展

一、卫生法律体系的概念

卫生法律体系是指促进卫生系统发展、保障公民享有基本医疗卫生服务和维护人体生命健康权益的法律规范，按照其自身的性质和内容、调整的社会关系和调整方式等分类组合而形成的一个有机联系的统一整体。在中国，卫生领域第一部基础性、综合性的《中华人民共和国基本医疗卫生与健康促进法》于 2020 年 6 月 1 日正式实施，标志着我国卫生法律体系逐步健全完善。

二、卫生法律体系的主要内容

按照卫生法律的主要内容划分，卫生法律体系主要包括公共卫生管理法律体系、医疗服务管理法律体系、健康相关产品管理法律等。

（一）公共卫生管理法律体系

1. 疾病预防控制法律 我国疾病防治法律规范包括对传染病、职业病、地方病、常见多发病等各类疾病的管理及其危害因素防治。制定了《中华人民共和国传染病防治法》《中华人民共和国职业病防治法》《医疗机构传染病预检分诊管理办法》《使用有毒物品作业场所劳动保护条例》《中华人民共和国尘肺病防治条例》《血吸虫病防治条例》《性病防治管理办法》《新生儿疾病筛查管理办法》《产前诊断技术管理办法》《食盐加碘消除碘缺乏危害管理条例》等一系列的卫生法律、法规和规章。

2. 环境及公共场所卫生法律 环境及公共场所是人们生活必须接触的客观物质世界，对人体生命健康产生着直接和间接的影响。环境及公共场所法律制度主要包括开展爱国卫生运动及对学校、工厂、公共活动场所等的选址、设施、环境状态等的卫生要求和科学标准。如《学校卫生工作条例》《公共场所卫生管理条例》《放射性同位素与射线装置安全和防护条例》《建设项目环境保护管理条例》《生态环境标准管理办法》等。

3. 突发公共卫生事件应急法律 突发重大传染病疫情、群体性不明原因疾病、重大食物中毒和职业中毒等，因对经济、社会、人体生命健康造成重大损害而成为应对重点。此类法律制度主要包括突发公共卫生事件的应急处理预案，监测、预警、应急处理、信息报告制度等。如《中华人民共和国突发事件应对法》《突发公共卫生事件应急条例》《国家突发公共事件医疗卫生救援应急预案》《突发公共卫生事件与传染病疫情监测信息报告管理办法》《灾害事故医疗救援工作管理办法》等。

4. 特殊人群健康保护相关法律 主要体现在对弱势群体给予的特殊保护，如老年人、残疾人、精神病患者、妇女和儿童等。特殊人群的生命健康相对于一般人群较容易受到侵害，国家立法予以相应的保障。制定了《中华人民共和国母婴保健法》《中华人民共和国残疾人保障法》《中华人民共和国老年人权益保障法》《中华人民共和国未成年人保护法》《中华人民共和国精神卫生法》《托儿所幼儿园卫生保健管理办法》《女职工劳动保护规定》等，从而把对该人群健康的保护纳入了国家职责范围。

（二）医疗服务管理法律体系

1. 医疗机构及卫生技术人员管理法律 主要包括国家对医疗机构和医护人员有关医疗执业活动、医疗技术应用、医疗服务质量、血液安全和有关医事纠纷处理的法律制度。如《中华人民共和国医师法》《医疗机构管理条例》《血站管理办法》《中华人民共和国护士管理办法》《乡村医生从业管理条例》《处方管理办法》《医疗机构病历管理规定（2013 年版）》《药物临床试验质量管理规范》《医疗事故处理条例》等。

2. 人口与现代医学科学发展有关的法律 包括人口与优生优育、卫生资源配置与管理、医疗卫生高科技研究及应用管理等法律制度。如《中华人民共和国人口与计划生育法》《大型医用设备配置与使用管理办法（试行）》《人类辅助生殖技术管理办法》《人体器官移植条例》《病原微生物实验室生物安全管理条例》等。

（三）健康相关产品管理法律

1. 食品、药品管理法律 为了保证食品和药品的安全，保障公众身体健康和生命安全，制定了《中华人民共和国食品安全法》《中华人民共和国食品安全法实施条例》《食品添加剂新品种管理办法》《中华人民共和国药品管理法》《药品注册管理办法》《药品生产质量管理规范》《药品不良反应报告和监测管理办法》《中华人民共和国中医药法》等。

2．与人体生命健康相关产品法律　为了规范与人体生命健康相关产品的生产和经营，制定了《医疗废物管理条例》《血液制品管理条例》《生物制品批签发管理办法》《保健食品管理办法》《化妆品监督管理条例》《生活饮用水卫生监督管理办法》《医疗器械注册与备案管理办法》《消毒管理办法》《药品、医疗器械、保健食品、特殊医学用途配方食品广告审查管理暂行办法》等。

三、卫生法律体系与卫生系统发展的关系

（一）卫生法律体系对卫生系统有序发展起着法治保障作用

卫生法律体系是由国家强制力保障、具有普遍约束力的促进卫生系统有序发展的基石，以国家意志明确卫生系统发展中相关各方的权利和义务，调控国家卫生事业发展，规范和调整卫生系统发展过程中的相关活动的行为关系和秩序，监督卫生系统依法依规开展工作，以维护卫生公平正义，推进实现卫生系统及其卫生事业健康有序的发展。

（二）卫生系统发展有利于促进卫生法律体系的逐步完善和提升

卫生系统及其发展是卫生法律体系形成和建立的基础，卫生法律体系的建设也会随着卫生系统的改革发展而逐步完善，并在卫生系统发展实践中予以检验和不断提升。为了不断适应医药卫生事业的可持续健康发展以及更好地满足人民群众日益增加的医疗健康需求，卫生系统在不断深化改革与发展过程中形成的新理念、新思想和新战略对卫生法律体系建设起着引领作用，出现的新挑战和新问题也需要卫生法律体系予以主动适应调整和完善。

第三节　卫生政策体系与卫生系统发展

一、卫生政策体系的概念

卫生政策体系是卫生系统领域的公共政策，是政府为解决特定的卫生问题、实现一定的卫生工作目标而制定的各种相互联系的行动方案和准则的有机整体。卫生政策体系是各级卫生管理者引导卫生系统发展方向，调节卫生资源配置，协调相关群体利益和矛盾，实现卫生系统目标的手段和途径。卫生政策体系贯穿于卫生系统及其管理活动的全过程。

二、卫生政策体系的功能

（一）主体功能

卫生政策体系是以卫生系统促进公众健康利益为出发点和归宿点，具有引导和规范卫生系统及其卫生服务行为主体行为的功能。首先，卫生政策体系的构建是依据公众的健康利益，卫生资源和政府的能力，设定明确的卫生系统目标体系。通过卫生政策体系的有效实施，引导卫生系统及其在卫生服务过程中相互冲突的目标向着促进公众健康利益目标实现的方向发展。

（二）调控功能

由于卫生系统及其卫生服务过程中存在不同利益群体之间的冲突或矛盾，因此需要通过卫生政策体系对各方利益主体关系进行调控。如医疗保障制度通过支付政策直接调控需方就医的流向和服务提供方的服务提供行为。二孩、三孩政策的先后实施，对于人口结构具有直接的调控作用，随之带来的生育和就医问题，对于卫生人力资源结构和卫生服务提供的内容则产生间接的调控作用。

（三）分配功能

建立科学的卫生政策体系是实现政府在卫生领域社会再分配功能的重要途径。在卫生政策分配功能实现的过程中，必然会存在利益的得者和利益的失者。政府在制定卫生政策体系时，从大多数公众的健康利益出发，尽量使社会的大多数获益。

（四）创新功能

随着社会经济发展和人们的消费结构不断升级，卫生服务需求更加呈现多样化，改革创新为卫生系统及其医疗卫生服务体系变革提供了动力和支撑。可以通过卫生政策体系的创新，完善体制和机制，鼓励和推动卫生系统的创新实践，从供给侧和需求侧两端发力，调动全社会参与卫生治理的积极性和创造性，形成维护和促进公众健康的强大合力，满足人民群众不断增长的健康需求。

三、卫生政策体系的作用

（一）导向作用

卫生政策体系不仅为卫生事业的整体发展指明方向，而且为卫生系统及其活动提供指引、指南和依据。这往往在卫生政策制定及体系形成前就会有清楚的思考及论证，如通过卫生政策体系的实施要达到什么目标、发展到什么程度、解决哪些问题等。

（二）协调作用

卫生政策体系为直接或间接利益相关群体的利益调节提供杠杆，体现在两个方面：一方面是通过卫生政策体系的相关规定进行协调，即相关利益群体自觉调整自己的行为，以便使自己不会偏离方向；另一方面通过卫生政策体系的整体约束作用或杠杆作用对各种卫生系统活动或相关利益进行调节。

（三）约束作用

由于卫生政策体系已经为卫生事业的整体发展指明了方向，那么一切卫生系统的活动必须沿着既定的轨道运行。并且卫生政策的制定及其体系构建往往是为了解决突出的卫生问题或预防某些卫生问题的发生，通过卫生政策体系对所希望发生的行为给予鼓励，对不希望发生的行为给予惩罚，以达到卫生政策体系所预期的目的。

（四）效率作用

卫生政策体系为卫生资源的公平合理及其优化配置提供遵循，以达到在现有的卫生资源、卫生状况、国民的健康水平下，提高资源的整体利用效率，最快速度地推动卫生系统和卫生事业的发展，最大可能地达到提高国民健康水平的目的。

四、卫生政策体系与卫生系统发展的关系

（一）卫生政策体系对卫生系统发展起着引导和指导作用

卫生政策体系的科学构建是卫生系统发展的前提条件，其有效实施为卫生系统及其发展提供了引导、指导的行动指南。科学合理的卫生政策体系有利于促进卫生系统的可持续健康发展、改善人群健康以及促进经济社会的和谐发展。卫生政策体系的及时构建以及不断调整、优化和完善，对引导和指导卫生系统的改革与发展起着重要的促进作用。

（二）卫生系统发展为改进和完善卫生政策体系提供了实践基础

卫生系统及其发展实践是卫生政策体系科学构建的客观基础、来源和产物。卫生系统的不断改革与发展，促使卫生政策体系在实践和发展中得以不断修正、调整、优化与完善，并以卫生政策体系为出发点贯穿其整个过程，也是对卫生政策体系整体效应及其组成部分有机联系的科

学性和有效性的检验。

本章小结

卫生法是由国家制定、认可，并以国家强制力保障实施的，反映由特定物质生活条件所决定的国家意志，以权利义务为内容，旨在确认、调整和保护人体生命健康活动中形成的社会关系和社会秩序的行为规范体系。卫生政策是为实现一定的卫生目标和完成一定的卫生任务而制定的用以规范卫生系统的行动方案和准则。卫生法和卫生政策均是实现卫生发展目标的宏观管理工具。

卫生法与卫生政策相互影响、相互作用、相互依存、相互联系，具有功能的共同性、内容的一致性和适用范围的互补性。虽然卫生法与卫生政策的关系极为密切，但两者还是有着明显的区别。卫生法具有强制性、普适性、规范性、稳定性。相比较，卫生政策则体现的是指导性、灵活性、时效性。卫生政策的制定要遵守和合乎卫生法，卫生法对于卫生政策的制定有着限定作用。

卫生法与卫生政策可保障和促进卫生发展目标的实现、规范卫生系统活动和保障公民健康、推动经济发展和卫生科技创新、促进国际卫生交流与合作。卫生法律体系对卫生系统有序发展起着法治保障作用，卫生系统发展有利于促进卫生法律体系的逐步完善和提升。卫生政策体系对卫生系统发展起着指引和指导作用，卫生系统发展为改进和完善卫生政策体系提供了实践基础。

思考题

1. 如何理解卫生法与卫生政策之间的关系？
2. 结合我国卫生改革与发展的实际，谈一谈卫生法制建设的成就。
3. 如何理解卫生政策体系的功能与作用及其与卫生系统发展的关系？

（魏晶晶　王小合）

第四章　卫生管理制度、体制与机制

　　以卫生管理体制与机制为重点的卫生管理制度建设对于贯彻执行卫生法律和卫生政策以保障实现卫生系统工作目标具有重要的作用。卫生管理体制与机制均有卫生管理制度层面的含义，是实现一个国家或地区建立基本医疗卫生制度目标的组织架构形式以及运行方式的设计与制度安排。科学合理的卫生管理制度以及高效协调的卫生管理体制与运行机制，对卫生资源的优化布局，调动和激活卫生组织、卫生服务以及卫生保障体系，提高卫生系统的整体功效，维护卫生服务合理秩序有着极其重要的意义。

第一节　卫生管理制度、体制与机制概述

一、制度、体制与机制的相关概念、内涵及其关系

（一）制度

　　制度一词，在中国思想史上久已有之，最早出现于《易传·彖传下·节》："天地节，而四时成。节以制度，不伤财，不害民。"《商君书》中有过这样的叙述："凡将立国，制度不可不察也……制度时，则国俗可化，而民从制。"汉语中"制"有节制、限制、控制的意思，"度"有尺度、标准的意思，这两个中文字意结合起来，制度就是节制人们行为的尺度或标准。常言道，没有规矩不成方圆，换言之，没有制度就没有标准和约束。制度是一种人们有目的地建构的存在物，最一般的含义是要求人们共同遵守的办事规程或行动规范和准则。

　　对于一个社会有机体而言，社会制度通常按照性质和范围或者"宏观—中观—微观"层面可分为根本制度、基本制度与具体规章制度三个基本层次。根本制度属于宏观层面，即制度体系之"根"，是同生产力发展的一定阶段相适应的经济基础和上层建筑的统一体，常指一个国家的社会制度，在制度体系中具有顶层决定性、全域覆盖性、全局指导性的原则、立场和方向，如国家政治制度、经济制度、文化制度等。基本制度属于中观层面，即制度体系之"干"，是贯彻和遵循国家根本制度、覆盖和体现在社会各领域的具体组织机构的工作以及管理的制度，是根本制度与各领域实际工作及管理活动相结合的产物，如国家基本教育制度、基本医疗卫生制度等。社会的具体规章制度属微观层面，属制度体系之"枝叶"，是各领域、各种社会组织和具体工作部门规定共同遵守的行动规范和准则，具有具体的规范性和约束性。如公务员考试制度、岗位考核制度、传染病报告制度、医疗安全管理制度等。根本制度、基本制度、具体规章制度相互联系、相互作用。本章侧重指的是中观和微观层面的制度含义。

　　在管理学领域，制度用于服务保障管理活动的顺利开展以及管理目标的实现，是一个较为宽泛的概念，具有广义和狭义两种解释。广义的制度是指在特定社会范围内统一的，调节人与人、组织与组织之间社会关系的一系列习惯、道德、法律法规、政策及相关规定要求等。狭义上的制度则是指政府机关、企事业单位、社会团体等，为了维护正常的工作、学习、生活的秩序，保证国家法律和政府各项政策的有效执行和各项工作的正常开展，依照法律和政策而制定的具有指导性与约束力的各种行政法规、章程、守则、公约等相关制度的总称。本章提及的卫生管理制度是

从狭义上对于制度的理解。

（二）体制

"体"的本义是指人的身体，后来又延伸为物体、事物或社会活动的有形实体存在形式，如固体、立体、长方体、事体、国体、政体、组织体等。"制"除有节制、限制、控制的字意，还具有因地制宜、制定、制式、制度的意思。将两个字联系起来，就可以将体制（system）定义为在特定的社会系统中，建构的社会组织体以及权责制约与协调规范等。按照《辞海》的解释，体制是指国家机关、企事业单位在机构设置、领导隶属关系和管理权限划分等方面的具体体系、组织架构、方法和相关制度的总称。由此可见，体制是聚焦于组织在职责权方面的结构体系和规则，是组织机构和管理规范的结合体或统一体。例如特定国家或地区的政治体制、经济体制、教育体制、卫生体制等。

（三）机制

机制（mechanism）一词最早源于希腊文，原指机器制造及运动的内部结构、功能和运作原理，其内涵包括两部分：一是机器由哪些部分组成和为什么由这些部分组成；二是机器是怎样工作和为什么要这样工作。如电子计算机是基于二进制运算的工作原理。生物学和医学借用这个概念表示生命有机体内发生生理或病理变化时，各器官之间相互联系、相互作用和调节关系，如人体免疫调节机制、动脉血管硬化的机制。机制一词引入社会活动后，指社会有机体各部分的相互联系、相互作用的过程和运作方式。比如市场机制就是市场经济各组成要素以市场体系为中介相互联系、相互作用、相互协调的方式，主要包括价格机制、供求机制和竞争机制三个方面。由此可见，机制重在反映特定社会系统或活动内部各组成要素的内在关系规律及运行方式。

机制与机理是两个经常容易被混淆的概念，从字义上理解，机理重点在"理"上，表示原理、道理、理论等；而机制重点在"制"上，表示相互关系、条件、约束等。机制是机理的实现形式，不仅反映事物内部各要素之间的结构关系，更是协调事物诸要素之间的关系，以更好地发挥作用的具体运行方式，被称为人为设计的为达到某种目的而运用的工具和实施的手段。在管理学领域，机制是指某管理系统或管理活动的内在结构、联系、功能及其有规律的运行方式，表现形式为制度和经过实践检验证明有效的、较为固定的方法或者制度化了的方法，还指使制度发挥功能的管理实践。因此，机制一般含有人为组织因素，具有强烈的社会性。如人为地引入竞争机制，建立激励机制、制约机制、考核机制、保障机制等。

（四）体系

体系（system）是指若干有关组织、事物或某些思想意识相互联系而构成的一个社会有机体的整体，如教育体系、卫生体系、制度体系等，泛指一定范围内或同类的事物或组织按照一定的秩序和内部要素联系组合而成的一个整体。在系统科学论中，系统是由相互作用、相互依赖的若干要素按照特定的结构结合而形成的具有特定功能的有机整体，即本教材第一章的系统概念。如此看来，体系的定义和系统的内涵相近，比如卫生体系往往被人们称作卫生系统。但体系一词着重描述一个有相互联系的整体，系统则在相互联系的要素基础上更深入强调整体的功能、结构和相互作用的关系逻辑。从宏观上讲，总宇宙是一个体系，各个星系是一个体系。从微观上看，社会是一个体系，国家是一个体系，企事业单位也是一个体系，一人、一字、一草、一木及其内含的各分支均是一个体系。大体系里包含有无穷无尽的小体系，小体系里含有无尽无量的更小体系。总则为一，化则无穷，反之亦然，这就是体系。

（五）相关概念的联系与区别

从广义上讲，制度、体制和机制都属于制度范畴，既密不可分，又相互区别。按照内容与形式的关系逻辑辨析，制度、体制与机制分别处于并作用于社会有机体的不同层面，各有自身的特殊规定、功能定位，发挥着不同的作用。制度位于社会体系的既宏观又基础性的层面，侧重于社会的结构和内容；体制位于社会体系的中观层面，侧重于社会的组织架构形式；机制位于社会体系的微观层面,侧重于社会的运行方式。制度、体制与机制均以社会有机体为载体并对其发挥作用。举例来说,生产资料所有制的类型属于制度问题,生产资料所有制采取的如国有制、集体所有制、股份制、承包制、私有制等形式属于体制问题,生产资料在生产过程中如何运作、如何发挥作用,属于机制问题。

对于社会某个领域的管理而言,一般情况下,制度也可包含宏观层面的基本制度、中观层面的体制制度和微观层面的具体机制制度三个层次,在一定条件下和一定范围内,基本制度、体制制度和机制制度可以互相转化。宏观层面的基本制度制约着中观层面的体制制度与微观层面的机制制度,同时,体制制度与机制制度又对基本制度的巩固与发展起着积极的促进作用。宏观层面上的基本制度具有相对稳定性和单一性,基本制度一旦确立,将一直贯穿于这个特定社会领域发展的始终。中观层面的体制制度与微观层面的机制制度则具有易变性和多样性,通常会随着生产力的发展和社会历史条件的变化而相应发生变化。

在管理学领域,制度侧重反映的是组织及其成员共同遵守的管理事项规程或行动规范和准则,即管理制度;体制则体现的是相关组织体系、机构设置、职责权限划分及其相互关系,即管理体制;机制则侧重反映某个特定组织或管理活动内部各要素的相互作用规律及其运行方式,即管理机制。体系则通常指的是相互联系的组织所构成的整体,即组织体系;一个组织体系的良好、协调、规范发展,离不开管理体制与管理机制等有关制度的有效促进和激活。正如卫生管理领域的卫生管理制度以及卫生管理体制与机制同卫生组织体系的关系逻辑。

二、社会体制与机制相关要素及其相互作用关系

社会制度作为社会关系的系统化、规范化,规定着社会的结构,决定着社会的性质和发展方向,是社会形态得以区分的根本标志。社会体制与机制作为社会制度的重要形式及组成部分,是在一定社会的根本制度以及为实现社会各领域的基本制度下,所建构的社会资源(组织)体系架构以及有效运行的管理规范等。社会体制与机制侧重以社会资源(组织)的管理以及运行的形式来反映社会制度的内容,因此社会体制与机制是中性的,单独不具有特定的社会属性,只是在与不同社会的根本制度、社会各领域的基本制度相结合时才表现出不同的社会性质和阶级性质,并对某一社会资源(组织)体系发挥作用。社会体制、社会机制、社会制度以及社会资源(组织)体系之间通常相互影响和相互关联,其相互作用逻辑关系,如图4-1所示。

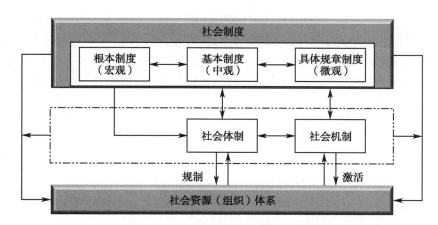

图4-1 社会体制与机制相关要素及其相互作用逻辑关系图

(一)社会根本制度和基本制度决定社会体制,社会制度通过社会体制与机制表现出来

社会制度同社会体制与机制的关系,从一定意义上讲是内容和形式的关系,按照内容决定形式的原理,社会根本制度和基本制度对社会体制发挥根本性、决定性和基础性的作用,它规定着相

应社会体制的根本性质、基本内容和主要特点。一方面，一个社会究竟选择和采取什么样的社会体制，首先是由其社会根本制度决定的，其作用的发挥同时也会受到社会基本制度的制约。另一方面，正如内容离不开形式并通过形式表现出来一样，社会制度的表现和实现也离不开其社会体制与机制，从某种意义上讲，社会体制与机制是社会制度的外壳，社会制度是社会体制与机制的实质和灵魂。任何社会制度都有不同的表现形式即社会体制，也都有特定的实现方式即社会机制。

（二）社会体制与机制受制于社会制度，又对社会制度的实施和完善具有重要作用

社会体制与机制是社会制度的表现形式，其形成和发展受社会制度的制约，并服从和服务社会制度。但是社会体制与机制一旦建立起来，又对其制度的实施和完善起重要促进作用。主要表现在两个方面，一是社会体制与机制是社会制度与现实的连接点和结合点，它的确定和选择既要服从和体现制度又必须着眼于当前的社会现实，根据现实社会的不同情况，将制度的原则规定和目标要求细化和具体化为一些更贴近现实的具体的规定、规范和准则，有利于制度在社会组织中贯彻实施。二是促进社会制度的巩固发展和完善，在社会体制与机制的选择过程中可能会存在两种情况，一种是组织架构形式与运行方式得当，既符合制度的要求，又符合客观实际情况，在这种情况下，制度的作用就能够得到很好的发挥；另一种是组织架构形式与运行方式不当，存在某种缺陷或者是没有随着实际情况的发展而相应改变，在这种情况下，制度的作用就不能得到应有的发挥，这时就需要抛弃或改革过时的、有缺陷的和不符合实际情况的旧体制与旧机制，建立适应经济社会发展的新体制与新机制，以促进社会制度的巩固发展和完善。

（三）社会机制既离不开社会制度与体制，又有助于社会制度与体制的运行

社会机制隶属于并内含在社会制度和社会体制中，它总与某种社会制度和社会体制结合在一起并受它们的制约和影响。故不同的社会制度和社会体制有不同的运行机制，同样的机制在不同的社会制度和社会体制下，其组织架构表现形式与运行方式是不完全一样的；另外，无论社会制度还是社会体制，都必须通过一定的具体的社会机制才能有效运行和更好地发挥作用，因为任何社会制度或社会体制都是由若干要素组成的，这些要素只有以一定的方式联系起来并相互作用才能维持社会制度或社会体制的存在和发展，以发挥特定的社会功能和作用。

（四）社会体制与机制是促进社会资源（组织）体系稳定发展和有效发挥作用的前提

在任何一个社会资源（组织）体系中，合理的社会体制构架和良好的运行机制与其目标实现和功能发挥密切相关。如只有层级明确、结构清晰、职能互补的社会体制和系统、有效的社会运行机制才能促使社会各领域、各相关资源（组织）体系或体系之间的功能职责明确，有效保障运行的制度化、规范化和程序化，并且确保运行各环节的公正、透明，兼顾社会各方利益，有利于避免政出多门、多头争办、条块分割等管理无序现象，使相关社会部门实现分工专业化，各司其职、减少摩擦，提高效益，促使社会相关资源（组织）体系的高效、协调和规范化运作。

三、社会体制与卫生管理体制的关系

从管理学角度而言，人们通常说的社会体制即社会管理体制，卫生体制即卫生管理体制。卫生管理体制作为社会管理体制的重要组成部分，其核心内容即一个国家或地区对涉及维护和促进公众及社会健康的相关卫生组织的设置、隶属关系、职责权限分配以及相互协调关系的确定，常常会受到诸如一个国家或地区的政治管理体制、经济管理体制、财政管理体制、社会保障管理体制等其他社会管理体制因素的影响和制约。比如，在中国社会体制改革的影响下，当前我国已形成了党委领导、政府主导、卫生行政部门负责、其他多部门协同、社会参与、分级负责、属地管理的特有卫生管理体制。总而言之，社会管理体制的状况决定着卫生管理体制的构建与改革的进程和高度，反之，卫生管理体制的构建和改革也会促进社会管理体制的不断完善。

四、卫生管理体制与机制相关要素及其相互作用关系

　　卫生管理体制与机制均有卫生管理制度层面的含义，是实现一个国家或地区建立基本医疗卫生制度目标的组织架构形式以及运行方式的设计与制度安排。卫生制度作为一个国家或地区维护和促进公众及社会健康的基本性和具有明确发展方向的价值追求，往往决定着卫生管理体制与机制的构建，并只有通过卫生管理体制与机制以及其对卫生行政、医疗卫生服务、医疗保障、药品器械供应保障等组织及其服务体系的激活和促进才能更好地发挥作用。卫生管理体制是规定中央和地方政府及相关部门和卫生系统在各自方面的卫生管理范围、职责权限及其相互关系的制度准则，侧重反映各级政府及相关部门和卫生服务及卫生保障组织的体系结构和组成方式，即卫生系统或卫生体系采用怎样的有效组织形式，为完成维护和促进公众及社会健康的卫生管理的任务和实现该目的提供组织保障。卫生管理机制是在卫生管理体制下的卫生系统或相关卫生体系内部管理活动中，涉及卫生机构、卫生人才、卫生投入、卫生设施设备、卫生信息、卫生监督和卫生法制等方面的要素及相互作用关系以及有效的运行方式，以实现卫生管理效能的最大化。卫生管理机制离不开卫生管理制度和体制的基本发展方向和大环境，卫生管理制度与体制只有通过卫生管理机制的科学构建才能有效发挥其特定的功能和作用，卫生管理体制与机制也是促进相关卫生组织及体系稳定发展的前提和基础。卫生管理体制与机制相关要素及其相互作用逻辑关系，如图 4-2 所示。

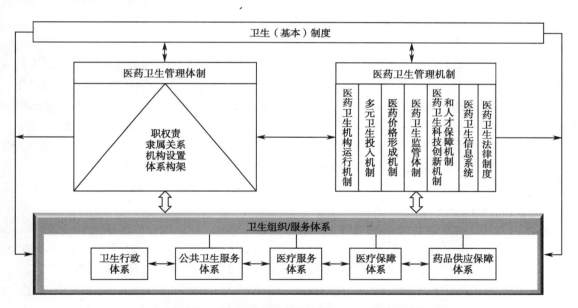

图 4-2　卫生管理体制与机制相关要素及其相互作用逻辑关系图

　　以中国 2009 年以来启动的新一轮深化卫生体制改革与实践为例，《中共中央 国务院关于深化医药卫生体制改革的意见》（中发〔2009〕6 号）明确提出深化卫生体制改革的总体目标、基本内容及路径，可概括为"一个总目标、四大体系、八项支撑"，也被简称为"一个目标、四梁八柱"的新医改制度设计和实践探索，可从概念厘清到理论、理论到实践再回归理论，较为系统地阐释卫生（管理）制度、卫生管理体制与机制及其与卫生组织／服务体系的关系（图 4-2）。一个总目标，即建立健全覆盖城乡居民的基本医疗卫生制度（即确立卫生管理工作的基本制度），具体可包括建立分级诊疗制度、现代医院管理制度、全民医疗保障制度、药品供应保障制度、医疗卫生行业综合监管制度等五项制度建设，为群众提供安全、有效、方便、价廉的医疗卫生服务。四大体系，

即在政府及卫生行政部门领导下建设覆盖城乡居民的公共卫生服务体系、医疗服务体系、医疗保障体系和药品供应保障体系（简称"四梁"）。八项支撑，即建立协调统一的医药卫生管理体制、高效规范的医药卫生机构运行机制、政府主导的多元卫生投入机制、科学合理的医药价格形成机制、严格有效的医药卫生监管体制、可持续发展的医药卫生科技创新机制和人才保障机制、实用共享的医药卫生信息系统、建立健全的医药卫生法律制度（简称"八柱"）。其中"八柱"是当前中国卫生管理体制与机制改革和实践探索的核心内容，也是有效发挥、激活和促进"四梁"的医药卫生体系相辅相成、配套建设、协调发展和有效运转的卫生管理制度保障。通过建立和完善"八柱"的卫生管理体制与机制，促进保障"四梁"的医药卫生体系的高效、协调及规范化运转，以实现建立覆盖城乡居民的基本医疗卫生制度这一新医改目标。

第二节　卫生管理制度

一、卫生管理制度的含义

卫生管理制度（health system management institution）是指在特定的社会政治、经济、文化、生态等环境条件下，为防治疾病、维护和促进人群健康、解决社会卫生问题，保证国家或地区确立的卫生制度目标的实现以及卫生政策的有效执行和卫生管理工作的高效运行，由政府、卫生系统以及全社会力量依照法律、法令和政策，制定并实施的具有指导性与约束力的各种行政法规、规章、惯例、公约等相关制度的总称。

（一）按照性质和内容划分

卫生管理制度通常按照性质和内容属性主要涵盖卫生管理的体制和运行机制及其相关具体规章制度。卫生管理的体制是确保政府与政府职能部门间、政府与社会第三方组织间、政府与卫生组织间开展相关管理工作的组织构架。一个优良且职责分工、权责划分、隶属关系明晰的组织构架，不仅有利于提高管理效率，还可有效避免卫生管理工作的重叠、交叉和缺失问题。

卫生管理的运行机制主要是确保卫生系统内部以及不同系统间，如卫生服务提供方与医保方、政府与社会办卫生机构等相关管理要素高效运行的一系列具体制度设计与安排，包括卫生资源配置方式，人事制度、财务制度、物力管理制度、信息管理制度以及卫生系统调控过程中所需的其他机制。

（二）按照管理对象划分

按照管理对象，卫生管理制度可包含国家和地方的卫生行政管理制度、卫生系统管理制度、卫生机构管理制度、卫生资源管理制度、卫生服务管理制度以及社会卫生管理制度等。

（三）按照系统边界划分

如按系统边界划分，卫生管理制度可以分为卫生系统与其他系统间的管理制度、卫生系统及其子系统之间的管理制度、卫生系统及其子系统内部的管理制度等。

二、卫生管理制度的作用

卫生管理制度的使用范围极其广泛，不仅包括国家机关及政府机构、卫生系统以及其他相关系统、社会团体、各级各类卫生机构和卫生人员，还涉及每一个单位、社区、家庭以及每一个成员。卫生管理制度是国家卫生相关法律、法令、政策的具体化，是人们从事卫生工作以及卫生管理和服务活动的行为准则和依据。因此，科学合理的卫生管理制度不仅对优化布局卫生资源、调动和激活卫生组织及服务体系、提高卫生系统的整体功效、维护卫生服务合理秩序有着重要作用，而且对于社会经济、科学技术、文化教育等公共事业的发展，也有着十分重要的促进作用。卫生管理制度的作用主要可归纳为以下三个方面。

（一）指导和约束作用

卫生管理制度是依照国家以及地方相关法律、法令、政策而制定并实施的卫生管理规则和运作模式，对卫生系统、各级各类卫生机构及其相关卫生人员具体做些什么卫生工作、如何开展卫生管理以及卫生服务和卫生保障工作提供指导思想、原则、目标等，同时，也会对卫生管理的主体和客体的具体职责、工作要求、不得做些什么，以及违背了会受到什么样的惩罚等作出约束。

（二）激励和鞭策作用

卫生管理制度服务于保障卫生管理活动的高效运行以及卫生发展目标的实现，可通过科学合理地设置卫生系统相关方面的权利、义务及责任，保护相关方的合法权益，使卫生系统、各级各类卫生机构及其卫生人员能预见工作行为和努力的期望价值、结果的公平感，激励各方为卫生发展的目标和使命遵守制度、努力工作。

（三）程序和规范作用

卫生管理制度对保障和实现卫生系统开展卫生服务和卫生保障工作的程序化和规范化，起着重大作用。卫生管理制度的制定必须以有关法律、法令以及政策为依据，依法制定的卫生管理制度可以保障卫生系统的行动统一化、动作规范化、活动有序化、方法科学化，以降低卫生系统以及卫生管理的成本。

第三节　卫生管理体制

一、卫生管理体制的含义

卫生管理体制（health management system）是指一个国家或地区各级政府及相关卫生组织体系构架、机构设置、隶属关系、管理层级与职责权限划分及其相互关系运作制度化的总称。它是国家管理卫生系统及其事务的主体，其卫生管理活动的有序开展和管理效能的提高将直接关系到公众及社会健康保障和国家经济社会的可持续发展。卫生管理体制是一个开放性的系统，周围环境受到诸如行政管理体制、财政管理体制、人事管理体制等因素的影响，内部同样也关系到与其他相关组织之间的协调与分工，以及组织体系内部的信息的传递、监管、法律法规的执行等，但其职能作用只有在不断运转中才会体现，并不断寻求与环境的平衡、适应，为社会提供更好的卫生服务。如中国的现行卫生管理体制，是在遵循"中央—省（自治区、直辖市）—市（地）—县（市、区）—乡镇"五级行政管理体制基础上实行"条块结合、以块为主、分级管理"的体制。条是指自中央到地方从上而下的卫生系统管理；块是指各省（自治区、直辖市）、市（地）、县（市、区）、乡镇等地方政府的卫生行政管理。

二、卫生管理体制构建的基本原则

（一）体现执政党和政府的领导

卫生事业的发展必须与国民经济和社会发展相协调，公众及社会健康保障的福利水平必须与国家或地区的经济发展水平相适应。卫生管理体制作为确保一个国家或地区卫生事业可持续健康发展的组织体系及制度保障，由于其要素主体是各级政府及相关卫生部门或组织机构，这就要求随着经济社会发展环境及公众健康状况的变化状况，卫生管理体制的构建必须体现和服从执政党的执政理念和意志，由政府统一进行领导、布置安排和决策判断。卫生管理体制的高效、协调和规范化运作，要反映统筹兼顾政府及各方利益，但最终、最核心的是要以有效维护和保障公众健康及卫生事业发展为整体利益。

（二）与国家政治、经济和社会体制相适应

众所周知，影响一个国家卫生管理体制改革的因素有很多，其中政治、经济和社会体制因素的影响尤为重要。近40年来，由于世界多国"政府失灵"问题的凸显和公共财政危机的困扰，逐步掀起医疗卫生体制改革的浪潮。虽从静态的角度看，几乎所有现代国家卫生管理体制都行使着较为相同的职能，但是从动态的角度看，由于各国政治、经济和社会体制环境的差异，造成不同时期的国家和同一时期的不同国家之间所实施卫生改革与发展的侧重点不同，这也正是卫生管理体制改革或变迁发展的重要特点。如中国正在不断建立和完善社会主义政治制度和社会主义市场经济体制，其卫生管理体制的构建，既要体现人人享有基本医疗卫生制度，又要体现政府实行一定福利政策的社会公益事业的性质判断，还需适应社会主义市场经济体制的发展环境。

（三）以宪法、法律和法规为依据

法律和法规是国家机关制定或认可的，由国家强制力保证实施的，以规定当事人权利和义务为内容的具有普遍约束力的社会规范。世界各国卫生管理体制的有序化、科学化构建及运行均通过立法的形式来得到有效保证，以法律、法规的形式明确规定政府、卫生部门以及其他相关部门和卫生机构之间的职责分工与隶属关系，确保卫生系统的管理规范化和制度化，可以有力保障相关卫生组织体系分工专业化、依法行政、各司其职、减少摩擦、高效运行。

（四）为公众及社会健康服务、为国家社会建设服务

公众及社会健康作为人类社会经济发展追求的一种价值、一种资源和一种资本，既是人全面发展的基础，又是经济社会发展和文明进步的根本目标，也是实现经济社会和谐发展的基本条件。对于一个国家而言，有效保障国民健康和优化社会健康发展环境，既是保护和开发社会劳动生产力的需要，也是维护社会生产力要素的发展需要。尽管世界各国政治制度和社会体制不同，但卫生管理体制的核心均是为公众及社会健康服务、为国家社会建设服务这一目的。任何一个国家的卫生管理体制构建都应以提高公众健康水平为中心，并通过科学设计相关卫生组织体系的管理构架及有效运作，确保优先发展和保障城乡居民人人公平地享有基本医疗卫生服务，以提高国民健康水平、促进经济社会发展和社会稳定。

三、卫生管理体制构建的目标

卫生管理体制构建的目标是：建立适应经济社会发展要求的卫生管理体制，合理配置并充分利用现有的卫生资源，提高卫生资源利用率，加强卫生行业的协调和监督管理，确保涉及卫生事业相关的卫生行政组织以及医疗卫生服务、药品供应、医疗保障等体系统一协调、分工合理、有机协作、高效运转，促进医药行业和卫生事业健康发展，让民众享受到价格合理、质量优良的医疗卫生服务，以提高公众的健康水平。概括起来，一是按照精简、统一、协调、高效的原则，以卫生行政决策权、执行权、监督权既相互制约又相互协调为要求，构建行为规范、运转协调、公正透明、廉洁高效的卫生组织结构；二是建立符合社会经济规律和公众健康需求的卫生服务和医疗保障管理体制；三是建立权责明晰、富有生机和活力的医疗卫生机构管理体制，使医疗卫生机构真正成为自主管理、自我发展、自我约束的法人实体；四是完善卫生监督管理体制，明确卫生监督的主体、内容及方式，使卫生行政、管理、服务在阳光下运行。

四、卫生管理体制构建的内容

卫生管理体制是一个国家或地区为了高效、协调和规范管理好卫生事业而设立的组织体系

构架和管理方式、手段、程序、规则的统一体,这种管理构架往往涉及卫生行政管理、医疗服务管理、预防保健管理、医疗保障管理、卫生监督管理、食品安全管理、卫生检疫管理等有关卫生管理诸多方面的内容。这里重点介绍前五个方面的内容。

（一）卫生行政管理体制

卫生行政管理体制构建主要包括五个方面,一是建立功能清晰、职责明确的各级卫生行政管理机构,形成上下联动、区域协调的国家或地区卫生行政管理网络。二是建立管办分开、政事分开、医药分开、营利性与非营利性分开,且统一、高效、权责一致的公立医疗卫生机构管理体制。三是建立和完善医疗卫生机构、从业人员、医疗卫生技术应用和大型医疗技术设备等的准入制度,严把准入关。四是建立和完善各项规章制度,健全医疗服务技术规范,使从业机构和从业人员有章可循、规范操作。五是加强医疗服务监督管理,成立医疗卫生服务监督管理组织和队伍,运用法律、行政和经济等手段加强宏观管理,使守法者得到保护、违法者得到惩处。

（二）医疗服务管理体制

医疗服务管理体制的构建是在实施国家卫生规划和地方政府区域卫生规划的基础上,按照统筹规划分级负责,以建成统一协调、体系完整、布局合理、分工明确、功能互补、密切协作、运行高效、公平可及的优质医疗服务体系为目标。各级政府卫生行政管理部门负责拟定医疗机构及医务人员、医疗技术应用、医疗服务质量和安全、采供血机构管理以及行风建设等医疗服务管理的政策规范、标准并监督实施,拟定医疗机构运行监管、绩效评价和考核制度并组织实施;组织实施基本药物制度,拟定执行基本药物的相关政策和规定,开展药品使用监测、临床综合评价和短缺药品预警等;建立医疗机构分类管理制度,实行等级管理,将医疗机构根据其性质、社会功能及其承担的任务,分为营利性和非营利性两类,分别实行不同的财税和价格政策;建立综合性医疗服务体系,把预防、保健、健康教育、优生优育,以及常见病、多发病、诊断明确的慢性病的治疗和康复工作交由基层卫生服务机构来承担,把急危重症、疑难病症的治疗及相关的教育、科研交由综合性医疗机构或专业性医疗机构承担。

（三）预防保健管理体制

坚持预防为主的卫生发展战略重点,建立国家到地方的预防保健行政组织体系、服务组织体系及管理构架,遵循"区域覆盖"和"就近服务"的原则,将分散、服务对象单一的预防保健机构科学合理地精简归并,形成综合性预防保健机构、疾病预防与控制中心等,明晰各级疾病预防控制机构、综合性预防保健机构、基层医疗卫生机构和公立医院等在预防保健服务方面的职责合理分工及协作的组织关系,确保其承担公共卫生服务、疾病监测、计划免疫、慢性病防治、传染病防治、地方病防治、公众营养指导、健康教育与促进、突发公共卫生事件应急管理、优生优育技术服务、重点人群保健管理服务等职能,以达到保护和促进公众健康的综合功效。

（四）医疗保障管理体制

医疗保障管理体制包括国家和地方各级医疗保障行政管理体制、经办管理体制以及监督管理体制。国家医疗保障行政部门负责拟定基本医疗保障制度的相关政策、规划和标准;制定并实施基金筹资以及监督管理办法,统筹保障待遇标准;制定医保目录、支付标准以及药品、耗材的招标采购等政策并监督实施;制定定点机构协议和支付管理办法并组织实施等。地方医疗保障行政部门除负责执行国家以及所在地方上一级医保部门相关的法律法规和政策规定外,还承担因地制宜地领导、组织和积极探索研究本地医保行政管理和服务工作。地方医疗保障经办机构负责医保基金的收支、营运、管理,定点机构的协议管理以及经办服务与管理的具体工作。医疗保障监督机构负责对参保单位、定点机构、参保人以及经办机构等在贯彻执行法律法规和政策规定以及基金管理等方面的监督职责。建立健全集中统一、上下贯通、权责清晰、管理顺畅、高效协同的医疗保障管理体制,对于建成全民享有、公平适度、法治规范、可持续发展的多层次医疗保障制度体系,增强医保、医疗、医药协同发展和治理改革的整体性、系统性、协同性发展具有重要作用。

（五）卫生监督管理体制

卫生监督管理体制是指由卫生监督管理的主体、对象、内容、程序、方式、手段等要素构成的有机统一体，以及各要素之间相互依存、相互制约和相互作用的关系。卫生监督管理体制构建的重点是保护和提高公众健康水平、预防和控制疾病的发生和流行、建立良好卫生秩序、维护卫生合法权益、制裁或打击违反卫生法规行为、增强公众法治意识和卫生法制发展等。卫生监督管理体制的主要内容包括：建立卫生许可管理，职业卫生、放射卫生、环境卫生和学校卫生的监督管理，公共场所、饮用水等的卫生监督管理，传染病防治监督管理，整顿和规范医疗服务市场，医疗卫生服务、药品、医疗器械和化妆品安全监督管理，组织查处违法行为，督办重大医疗卫生违法案件，还包括对各级各类卫生机构、个体诊所和采供血机构的监督管理，以及卫生专业人员的执业许可和健康许可管理制度等。

五、卫生管理体制改革的趋势

（一）"大卫生、大健康"职能整合的卫生管理体制改革

政出多门、卫生健康职责交叉、多头分散管理的卫生管理体制容易造成卫生系统整体效率低下的问题。卫生管理往往涉及公共卫生、医疗服务、基本药物、医疗保障、医疗救助、卫生应急、国境卫生检疫、优生优育、人口老龄事业、家庭发展、健康产业、控烟、职业安全健康监督管理、食品药品监督管理、质检等多个部门及其服务机构。分散与分割的卫生管理体制，通常因多部门协调困难，导致部门之间的相关卫生工作很难形成促进健康的合力，各部门相互之间涉及健康的职权责的边界不清晰，卫生政策的整体性、一致性和执行中的部门联动性不足，不利于统筹各级各类医疗卫生资源配置、应对重大公共卫生事件、严格食品药品质量监督、加强医疗卫生机构监管，不利于提高卫生系统整体工作效率，也不利于问责制的落实。随着当前以疾病、治疗为中心转向以健康为中心的"大卫生、大健康"理念，以及"将健康融入所有政策"社会健康治理策略的持续推进，在对全人群、全生命周期的卫生健康工作相关的职责进行整合和对组织框架结构进行优化的基础上，探索构建一个以统一领导、运转协调、资源共享、结构优化为特征的整合型卫生管理大部门体制，已是国际卫生管理体制改革与发展的趋势。

（二）统筹城乡一体化融合发展的卫生管理体制

统筹城乡一体化融合发展，是世界各国经济和社会改革的必经之路和发展趋势。卫生事业是经济社会发展的重要组成部分，城乡统筹、以城带乡、城镇化与乡村振兴协同发展，必须大力探索推进统筹城乡融合、一体化发展的卫生管理体制改革。即打破城市与乡镇、乡村的体制壁垒，促进实现城乡区域在卫生管理明确分工、加强联系基础上的协同发展，消除卫生资源及其相关要素在城乡之间自由流动的各种体制和政策性障碍，打破或消除城乡二元体制之间的界限，实行城乡卫生管理以及卫生服务提供和医疗保障的协同融合发展，可通过建立覆盖城乡全民的、一体化的区域医疗联合体以及县域医疗卫生共同体的卫生管理体制，实现城乡统一人员调配、统一财务、统一药品购发、统一医疗业务、统一信息管理、统一行政管理的融合发展模式，有利于形成和发挥统筹城乡、统一管理、资源共享、优化结构、综合配套的体制优势，促进城乡居民人人平等、公平享有基本医疗卫生服务的卫生发展目标。

（三）区域卫生一体化管理体制

区域一体化的概念首先出现在经济学领域，即区域经济一体化。区域经济一体化进程催生了区域行政一体化、功能区域一体化，以破解原有管理体制的障碍。区域卫生管理一体化改革即有利于打破条、块卫生管理体制的束缚，促进跨行政区域和功能区域的跨层级的卫生管理以及卫生服务和医疗保障的横向联合，实现在大区域范围内对公共卫生、医疗服务、药品供应、医保结

算、卫生技术人员跨区多点执业等多方面信息的实时动态管理及大型医疗检查、器械的共享和医疗保障统一协同服务。目前世界各个国家均面临着卫生资源相对不足，区域分布不均衡，日益增长的健康需求与有限卫生资源之间的矛盾。区域卫生一体化管理体制的形成，有利于区域间卫生资源的整合、人员的调动、卫生管理机制的融合，以及促进区域卫生事业的发展。

第四节　卫生管理机制

一、卫生管理机制的内涵

如果将整个卫生系统或卫生事业作为一个机体的话，卫生管理机制（health management mechanism）即泛指卫生系统或卫生事业这个有机体的内部相关要素或活动之间相互影响、相互作用、相互协调的运行方式、手段和具体制度的总和。在卫生管理实践中，卫生管理机制重在反映卫生系统内部各构成要素的内在工作联系、制约关系及运行规律。只有探索建立和遵循卫生管理机制，推进卫生管理体制科学合理运作，卫生系统或卫生事业这个有机体才可能得以有效运行和可持续健康发展。

卫生系统或卫生事业这个有机体的整体运行中也包含着它的相关构成要素的局部运行。各构成要素都自成体系，各自也有特定的运行机制。卫生管理机制按内容可分为卫生机构、卫生人员、卫生经费、卫生物资与设备、卫生技术、卫生监督等管理机制；按作用方式可分为政府主导的卫生行政管理机制、卫生服务市场管理机制等。卫生机构运行机制主要涉及筹资机制、补偿机制、用人机制、激励机制、考核机制、分配机制、监督机制以及药品招标采购机制、医保支付机制、卫生应急机制、医防协同融合机制等。本节后述将重点介绍卫生行政管理机制、卫生服务市场管理机制相关内容。

卫生管理机制包含三层意思：一是卫生管理机制是协调卫生管理运行及发展过程的机理的总称；二是卫生管理机制功能的发挥依赖于其中构成要素间的相互作用和相互调节关系；三是整个卫生管理机制是有规律地按一定方式运行并发挥总体功效的。因此，不能简单地把卫生管理的任一管理机制理解为一个孤立的要素，而应当将它们看作是卫生系统或卫生事业运行及发展过程中的相互关联和互动的要素。

二、卫生行政管理机制

卫生行政管理机制是指政府及卫生行政管理部门根据卫生系统内部相关要素活动及运行规律，对涉及卫生服务和卫生保障活动的相关要素及其领域实施卫生行政管理方式、手段和制度的总和。卫生行政管理机制体现政府主导以规避在卫生领域市场失灵的公共管理职能，往往通过直接提供卫生服务、负责筹集资金和对医疗卫生服务体系相关要素进行调控管理，保护公众享有较高质量和有安全保障的基本健康权益，维护卫生服务市场公平竞争环境，使医疗卫生行业运营更加公平和富有效率。其包括卫生法律法规、卫生行业许可与准入管理、卫生资源配置管理、卫生质量与监督管理等一系列卫生管理的具体制度。凡是涉及卫生系统内部的卫生机构、卫生人员、卫生投入、卫生设施与设备、卫生技术、卫生监督等内容，每项内容都有其不同的管理机制。

（一）卫生机构管理机制

在卫生系统内部，卫生行政管理的直接对象是为公众及社会提供医疗预防保健服务的各级各类医疗卫生机构、采供血机构及其提供的服务活动。建立和形成卫生行政部门对卫生机构管理机制的目的,就是要保证各级各类卫生机构达到基本的标准和条件,确保其提供安全有效的医疗卫生服务,从而保障公众的生命健康权益。对政府举办的公立医疗卫生机构和社会力量举办的医疗机构实行营利性和非营利性的分类管理机制。卫生行政部门主要通过强化和实施卫生机构发展规划,建立卫生机构设置审批制度、卫生机构登记许可制度、卫生机构评审制度以及以服务质量为核心、以功能定位与绩效为基础的机构考核和激励制度,促进卫生机构管理机制的标准化、规范化和法制化建设。

(二)卫生人员管理机制

卫生从业人员的数量、质量及其工作积极性,无疑直接影响着保障公民健康的卫生服务的质量和效果。卫生行政部门通过建立和完善卫生人员管理机制,实现科学合理分类配备各级各类卫生人员,充分调动和激发其积极性,使其最大限度地发挥作用并提供高质量的卫生服务。卫生人员管理机制主要内容包括:研究制定卫生人力发展规划,综合协调管理卫生专业技术人员的资格认证和准入工作,实施卫生人员定向培养、业务规范化培训和强化继续医学教育工作,制定并实施卫生人员职称、专家管理及管理者任职条件及任免等一系列的工作制度。

(三)卫生投入管理机制

由于公共卫生和基本医疗服务的公共属性,各级政府及卫生行政部门需要承担卫生投入的主导责任。公共卫生服务主要通过政府筹资向城乡全民均等化提供。基本医疗服务费用由政府、社会和个人三方合理分担。特需医疗服务由个人直接付费或通过商业健康保险支付。按照政府分级财政及合理分配负担的原则划分国家和地方各级政府卫生投入及管理责任。国家级及省级政府财政主要为免疫规划、跨地区的重大传染疾病预防控制等公共卫生,城乡居民的基本医疗保障以及有关公立医疗卫生机构建设等给予经费补助或转移支持,以提供实现城乡区域基本医疗卫生服务均等化的卫生投入管理机制。

(四)卫生设施与设备管理机制

卫生设施与设备管理机制是卫生行政部门通过合理规划并配置各种卫生设施、物资与设备资源,尤其是价格昂贵、技术要求严格的 CT 设备、MRI 设备、伽马刀、医用加速器等大型医用设备,以提高其充分利用和综合使用效率,以获取最佳卫生服务效果的手段和方法。具体内容包括制定各级各类卫生机构建筑及基本设施标准、大型医用设备的配置准入制度、采购办法和卫生质量控制制度等。

(五)卫生技术管理机制

随着卫生科技的进步和迅猛发展,一方面大量卫生新技术和新成果不断涌入卫生服务市场,另一方面一些明显落后的卫生技术未能及时淘汰。如果缺乏对卫生技术相关环节严格规范的管理机制,再加之卫生技术本身的安全性、有效性、经济性和社会适应性(社会、法律、伦理、政治等方面)的技术特性,势必会影响公众健康利益和卫生事业健康发展。为保护和促进公民健康,卫生行政部门必须应用循证医学、医学伦理学、医药经济学等原理与方法主导制定有一定强制性、规范化的卫生技术评估、卫生技术准入、卫生技术试验与推广应用,以及一系列卫生机构内卫生技术及业务管理的法规、规章和制度等。

(六)卫生监督管理机制

卫生监督管理机制是指卫生行政部门对涉及公众及社会健康的卫生环境、卫生服务活动及社会卫生行为等事务以及执行国家卫生法令、条例、标准规范的情况进行卫生检查、执法活动及管理的制度。按照卫生监督管理的对象不同,主要分为涉及食品卫生监督、生活饮用水卫生监督、化妆品卫生监督、消毒产品卫生监督、医疗废弃物处置监督、传染病防治监督、职业病防治监督、放射卫生监督、公共场所卫生监督、学校卫生监督、医疗卫生机构监督、母婴保健机构监督、采供血机构监督、药品生产流通监督、卫生专业人员监督、国境卫生监督等方面的管理机制。

三、卫生服务市场管理机制

由于卫生服务的社会公益性与消费者的个体差异，卫生服务供求、价格只能由有限的市场竞争形成。这就决定了卫生服务既需要政府通过适度的行政干预进行宏观调控和监督，也需要与市场管理机制相结合，对卫生资源进行合理优化配置，从而达到卫生管理的高效目标。卫生服务市场供给的质量和数量受社会经济发展水平、卫生服务需求水平、卫生服务价格、卫生服务成本、卫生资源、卫生服务技术水平与医疗保障制度等因素的影响。卫生服务市场机制中最活跃的是供求机制、价格机制、竞争机制以及风险机制、激励机制、创新机制等。这里着重介绍前三种。

（一）供求机制

供求机制是调节卫生服务市场供给与需求矛盾，使之趋于均衡发展的基础机制。没有供求关系，就不存在卫生服务市场。卫生服务供求平衡关系，是政府对卫生系统进行宏观干预调控的基础和依据。在某一特定时间，卫生服务供给是卫生服务机构在一定价格水平下愿意且能够提供给市场的卫生服务的总量，供给量的多少与卫生资源的实际拥有量、利用率以及提供者的能力和在一定价格水平下的意愿程度密切关联；卫生服务需求则是在某一既定价格水平下公众及社会愿意而且有能力购买的卫生服务的总量，需求量的多少除受卫生服务消费者自身的健康状况影响外，还受其经济和收入水平、享有的健康保障制度、消费偏好、时间价值以及提供者供给卫生服务的价格和质量等因素的影响。供不应求时，卫生服务价格就会上涨，从而吸收更多的卫生投资；供过于求时，或卫生服务的供给不能有效满足公众及社会需求时，结果就相反。通过卫生服务市场"看不见的手"与政府宏观调控机制相结合，供求机制会使卫生资源及结构不断转移和调配，促使卫生服务结构及发展出现相对平衡运动。供求结构的变化也在不断调节着卫生服务生产结构和消费结构的变化。

（二）价格机制

价格机制是一般商品或服务市场机制中最敏感、最有效的核心机制。尽管由于卫生服务具有关系到公众及社会健康的特殊性，与一般的商品相比，其基本医疗卫生服务在市场中的价格反应弹性往往较低，但卫生服务价格的变动，在一定范围和程度上也会引起卫生服务供求关系的变化；而供求关系的变化，又反过来引起价格的变动。价格机制在卫生服务市场中所表现的功能是多样的。第一，价格机制对提供同种卫生服务的提供者来说是竞争的手段。提供同种卫生服务的机构为在市场上获取较大的市场份额，必须在价格上以廉取胜，从而带动经营管理水平的提高和资源耗费的减少。因此，价格机制对卫生服务提供者来说是调整服务提供方向和规模的信号。第二，价格机制对卫生服务的消费者来讲，是改变需求方向和需求规模的信息。消费者会考虑选择质优且相对低价的卫生服务，从而调节卫生服务市场的需求方向和需求结构。第三，价格机制对宏观卫生管理的调控来讲，一方面卫生服务价格总水平的变动是国家进行宏观卫生经济调控的根据，另一方面价格机制推动卫生服务总供给与总需求的基本平衡。

（三）竞争机制

卫生服务市场的客观存在，决定了竞争机制的基本性地位。竞争机制能够客观地反映卫生服务供求变动、价格波动、资金和劳动力等在卫生服务市场运行中的有机联系。尽管卫生服务市场不是完全竞争的市场，但在一定范围和程度上的有序竞争必然会促进卫生服务的效率和质量。在卫生服务市场中，通过非政府办医竞争的外部作用，可使卫生服务产品的内在属性表现出来。例如，做 CT 检查或特需医疗服务的收费价格，只有通过竞争促使其波动，社会必要劳动时间决定其价值这一点才能成为现实，价值规律的存在及作用才能在同行业中得以遵循和贯彻。竞争机制可以促使卫生服务提供者改善经营管理、加强技术革新、重视降低成本和提升服务质量，以提高卫生资源的利用和卫生服务供给的效率。在卫生服务领域引入竞争机制，可包括增加对卫生服务机构的经营管理自主权、改革对卫生服务的支付制度（如从项目付费改为按人头付费和按病种付费等）、向消费者提供相关卫生服务信息、增加卫生服务消费者的选择权等方面的内容。

本章小结

　　本章主要介绍了制度、体制、机制等几个相关的基本概念和内涵，厘清了相关概念之间的区别和联系，重点介绍了卫生管理制度、卫生管理体制与卫生管理机制的概念及其关系，卫生管理制度的作用，卫生管理体制构建的基本原则、目标和内容，以及卫生行政管理机制和卫生服务市场管理机制。

　　卫生管理制度是指在特定的社会政治、经济、文化、生态等环境条件下，为防治疾病、维护和促进人群健康、解决社会卫生问题，保证国家或地区确立的卫生制度目标的实现以及卫生政策的有效执行和卫生管理工作的高效运行，由政府、卫生系统以及全社会力量依照法律、法令和政策，制定并实施的具有指导性与约束力的各种行政法规、规章、惯例、公约等相关制度的总称。

　　卫生管理体制是指一个国家或地区各级政府及相关卫生组织体系构架、机构设置、隶属关系、管理层级与职责权限划分及其相互关系运作制度化的总称。卫生管理体制构建应遵循体现执政党和政府的领导，与国家政治、经济和社会体制相适应，为公众及社会健康服务、为国家社会建设服务，以宪法、法律和法规为依据等原则。其内容主要包括卫生行政、医疗服务、预防保健、医疗保障以及卫生监督管理体制等方面。推进"大卫生、大健康"职能与卫生管理的整合、城乡卫生一体化、区域卫生一体化等改革是当前卫生管理体制的发展趋势。

　　卫生管理机制泛指卫生系统内部相关要素或活动之间相互影响、相互作用、相互协调的运行方式、手段和具体制度的总和。卫生管理机制按内容可分为卫生机构、卫生人员、卫生投入、卫生设施与设备、卫生技术、卫生监督等管理机制；按作用方式可分为政府主导的卫生行政管理机制、卫生服务市场管理机制等。

　　卫生管理制度、体制与机制都属于制度范畴，但又是内容与形式的关系。卫生管理制度侧重反映卫生管理活动的组织行为规范和准则，卫生管理体制侧重于强调卫生管理活动的组织架构形式，卫生管理机制则重点体现卫生管理活动具体的运行方式。卫生管理制度及其体制与机制通常以卫生组织或卫生服务和保障体系为载体而发挥作用。卫生管理制度通常决定着卫生管理体制与机制，卫生管理体制决定并影响着卫生管理机制，卫生管理制度通过卫生管理体制与机制的构建体现出来。

思考题

1. 请对"制度""体制""机制""体系""系统"这几个管理学的基本概念进行辨析。
2. 如何理解卫生管理体制与社会体制之间的关系？
3. 如何理解卫生管理制度与卫生管理体制及其机制的关系？
4. 为什么各国都在力推卫生体制的改革？
5. 相比较，中国现行的卫生管理制度、体制与机制有哪些优势和特色？

（王小合）

第五章　卫生资源规划

卫生资源是社会在提供医疗卫生服务过程中所消耗的各种生产要素的总称，是维护健康的物质基础，合理配置卫生资源对卫生事业健康、稳定、快速发展具有促进作用。在卫生服务领域，政府应该扮演重要角色。比如对基本医疗卫生制度的完善，卫生服务的管制、提供、购买和投资，对市场失灵采取预防和干预措施等。卫生资源规划是政府在市场经济条件下对卫生资源配置实现宏观调控的依据和手段，是提高卫生资源配置效率，满足人群医疗卫生服务需求的重要手段。

第一节　卫生资源规划概述

一、卫生资源的概念

卫生资源（health resource）有广义和狭义之分。广义的卫生资源是指一切医疗卫生活动所使用的社会资源。狭义的卫生资源是指在一定时期内存在于卫生领域内部的各种生产要素的总和，是卫生人力、物力、财力、技术和信息等资源的统称，是在一定社会经济条件下国家、集体和个人对卫生与健康事业投入的客观反映。卫生资源包括一个国家或地区拥有的卫生机构数、床位数、卫生技术人员数、人均卫生费用及卫生总费用占国内生产总值的比值等，它是衡量一个国家或地区在一定时期内卫生状况的重要指标。

"稀缺性"是卫生资源的一个基本特征，社会可提供的卫生资源与人群实际需求量存在一定差距。合理配置卫生资源是提供良好医疗卫生服务的基础和先决条件，提高卫生资源配置的公平性和使用效率是卫生服务研究的基本任务之一。

卫生资源配置主要有三种方式：计划配置方式、市场配置方式、计划和市场调节相结合方式。

（一）计划配置方式

计划配置方式主要通过行政、经济和法律手段，从全局和整体利益出发来规划卫生事业发展和合理配置卫生资源，能较好地体现卫生与健康事业发展的整体性和公平性，避免地理、经济环境等差异造成卫生资源配置的不均衡，是卫生资源配置的重要手段，又称宏观配置。

（二）市场配置方式

市场配置方式是通过竞争、价格、供求等市场机制来实现卫生资源在不同领域及层次间的分配。市场配置方式以效率取向，将有限的卫生资源配置到效率高的领域。但卫生与健康事业的性质、特点决定了市场机制不可能对卫生资源起基础性配置作用，因为市场机制不能有效解决卫生资源配置的公平性问题。

（三）计划和市场调节相结合方式

计划和市场调节相结合方式是指在政府宏观调控下，充分发挥计划调节的主导作用，辅以市场调节的卫生资源配置方式。国内外卫生与健康事业发展及卫生资源配置实践表明，必须将计划调节和市场调节结合起来，发挥各自优势，才能实现卫生资源的优化配置和促进卫生与健康事业的不断发展。

二、卫生资源规划的概念

卫生资源规划(health resource planning)是指主体根据自然生态环境、社会经济发展、人群健康问题和医疗卫生服务需求等因素,合理确定卫生资源的发展目标、发展模式、规模和速度,通过合理配置卫生资源,采取符合成本效益的干预政策和措施,改善和提高医疗卫生系统的综合服务能力,使居民得到公平、有效、方便、价廉的医疗卫生服务,全方位、全周期保障人民健康的过程。卫生资源规划是国际社会普遍采用的卫生发展管理模式,是解决卫生资源布局及结构不合理、利用效率不高,促进卫生资源合理配置的有效手段。制定卫生资源规划的目的是基于实际,以提高人群健康为目标,优化卫生资源配置,提升医疗卫生系统服务能力,满足人群日益增长的医疗卫生服务需求。

卫生资源规划是一个社会的系统工程,它不仅仅是一份计划文件,更是需要各部门协调配合,具备科学的设计、决策、实施、评价等必备环节的系统工程。

20世纪90年代以来,我国开始系统、全面地进行卫生资源配置研究,在很多方面取得一定成效。1982年,江苏、吉林两省在全国率先开展了医疗卫生人力需求量预测。20世纪80年代末,区域卫生规划被作为一种"新的"卫生资源配置理念引入我国,1997年《中共中央、国务院关于卫生改革与发展的决定》(中发〔1997〕3号)中将区域卫生规划确定为一项国家政策,指出:"区域卫生规划是政府对卫生事业发展实行宏观调控的重要手段,它以满足区域内全体居民的基本卫生服务需求为目标,对机构、床位、人员、设备和经费等卫生资源实行统筹规划、合理配置。"优化配置区域卫生资源是区域卫生规划的核心内容,"规划总量、调整存量、优化增长、提高质量"是区域卫生资源配置的基本策略。1999年,国家发展计划委员会、财政部和卫生部联合印发《关于开展区域卫生规划工作的指导意见》(计社会〔1999〕261号),对规划的实施背景、目标和原则、规划编制内容和方法、相应的政策措施都进行了明确的规定。

在中央和地方政府的政策支持下,区域卫生规划取得一定进展,到2003年,我国大多数省已制定和实施了区域卫生规划。2009年《中共中央 国务院关于深化医药卫生体制改革的意见》(中发〔2009〕6号)中再次强调区域卫生规划的重要性,指出:省级人民政府制定卫生资源配置标准,明确医疗机构的数量、规模、布局和功能;充分利用和优化配置现有医疗卫生资源,调整优化和布局,对不符合规划要求的医疗机构要逐步进行整合,严格控制大型医用设备配置,鼓励共建共享,提高医疗卫生资源利用效率。

2021年《国务院办公厅关于推动公立医院高质量发展的意见》中指出:加快优质医疗资源均衡布局,资源配置从注重物质要素转向更加注重人才技术要素;打造国家级和省级高水平医院、发挥公立医院在城市医疗集团中的牵头作用、发挥县级医院在县域医共体中的龙头作用、建立健全分级分层分流的重大疫情救治体系。

自新医改以来,通过有效的卫生资源规划与配置,我国基层医疗卫生服务体系逐步完善,中央政府加大投入支持基层医疗机构建设,启动了以全科医生为重点的基层卫生人才队伍建设,城乡基层医疗服务"软硬件"都得到明显改善,基层服务能力持续提升。同时,公立医院改革试点也积极推进并不断积累有益经验,县级医院服务能力进一步提升,城市公立医院改革试点不断深化,医疗服务体系能力明显提升,就医秩序得到改善,城市三级医院普通门诊就诊人次占医疗卫生机构总诊疗人次的比重进一步降低。

三、卫生资源规划的要素

医疗卫生机构设置及医疗卫生机构床位、人力、技术、信息、设备配置是卫生资源规划的基本要素。宏观上要求将筹集到的卫生资源能够公平且有效率地配置到不同领域、地区、部门和人群中去。微观上要求卫生资源要素配置遵循公平性和可及性的基本原则,以需求为导向是卫生资源要素配置的重要依据。我国卫生资源实行资源梯度配置。市级及以下,基本医疗服务和公共卫生资源按照常住人口规模和服务半径合理布局;省部级及以上,分区域统筹考虑,重点布局。

（一）机构要素

医疗机构设置要以人民健康为中心,以人民群众就医需求为导向,根据社会经济发展状况、医疗服务需求、医学教育需求、现有医疗资源等,科学合理布局各级各类医疗机构。医疗卫生服务体系主要包括医院、基层医疗卫生机构和专业公共卫生机构等。

医院包括公立医院和社会办医院。其中,公立医院根据功能定位可划分为部门办医院、省办医院、市办医院、县（区）办医院。医院共分三级十等,医院经过评审,确定为三级,每级再划分为甲、乙、丙三等,其中三级医院增设特等。

基层医疗卫生机构主要包括乡镇卫生院、社区卫生服务中心（站）、村卫生室、门诊部（所）等,分为公立和社会办两类。

专业公共卫生机构是向辖区内提供专业公共卫生服务（主要包括疾病预防控制、职业病防治、健康教育、妇幼保健、精神卫生、急救、采供血、综合监督执法、食品安全风险监测评估与标准管理、优生优育、出生缺陷防治等）,并承担相应管理工作的机构。根据属地层级不同,政府办专业公共卫生机构划分为县（区）办、市办、省办及部门办四类。

（二）床位要素

床位配置要根据经济、社会、人口、卫生等方面的实际状况,考虑资源差异,在现有基础上,分区域制订床位配置原则,按照鼓励发展、平稳发展、控制发展等策略区别制订床位发展目标。根据功能定位和服务能力,合理确定公立医院单体（单个执业点）床位规模;综合考虑病床使用率、平均住院日、收治病种难度等因素,合理配置公立三级综合医院床位数。

（三）人员要素

医院人员配置以执业（助理）医师和注册护士为重点,依据居民医疗卫生服务需求量和医师标准工作量,综合服务人口、经济状况、自然条件等因素配置医师和护士数,合理确定医护人员的比例以及与床位配比。基层医疗机构人员配置以全科医生为重点,逐步建立和完善全科医生制度。加强公共卫生人员的专项能力建设,按照区域内人口数及承担的防治任务,合理配置公共卫生人员。按照区域内人口数及服务需求,合理配置其他相关卫生服务人员。

（四）技术要素

技术配置包括:①医疗技术临床应用准入和管理制度,对医疗技术临床应用实行分类、分级管理;②重点专科建设,引进新技术、新人才、新设备,补齐专业专科短板,强化集群成员特色技术,促进医疗服务体系协调发展;③中医临床专科建设,中医药技术推广应用;④院前急救网络与院内急救有效衔接,探索建立院前医疗急救机构与胸痛中心、卒中中心、创伤中心、危重孕产妇救治中心、危重儿童和新生儿救治中心等实时交互智能平台,推行急诊急救服务一体化。

（五）信息化要素

医疗信息化是指用包含计算机、数据库、网络等在内的信息技术赋能医疗行业,从而提高医疗服务系统效率,降低医疗服务系统风险和成本。开展健康中国云服务计划,推动移动互联网、物联网、云计算、可穿戴设备等新技术在卫生健康领域的应用,发展惠及全民的健康信息服务和智慧医疗服务;构建互联互通的国家、省、市、县四级人口健康信息平台,实现公共卫生、医疗服务、医疗保障、药品供应、综合管理等应用系统的互联互通和业务协同。推动移动互联网、远程医疗服务等发展,实现各级医疗服务、医疗保障与公共卫生服务的信息共享与业务协同。

（六）设备要素

设备配置主要包括医疗机构医用设备的合理配置、大型医用设备配置规划和准入管理等。综合考虑经济社会发展水平、区域功能定位、医疗服务能力、配置需求、社会办医发展等因素，合理规划配置数量。大型医用设备配置管理目录分为甲、乙两类。甲类大型医用设备由国家卫生健康委员会负责配置管理并核发配置许可证；乙类大型医用设备由省级卫生行政部门负责配置管理并核发配置许可证。保障使用质量安全、控制医疗成本、支持社会办医是机构设备配置准入标准。

四、卫生资源规划的功能及任务

（一）卫生资源规划的功能

制定卫生资源规划是政府在市场经济条件下对卫生资源配置实现宏观调控的依据和手段，是提高卫生资源配置效率，满足人群医疗卫生服务需求的重要手段。

传统的以政府投入为主导、自上而下的计划模式，有助于宏观上合理配置资源，促进资源数量及服务供给能力快速增长，并兼顾公平与效率。然而，这种计划模式难以适应全方位、多层次的医疗卫生服务需求。市场机制可以在卫生资源配置上发挥一定作用。然而，市场机制只能在一定的条件下和领域内发挥资源配置的调节作用，在卫生健康领域，所提供的产品和服务具有外部作用的公益性，可能存在市场失灵现象。政府基于卫生资源规划，实施宏观调控，可以纠正因为市场机制功能不全所引起的资源配置不合理状态。

（二）卫生资源规划的任务

1. 确定卫生资源配置目标 在对历史、现状及未来发展分析研究的基础上，围绕人群健康目标，正确选择规划期间卫生资源配置目标。目标的选择要符合国家卫生工作方针和卫生事业发展目标，同时要符合地区经济和社会发展以及居民对卫生健康服务的需求。

2. 优化卫生资源配置 卫生资源配置包括初次配置（增量配置）和再次配置（存量配置），合理卫生资源配置的难点在于合理布局和结构调整。卫生资源配置要从实际出发，依据地区卫生资源的拥有量、资源的利用率和居民的医疗卫生服务需要（需求）量三者的综合评价，重点关注存量资源的调整和结构优化，有针对性地采取相应的调整机制和路径，促进卫生资源结构趋向合理，提升综合服务效率。

五、制定卫生资源规划的指导思想及依据

（一）制定卫生资源规划的指导思想

1. 健康需求导向 以健康需求和解决人民群众主要健康问题为导向，以调整卫生资源的布局和结构、提升能级为主线，适度有序发展，补齐短板和修复漏洞，科学合理地确定各级各类医疗卫生机构的数量、规模及布局。

2. 公平与效率统一 优先保障基本医疗卫生服务的可及性，促进公平公正。同时，注重医疗卫生资源配置与使用的科学性和协调性，提高效率，降低成本，实现公平与效率的统一。

3. 政府主导与市场机制相结合 切实落实政府在制度、规划、筹资、服务及监管等方面的责任，维护基本医疗卫生的公益性。大力发挥市场机制在配置资源方面的作用，充分调动社会力量的积极性和创造性，满足人民群众多层次、多元化医疗卫生服务需求。

4. 系统整合 加强全行业监管和属地化管理，统筹城乡、区域资源配置，统筹当前与长远，统筹预防、医疗和康复，中西医并重，注重发挥医疗卫生服务体系的整体功能，促进均衡发展。

5. 分级分类管理 充分考虑经济社会发展水平和医疗卫生资源现状，统筹不同区域、类型

及层级的卫生资源的数量和布局,分类制定配置标准。促进基层医疗卫生机构发展,着力提升服务能力和质量;合理控制公立医院资源规模,推动发展方式转变;提高专业公共卫生机构的服务能力和水平。

（二）卫生资源规划的编制依据

1. 人群健康状况 改善和提高居民健康水平是卫生与健康事业发展的根本目的,也是制定和实施卫生资源规划的目的。科学合理配置卫生资源,提高医疗卫生服务水平是达到这一目的的途径和基础。制定卫生资源规划应基于人群的医疗卫生服务需求,以促进人民群众健康水平为最终目的。

2. 社会经济发展水平 卫生资源规划应从实际情况出发,与国民经济和社会发展相适应。制定卫生资源规划,应当将当地社会经济发展规划作为重要的参考依据。在确定卫生资源发展目标时,只有全面考虑当地社会经济发展水平,才能确保卫生资源规划实施的可行性。

3. 政策及法规 基于理论方法指导卫生资源规划,是保证卫生资源规划制定科学性的前提。相关卫生政策、法规和标准是国家或地区在一定历史时期实现卫生健康发展目标而制定的行动准则,具有统一思想和行动的作用,是制定卫生资源规划的指南。《中华人民共和国基本医疗卫生与健康促进法》《中华人民共和国中医药法》《"健康中国2030"规划纲要》及《医疗机构管理条例》等法律法规、政策是我国卫生资源规划制定的重要依据。

第二节 卫生资源规划程序

一、制定卫生资源规划的基本思路

改善和增进人群健康是一切医疗卫生活动的根本目的,而卫生资源是开展医疗卫生活动的基础。制定卫生资源规划,首先,应明确规划期间要达到的人群健康目标;其次,分析实现人群健康目标的卫生服务需要,据此分析卫生资源配置要达到的水平;最后,分析存量卫生资源配置水平或状态。有两种因素影响特定区域内卫生资源配置水平或状态:一是内部因素,二是外部因素。两类因素决定了卫生资源配置的当前状态。规划期间卫生资源配置要求达到的目标一旦被确定下来,当前状态与目标状态之间的差距也能被确定下来,解决这种差距便成为此后一系列规划活动的目标。图5-1揭示了制定卫生资源规划的基本思路。

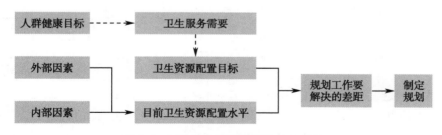

图 5-1　制定卫生资源规划的基本思路

卫生资源规划活动是一个相当复杂的过程,但规划工作的成败取决于能否正确地界定规划工作需要解决的差距,以及能否采用科学合理的策略去解决这一差距。需要指出的是卫生资源配置目标是基于实现人群健康目标的需要,然而,如果人群健康目标设计过高,实现人群健康目标需要的卫生资源可能超出规划期间能获得的卫生资源。因此,应考虑到资源现况、未来可获得的增量资源,以及可利用、动员的潜在卫生资源,确定恰当的人群健康目标。

二、制定卫生资源规划的基本原则

（一）整体性原则

卫生与健康事业是社会大系统中的一个子系统，在制定卫生资源规划时，必须考虑当时、当地社会经济发展状况及其对卫生事业发展的影响和要求。同时，系统内部也应该是一个整体，既要突出重点，也要注意到系统内各部分发展的均衡性。

（二）因地制宜原则

我国人口众多，幅员辽阔，各地区经济发展不平衡。卫生资源拥有量、卫生服务利用及居民健康水平等方面都不尽相同，在制定卫生资源规划时要从本地区的具体情况出发，从居民的卫生服务需求和卫生资源的实际拥有量出发，实事求是，量力而行。这一原则既体现在目标的确定上，也体现在策略的选择及相应资源的配置上。

（三）前瞻性原则

规划都是对未来的打算。目标是在一定时期内组织活动预期达到的效果，是对未来行动的抉择，因此必须具有前瞻性。首先目标的确立应具有一定的高度和难度，具有一定的挑战性。同时，也应注意难易适度。

（四）科学化原则

科学化原则即合理可行，有科学依据，可操作。这就需要在制定规划时，实事求是地做好调查研究，在此基础上预测，从而科学决策。

（五）持续改进原则

规划面向未来，然而，鉴于未来的不确定性，规划不可能一成不变，需要随着现实的变化不断调整完善，与时俱进。除了形势和环境发生变化外，实施过程中还可能发现规划制定的不当之处，需要随着实施的过程不断完善。

三、制定卫生资源规划的基本步骤

制定卫生资源规划的基本步骤包括下列过程，见图 5-2。

（一）准备工作

卫生资源规划是一项系统工程，规划制定任务的完成需要一定的资源投入，特别是人力资源的投入。因此，在规划制定正式开始之前需要做精心的准备，准备越充分，规划制定工作进行越顺利，质量就越高。其主要工作任务如下。

1. 解决认识问题 就某一地区来说，地方政府对卫生资源规划的认识程度直接关系到规划的制定和实施的质量。此外，当前的卫生政策及发展趋势也直接影响规划实施的可行性。因此，要正确分析和判断政府的态度及卫生系统内外环境的变化趋势，从而判断是否有开展卫生资源规划研究的必要及有无推进规划实施的可能。

2. 做好规划制定工作方案 工作方案应

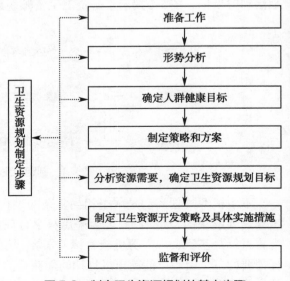

图 5-2　制定卫生资源规划的基本步骤

包括：背景、目的、内容及方法、过程、阶段成果、组织及经费预算等内容。需注意的问题是规划涉及的内容与规模要周密考虑，尽管所有规划都需要考虑类似的问题，但具体到某一地区，其规划涉及的内容受诸多因素影响，如既往的规划工作、现有的技能和资源以及对研究结论的急需程度等因素。一方面应确保所有相关问题尽可能考虑到，另一方面也要避免重复过去做过的工作，应以卫生健康发展需要为依据，而不是依据规划自身的需要来确定规划的内容、过程及方法。

3．提交规划制定工作方案　工作方案获得管理层的批准可带来下列几方面益处：①保证规划制定的权威性；②保证资源的供给；③宣传规划项目活动，争取有关人员参与和配合；④据此组织、协调规划制定工作；⑤据此评价规划制定工作的进程与效果。

4．规划编制　工作方案得到正式批准后，就应做好必要的准备工作。主要包括：明确规划主体部门、参与部门，设置规划研制领导小组与工作小组，并明确职责分工、对成员进行必要的培训、落实活动经费等。领导小组一般由发展和改革委员会、卫生健康委员会、人民代表大会财政经济委员会等有关部门的领导和决策人员组成，负责卫生资源规划制定与实施的决策、协调、指挥；工作小组应由多学科领域的人员组成，在分工上可分为调研、咨询、统计分析及编制几个方面，各方面工作人员分工协作、互相沟通，由规划领导小组统一指挥协调。

（二）形势分析

1．形势分析内容　主要包括社会经济发展现况与趋势、人群健康状况、卫生资源情况、卫生服务状况及医学教育需求分析。

（1）社会经济发展现况与趋势：包括经济发展水平、人口指标、文化教育、交通条件、政策状况、生活条件等。社会经济发展趋势分析应受到足够关注，如对地区国民经济和社会发展规划的系统分析，能够为卫生资源规划目标的确定提供依据，促进卫生资源规划与国民经济和社会发展规划同步。

（2）人群健康状况：包括人口动态、疾病与伤残、心理及社会健康状况与影响因素等。人群健康状况可以通过婴儿死亡率、人均预期寿命等单一型健康评价指标和健康预期寿命、伤残调整期望寿命等复合型健康评价指标来共同反映。

（3）卫生资源情况：包括卫生机构及其人力、物力、财力、信息与技术资源。数量、质量及结构层级等三方面是分析的重点。

（4）卫生服务状况：包括卫生服务（医疗卫生服务、预防保健服务、康复服务）提供的数量与质量，以及门诊服务利用（两周就诊率以及每人每年就诊次数）、住院服务利用（住院率、人均住院天数、未住院率）和预防保健服务利用（计划免疫、健康教育、传染病控制、妇幼保健等）等反映的人群卫生服务利用情况。

（5）医学教育需求分析：包括高校附属医院、教学医院承担的医学生见习实习和研究生教育，医师规范化培训基地承担的毕业后教育，各类继续医学教育基地承担的卫生专业技术人员继续教育等医学教育需求。

2．资料收集方法　资料收集应遵循方便、经济、可靠的原则。常用的资料收集方法如下。

（1）查阅常规报告系统：常规统计报告系统可以提供大量的信息资料。如卫生统计信息网络直报系统，大量的关于卫生资源及卫生服务的相关信息资料在此系统中均可获得。

（2）进行专题调查：对于制定卫生资源规划所必需的，但又在常规统计系统收集不到的数据，如居民卫生服务需求与利用，病种分类，疾病经济负担，卫生资源数量、结构及分布，居民就医满意度以及自评健康等资料数据的获得则需要组织专题调查。

（3）借用已有的研究成果：用数据作分析、推论、判断时，所使用的技术参数如各级医院的平均住院日、卫生人员的合理工作量等，要注意利用社会上已有的研究成果。

（4）查阅居民健康档案：获取区域人群慢性非传染性疾病及其危险因素的特征及流行、分布状况资料时,如社区居民健康档案比较完备的地区,通过查阅居民健康档案往往能获得更加准确、可靠的资料。

(5)小型座谈会:对于一些必要的定性资料收集,可考虑采用小型座谈会形式,如居民对卫生服务的满意度及期望等。

3.形势分析基本思路 形势分析要从卫生服务供需双方入手,在对社会经济发展、卫生服务或导致居民健康、疾病模式变化等其他有关因素进行系统分析的同时,应对艾滋病、结核病、新型冠状病毒感染等传染病以及突发公共卫生事件风险进行系统评估,而不仅仅是对卫生服务供方,包括医疗、预防保健、康复等服务范围、水平及利用效率的分析评估。不仅需要比较健康需求与卫生服务供给之间的差异,而且需要比较本地区现况与国家或其他地区之间的差异,以便发现存在的问题。

形势分析的结果主要在于回答:当地主要人群健康问题及卫生资源配置问题是什么?造成该问题的主要原因是什么?具体应从三个方面进行分析:健康问题分析、卫生需求分析、卫生资源分析。

(1)健康问题分析:主要健康问题是指一些危害人群健康生命的主要疾病及其危险因素。通过形势分析,发现存在的健康问题,且按问题的严重性排序,确定哪些健康问题是本地区主要的健康问题。发现健康问题,有助于确定规划期间健康目标,从而为卫生资源分析提供依据。

健康问题分析包括:①问题的指标,出现的程度、性质及表现形式;②导致问题的原因,导致什么后果,会带来什么新问题;③主要问题是什么。

主要健康问题的确定依据如下。

1)问题及其影响因素对人群健康和社会经济发展的危害程度,包括问题的作用强度、作用范围、危害程度及影响。问题的作用强度是指发生率与作用的持续时间;作用范围主要是指其影响面及其分布;危害程度包括致病、致伤、致残程度,智力与工作能力的损害,社会经济资源的消耗等;影响主要指对卫生与健康事业发展的影响,对社会经济发展的影响以及政治上的不利影响。

2)解决问题及控制其影响因素的干预措施的成本及效果。

3)社区接受干预措施的可行性。

主要健康问题分析方法有:问题排列法、趋势外推法、标准法、专家评价法等定量或定性分析方法。

(2)卫生需求分析:卫生需求分析的前提是假设现有卫生资源低于满足需求所需要的数量。分析的目的在于描述问题在社区的人群、空间、时间的分布。需求分析应遵循公平原则及高危人群原则。公平原则是指体现卫生服务和卫生资源分配和利用的公平性;高危人群原则是指评价那些过多地接触危险因素和暴露于致病因素的人群的需求。

(3)卫生资源分析:卫生资源分析应从现有卫生资源和潜在的内、外部资源两方面入手,包括机构设置、人力、财力、物力、信息技术和社会评价等方面。分析包括:①现有的卫生资源性质、数量、质量及结构分布状态;②卫生资源配置存在的问题,导致问题的原因,导致的后果;③系统内部可动员的卫生资源,可发掘的外部资源。

可以动用的卫生资源不仅仅局限于卫生系统内部的资源,卫生活动更需要社会各方的支持。如何取得社会各方的支持,这涉及卫生系统的社会评价问题。如果社会各方对卫生系统评价良好,卫生系统就容易得到社会各方的资源支持;如果卫生系统一味追求自身利益,置社会利益于不顾,或者是忽视与社会的协调,则容易陷入孤立被动的局面。卫生资源分析可以帮助我们清楚地了解现有卫生资源的状态、问题及未来可动员或发掘的卫生资源。这就为卫生资源规划目标提供了比较依据,从而明确了资源规划工作要解决的差距,同时,也为卫生资源开发策略提供了基础。

（三）确定人群健康目标

目标是组织活动要达到的最终结果和效果。确定人群健康目标体现了政府和卫生行政部门在规划期限内发展卫生事业，保障和增进居民健康的决心，表明政府运用规划指导进行宏观调控的预期目的，解决主要卫生问题的程度。卫生资源规划应针对主要健康问题的解决，并以优先解决的主要问题为导向。

1. 确定目标原则

（1）明确性：目标的表达应当使执行者能够明确地领会其含义，不至于产生模棱两可的感觉。也就是说，目标表述应尽量做到只有一种理解。

（2）适宜性：适宜性关系到规划目标所提出的需要解决的问题是否在实际中确实存在和亟须解决，而且这一问题的解决无论从国家及地方法律法规和政策角度看，还是从社会文化观念角度分析都是需要和可以接受的。

（3）可行性：可行性指所确立的目标应是在现实中可行的或切实可以实现的。可行性要求规划人员在确定健康目标时应同时考虑如何实现目标，要弄清实现目标所需的资源是否可得，可能会遇到哪些障碍或阻力以及它们能否被克服。

（4）时限性：时限性指目标必须在一定时限内实现，无时间限制的目标往往是无意义的。不过，目标的期限可以根据其性质和内容的不同而有不同的确定办法。

（5）可测性：可测性指规划目标实现的结果能够被清楚地观察到或用数字表达出来。如"对所有新生儿实施首针预防接种"之类的目标是可观测的，而"净化医疗市场"和"提高医疗服务质量"之类的目标则是不可测的，除非对其规定具体的测量指标。

2. 目标内容

（1）总目标：总目标通常表达了长期的导向与发展，反映了在规划期内宏观上要达到的制度建设预期目标和人群健康预期水平。

（2）具体目标：具体目标是对实现总目标所指向的可衡量的进展，通常具体目标表明主要健康问题得到控制或减轻的变化幅度。具体目标包括五个要素：①将要达到的状况或条件的特征；②要达到的状况或条件的质量与数量；③将要实现这一状况或条件的时限；④将涉及的人群或环境；⑤地理区域。

（3）指标：目标与指标密切相关，目标决定指标，指标为目标服务，指标是目标的具体体现，也是衡量目标实现的尺度。对于每个具体目标，应有若干个指标。

（4）标准：标准反映了如何根据目标确定适宜的指标。如果选择适当，指标的完成意味着目标的实现。标准是目标与指标达到的水平，表达了目标与指标量化的要求。标准与指标一起共同表达目标应达到的预期水准，并衡量目标的实现程度。

（四）分析资源需要，确定卫生资源规划目标

1. 卫生资源需要分析　卫生资源需要分析是实现人群健康目标的重要物质保证。卫生资源需要分析实质上是把确定的行动方案的卫生资源需要进行具体表达，分析实现人群健康目标需要的卫生资源投入量。

卫生资源需要分析包括机构设置、基础设施、人员、设备购置、业务技术、工作维持费用及维修费等需要，分别分析上述资源数量、质量、规格和时间要求以及在不同服务领域、不同层次的分布要求。

卫生资源需要分析应遵循下列基本原则。

（1）按照产出决定投入的原则，卫生资源需要应服务于、服从于人群健康目标，依据目标排序，采取优先重点的计划程序，使有限的卫生资源保证重点目标的实现和主要卫生策略的实施，避免从单位、部门利益出发而争取资源。

（2）卫生资源需要与社会经济发展水平相适应，不要超越财政和个人支付的承受能力。卫

生资源需要一旦超越现有资源和可能新增资源的总和时,要控制规模与数量的发展,删除不太重要的行动计划,以缩减工作量。

(3)新增卫生资源需要分析应在充分挖掘现有卫生资源使用潜力的前提下进行。

(4)卫生资源投入应进行成本-效益、成本-效果和成本-效用分析,应考虑把更多的卫生资源直接投入与降低疾病有关的活动方面,保证人员培训、防治活动和管理活动等方面的卫生资源需要。

(5)一次性卫生资源需要分析(新建房屋、购置大型设备等)应进行可行性论证,按照一定的配置原则作适宜的投入,并且充分考虑因此而引起的经常性维持、维修费用和人员费用增长的因素。

(6)进行卫生资源需要分析时,应充分考虑资源筹集渠道和可能性,在考虑政府财政供给的主渠道的同时,社会赞助、自费、个人支付、政策性增资渠道、单位自有资金、贷款及市场等应是值得考虑的卫生资源筹集渠道。

(7)财务人员、规划制定及实施的主要人员均应参加卫生资源需要分析。

(8)卫生资源需要分析要保持一定弹性,近细远粗。

2.确定卫生资源规划目标　在卫生资源需要分析的基础上,考虑到现有存量卫生资源及新增卫生资源未来获得的可行性,提出规划期间卫生资源规划总体目标及不同服务领域、不同服务层次的分目标。卫生资源规划目标设计路径见图5-3。

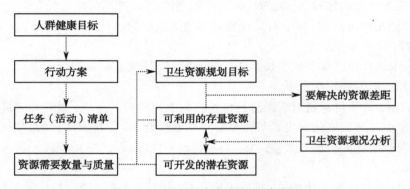

图5-3　卫生资源规划目标设计路径

卫生资源规划目标的主要内容包括:机构设置、卫生人力资源配置、医院床位配置、大型医用设备配置、卫生经费配置、信息技术配置等。

(五)制定卫生资源开发策略及具体实施措施

1.卫生资源开发策略　明确了卫生资源规划目标与存量卫生资源的差距,那么,在规划期间内采用怎样的策略去解决这一差距关系到卫生资源规划目标实现的成败。可行的策略选择如下。

(1)盘活存量:卫生资源开发首先应立足于卫生系统自身,重点放在存量卫生资源的调整和优化组合上,促进卫生资源结构和分布趋向合理,努力提高卫生资源的使用效率,在资源总量不变的情况下,提供尽可能多的服务。新增的卫生资源要合理安排投入方向,要有利于存量卫生资源使用效率的提高。

(2)动员社会资源:从大卫生观念出发,卫生事业发展需要社会各方的支持。一般而言,这种支持建立在卫生系统以外的社会团体提供的资源的基础上,支持力度越大,卫生系统以外的社会团体提供的资源也就越多,卫生系统内部消耗的资源也就可以减少一些,或者在卫生系统提供相同资源的基础上所取得的成效会高得多。

(3)拓展筹资渠道:在维持现有卫生筹资渠道的情况下,一方面,努力争取政府对卫生事业发展的支持,稳步增加对卫生事业的投入。另一方面,根据国家相关卫生发展政策,积极引导和支持社会资本进入卫生领域。此外,社会赞助、单位自有资金、贷款及市场等应是值得考虑的卫生资源筹集渠道。

(4)区别对待不同的卫生资源:卫生人力资源开发是重点,人才引进是补充卫生人力资源不足、提高人力资源质量的可行途径;关注基本设备的配置及适宜技术的使用,做到技术设备、人才和基础设施配套建设;卫生信息资源开发是关键,基于充分、可靠的信息资源,促进卫生管理效率的提高。

2.制订具体实施措施　实施规划是制定卫生资源规划的唯一目的,卫生资源规划的科学性、正确性及适宜程度只能在实践中获得检验,并不断地修正和完善,从而为获得人群健康目标提供物质和技术基础。

应在卫生资源开发策略的基础上,制订实现卫生资源规划目标的具体手段和方法,即具体实施措施。首先,实施措施必须与策略和目标一致,要有利于目标的实现,而不是可有可无,甚至与目标背道而驰,造成卫生资源的浪费。其次,与策略相比,实施措施要具体、可行和可操作,应明确应该做什么、为什么做、在什么地方(范围)做、由谁来做、时间要求是什么等。

(六)监督和评价

为了达到卫生资源规划目标,在规划实施中,应该做到思想落实、组织落实、政策落实、技术措施落实、工作任务落实,管理部门要对规划的实施进行监督与评价。监督与评价应该贯穿规划从制定到实施的全过程,包括对卫生资源规划的科学性、实施过程、结果及对人群健康影响等进行分析。在规划实施过程中下列几个问题值得关注。

1.建立规划执行与评价组织　这是卫生资源规划实施取得成功的重要组织保证。

2.分工及责任明确　在明确了卫生资源规划目标和实现目标的对策与措施之后,要进行充分的协调与沟通,将目标与任务落实到各部门与人员,明确分工与责任。

3.制订详细的实施方案　各部门针对自己承担的目标与任务拟定实施方案。建立实施责任书与日程表,将落实各项对策与措施需采取的活动列出来,规定主管部门、承担部门及相关部门各自的责任与任务,并明确责任人、具体执行人、监督人,以及完成期限。

4.制定卫生资源规划实施的考核、监测办法　包括考核和监测的内容、方法、时间及负责人。卫生资源规划是经政府或人民代表大会审议通过的有约束力的法规,还应规定规划的法律效力和违反规划的处罚。据此对卫生资源规划实施的进度、目标的完成状况等进行检查和监督,对未达到规划规定要求或违反规定的部门采取必要的处罚。

第三节　区域卫生规划

一、区域卫生规划概述

区域卫生规划(regional health planning)是20世纪80年代中期以来提出的卫生发展的先进思想和科学管理模式。区域卫生规划是指在一定的区域范围内,依据自然生态环境、社会经济发展、人口结构、人群健康状况和卫生服务需求等因素,确定区域内卫生与健康事业发展方向、发展模式与发展目标,合理配置卫生资源,使卫生服务总供给与总需求基本平衡,形成区域卫生整体发展。区域卫生规划的最终目标是在符合成本-效益原则的前提下,满足区域内居民的健康服务需求。区域卫生规划的内涵包括以下内容。

1. 区域卫生规划是卫生资源统筹安排、合理配置的计划。
2. 区域卫生规划以满足区域内居民基本医疗卫生服务需求、提高居民健康水平为目的。

3．区域卫生规划的目标是构建与国民经济和社会发展水平相适应，有效、经济、公平的医疗卫生服务体系和管理体制，提高卫生系统综合服务能力和卫生资源利用效率。

4．区域卫生规划由政府负责制定并组织实施。

5．区域内各部门、各行业以及军队对地方开放的卫生资源全部纳入规划范围，个体行医以及其他所有制形式的卫生资源配置，必须服从规划的总体要求。

6．区域卫生规划的周期一般为5年。

二、区域卫生规划的特征和意义

（一）区域卫生规划的特征

制定和实施区域卫生规划的宗旨和根本目的是使医疗卫生服务体系和管理体制适应并满足区域内居民的基本医疗卫生服务需求，改善和提高居民健康水平。从规划的目的和宗旨出发，区域卫生规划具有以下几方面特征。

1．以一定的区域为依托　区域内的自然条件、行政管理体制、经济发展结构、人口结构、文化传统及生活方式和生活习惯等都是影响区域卫生工作和居民健康状况的重要因素。区域卫生规划是在对区域内社会、经济、文化、自然条件、卫生等因素进行综合分析的基础上，针对区域内的主要卫生形势编制的，是一个大卫生的发展蓝图，是区域内国民经济与经济发展规划的重要组成部分。

传统的区域概念一般被理解为行政区域。在我国经济发展的战略格局从改革开放初期单纯的"行政区经济"向"区域化经济"全面过渡的时代背景下，打破行政区域概念，从战略层面规划区域卫生发展格局，促进区域卫生协调发展，推进区域卫生健康一体化高质量发展意义重大。

2．以居民主要卫生问题为依据　区域卫生规划是以居民健康发展指标为目标，而不是以床位、人员增长为目标，确定区域卫生发展的目标和方向，使卫生政策措施和各项卫生工作具有针对性，促进区域卫生与健康事业各个方面有序、协调发展。

3．以优化卫生资源为核心　围绕区域居民健康目标这个中心，对区域各项卫生资源"规划总量、调整存量、优化增量，提高质量"，特别是对存量卫生资源从结构、空间分布上进行横向和纵向调整，推行卫生全行业管理，按照公平、效率的原则合理配置，使有限的卫生资源得到充分的利用，努力争取实现卫生保健服务与区域内居民卫生保健需求之间的供需平衡。

4．以综合服务能力提升为目标　明确各层次各类医疗卫生机构的功能及相互协作关系，构建功能互补的、整体的、综合的卫生服务体系。

5．以管理体制和运作机制创新为动力　区域卫生规划重视管理体制和运作机制等方面的改革，注重建立管理信息系统，并充分利用这个系统为规划服务。

（二）实施区域卫生规划的意义

1．适应市场经济体制的需要　区域卫生规划改变了卫生计划模式，有利于促使卫生事业从偏重数量、规模、速度的粗放型增长模式转向以内涵为主、注重质量和效益的集约型增长模式；此外，卫生事业的性质及其特殊性决定它不能单纯依赖市场机制使资源得到合理配置和调节供求关系。WHO在研究了不同国家卫生发展经验与教训的基础上，也在国家卫生计划与管理上向世界各国倡导区域卫生规划管理模式。

2．高质量发展的需要　实施区域卫生规划能较好地解决卫生资源盲目、重复配置，卫生服务供给与需求失衡这些矛盾和问题。通过规划，准确把握新发展阶段面临的问题和挑战，优化卫生资源布局和结构，创新服务方式，完善管理体制和机制，推进卫生与健康事业高质量发展。

3．政府实现对卫生事业宏观调控的重要手段　区域卫生规划是政府对卫生事业发展实行宏观调控的主要依据和手段，有助于减少政府对卫生机构经营过程的直接管理和干预，通过法律、法规、经济的手段，逐步强化政府对卫生事业的宏观调控力度，实现领导职能由"办卫生"向"管卫生"、由部门管理向行业管理、由经验管理向法制管理的过渡。最终实现政府的职能转变。

4．实现卫生全行业管理的主要途径 改革开放以来，我国卫生事业的发展速度很快。但是，由于缺乏必要的宏观调控和行业管理，以致医疗卫生机构、床位、人员的数量膨胀过快，使卫生资源配置不合理，利用效率不高。表现在：资源的布局和结构不合理、行业管理无序、医疗技术配置不合理等。必须加强卫生行业的宏观调控，否则，上述卫生资源配置中出现的弊端将会不断加剧。区域卫生规划的实施，为卫生全行业管理提供了有效途径，为解决资源短缺与浪费并存矛盾提供了有效手段，从而促进卫生资源的优化配置和卫生事业的协调发展。

三、区域卫生规划编制程序

编制区域卫生规划是一项系统工程，涉及的问题及问题的环境复杂多样，因此，在制定区域卫生规划时需要具体情况具体对待，根据实际情况和需要确定合适的研究内容和采取适宜的研究步骤。区域卫生规划编制的主要步骤参看卫生资源规划编制步骤。

四、区域卫生资源配置

（一）区域卫生资源配置基本原则

1．卫生资源总量配置要与规划期内社会经济发展水平和人民健康需求相匹配，要根据区域内居民卫生服务实际需求及其变化趋势确定资源配置标准，实现卫生服务需求与供给基本平衡。

2．卫生资源配置的结构和布局要突出卫生发展战略重点，优先发展和保证基本医疗卫生服务，体现基层卫生服务的综合性。

3．依据服务人口及服务地理面积设置机构配置资源，而不是根据部门的隶属关系。机构设置要与其层次、功能相适应，强调整体功能的发挥，而不是仅仅强调个体机构服务能力的加强，即强调内涵型的发展道路，注重效率和效益。要符合成本效益，提倡资源共享，提高质量和效率，不要求层层对口。

4．规划着眼于区域内全体居民的健康，区域内所有卫生资源都必须纳入规划之中。实施区域卫生规划，必须深化卫生管理体制和机制改革，实施卫生全行业管理。

5．区域卫生规划的制定是一个动态过程。规划制定好了以后，并不意味着一劳永逸。随着经济和社会环境的变化，必须根据卫生需求和主要卫生问题的变化，及时对规划进行修正，调整和重组各种卫生资源。

（二）区域卫生资源配置方法

卫生资源配置是区域卫生规划的重要内容。卫生资源配置受多种因素影响，如人口状况、经济状况、医疗卫生需求、资源拥有量、资源利用效率等，并且某些因素可能不在政策制定者控制范围内，很难有一种通用而且理想的方法。研究人员综合各种因素的影响，在方法学上进行了广泛的探索，主要有定性和定量方法，如函询调查法、专家会议法及德尔菲法等定性分析方法和综合预测法及统计模型法等定量分析方法。其中，综合预测法包括卫生服务需要量法、卫生服务需求量法、服务目标法和人口比值法等方法，统计模型法包括灰色模型法、多元回归模型、时间序列计算法等多种方法。本部分主要介绍以下四种方法。

1．卫生服务需要量法 卫生服务需要是指人群因疾病或保健而具有的客观的需要，如就医住院及预防的需要等，但客观需要常因各种原因而不能直接导向卫生需求。此方法从区域人群的患病情况和卫生保健需要出发，基于卫生服务调查，获取区域居民的两周患病率、慢性病患病率、人均年患病天数、年需要住院率等关键指标值，运用公式计算出区域居民所需配置的卫生资源数。

此方法重点在于对需方的卫生服务需要形式、数量及内容等方面进行深入了解，根据需方服务需要量转化为卫生资源配置需要量。但该方法没有考虑需方支付能力、时间等影响，预测值可能大于实际需要值。

2．卫生服务需求量法 卫生服务需求是指人群对医疗卫生服务主观上的需要，如门诊和住院需求、保健需求及康复需求等。该方法是通过卫生服务利用率来反映人群卫生需求水平及类型，进而推算卫生资源配置量。卫生服务利用可分为门诊服务利用、住院服务利用及预防保健服务利用等方面，其主要指标有两周就诊率、两周就诊人次、年住院率、预防接种覆盖率等。用卫生服务利用率这一指标来反映人群卫生需求水平及类型，还需要考虑在规划期内未满足的需求（潜在需求）。

卫生服务需求量法使用卫生服务利用率来测算卫生资源配置量，但居民的潜在需求较难预测，因此得到的卫生资源配置量是满足居民卫生服务需求量的最低标准。

3．服务目标法 服务目标法是从服务供给的角度出发，根据卫生资源配置现状和利用效率求出基年标准数，然后考虑人口的增长和医疗卫生服务需求潜在增长等因素，对目标年份需要量进行预测。该方法的关键是需要确定不同级别、不同类型的医疗卫生机构、专业科室、门诊等多部门所能提供的合理的卫生服务量，再按各专业人员工作量标准计算出相应人员需要量。

服务目标法不仅需要考虑到医疗卫生机构（供方）所能提供的资源，还需要考虑到居民（需方）的卫生服务需求量与需要量，因此能较为准确地预测卫生资源配置量，但医疗卫生服务需求潜在增长预测较为困难。

4．人口比值法 这是利用信息最少，也最为直接的一种方法，常用于卫生人力需求量预测或人力供应量预测。该法是先预测目标年各类卫生技术人员与服务人口比值，然后将该比值乘以目标年的预测人口数，即得到目标年的卫生人力需求量。

此法未考虑到卫生人力的内部结构、服务效率及居民实际需求等方面的因素，可能导致预测值过高，造成卫生资源浪费。

（三）区域主要卫生资源配置

1．医疗卫生机构设置 要依据我国卫生与健康事业发展的相关政策和法律法规，特别是多年来许多地区试点、实施区域卫生规划的经验。区域医疗卫生机构设置要有长远发展的战略思想，从构建精简、高效、方便群众的医疗卫生服务体系出发，边规划、边调整，逐步使医疗卫生机构设置趋向合理。医疗机构设置在明确公立医院的设置与发展规划、发挥公立医院的主导地位的同时，要为社会力量举办医疗机构预留空间。

（1）基层医疗卫生机构：以社区、家庭为服务对象，负责提供基本公共卫生服务，以及常见病、多发病的诊疗、护理、康复等综合服务，并受县（区）级卫生行政部门委托，承担辖区内公共卫生管理工作，负责对村卫生室、社区卫生服务站进行综合管理、技术指导和乡村医生的培训等。医疗上既可以向上级医院转诊患者，也能接受上级医院回转的患者，对居民和患者的服务是连续性的。

基层医疗卫生机构按照乡镇、直管社区行政区划或一定服务人口进行设置，原则上每个建制乡镇政府办 1 所标准化乡镇卫生院，每 3 万～10 万常住居民办 1 所社区卫生服务中心。乡镇卫生院分为中心乡镇卫生院和一般乡镇卫生院，中心乡镇卫生院除具备一般乡镇卫生院的服务功能外，还应开展普通常见手术、收治"100+N"病种以及重症患者、对区外实行即时转诊等，着重强化医疗服务能力并承担对周边区域内一般乡镇卫生院的技术指导工作。

（2）公立医院：公立医院是我国医疗服务体系的主体，可划分为县（区）办医院、市办医院、省办医院。县（区）办医院承担辖区常见病、一般疑难性疾病以及基层医疗卫生机构转诊患者的门诊、住院治疗，并扩大社会卫生服务功能，协助基层卫生组织开展社区卫生服务。市办医院主要从事急危重症和疑难病症的诊治，结合临床实践开展医学教育和科研工作，成为区域内医疗、教学、科研相结合的技术中心，提供专科和综合性医疗卫生服务。省办医院主要向省级区域内若干个地市提供急危重症、疑难病症诊疗和专科医疗服务，接受下级医院转诊，并承担人才培养、医学科研及相应公共卫生和突发事件紧急医疗救援任务。通过建立严格的双向转诊制度，运用价格和补贴政策，分流患者到基层卫生机构就诊。

在县级区域，依据常住人口数，原则上设置 1 个县办综合医院和 1 个县办中医类医院（含中医、中西医结合、民族医等）。在地市级区域，依据常住人口数，每 100 万～200 万人口设置 1～2 个市办综合性医院（含中医类医院），服务半径一般为 50km 左右，根据需要规划设置市办专科医院（含中医类专科医院）。在省级区域划分片区，依据常住人口数，每 1 000 万人口规划设置 1～2 个省办综合性医院，同时可以根据需要规划设置儿童、妇产、肿瘤、精神等省办专科医院（含中医类专科医院）。

2021 年《国务院办公厅关于推动公立医院高质量发展的意见》（国办发〔2021〕18 号）中，聚焦"打造国家级和省级高水平医院""发挥公立医院在城市医疗集团中的牵头作用""发挥县级医院在县域医共体中的龙头作用"及"建立健全分级分层分流的重大疫情救治体系"四个方面，明确提出公立医院高质量发展新体系构建的发展路径，推动公立医院高质量发展，更好地满足人民日益增长的医疗卫生服务需求。

（3）疾病预防控制机构：提倡综合性，改变一病一机构（如职业病、结核病、性病、血吸虫病等）的状况。县级及以上每个行政区划内原则上只设 1 个疾病预防控制中心，不再单设其他专病预防控制机构，目前部分地区单设的专病预防控制机构，要逐步整合到疾病预防控制中心。市疾病预防控制机构要强化技术指导和监测能力，对辖区内各类急（慢）性疾病预防、控制和健康促进等工作进行全面规划、管理和技术指导；县级疾病预防控制机构要重点加强其提供基本预防服务、传染病和慢性疾病监测与控制、健康促进和公共卫生管理的能力。

（4）妇幼卫生保健机构：根据实际需要，市、县可设立妇幼保健机构。市级妇幼保健机构要强化妇幼保健技术指导和监测能力，对辖区内妇幼保健工作统一规划、监督和评价，开展市区内或地段内妇幼保健工作；县级妇幼保健机构要完善围产期保健、婴幼儿保健和妇女卫生工作，逐步扩大孕产妇和儿童系统管理覆盖面，提高妇幼保健能力和质量。新建、改建妇幼保健机构应注意改善妇女、儿童健康监测和管理的设施条件和保健门诊，使其具有与任务相适应的业务用房和设备。

2．医疗机构床位配置　医疗机构病床指乡镇卫生院（社区卫生服务中心）及以上各级各类医院病床统称（不包括疗养院和预防保健机构床位）。医院病床配置标准是区域卫生规划的主要指标，也是确定各级医疗机构规模的重要指标，由此决定各医疗机构的性质、功能、科室设置、人员配备、器械装备、技术等级、设施建设和资金投入等。确定一个区域内医疗病床总数或每千人口医院病床配置标准，是需要认真研究和充分征求各方面意见的问题。

（1）医疗机构床位配置依据

1）医疗机构床位需要量、需求量和潜在需求量：床位需要量指经医师诊断需要住院诊治的患者（或非患者）全部住院诊治所需要的床位数；需求量是指有支付能力、住院诊治的患者（或非患者）实际占用的床位数；潜在需求量是指在增加医疗保险覆盖范围、经济收入增长、改变住院条件和其他因素等情况下，引起的需求弹性变化，即可能增加的住院患者所需求的床位数。

2）床位使用效率：不同级别、不同类型的医疗机构，其床位使用效率受多种因素的影响，对床位使用率、平均住院天数、床位开放日数的要求均有所区别。

3）床位合理布局和结构比例：确定床位配置总量时，既要考虑床位合理布局和结构比例对配置总量的影响，又要根据住院患者流向和转诊制度，在区域内不同能级医疗机构中进行合理配置，使居民对床位的利用在时间和空间上更为方便；在不同科室或病种床位构成上趋向合理，不同层次上满足居民的需要。

4）床位配置要考虑区域人口流动因素和基层患者逐级转诊住院治疗，边远农村地区地广人稀的特点。

（2）床位数测算方法：计算公式如式（5-1）所示。

$$床位数=\frac{\sum(A \times B+C-D)}{病床使用率} \times \frac{1}{病床周转次数} \qquad 式（5-1）$$

式（5-1）中，$\sum$ 为总和；A 为以年龄划分的分层地区人口数（人口数应是户籍人口、暂住人口及流动人口日平均数之和）；B 为以年龄划分的住院率，按每 5 年划分年龄段，若没有分年龄组人口和分年龄组住院率，可以用总人口数与区域人群年住院率代替；C 为其他地区流入本区域的住院患者数；D 为本地区去外地的住院患者数。

1）专科床位数的计算：按照上述公式中的住院率、病床使用率、住院患者数以各专科住院率、病床使用率、住院患者数替换即可。专科床位数包括专科医院床位和综合医院中的专科病房床位，按照人口总数及其构成、居民的专科疾病发病情况、服务半径、医疗卫生资源状况确定。尚未具备条件进行精细测算的，可以参照目标地区的现有专科资源在总资源分布的基础上进行计算。

2）各级各类医疗机构床位数的确定：根据分级诊疗格局，前瞻性论证不同级别医院应接诊的各专科病种，然后由各专科病种床位数分别计算出各级医院床位数，为应急突发公共卫生事件预留一定床位。同时按照不同类型机构功能定位明确床位数效率及床位数质量。

3．医疗机构医师配置　医师是卫生资源的核心资源，一个国家或一个地区每千人口配置多少医师、多少护士（师）较为合适，也是需要认真研究和充分征求各方面意见的问题。

（1）医师数测算方法：公式如式（5-2）所示。

$$医师数=\frac{\sum(A \times B+C-D) \times \frac{1}{3}+\sum(A \times E+F-G)}{每个住院医师平均负责病床日} \times \frac{1}{病床使用率 \times 病床周转次数}(1+R) \times K$$

$$式（5-2）$$

式（5-2）中，$\sum$ 为总和；A 为以年龄划分的分层地区人口数；B 为以年龄划分的年均诊疗人次数（即两周就诊率乘以 26），按每 5 年划分年龄段，若没有分年龄组人口和分年龄组年均诊疗人次数，可以用总人口数与区域人群年均诊疗人次数代替；C 为其他地区流入本区域的诊疗人次数；D 为本地区去外地的诊疗人次数；E 为以年龄划分的住院率，按每 5 年划分年龄段，若没有分年龄组人口和分年龄组住院率，可以用总人口数与区域人群年住院率代替；F 为其他地区流入本区域的住院患者数；G 为本地区去外地的住院患者数；R 为非日常医师比，指从事非日常临床医疗工作的医师数（即进行科研、教学、专业进修，参与学术会议、抢险救灾、支边、支农，休病事假等的医师）占医师总数的比例；K 为调整系数，即住院医师与主治医师、副主任医师、主任医师的比例。

（2）护士数配置：根据当地医疗需求主要特征，按照服务目标法，明确医护比，并以必需医师数及医护比为依据，确定区域内护士总数。根据实际情况，考虑不同机构功能定位下床护比要求，确定医疗机构护士配置数量。其他护理人员根据区域内护理需求和职能定位配置。

（3）药师（士）数配置：根据当地医疗需求，按照每千人口药师（士）数，确定区域内药师（士）总数。根据实际情况，确定医疗机构药师（士）配置数量。其他药学专业技术人员根据区域内医疗机构需求配置。

（4）公共卫生医师数配置：公共卫生医师配置数可按人口比值法进行测算。即按照我国全国每万人口拥有的公共卫生医师数，测算区域公共卫生医师配置数。考虑到区域经济发展水平和人口情况,可适当增加配置比例。此外,在加快推进健康中国战略背景下,随着社会经济文化的发展,公共卫生医师的需要量还会增加,其中包括全科医生,因此,在能力可及的情况下,可适当增加配置比例。

4. 大型医用设备配置 控制大型医用设备的配置,特别是要控制高科技设备在一般医疗卫生机构的普遍使用。对于大型医用设备的配置,要根据区域人口规模和社会经济发展水平,控制总量、合理规划和布局。要优先考虑现有设备的维护、保养与改造,而不是盲目购置高、精、尖设备。所有大型设备要纳入管理的范围,对于已超过标准的地区,通过控制大型医用设备的更新换代实现总量调整,同时,适当降低大型医用设备检查定价,扭转盲目购置和过度使用的倾向。新增和更换大型医用设备要报省级主管部门批准。要依照国家有关规定,严格执行审批、管理制度,防止医疗费用迅速上涨。

5. 信息化建设 医疗系统信息化分为医院信息化、区域卫生信息化和其他医疗产业信息化。其中,医院信息化是医疗信息化的主要对象,包括医院信息系统(hospital information system,HIS)、实验室信息管理系统(LIS)、影像存储与传输系统(picture archiving and communication system,PACS)等信息集成平台。区域卫生信息化包括居民电子健康档案、公共卫生信息化平台、分级诊疗等。其他医疗产业信息化涵盖医保信息化平台、药品流通信息平台等。智慧医院信息系统包括电子病历、智慧服务、智慧管理。"互联网+健康"发展面向偏远地区和基层的远程医疗以及线上线下相结合的医疗服务,建立区域远程医疗业务平台,探索云中心建设,重点发展远程诊疗、远程心电监护、远程影像、远程病理诊断、远程检验等支持服务,推动优质医疗资源纵向流动,远程医疗服务覆盖所有县(区)。

6. 卫生经费投入 卫生经费投入在卫生资源优化配置中有着举足轻重的作用。按照《中共中央 国务院关于深化医药卫生体制改革的意见》(中发〔2009〕6号)要求,建立政府主导的多元卫生投入机制,明确政府、社会与个人的卫生投入责任。确立政府在提供公共卫生和基本医疗服务中的主导地位。公共卫生服务主要通过政府筹资,向城乡居民均等化提供。基本医疗服务由政府、社会和个人三方合理分担费用。特需医疗服务由个人直接付费或通过商业健康保险支付。

政府卫生经费投入没有绝对的统一标准,决定政府卫生经费投入的多少和是否合理的因素很多。我国国内发达和欠发达地区的卫生经费投入相差悬殊,常规使用卫生经费占财政支出比例这个指标并不能全面反映需求真相。因此,该标准应该是因地而异、因地制宜的。

本章小结

本章主要介绍了卫生资源规划的概念、要素、功能及任务,以及制定卫生资源规划的指导思想和依据、制定程序和区域卫生规划的相关内容。

卫生资源规划是指主体根据自然生态环境、社会经济发展、人群健康问题和医疗卫生服务需求等因素,合理确定卫生资源的发展目标、发展模式、规模和速度,通过合理配置卫生资源,采取符合成本效益的干预政策和措施,改善和提高医疗卫生系统的综合服务能力,使居民得到公平、有效、方便、价廉的医疗卫生服务,全方位、全周期保障人民健康的过程。

卫生资源规划活动是一个相当复杂的过程,但规划工作的成败取决于能否正确地界定规划工作需要解决的差距,以及能否采用科学合理的策略去解决这一差距。卫生资源规划要按照科学步骤进行,制定卫生资源规划时应坚持整体性、因地制宜、前瞻性、科学化、持续改进的原则。

区域卫生规划是指在一定的区域范围内,依据自然生态环境、社会经济发展、人口结构、人群健康状况和卫生服务需求等因素,确定区域内卫生与健康事业发展方向、发展模式与发展目标,合理配置卫生资源,使卫生服务总供给与总需求基本平衡,形成区域卫生整体发展。编制区域卫生规划是一项系统工程,涉及的问题及问题的环境复杂多样,因此,在制定区域卫生规划时需要具体情况具体对待,根据实际情况和需要确定合适的研究内容和采取适宜的研究步骤。

思考题

1. 请结合我国城市和农村环境特征,分析二者在卫生资源配置的原则、目标、方式上的差异。
2. 请分析新时代卫生资源配置如何与县域医疗服务体系、服务需求相适应。

（丁 宏）

第六章　卫生组织体系

　　卫生组织是卫生系统的重要组成部分，是贯彻执行国家卫生工作方针，实现各类健康目标的基础。卫生组织体系的管理涉及卫生组织构建、管理体制改革、组织机制完善与发展等内容。卫生组织体系的管理工作要以满足居民健康的需要为依据，设立相应的组织和服务提供方式，建立不同组织间以健康为中心的良性互动和有机配合，争取系统功能的整体优化和系统产出的最大化。卫生组织体系的科学管理对提高卫生治理能力、改善卫生服务、加强卫生协作、实现健康目标具有重要意义。

第一节　卫生组织体系概述

一、卫 生 组 织

（一）卫生组织的概念

　　卫生组织（health organization）是指以恢复、维护和促进人群健康为基本目的的机构或团体。所有卫生组织均以保障健康为目标，但不同层级、不同类型的卫生组织的具体目标会有所差别。

（二）卫生组织的特点

　　1. 专业性　卫生服务与居民生命健康直接相关，具有高度专业性、高风险性、消费被动性、供方垄断性、实效性等特点。相关卫生组织必须依靠专业技术支撑，具备专业管理和服务能力，才能提供科学、安全、有效的管理和卫生服务。

　　2. 协同性　卫生管理与服务的高度分工与专业化发展在促进效率和质量全面提升的同时，也带来了各级各类卫生组织职责的分离和隔断问题，各卫生组织间及组织内个体、群体、部门必须紧密协同配合，形成相互联系的层级、职能体系，才能保证卫生系统整体目标的实现，才能为人民群众提供覆盖全生命周期的一体化服务。

　　3. 开放性　卫生组织是一个投入产出系统，通过对各种资源投入（如人力、物质、资金、信息、知识等）的有效转换，产出各类卫生服务，而卫生组织的服务和产出大多具有公共产品和准公共产品的性质，具有显著的经济效益和社会效益。这就要求卫生组织是开放的，要与外部环境产生频繁的资源交换，保持有效、和谐的互动关系。

　　4. 公益性　卫生组织的目标是维护和促进健康，因此卫生组织必须将健康目标与自身发展目标相结合。各级各类卫生组织应秉持高尚的道德要求和技术伦理，有意识地树立从业人员的人道精神，满足人民群众合理的健康需要。

二、卫生组织体系

（一）卫生组织体系的构成

　　卫生组织体系（health organization system）是指各级各类卫生组织，按照一定的体系架构，通过功能的衔接、整合等，所形成的为维护和促进人群全周期生命健康提供各种卫生服务、管理、保障的社会组织的集合。卫生组织体系是卫生事业运行的基础,主要通过规制、资源筹集和提供卫生服务等职能履行实现提升群体和个体健康水平、促进卫生筹资公平性、提高卫生系统反应性等目标。卫生工作目标和各卫生组织职能的多元性决定了卫生组织体系是一个复杂的系统,卫生组织体系的结构、功能分配、职权划分的合理性直接决定了各项卫生服务功能的效率、效果和健康目标的达成程度。总体而言,卫生组织体系大体分为卫生行政组织体系、卫生服务组织体系和社会卫生组织体系。

1. 卫生行政组织体系 卫生行政组织体系是由各级各类卫生行政组织构成的集合。卫生行政组织是对国家公共卫生事务实施管理的组织。广义的卫生行政组织指一切具有计划、组织、指挥、协调、监督和控制等管理功能的卫生组织,它包括政府卫生行政部门,也包括卫生立法、司法机关中管理卫生行政事务的专门机构,还包括企业、事业以及社会团体中管理卫生行政事务的机构。狭义的卫生行政组织指负责卫生行政管理的政府卫生部门。卫生行政组织是重要的卫生制度来源,在卫生组织体系中履行管理职能,决定卫生系统运行的顶层设计,与医疗卫生服务体系的发展有着极为密切的联系。

2. 卫生服务组织体系 卫生服务组织体系由不同层级和不同功能的卫生服务组织构成。卫生服务组织指以保障居民健康为主要目标,直接或者间接地向全人群提供预防、保健、治疗、护理、康复、安宁疗护等全方位、全生命周期的卫生服务的组织,主要包括各级各类医疗机构和专业公共卫生机构。

3. 社会卫生组织体系 社会卫生组织体系主要由社会产业组织、从业者组织、部分社区组织、国际性非政府组织等组成,主要在卫生健康领域开展服务提供、社会沟通、政策建议和社会公益等形式的活动,该体系内组织数量众多,在一定程度上弥补了卫生行政组织体系和卫生服务组织体系功能的不足,促进了各方的沟通与协作,是卫生治理不可或缺的要素。

卫生行政组织体系对医疗卫生服务体系行使组织、监管的职能。卫生行政组织服从政府的领导,接受上级卫生行政组织的业务指导。卫生服务组织体系是执行者,负责提供各项卫生服务。卫生服务组织体系分工合作,医疗机构提供终身健康维护、疾病诊疗等服务,公共卫生机构致力于疾病预防控制、传染病防治、妇幼保健、健康环境改善、卫生监督等服务,最终恢复、维护和促进居民的健康。卫生服务组织在接受卫生行政组织领导的同时,接受上级卫生服务组织的业务指导,并指导下级卫生服务组织。不同级别的卫生服务组织在功能上互为补充、各有侧重。社会卫生组织弥补卫生行政组织和卫生服务组织的不足并促进两者的沟通、协作。各类卫生组织通过分工协作构成了一个完整的卫生组织体系。

(二)卫生组织体系的特点

1. 内部复杂性与协调性 卫生组织体系的构建必须坚持系统性原则,追求体系功能的整体优化和系统产出的最大化。各卫生组织相互联系、相互制约,存在横向、纵向的功能互补与协同,形成了内部结构十分复杂,但功能上又协调统一的卫生组织体系。由于卫生组织体系的功能与居民健康需求紧密相关,而居民健康需求层次多样且持续变化,因此卫生组织体系要不断调整体系结构和功能,以适应居民健康需求。同时,各卫生组织所提供的服务或工作产出具有极强的专业性、技术性,组织体系管理的复杂性特点非常突出。

卫生组织体系结构与功能是互相联系、互相制约的辩证关系。只有在卫生组织体系结构合理的前提下,系统功能才能得到好的发挥,反之,系统功能就会受限,如当卫生资源在层次布局上过于向高等级医院集中,在地域布局上过于向大城市集中时,医疗卫生服务的公平性、可及性将大大降低。再如,卫生监督机构若不能独立存在,而要依附于其他部门时,其功能发挥就会受到影响。同时,系统功能又反作用于系统结构,当卫生组织体系的功能发生变化时,卫生组织结构也应随之改变,如我国人口政策的变化引起了相关卫生组织的功能变化,继而引起了组织整体结构的调整。

2. 外部适应性　卫生组织体系具备开放性特征，它不能脱离其他卫生健康子系统和其他社会系统而独立存在，需要适应环境变化，不断调整自身结构、功能，乃至发生根本变革。例如政治系统的运行导向变化，会直接影响卫生组织体系的价值目标与功能定位；人口老龄化所带来的慢性病、残疾、失能及劳动力减少等威胁，会增加对卫生服务的需求量。卫生服务环境的变化也会影响卫生组织体系的功能和结构。例如随着疾病谱的转变，慢性非传染性疾病成为危害人们健康的主要疾病，而对它的预防是长期的、持续的，有效的预防措施在于改变人们对疾病的认识、调整个人价值观和行为方式。卫生组织体系要保障这些重点人群获得有效的早期干预以及长期的管理服务，就必须不断优化内部功能结构。卫生服务体系要关注人的终身健康，转变服务理念和服务方式，向医防融合式服务转变，并将协助改变居民对疾病的认识、调整个人价值观和行为方式纳入卫生系统的工作职能。

（三）卫生组织体系的管理原则

卫生服务的特殊性决定了卫生组织体系的管理必须遵循卫生系统的基本特征和规律，既要有利于政府健康责任的履行，还要有利于卫生健康服务的有效性。卫生组织体系的管理应该遵循以下原则。

1. 以健康为中心原则　以健康为中心是卫生事业发展的基本准则，我国政府明确提出把人民健康放在优先发展的战略地位，将健康融入所有政策，在构建卫生组织体系时，以维护和增进全体居民健康的需要为依据。由此，卫生组织体系不仅在内部要对疾病预防、诊断、治疗、护理和康复等服务的供给过程进行有机协调、高效治理，保证服务的公平性与质量，还应该建立不同部门（如环保、养老、社区康复、体育组织等）、不同服务间以健康为中心的协调联动机制，通过政府部门、行业机构、社会组织、公众等主体分工协作、平等参与，构建一系列制度和规则体系，共同发挥保障健康的作用。

2. 落实政府责任原则　政府为履行保障全体居民健康的责任，必须主导卫生组织体系建设并维护其正常运行。鉴于此，在构建卫生组织体系时，要充分考虑居民的健康需要，明确政府的责任范围，保障全体居民获得维护健康所必需的基本卫生服务。如基本医疗服务和公共卫生服务提供是政府的基本责任，相应的组织体系和政策保障应主要由政府负责建立；而属于私人服务的高端医疗、养老、健康休闲等服务，则应由市场提供，各类组织共同构成投入多元、责任明确、功能互补、分工有效的卫生组织体系。

3. 组织规模适度原则　卫生组织体系的设置要以满足人民健康需要为目的。组织体系的规模、类别、服务能力等，要与本行政区域人口、经济社会发展状况、卫生资源总量、健康危险因素、发病率、患病率等情况相适应，以使各类资源充分且高效地被利用。卫生服务是具有天然技术垄断性的特殊服务，过度配置卫生资源，会导致卫生体系规模过大、卫生服务供过于求，造成资源浪费，加重个人和社会的健康经济负担，反之，当卫生服务供小于求时，人民群众的健康需要就无法得到有效满足。因此，卫生组织体系的规模要科学核算，保持适宜性。

4. 协同与整合原则　卫生组织体系所产出的卫生服务和管理措施应是连续性、综合性的，这要求各级各类卫生组织建立协同、制约等关系，实现业务协作与服务整合，为居民提供连续性、全方位、全生命周期的服务。协同和整合包括横向与纵向两种，横向协同与整合主要在同一层次不同功能、不同类型的卫生组织间开展，纵向协同与整合则是在不同层级的卫生组织间开展，这在卫生服务组织体系中体现尤为明显，例如医疗服务、医保服务和医药服务的协同，即"三医联动"属于横向的业务协同，"小病在社区、大病到医院"的医疗服务提供则属于纵向的服务整合。

第二节　卫生行政组织

卫生行政组织是国家行政组织的重要组成部分，在卫生管理活动中起主导作用。卫生行政组织是贯彻实施党和政府的卫生工作方针政策、主管全国和地方卫生工作、编制卫生发展规划、制定医药卫生法规并对卫生法律法规的实施进行监督检查的组织。卫生行政组织在内部结构上体现统一性、系统性和层级性等特征。

一、卫生行政组织的构建原则

（一）依法设置原则

卫生行政组织行使国家卫生行政权力，其设立、撤销或合并，必须遵循一定的法律依据并经过特定的法律程序，以体现组织权威性和保证组织效能，并防止机构和人员的随意增减，保证卫生行政机构的精干高效。

（二）权责一致原则

组织体系设置本质上是权力分配的形式。一方面，各卫生行政组织职责范围应严格划分明晰，避免重复和交叉；另一方面，各组织的责任和权限要体现协同互补，以保证组织体系的完整协同。

（三）完整统一原则

卫生行政组织的设置只有体现行政目标统一、机构设置完整、领导指挥统一、事权集中等原则，才能有效承担卫生行政管理任务。

（四）精简高效原则

卫生行政机构只有精简，才能实现高效、廉洁的目标。组织的人员编制、经费预算应以工作目标为导向，科学测算；管理层次和幅度要合理确定，行政人员要兼备卫生专业知识和公共管理素养。

二、卫生行政组织的职能

（一）制定政策

卫生政策是卫生行政管理的重要组成部分，是卫生行政部门调控各项卫生活动的基本手段之一。卫生行政组织通过不同层次的卫生政策的制定、贯彻、实施来指导或干预卫生服务系统运行，从而实现卫生发展目标。

（二）统筹规划

卫生行政组织负责合理确定卫生发展战略目标，编制卫生规划，统筹、优化卫生资源配置。中央卫生行政部门负责宏观管理，地方卫生行政部门主要负责区域卫生规划，配置辖区内的卫生人力、物力、财力等资源。

（三）组织协调

卫生行政组织负责卫生行政管理与其他行政管理活动的协调，也负责对各类卫生组织及其活动实施管理，如确定卫生服务组织、社会卫生组织的机构设置、功能定位、服务范围，协调各卫生组织间的关系，解决卫生组织间的冲突等。

（四）准入管理

卫生行政组织通过建立和完善各项准入制度，对卫生服务组织和各类卫生服务要素实行准入管理，以保证卫生服务的质量。

（五）评估监督

卫生行政组织对卫生法规、政策、制度执行和各项卫生服务的开展实施评估监督，以保证卫生目标的实现，更好地为人民健康服务。

三、卫生行政组织体系的设置

（一）卫生行政组织的职能分配

从横向来看，卫生行政职能由政府设立的卫生行政机构承担，行政职能分散在若干部门。政府设立的卫生行政机构特指根据国家法律规定设立的，依法享有并行使国家行政权，负责管理国家卫生行政事务的国家机关，其具有政治性、公共性、权威性、法制性和系统性等特点。不同国家政府设立的卫生行政机构名称不一，反映了不同国家对政府及其卫生行政机构职能认识和定位的差异。

由于卫生行政管理范围的广泛性和管理幅度的有限性，通常来说，不可能由单一卫生行政机构承担全部的卫生行政职能，故其他政府部门和机构也会承担部分卫生管理和服务职责。在我国，国家层面具体承担卫生行政管理职能的部门有三类：第一类是国务院组成部门，包括国家卫生行政、发展和改革决策、财政、教育、科技等管理部门；第二类是国务院直属机构，包括医疗保障、统计、体育、海关等管理部门；第三类是国务院部委管理的国家局，包括国家中医药管理、国家疾病预防控制管理、国家药品监督管理等部门。省、市、县三个行政级别的机构设置和卫生职能承担大体与中央级相同。

（二）卫生行政组织的层级结构

从纵向来看，世界各国的卫生行政组织体系基本都可以分为国家卫生行政组织和地方卫生行政组织。从中央到地方各级政府，均按法律规定，结成上下沟通、密切配合的科层式组织体系，以保证国家卫生行政权的正常运行。卫生行政组织层级结构是上下级卫生行政部门之间形成的纵向关系形式，在这种结构中，职位、职权、职责从组织最高层向最底层垂直分配，每个层级拥有管辖范围的决策、指挥权。一般来说，国家卫生行政组织承担对全国卫生事业的发展统筹规划，宏观管理、监督和协调工作；地方卫生行政组织则主要负责本区域内卫生相关领域的各项计划、组织、协调、控制、监督工作。

卫生行政组织层级过多会加大监管难度，会降低中央卫生行政组织的宏观调控能力，会影响信息沟通质量和效率，从而降低系统的灵活程度和对突发事件的处理能力。我国卫生行政组织体系分为四级，从中央到地方主要为国家级、省（自治区、直辖市）级、市级和区县级，乡（镇）一般不单独设立。卫生行政部门是各级政府组成部门之一，在相应级别政府的领导下在各自的辖区范围内履行管理职责，依照法律规定受上级主管部门的业务指导，在管理上主要表现为"横向管理、纵向指导"，以各省级卫生健康管理部门为例，其在纵向上接受国家卫生健康管理部门的指导与监督，在横向上要服从各省级政府的领导与管理。

（三）层级之间的集权和分权

卫生行政组织体系设置需要解决好中央和地方卫生行政机构的权责关系，明确各自的职能范围。中央卫生行政部门可以向地方卫生行政部门放权，将某些职能授权给地方卫生行政组织，扩大地方卫生行政机构的管理权限，理顺中央与地方间的职能关系：权力过分集中于中央，往往难以发挥地方和基层的积极性。

随着信息技术的发展和基层政府行政能力的普遍提升，各国普遍出现了中央向地方授权，扩大地方卫生行政机构的职能和管理权限的趋势，在一定程度上发挥了地方政府的能动性，促进了卫生政策的适宜性和有效性。中国卫生体系经历了多轮的、以简政放权为主要内容的行政体制改革，但是无论是在立法还是在行政决策方面，中央政府都发挥着重要的主导作用。

四、卫生行政组织的改革

（一）卫生行政组织改革的概念

行政组织改革是指政府为使行政职能、行政体制和行政方法适应社会经济发展的需要，为不断提高行政效率而进行的自我调整与改革,包括政府职能的转变、机构的调整和管理方式的改革,也包括政府领导制度、公务员制度、机关管理制度的改革和行政办公手段的改进等。行政组织与任何组织一样,必须随着外部生态环境和内部因素的变化,从结构、职能和体制上进行改革和调整,才有可能保持应有的活力,适应社会政治经济法制的基本要求。卫生行政改革是提高卫生行政效率,以便使卫生行政更好地成为实现经济和社会发展目标有力杠杆的重要手段。

（二）卫生行政组织改革的动因

卫生行政组织的改革具有一定的连续性,但具体到每一次组织的改革,改革的动因、改革的方式选择上都会不同。一般来说,卫生行政组织改革的动因有以下三个方面。

1. 组织职能改变引起的机构改革　不同的国情和历史时期对卫生行政组织的职能要求是不同的,而管理职能的变化必然要求改革行政组织结构,这就要求卫生行政组织改变职权关系和协调机制、调整管理幅度和管理层次、下放部分自主权以及划分或合并新的部门等。如人口老龄化问题的出现必然要求卫生行政组织设置相应职能、设立相应机构以积极应对。

2. 技术变革引起的机构改革　现代科技和信息技术变革会对组织管理幅度、管理方式、管理模式等产生根本影响,促进组织管理职能和组织结构的调整和改革。如卫生支付方式改革等对卫生筹资、卫生服务费用支付等产生了深刻影响,继而引起了相应机构的调整。

3. 由社会发展理念引起的组织改革　社会发展必然导致人的知识结构、态度、行为的改变以及群体行为和态度的改变,继而对卫生服务供需和卫生行政职能产生影响。如"健康融入所有政策""以人为本"等发展理念要求卫生系统建立一体化服务模式,要求调整原有卫生服务提供体系,构建由相互联系的各层级供方组成的功能完备、为居民健康负责的医疗服务网络,这就要求卫生服务组织体系和卫生行政组织体系进行相应改革。

第三节　卫生服务组织

一、卫生服务组织的特征

由于卫生服务本身的复杂性,卫生服务组织表现出比其他类型的组织更加复杂的特性,主要体现在以下几个方面。

（一）高度专业化

卫生服务事关居民生命健康,不容有差错,因此对服务技术有很高的要求,表现在人员专业化、设备精准化等方面,还需要不断革新服务技术。

（二）产出界定困难

一方面要考量疾病转归情况,而疾病本身复杂程度高,另一方面要考虑区域居民健康指标改善情况,而健康的表型在不同人群中也有较大差异。

（三）工作复杂性

各级各类卫生服务组织在功能上有所差异,必须通过相互衔接和补充,共同实现健康维护和促进功能。这一过程要与居民多样化、差异化、个性化的健康需求相适应,还要与经济发展水平相适应,有时还面临突发事件（如重大疫情）,需不断调整工作内容。

（四）工作连续性

卫生服务组织提供覆盖生命全周期的卫生服务,包含预防、诊断、治疗、护理和康复等,这不仅要求机构本身在服务的不同阶段保证服务的连续,还要求不同类别、不同层级之间的卫生组织能建立起连续、协同的服务供给机制。

二、卫生服务组织体系的设置

在我国，国家主导建立健全由基层医疗卫生机构、医院、专业公共卫生机构等组成的覆盖城乡、功能互补、连续协同的医疗卫生服务组织体系。

（一）卫生服务组织体系的职能分类

卫生服务组织体系按职能划分，主要分为医疗服务组织体系和公共卫生服务组织体系两类。

1. 医疗服务组织体系　医疗服务组织体系是由各级各类医疗机构组成的组织体系，主要承担医疗服务供给任务。

（1）医疗机构分类：根据医疗机构所得收益的分配情况，可将医疗机构分为非营利性医疗机构和营利性医疗机构。非营利性医疗机构指为社会公众利益服务而设立运营的医疗机构，不以营利为目的，其收入用于弥补医疗服务成本，收支结余可用于机构建设。营利性医疗机构指医疗服务所得收益作为投资者经济回报的医疗机构。政府不举办营利性医疗机构。

按照举办主体划分，医疗机构可分为政府办医疗机构、社会办医疗机构和个人办医疗机构。

按规模与形式划分，医疗机构可以分为医院与基层医疗卫生机构，医院的主要形式有综合医院、中医医院、中西医结合医院、民族医医院、专科医院、护理院等；基层医疗卫生机构可分为社区卫生服务中心（站）、街道（乡镇）卫生院、门诊部（所）、村卫生室以及诊所（医务室）。基层卫生机构需与医院在目标一致、利益平等、信息共享原则下建立互动关系，落实双向转诊制度。

（2）医疗机构分级：医院是医疗机构的核心组成部分，按照医院的规模及区域功能定位，我国将医院划分成三级十等。一级医院是承担一定区域的预防、医疗、保健、康复服务的基层医院、卫生院；二级医院是向多个社区（乡、镇）提供综合医疗卫生服务和承担一定教学、科研任务的地区性医院；三级医院是提供高水平专科性医疗卫生服务和执行高等教育教学、科研任务的医院。各级医院经过评审，按照医院分级管理标准确定为甲、乙、丙三等，三级医院增设特等。诊所与卫生室不参与评审。随着专科医院的发展，我国也制定出了专科医院与中医院的等级评审办法。

医疗服务组织分级分类管理的目的是形成布局合理、规模适当、层级优化、职责明晰、功能完善、富有效率的医疗卫生服务体系。近年来，我国还开展了国家医学中心、国家区域医疗中心、城市医疗集团、县域医共体的建设工作，以达到整合卫生服务组织体系、推动优质医疗资源扩容下沉、缩小区域间差距、全面提升卫生服务组织体系的内外部协作能力、逐步健全健康保障功能的目的。

2. 公共卫生服务组织体系　公共卫生服务组织体系主要由疾病预防控制体系、卫生监督体系、医疗救治体系和突发公共卫生事件应急反应体系构成，具体包括疾病预防控制、健康教育、妇幼保健、精神卫生、应急救治、采供血、卫生监督等专业公共卫生机构。除专业公共卫生机构，根据我国卫生机构的职能界定，综合医院也承担一定的公共卫生服务职责，如疾病预防、传染病报告、应急救治等。城市社区卫生服务中心（站）和农村乡镇卫生院、村卫生室等，除提供医疗、预防、保健、康复等综合性服务以外，也为城乡居民提供基本公共卫生服务。

专业公共卫生机构主要提供传染病、慢性非传染性疾病、职业病、地方病等疾病预防控制和健康教育、妇幼保健、精神卫生、院前急救、采供血、食品安全风险监测评估、出生缺陷防治等公共卫生服务。公共卫生服务组织体系根据服务内容可划分成诸多子体系，如疾病预防与控制组织体系、妇幼保健组织体系、卫生监督体系等。国家、省、市、县各级都设有疾病预防控制机构，共同构成疾病预防与控制组织体系，该组织体系中有综合性的疾病预防控制中心，也有专门性的公共卫生机构，如结核病防治院（所）、职业病防治院（所）等。国家、省、市、县各级也都设有妇幼保健院、所、站等，它们与妇产医院、儿童医院、综合医院中的妇产科和儿科共同构成妇幼保健组织体系。卫生监督机构主要承担食品及医疗市场、传染病等的卫生监督工作。精神卫生专业机构主要承担精神障碍的预防、治疗、管理、技术支持与指导等工作。

（二）卫生服务组织体系的地域分类

依据我国城乡区域特点，卫生服务组织体系可划分为城市卫生服务组织体系和农村卫生服务组织体系。

1. 城市卫生服务组织体系　城市卫生服务组织体系由医院和社区卫生服务组织构成。社区卫生服务组织提供预防、保健、医疗、健康教育、康复及优生优育指导服务为一体的基本卫生服务和基本公共卫生服务，社区卫生服务中心和社区卫生服务站是其主要形式，它们与医院及其他卫生服务机构分工协作，共同保障城镇居民的健康需求。区域内医院是急危重症和疑难病症诊疗服务的主要承担者，与社区卫生服务组织开展分级诊疗、双向转诊协作。此外，妇幼保健组织、疾病预防控制组织与社区卫生服务组织也产生业务协作关系，共同为区域居民提供一体化的卫生健康服务。

2. 农村卫生服务组织体系　农村卫生服务组织体系主要指由县级及以下的医疗机构组成的组织体系，该体系以县级医疗机构为龙头，乡镇卫生院为枢纽，村卫生室为基础，为农村居民提供基本医疗卫生服务和公共卫生服务。具体分工为：县级医疗机构作为县域内的诊疗中心，是连接城市大医院与基层医疗卫生机构的桥梁和纽带，主要负责基本医疗服务及危重急症患者的救治，并承担对乡镇卫生院、村卫生室的业务指导和卫生人员的进修培训；乡镇卫生院负责提供公共卫生服务和常见病、多发病的诊疗等综合服务，并承担对村卫生室的业务管理和技术指导；村卫生室承担行政村的公共卫生服务及一般疾病的诊治。除此以外，社会办医疗机构，如各类社会办医院、诊所、门诊部等，也是农村卫生服务组织体系的重要组成部分。各级各类医疗卫生服务机构在职能分工和分级诊疗框架下，在管理机制、信息共享、业务指导等方面建立紧密协作关系，为农村居民提供一体化服务。

我国卫生工作的重点在基层，为实现公共卫生委员会机制全覆盖，建立常态化管理和应急管理动态衔接的基层公共卫生管理机制，国家建立了社区（村）公共卫生委员会制度。社区（村）公共卫生委员会接受乡镇政府（街道办事处）和卫生行政部门的工作指导，承担落实卫生健康政策、普及健康知识、参与重大疫情防控、协助居民健康管理、开展爱国卫生运动、畅通居民健康管理诉求渠道等工作。公共卫生委员会是基层卫生服务组织体系的组成部分，也是基层群众自治组织体系的重要组成部分，与其他基层治理组织建立高效有序的联动机制。

三、我国卫生服务组织体系的改革

卫生服务组织体系改革是指卫生服务组织体系根据内外部环境变化，及时改变与其他体系的协作方式、体系内部结构，改变体系内各组织管理模式、资源配置方式等，以适应客观发展的需要，提升卫生服务提供能力的过程。卫生服务组织体系改革要取得成功，应把握改革的原因和基本趋势。

（一）卫生服务组织体系改革的原因

卫生服务组织体系的外部环境变化，会要求其不断重新设计和改革。按照权变理论，卫生服务组织体系的改革是一个长期的、持续的过程。组织体系改革的原因主要是外部和内部环境的变化，具体有以下几方面。

1. 政治环境的变化　卫生服务组织体系是医疗卫生制度改革的执行载体。法律制度、政治理念、政府政策的改变与完善是引起卫生服务组织体系改革的直接推动力量，它会直接引起卫生服务组织体系的建设目标、发展理念、内部结构、协作方式等的变化与调整，进而引发卫生服务组织体系结构和功能调整。

2. 经济环境的变化　经济的变化会对几乎所有的组织造成影响，我国经济的快速发展，使得增加卫生事业的投入成为可能。随着市场经济体制的发展与完善,经济多元化格局的形成,社会资本进入医疗卫生行业,大量社会办医疗机构相继建立。多种类型的卫生服务组织在发展过程中会形成复杂的协作、竞争关系,继而给卫生服务组织体系带来改革动因。

3.技术的进步　技术变革会引起卫生服务组织体系的改革。科技进步和医学等相关领域学科的发展,新兴的医疗技术、高精尖仪器设备的使用,为医疗服务提供了更科学、有效的诊疗手段,也促进了相应的卫生服务组织的改革。此外,更科学的卫生服务组织绩效评价方法以及卫生筹资方式、费用支付方式、费用监管技术也会对卫生服务组织的结构和运行产生重大影响。

4.健康需求的变化　经济社会发展会引起居民健康需求的重大改变,卫生服务组织体系需要及时调整自身功能和结构,以适应居民健康需求,提高服务提供能力。

5.组织内部的变化　卫生服务组织内部力量变化也会促使组织体系的改革。组织内部出现决策失灵、沟通阻塞、组织战略重新制定,以及组织成员的态度发生变化时,就需要对组织进行诊断,找出发生问题的症结,以确定组织改革的方向。

(二)卫生服务组织体系改革的趋势

1.卫生健康综合治理趋势　我国政府坚持把人民健康放在优先发展战略地位,努力全方位、全周期保障人民健康,加快建立完善制度体系,为全民提供基本医疗卫生服务,保障公共卫生安全。政府作为卫生与健康事业发展的主导力量,在实现健康和经济社会良性协调发展中起核心作用的同时,也需要重视市场作用,激发社会组织活力,形成有效合作治理方式,强调治理方法的法治化和治理过程的民主化,提高卫生治理水平,推进卫生治理体系和治理能力现代化。在完善卫生服务组织体系的同时,需要推进其与医疗保障、药品供应保障等其他组织体系的治理合作。

2.医疗服务提供主体多元化趋势　政府健康责任不一定只通过政府举办的卫生服务组织来履行,也可以通过社会办医疗服务机构、政府购买私人部门的服务、政府与社会合作提供等方式来实现,这样既可以促进政府职能转变,激发社会办医的积极性,还可以鼓励竞争,提高服务效率。多元化的卫生服务提供是国际上很多国家卫生组织发展的主要形式,也是我国新形势下卫生发展模式的必然选择。

3.医疗服务整合发展趋势　面对工业化、城镇化、人口老龄化、疾病谱变化、生态环境及生活方式变化等挑战,卫生服务组织体系需要及时调整自身功能和结构,提高整合型卫生服务提供能力。这需要在分级诊疗制度框架下,以强大的基层卫生服务为基础,加强医疗联合体、区域医疗中心和国家医学中心建设,加强机构间的协同,立足全人群和全生命周期两个着力点,形成布局合理、规模适当、层级优化、职责明晰、功能完善、富有效率的医疗卫生服务体系,以实现更高水平的全民健康。

第四节　社会卫生组织

一、社会卫生组织

(一)社会卫生组织的含义

社会卫生组织是区别于卫生行政组织和卫生服务组织而存在的,由各类非政府部门以及广大群众自发组建的、以健康促进为目的的社会团体。它是政府体系之外具有一定公共性质并承担一定社会功能的各种组织的统称,具有非政府性、非营利性、公益性或互益性、自治性、志愿性等基本特征。事实上,符合上述特征的组织有许多不同的称谓,如"非营利组织""公民社会组织""第三方组织""非政府组织"等,我国一般将此类组织统称为社会组织。在我国,凡是依法注册，从事非营利活动，满足志愿性和公益性要求，具有不同程度独立性和自治性的社会团体、基金会、社会服务机构，都称为社会组织。

社会组织在社会问题比较突出、尖锐的领域里，往往发挥着政府和企业不具备或难以发挥的作用。自20世纪80年代新公共管理运动出现之后，为应对越来越复杂的发展环境，解决丛生的公共问题，各国越来越注重发挥社会组织的作用，在卫生健康领域，社会组织已成为不可或缺的治理主体之一。但需指出的是，社会卫生组织会在特定问题上与政府展开博弈，甚至干扰和妨碍政府管理活动，因而打造共建共治共享的卫生治理格局并非易事。社会卫生组织体系的结构相对松散，体系内各组织往往目标各异、功能独特，各组织之间往往缺乏正式而有效的协作和沟通机制。

（二）社会卫生组织的主要形式

1. 利益相关组织 利益相关组织包括如食品、药品、医疗器械等的行业利益组织，也包括基于不同种族、民族、性别、年龄、宗教等的非经济利益的群体利益组织，还包括如环境保护组织、消费者权益保护组织等的公共利益组织。利益相关组织通常具有明确的动机，通过共同利益和价值观将成员聚合起来，通常会对包括卫生健康在内的众多领域的立法和政策产生较大影响。

2. 从业者组织 从业者组织是行业成员利益的维护者和代言人，也是政府与行业成员之间的协调者和沟通者。在卫生领域，从业者通常以学会、协会和专业商会的形式出现，其活动包括从业者教育培训、各类资格认定、各类技术鉴定、向政府及有关部门反映从业人员诉求、组织专家协助政府对相关法规政策进行论证等，在卫生治理中发挥重要作用。

3. 社区组织 社区组织通常以地域、种族、信仰、兴趣爱好、疾病或其他健康状况等共同属性为基础，以满足社区参与者特定的卫生健康需求为目的。互联网的发展和社交软件的兴起为其提供了强大的技术支持和发展契机。这类组织会对卫生健康服务提供的内容和方式产生较大影响，其中一些组织，如患者群体、支持团体、残疾人联合会、病友会等，具有非常具体的健康属性，其存在目的是代表和维护自身健康利益，或为组织成员提供相关服务和支持。

4. 国际性非政府组织 国际性非政府组织的规模、影响力、筹资能力、与各国政府的沟通能力均非其他类型的社会组织可比。其职能与各国政府组织相辅相成，既可促进各国政府开展卫生工作的科学化和管理效率的提高，也可组织协助各国涉及卫生健康的国际事务。卫生领域内典型的国际性非政府组织有红十字会与红新月会国际联合会等。

（三）社会卫生组织的功能

与社会卫生组织的组织形式一样，其活动也因社会、法律、经济、政治背景、机会和参与者的不同，呈现出组织功能多样化，其主要功能主要有以下四个方面。

1. 服务提供功能 社会卫生组织可直接提供各类卫生服务，现代卫生组织（如医院、传染病防控组织）几乎都演化于历史悠久且形式多样的社会组织（如慈济慈善事业基金会等）。受资源所限，社会卫生组织往往更关注众多"小众群体"的利益，能提供更精细化的服务以弥补政府管理和市场调节的不足。

2. 沟通桥梁功能 社会卫生组织在政府与社会之间架起沟通的桥梁，可有效传递各类信息，协调利益相关者关系，增进互信，减少冲突，消除对抗。

3. 政府决策智囊功能 社会卫生组织通常专注于特定领域，受政治或利益的制约较小，可提供专业观点和多样化的政策视角，也可利用人才集聚等优势，为政府制定卫生政策提供智力支持，提出有价值的意见和建议。

4. 促进社会公益职能 社会卫生组织的非营利性、公益性特点使其在服务困难群体、开展公益活动、促进社会和谐方面发挥着重要作用。一些医疗服务领域的非公募基金会为医疗健康投入大量资源，不断拓展公益项目，在公共危机中提供援助服务，在弱势群体的社会医疗救助方面起到了积极的作用。

二、中国主要的社会卫生组织

卫生健康是重要的公共服务领域，卫生治理体系和治理能力是国家治理体系和治理能力的重要组成部分。社会卫生组织在我国卫生治理过程中的作用日益凸显，成为承接政府职能转移的重要载体和不可或缺的治理主体之一。在中国，包括各类学会、协会、基金会及慈善组织等在内的社会卫生组织在卫生治理中发挥着重要作用。

（一）学会

学会是由科技工作者自愿组成的科技学术性团体，是科技发展的必然产物。其根本任务是进行科研和学术交流活动，促进学科发展，发现、培养、推荐人才，促进科技成果的转化等。我国与卫生相关的学会主要有中华医学会、中华中医药学会、中华预防医学会、中华护理学会、中国药学会等。

1. 中华医学会　中华医学会（Chinese Medical Association，CMA）是中国医学科学技术工作者自愿组成并依法登记成立的学术性、公益性、非营利性法人社团，是党和国家联系医学科技工作者的桥梁和纽带，是发展中国医学科学技术事业的重要社会力量。中华医学会的宗旨是团结医务工作者，传播医学科学知识，弘扬医学道德，崇尚社会正义。

2. 中华中医药学会　中华中医药学会（China Association of Chinese Medicine，CACM）是全国中医药科学技术工作者和管理工作者及中医药医疗、教育、科研、预防、康复、保健、生产、经营等单位自愿结成并依法登记成立的全国性、学术性、非营利性法人社会团体，是党和政府联系中医药科学技术工作者的纽带，是中国科学技术协会的组成部分，是发展我国中医药科技事业的重要社会力量。该学会的宗旨是团结广大中医药及相关的自然科学技术工作者和管理工作者，弘扬优秀民族医药文化，促进中医药科学技术的繁荣和发展，促进中医药科学技术的普及推广，促进中医药科技人才和管理人才的成长和提高，为中国人民健康和社会主义现代化建设服务。

3. 中华预防医学会　中华预防医学会（Chinese Preventive Medicine Association，CPMA）是全国公共卫生预防医学领域的科技工作者自愿组成并依法成立的非营利性、公益性、学术性团体，是发展我国预防医学科学技术和预防医学事业的重要社会力量。该学会的宗旨是团结和组织全国广大预防医学工作者，促进公共卫生和预防医学科学、技术的繁荣、发展、普及和提高，促进预防医学科技人才的成长，为提高中华民族的健康水平作出贡献。中华预防医学会于1998年加入了世界公共卫生联盟。

（二）协会

协会是指个人、组织为达到某种目标，通过签署协议，自愿组成的团体或组织。各类卫生协会的主要目标是统计行业信息及运行情况，代表协会成员与政府和社会沟通，反映协会成员要求，维护成员权益。我国比较有影响的卫生类协会有中国医院协会、中国医师协会、中国卫生监督协会、中国农村卫生协会等。

1. 中国医院协会　中国医院协会（Chinese Hospital Association，CHA）是由依法获得医疗机构执业许可的各级各类医疗机构（不含农村卫生院、卫生所、医务室）自愿组成的全国性、行业性、非营利性的群众性团体。中国医院协会由国家卫生健康委员会主管，其宗旨是遵守我国法律、法规，执行国家卫生工作方针和政策；依法加强医疗行业管理；维护医院及有关医疗机构合法权益；发挥行业指导、自律、协调、监督作用；提高医疗机构的管理水平，推动医疗机构改革和建设的健康快速发展，为保护人民健康和社会主义现代化建设服务。

2. 中国医师协会　中国医师协会（Chinese Medical Doctor Association，CMDA）是由执业医师、执业助理医师及单位会员自愿组成的全国性、行业性非营利性群众团体。中国医师协会于2002年1月在北京正式成立，其宗旨是发挥行业服务、协调、自律、维权、监督、管理作用，团结和组织全国医师遵守国家宪法法律、法规和政策，弘扬以德为本、救死扶伤的人道主义职业道德，努力提高医疗水平和服务质量，维护医师的合法权益，为我国人民的健康和社会主义现代化建设服务。

（三）基金会

基金会是按照我国法律规定，经民政部核准成立的具有独立法人地位的非营利性的社会公益团体。我国比较有影响的卫生类基金会有中国初级卫生保健基金会、中国医学基金会、中国医药卫生事业发展基金会、中国红十字基金会等。

1．中国初级卫生保健基金会　中国初级卫生保健基金会（China Primary Health Care Foundation，CPHCF）是中国农工民主党和原卫生部共同发起创办，以资助和发展中国贫困地区初级卫生保健事业为宗旨，具有独立法人资格的非营利性社会团体，是由中国农工民主党中央委员会主办，国家卫生健康委员会业务主管的公募基金会。该基金会成立于1996年12月30日，其宗旨是支持中国农村和城镇贫困社区医疗、卫生、保健事业的发展；促进改善医疗卫生条件；帮助中国农村和城镇贫困社区人口提高健康水平，增强健康素质和发展能力，实现脱贫致富和持续发展。

2．中国医学基金会　中国医学基金会（China Medical Foundation，CMF）是由国家卫生健康委员会主管的全国性公募基金会。该基金会以弘扬公益精神、致力于我国人民健康水平的提高、促进我国医药卫生事业的发展为宗旨，募集资金，为社会公众提供有关医疗卫生领域的公益慈善服务，包括专项资助医药卫生领域的科学研究、开展医护人员教育培训、开展公众医药卫生知识科普宣传、组织医药卫生学术交流活动及医药卫生科技团体和人员的友好往来与合作、开展义诊和医药下乡等公益活动。

3．中国医药卫生事业发展基金会　中国医药卫生事业发展基金会（China Health & Medical Development Foundation，CHMDF）是由国家卫生健康委员会主管，由国家药品监督管理局和国家中医药管理局指导和支持的全国性公募基金会。该基金会的宗旨是以人为本、扶贫济困，为人民的身心健康服务。

4．中国红十字基金会　中国红十字基金会（Chinese Red Cross Foundation，CRCF）是中国红十字会总会发起并主管，具有独立法人地位的全国性公募基金会。该基金会以"守护生命与健康，红十字救在身边"为使命，以"弘扬人道、博爱、奉献的红十字精神"为宗旨，致力于改善人的生存与发展境况，保护人的生命与健康，促进世界和平与社会进步。中国红十字基金会的业务范围主要集中于医疗救助、健康干预、赈济救灾、社区发展、教育促进、国际援助公益倡导和人道传播领域。

三、国际性卫生组织

公共卫生服务提供是全球共同的责任，其涉及卫生服务的公平性和可及性，传染病疫情防控、医学前沿问题治理等是无法单靠某个国家或地区的单独力量来解决的，需要国际性、世界性的专业组织来共同治理和协调。

（一）世界卫生组织

世界卫生组织（World Health Organization，WHO）是联合国下属的一个专门机构，是国际上最大的政府间卫生组织，现有194个会员国，总部设于瑞士日内瓦，有6个区域办事处，150个国家、地区和地方办事处，全球现有7 000多名工作人员。其前身可以追溯到1907年成立于巴黎的国际公共卫生局和1920年成立于日内瓦的国际联盟卫生组织。第二次世界大战之后，经联合国经济及社会理事会决定，64个国家的代表于1946年7月在纽约举行了一次国际卫生会议，签署了《世界卫生组织组织法》，1948年4月7日，该法得到26个联合国会员国批准后生效，世界卫生组织宣告成立。世界卫生组织是联合国系统内卫生问题的指导和协调机构，负责领导全球卫生事务，拟定卫生研究议程，制定规范和标准，阐明以证据为基础的政策方案，向各国提供技术支持，以及监测和评估卫生趋势。其宗旨是使全世界人民获得尽可能高水平的健康。

（二）红十字会与红新月会国际联合会

红十字会与红新月会国际联合会（International Federation of Red Cross and Red Crescent Societies，IFRC）是一个国际人道主义组织，是独立的非政府的人道主义团体，成立于1919年，总部设在瑞士日内瓦，其成员为各国红十字会或红新月会。它是全球最具规模和影响力的人道主义组织。该联合会在领导和组织跨国紧急救援、开展全球性志愿救援活动中扮演着非常重要的角色。其使命是"通过动员人道力量改善弱势群体的生活"。

（三）康复国际

康复国际（Rehabilitation International，RI）是从事残疾人康复工作的国际性非政府组织，创立于1922年，属非营利、非政府性质的全球性残疾人组织，前身为"国际跛足儿童协会"，1972年更名为"康复国际"，秘书处设在纽约，分设6个地区委员会。康复国际目前拥有86个正式会员，27个准会员，分属于77个国家和地区，尚有9个国际会员。康复国际是最早积极倡导残疾人康复和服务的国际组织。它率先提出了国际通用的"无障碍"标志。在推动发起"联合国残疾人年"、制定和实施联合国《关于残疾人的世界行动纲领》等重大的国际行动中，曾发挥过重要作用。康复国际与联合国经济及社会理事会、联合国教科文组织、世界卫生组织、国际劳工组织、联合国儿童基金会以及几个区域性组织有正式关系，在这些组织中具有咨询地位。其宗旨为通过自身工作改善残疾人生活质量。中国残疾人联合会1988年参加该组织，现为国家级会员。

除了以上三个专业的、世界性的卫生组织以外，世界贸易组织、世界银行集团、经济合作发展组织等多边合作组织也是全球卫生治理的重要力量。

本章小结

本章主要介绍了卫生组织和卫生组织体系的概念与特点，分别阐述了卫生行政组织体系、卫生服务组织体系、社会卫生组织体系的构成、具体职能和管理原则。

卫生行政组织是国家行政组织的重要组成部分，是依据宪法和法律组建的国家行政机关体系，在卫生管理活动中起主导作用，承担制定政策、统筹规划、组织协调、准入管理、评估监督等职能。卫生行政组织体系的设置应科学分配各卫生行政组织的职能和层级间的责权。

卫生服务组织指以保障居民健康为主要目标，直接或者间接地向全人群提供预防、保健、治疗、护理、康复、安宁疗护等全方位、全周期的卫生服务的组织，主要包括各级医院和基层医疗卫生服务机构、公共卫生服务机构。中国正在分级诊疗制度框架下，建立以强大的基层卫生服务为基础、以人为本和注重质量的一体化服务提供体系。

社会卫生组织体系主要由利益相关组织、从业者组织、社区组织、国际性非政府组织等组成，主要在卫生健康领域开展服务提供、社会沟通、政策建议和社会公益等方面的活动，社会卫生组织是非常重要的卫生治理要素。

根据内外部环境的变化，卫生组织体系必须针对群体、个体的主要健康问题和卫生健康需求，通过政府部门、行业机构、社会组织、公众等主体的分工协作、平等参与，构建一系列制度和规则体系，为人民群众提供连续性、全方位、覆盖全生命周期的卫生健康服务和保障。

思考题

1. 结合我国具体实践，阐述卫生组织体系的特点。
2. 请查找我国近年来开展的卫生行政组织改革实践，分析改革的原因。
3. 请思考我国卫生服务组织体系的结构、功能如何与分级诊疗制度相适应。

（张　维）

第七章　卫生人力资源管理

　　卫生人力资源是卫生资源中最重要的资源,可谓卫生关键资源或第一资源。它决定着卫生服务的数量、质量和运行效能,对于一个国家或地区的卫生与健康事业发展和居民健康水平提升来说至关重要。在我国,卫生人力资源管理因行业特征与单位性质,在管理上与一般的人力资源管理相比存在一定差异。

第一节　卫生人力资源管理概述

一、基本概念

(一)卫生人力资源

　　人力资源是指能够推动整个经济和社会发展的智力劳动和体力劳动的总和。卫生人力资源(human resource for health)是指受过卫生教育与职业培训,在卫生系统工作,解决卫生问题、提供卫生服务、保障和提高公众身心健康的卫生工作者数量和质量的总和,其培训、积累、创造过程也是不断开发的过程。它是社会人力资源的组成部分,是反映一个国家、地区卫生服务水平的重要标志。根据服务领域、工作性质和岗位的差异,卫生人力资源一般可以分为四类:①卫生专业技术人员,包括医、药、护、技等。这些人员属于医疗机构的主系列人员,占卫生人力资源的大多数。②卫生管理人员,又可分为卫生行政管理人员和卫生业务管理人员,前者主要从事党政、人事、财务、信息工作等;后者主要从事医疗保健、疾病控制、卫生监督、食品监督、医学教育与科研工作等。③技能工勤人员,主要包括辅助卫生工作任务的后勤保障人员。④其他卫生工作者,如社会卫生工作者等。

　　卫生人力资源是将工作在卫生系统中不同机构与部门提供服务的各种卫生人员(或者称为卫生人力)的重要性提升到资源高度后的称谓。卫生人力资源管理是人力资源管理的重要组成部分,是卫生财力、物力、技术、信息等其他重要资源的整合者和使用者,是卫生系统各组织机构核心能力的根本源泉。卫生人才是现实管理中常用的另一个概念,如图 7-1 所示,卫生人才是指在卫生人力资源中能力和素质相对较高的劳动者。

(二)卫生人力资源管理

　　卫生人力资源管理(management of human resource for health)是指为满足居民的卫生服务需求,实现既定的卫生发展目标,运用科学的制度、法令、方法和程序,对卫生人力资源进行合理的规划、培训、组织、协调、控制与激励和绩效评价的持续动态管理过程。

　　通常来讲,卫生人力资源管理的内容主要包括卫生人力资源规划、卫生人力资源配置、卫生人员招聘与甄选、卫生人员素养测评、卫生人员培训、卫生人员激励以及卫生人员薪酬、绩效管理等。但是卫生人力资源管理的内容在不同层次分布存在差异。从宏观层面看,卫生人力资源管理的内容是以国家或地区为主要发起点,对卫生与健康事业的人力资源进行统筹规划、制定科学管理体制,调整和改善我国卫生人力资源状况,出台相关政策和措施,保证卫生人力资源的健康发展;从中观层面看,卫生人力资源管理集中于卫生系统,在整个卫生人力资源发展战略指导

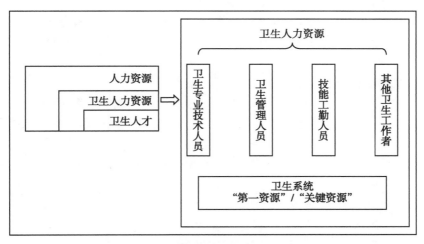

图 7-1　人力资源、卫生人力资源、卫生人才的关系

下,对卫生系统人力资源架构进行优化设计,对系统内部众多子系统进行制度建设与创新;从微观层面看,卫生人力资源管理则是聚焦于某一具体卫生组织,其内容以实现卫生组织的内部战略发展目标的驱动要素为主,在组织内部利用现代技术手段和管理理论,对获得的组织内部卫生人力资源采取整合、调控、开发、激励与评价等具体化措施,注重卫生人力资源的个性化属性,充分挖掘潜在价值。卫生系统既是一个知识和技术密集型行业,也是一个劳动密集型行业,还是一个分工合作的复杂网络系统。此外,卫生人力资源的"准入门槛"相对较高,卫生服务人员的知识、技能和态度对于卫生保健质量和服务水平起着决定性作用,需要具备相关知识素养和技术能力的专业人员,专业的医疗卫生人员需要考取执业资格证书方能上岗工作,卫生人力资源的优化配置对于提升卫生系统整体绩效非常关键。

二、卫生人力资源管理的功能与特征

(一)卫生人力资源管理的功能

卫生人力资源管理贯穿于卫生人力资源的整个运动过程。一定数量和质量的卫生人力资源是卫生系统正常运行的基础。卫生人力资源的结构、地理分布和层次关系是关系到卫生人力资源在卫生系统中科学合理配置的关键。同时,卫生系统本身是一个需要不断调整的动态系统,卫生人力资源管理通过遴选、整合、奖酬、调控、开发等方式对卫生人力资源配置的结构进行调整。

1.卫生人力资源的遴选　卫生人力资源的遴选既指卫生机构通过组织外部和内部渠道招聘员工的活动,即卫生人力资源的招募、甄选的过程,也涵盖从组织内部发现员工的新价值,通过培训、开发,使得员工人力资本增值等卫生人力资源在组织机构内部再分配的过程。通常包括卫生人力资源规划、招聘、录用及员工价值发掘几个阶段。当前形势下,卫生人力资源的遴选是在服务于推进健康中国战略背景下,为人民群众提供全方位全周期健康服务,根据卫生机构的发展目标,科学且有计划地招募、考核、选拔、录用和发掘有价值员工,卓有成效地对其进行管理。

2.卫生人力资源的整合　指使卫生机构员工之间和睦相处、协调共事、取得群体认同的过程,是卫生工作人员与组织之间个人认知与组织理念、个人行为与组织规范同化的过程,是人际协调职能与组织同化职能。现代人力资源管理尤其强调个人在组织中的发展,个人的发展势必会引发个人与个人、个人与组织之间的冲突。人与组织的矛盾是人力资源管理的基本矛盾,如何正确处理组织与人之间的矛盾关系,平衡组织与人相互之间的利益与价值,是人力资源管理研究和实践中的难解之题。卫生人力资源的整合的主要内容有:①组织认同,即个人价值观与组织理念趋同,个人行为服从于组织规范,使员工对组织产生认同感、归属感;②员工关系管理,即协调组织中员工之间的工作关系、利益冲突、社会关系、人际情感,使之和睦共事,互相协作;③员工保护与帮助,即帮助员工克服困难,调节与化解员工间的矛盾冲突,解决工作与生活压力所造成的身体和心理不健康问题,提升员工心理上的安全感、幸福感。

3.卫生人力资源的奖酬 指为卫生人力资源对组织所作出的贡献而给予奖励和报酬的过程,既包括工资、奖金这些货币补偿,或实物形式支付的福利及假期等经济性报酬,也包括个人对工作机构及工作本身在心理上感受到的满足感,即非经济性报酬,是卫生人力资源管理的核心功能。奖酬在人力资源管理的激励与凝聚方面的功能目标包括三个方面:①实现员工及相关利益者之间的价值平衡;②吸引、激励并保留机构所需核心人才;③达成机构目标,并支撑卫生系统、国家健康战略目标的实现。

4.卫生人力资源的调控 合理、公平地动态管理卫生人力资源的过程,是人力资源管理中的控制与调整功能,包括:①科学、合理地进行绩效考核与素质评估,准确评估业绩,增强员工的工作积极性;②绩效管理是人员招聘、业务培训的出发点,也是选拔干部、制定薪酬奖惩政策的依据,作为管理员工关系的重要手段和依据,绩效管理有助于对员工进行动态管理,比如晋升、调动、奖惩、离退、解聘等。

5.卫生人力资源的开发 最初的人力资源开发活动单指培训,即针对员工当前职务所需要的知识、技能、能力、态度和积极性等所进行的教育。卫生事业具有知识密集的特点,需要持续的教育与培训作支撑。当前随着岗位胜任力概念的提出,培训的需求围绕岗位胜任力愈加具体化。开发已经被细分为职业开发、管理开发、组织开发,培训与开发既有联系又有区别,都是人力资源管理的重要功能。尤其在卫生人力资源管理领域,因为医疗卫生服务事关人的生命安全与健康水平,通过终身性医学教育与培训,实现员工知识、技能、社会角色、自我概念、特质和动机等诸岗位胜任力要素的提升。

(二)卫生人力资源管理的特征

卫生事业单位公益性属性不断强化,决定了卫生人力资源管理与私营部门的人力资源管理具有不同的特征。

1.较高的素质能力 卫生人力资源管理主体作为公共权力的执掌者和行使者,面向知识技能储备深厚的卫生人力,不仅要有与职位要求相应的知识和能力,而且必须具备较高的政策理解、决策和政策执行的能力,以及严格的职业操守等素质能力。

2.较强的政治性要求 卫生人力资源管理是卫生系统中重要的实践活动,卫生系统中很多政策的制定和实施具有较强的政治性要求,很多时候在人民健康需求面前,投入和产出、成本和收益会降至次要位置。卫生人力资源管理的相关政策和实践管理活动也更多地表现出较强的政治性要求。

3.有限的自主性和独立性 卫生人力资源管理所开展的各项管理实践活动必须在国家宪法、法律、政策的限制和规范的范围内进行,受到公众的高度监督,是有限度的自主性和独立性。

4.较大的绩效评价难度 卫生与健康事业单位为了达成公共利益和公共目标一般不以经济指标作为主要衡量依据,很多无形产出无法直接用数字计量,不易定量测量。换言之,卫生人力资源管理开展科学、有效的绩效评价会受到限制,与其他行业比较而言,卫生人力资源管理绩效评价难度更大。

三、卫生人力资源管理的发展趋势

(一)人力资源的数字化管理

数字化、人工智能在中国加速应用,数字经济将成为未来中国经济增长的新动能。数字技术赋能的医疗健康与传统线下医疗之间的边界将日益模糊，数字化的医疗健康产业和医疗健康产业的数字化互为表里，融合渗透、一体化发展趋势明显。2019 年 10 月世界卫生组织在《数字健康全球战略（2020—2024）》（草案）中提出数字健康的概念，涵盖物联网、人工智能、大数据等数字技术在健康管理方面的应用。未来基于数字健康的人性需求思维、数字化能力发展思维，打造数字化的卫生人力资源平台与数字化的人才决策体系，创新卫生人力资源管理机制成为新趋势。

（二）向复合式管理转变的趋势

承担一系列工作职责的某一任职者所对应的组织位置是职位，它是组织的基本构成单位，也是组织的实体要素，更是人力资源管理体系运行的基础。从职位角度来看，人力资源管理是"投入—过程—产出"系统，投入是员工的任职资格（知识、技能、能力）以及完成工作所必须用到的资源，过程是员工完成的工作职责，产出是该职位所要达成的目标。

自从 20 世纪 70 年代美国麦克里兰教授提出胜任力（competence）的概念后，人力资源管理愈加关注工作绩效中更根本、更潜在的因素。胜任力研究者提出冰山模型，冰山之上的知识、技能被称为外显性特征，冰山之下的态度、驱动力、人格特质等被称为内隐性特征。

在数字化时代，员工与组织的矛盾也变得越来越错综复杂，人力资源管理不再局限于人与职位的关系，越来越关注对人本身的正确认识和理解，人的能力提升成为组织绩效目标与人力资源管理的核心目标之一。员工的绩效不仅取决于所拥有的知识和技能，更取决于内在的个性、品质、价值观、态度、内驱力，基于能力的人力资源管理应运而生。卫生人力资源管理过程中，以开发员工潜能为目标的"职位 + 能力"的复合式管理系统不仅是现实选择，也成为人力资源管理核心内容之一。

（三）结合新特点调整管理重心

21 世纪以来，随着外部环境变化，组织发展进入转型时代，人力资源管理也升级到价值管理阶段，对于员工价值、管理效率提升的关注逐渐加强。在这样的背景下，卫生人力资源管理也需要关注卫生人力资源的新特点并调整管理重心。一是知识化。人力资源管理注重将卫生员工的个人智慧转化为组织的知识资源，从强调员工管理的"留人""留心"转向"留智"的智慧资源管理阶段。二是价值化。人力资源管理强调组织中的每位员工都成为价值创造者，通过价值评价与价值分配激发员工潜能和创造力，提升人力资源价值创造能力。三是平台化。基于互联网与信息化，人力资源管理呈现集中化、整合化、平台化、智能化的管理趋势。

（四）知识型员工职业生涯管理

当前已进入品质发展时代，创新与人力资本驱动已经成为社会发展重要动能。工作在卫生系统中的员工大多数是知识型员工，卫生人力资源管理需要关注知识型员工的特点，重点是激发知识型员工的价值创造潜能。卫生人员有较高的流动意愿，发展机会成为卫生系统内人力资源最重要的留任因素，追求终身职业能力成为工作在卫生系统中的员工职业发展的重要诉求。管理中需要向员工赋能，使其承担一系列对个人发展有意义的任务，提升能力开发潜力，创造改变职业轨迹的机会。

在卫生系统中的员工往往更具有事业精神，工作对他们来说不仅仅只是简单的谋生手段，知识型员工期待所在组织在管理中能给他们提供知识发挥的机会，并能做到科学评价和有效激励。在实践中，绩效管理要有利于激发人才的价值创造活力，从关注考核转移到关注员工发展和学习。薪酬福利要回应知识型员工的需求，平衡物质激励与精神激励，营造员工的工作体验，实施认可激励等。

第二节　卫生人力资源配置

一、卫生人力资源配置的概念

卫生人力资源配置（allocation of human resource for health）是指在一个国家或者一定区域内将卫生人力资源投入卫生系统中，对卫生人力资源进行合理分配与安排的过程。相关配置指标主要包括每千人口医师、护士、公共卫生人员等卫生技术人员数与每平方公里卫生人员数，及医护比、床护比等内容。还有学者提出可反映卫生人力资源的人口分布和地理分布的综合水平的卫生资源密度指数指标（health resource density index，HRDI）。常将基尼系数与洛伦兹曲线相结合来衡量卫生人力配置公平程度，优点是可以直观显示不公平程度，但缺点是只能衡量不公平程度大小，不能分析不公平来源，因此还可以将对高阶层收入变化敏感的泰尔指数（Theil-L）与基尼系数结合。泰尔指数在估计区域差异时，可将区域总体差异分解为区域间差异和区域内差异两部分，并测算各自对区域总体差异的贡献率，解析出总体差异的主要来源，能够反映卫生人力资源配置不公平的差异来源，其数值越小，说明公平性越好。这样可以避免采用单一指标时出现的偏差，更加客观地分析卫生人力资源配置公平性问题。

在宏观层面，卫生人力资源配置的目的是使整个国家及地区实现卫生人力资源的合理布局、优化调整；在微观层面，是使各级卫生机构内部提高对卫生人员的重视及良好协作，从而实现配置效率最优。对卫生人力资源进行合理配置，不仅有利于医疗卫生服务工作的开展，同时对其他各种卫生资源的合理开发及利用也具有重要作用。

卫生资源合理配置是保障居民公平享有健康权益、促进健康公平的重要条件。中共中央、国务院在《"健康中国2030"规划纲要》中强调，优化卫生资源配置、提高公平性，满足人们的健康需求是实现人人享有基本医疗卫生服务的关键。卫生人力资源作为卫生资源中最重要的组成部分，是国家卫生服务能力的重要体现，是卫生事业持续健康发展的关键。卫生人力资源的配置对卫生服务整体质量的提升和医疗卫生系统的长期发展具有重要作用，合理、均衡与公平的人力资源配置和居民健康平等、医疗服务水平的提高、卫生资源利用的优化密切相关。

二、我国卫生人力资源配置现状

（一）卫生人力资源分布

我国区域间卫生人力资源配置差异较大。受城乡"二元"结构、经济体制改革及多种因素的综合影响，我国城乡间卫生人力资源配置存在较大差距。大中型城市高素质卫生人力资源相对丰富，基层卫生人力资源紧缺，农村地区尤其严重。

为逐步缩小我国各地区之间的差异，国家自20世纪90年代开始，实施西部大开发、中部崛起和振兴东北老工业基地等区域发展战略，促使各区域卫生人力资源均得到较大发展，但是东中部经济发达地区总体高于西部地区。经济发达的大城市每千人拥有的卫生人力资源数量远超其他中等城市，卫生人员流入量大；经济不发达地区的中小城市卫生人员流出多，大量优秀人才的流失加剧了人才困境，卫生人力资源的服务水平不高是制约基层卫生事业发展的核心问题。

（二）卫生人力资源配置结构

卫生人力资源结构主要包括年龄、性别、医护专业比例，学历职称结构，区域布局和部门结构等内容。中国卫生人力资源总量高于某些发展中国家，每千人口医师数甚至已经接近部分发达国家。新医改以来，随着医疗资源的注入与高等医学教育的协同发展，我国卫生人力资源总量呈现上升趋势。每千人口卫生技术人员数、每千人口执业（助理）医师数、每千人口护士数、执业（助理）医师数、注册护士增长速率、床护比等一直被视为衡量区域卫生人力资源配置的重要指标。

相关研究认为，从我国卫生人力资源配置的区域布局横向比较来看，卫生人力资源配置集中趋势与社会经济要素具有极强的相关性，坚持人口分布公平性很好地维护了我国中东部经济发达、人口稠密地区卫生人力资源配置的相对公平。但是对于欠发达、人口稀疏地区而言，卫生人力资源配置的地理分布公平性应给予重视。区域内部存在垂直差异，基层医疗机构与上级医疗机构、公共卫生机构与各级医疗机构、城乡医疗机构之间的卫生人力资源配置的各个指标存在差异。依据 WHO 卫生人力资源发展重点，立足国家实际，我国着力推动医疗卫生工作重心下移、医疗卫生资源下沉，推动城乡基本公共服务均等化来促进卫生人力资源发展，加强卫生人才队伍总体建设。卫生人力资源人员构成比例中，以医护人员为主，其他技术人员和管理人员为辅。我国卫生人力资源的成员性别存在差异，女性占据卫生人力资源的绝大多数，因此在人力资源管理过程中应关注女性特点，采取相应政策调动她们的积极性。医师、护士是卫生人力资源体系的重要主体，医护比一直是衡量卫生人力资源配置是否合理的关键指标。新医改后，医护比总体呈增长趋势，但护理人员短缺、流动性大等现象依然存在。注册护士人数存在巨大的缺口，护士群体在社会地位上的认可以及激励政策需要被重视。在学历职称方面，我国执业（助理）医师主要集中于中级、初级；注册护士职称主要集中于初级，学历层次偏低。医护职称以初级、中级为主，高级职称占比小，与世界卫生组织所提议的发展中国家卫生技术人员职称比例 1∶3∶1 的标准有所出入，这对我国医疗服务进一步高质量发展和满足患者特异性健康需求带来挑战。

（三）卫生人力资源质量

卫生人力资源质量是卫生系统绩效高低的基础，更是事关公众身心健康和生命安全的保障。卫生行业不但需要一定数量的卫生人员，更需要一批素质过硬，具备深厚专业知识、技能储备，知识体系系统交叉的专门人才。同时，卫生服务需求的变化和生活水平的提高，都对卫生人力资源质量提出了更高的要求。

WHO 人力发展署在 20 世纪 80 年代就提出卫生人力系统、卫生人力规划和卫生人力发展三位一体应作为各国卫生人力资源管理的研究方向，并强调将卫生人力资源质量发展作为卫生人力资源的关键和重点。卫生人力资源质量指标主要包括国家或一定区域卫生系统内卫生人力资源的学历、职称、执业（助理）医师数量，以及某一或某些方面的整体素质，如管理能力、职业道德水准、良好态度、心理素质、沟通能力等。学历、职称是卫生人力资源专业技术素养的体现，是我国对具备专业素养卫生人力资源的肯定与认可。执业（助理）医师数量反映我国或者区域内医疗事业的发展水平，展现卫生人力资源的专业化程度和整体素质。

现代医疗深层次的发展刺激人群多样化的健康需求和卫生管理理论纵深发展，对于卫生人力资源能力与素养提出更多专业化的要求。对于卫生人力资源整体素质的提升，可从树立"人才强卫"资源观念、加强卫生人力资源的教育培训、优化人才招聘、健全考核体系以及激发人才热情等角度进行提升，在追求技术要素等硬素质的同时，兼具人性化管理体系等软素质，在软硬加成中助力卫生人力资源综合发展。

（四）卫生人力资源开发

随着医疗卫生事业的发展和人事制度改革的深化，传统的人事管理模式已很大程度地影响了医疗卫生队伍素质的提高，促进卫生系统人力资源开发与管理，提高人力资源配置效率成为推动中国卫生事业高速发展的重要内容。现代的卫生人力资源开发是用现代化的科学技术方法，经过有目的的培养教育和组织协调，以达到人尽其才、才尽其用的目标。主要内容包含：①开发，包括选人与育人；②利用，包括用人与留人。开发与利用互相交叉、依赖与影响。目前，中国的卫生人力资源流动机制尚不完善，在一定程度上仍然受到制度、编制、地域等因素限制，存在跨区域间人力资源流通不畅,致使部分区域内人力资源分布严重不均。

卫生人力资源的开发途径有:①政策支持。在市场经济条件下,卫生人力资源的开发同样需要政府的宏观调控,合理的人力资源规划将有助于人力开发。②加强培训。加强对卫生服务机构现有专业技术人员的在岗或转岗医学培训,并积极探索适合我国国情的医学规范化培训。现有卫生服务人员的医学知识培训形式应兼容并包、统筹安排,多种形式齐头并进,既要使数量迅速增长,更要保证人才质量合乎要求。③科学管理。由于种种原因,我国现有卫生人力资源的管理还处在一个较为初级的阶段,缺乏系统性的人力资源规划,缺乏有效的竞争机制,对人的潜能等无形资源的开发尚待提高。业务骨干和管理人才的流失,卫生专业技术人员的积极性受到挫伤,团队共振效应难以产生等现象不同程度存在。

三、卫生人力资源配置的模式及原则

(一)卫生人力资源配置的模式

1. 计划配置方式 以政府指令性计划和行政命令的手段决定卫生人力资源分配与组合,又称宏观配置。主要表现为统一安排卫生系统中机构的发展规模、服务项目、收费标准等卫生资源,并统一分配相应的人员。计划配置的优点是可以从全局和整体利益出发规划、配置卫生资源,更好地体现整体性和公平性。计划配置是计划经济时期卫生人力资源配置的典型方式,比如1965 年毛泽东"六二六"指示的发表和中共中央批转卫生部党委《关于把卫生工作重点放到农村的报告》后,卫生经费开始向农村倾斜,大批城市卫生人员被下派和下放到农村医疗卫生机构。

2. 市场配置方式 即以价格信号为引导,通过市场中的供求关系,利用市场机制分配、组合卫生人力资源。按照市场需求和市场机制来配置卫生人力资源的做法又称微观配置。具体来说就是以卫生人力资源投资形成的生产成本及用人机构对该资源未来的劳动产出和预期为基础,以供求关系决定的工资水平为条件,通过供求双方的自由选择而完成的。决策分散化、流动市场化、按照卫生人力资源贡献和市场效益分配是其主要表现。优点是能较好地体现效率原则,缺点是不能有效体现卫生服务的公平性与可及性,可能造成卫生人力资源供需失衡。

3. 复合配置方式 即计划配置和市场配置相结合共同发挥作用的卫生人力资源配置方式。无论是计划配置还是市场配置都有难以规避的弊端。医疗卫生服务属于公共产品,具有非营利性、公益性等特点,这就决定包括卫生人力资源在内的各种卫生资源配置必须由政府承担主要责任,不能单纯依赖市场配置。但是在市场经济背景下,一方面单纯的计划配置卫生人员的方式难以实现,另一方面也需要主动运用市场机制和手段,充分彰显市场经济规律的效用性,有效发挥宝贵人力资源在特定部门的合理分配,灵活运用竞争的方式发挥卫生人力资源的价值优势。因此复合配置方式成为最可行、最现实的方式,比如政府部门通过提升基层医疗机构人员物质待遇,改善基层卫生工作人员工作环境和生活环境,或通过高校人才支援机制等措施吸引更多优质人才到基层医疗机构服务。

(二)卫生人力资源配置应遵循的基本原则

1. 以健康需要和卫生服务需求为依据 人群因疾病或保健而具有的客观的健康需要(如就医住院及疾病预防的需要等)不一定能真正转化为人群对医疗卫生服务主观上的需求(如医疗需求、保健需求及康复需求等),常受人们对疾病的认识、社会风俗习惯和个人经济支付能力和支付意愿等因素的制约。但是,不同性别、不同民族或种族、不同收入、不同社会地位的社会人群应该拥有同等获得健康的机会。每一个具有相同卫生服务需求的社会成员,都应该能有相同的机会获得同等的卫生服务。因此卫生人力资源配置时要将卫生服务的需求和需要作为重要原则。

2. 公平优先,兼顾效率 公平性原则也就是要保证人人都能够享受对应的医疗卫生保健服务,这不仅仅是卫生人力资源配置需要遵循的基本原则,还是其他资源配置需要恪守的基本准则。要确保不同区域之间，无论是城市还是农村，都能够获得满足卫生服务需求的卫生人力资源配置，这是保证医疗服务水准朝着公平性发展的前提和基础。卫生人力资源配置是一项系统化的过程，在人力资源效能充分发挥的基础上，对有限的卫生人力资源进行公平、有效的配置，确保实际的卫生人力资源可以最大化地发挥其效能。

3. 与社会经济和健康发展战略相适应　在影响经济发展诸因素中，人的因素最为关键，经济发展与否主要取决于人的素质是否提高，而不仅仅是自然资源的丰瘠或资本的多寡。作为特殊的人力资源领域，卫生人力资源一方面作为人力资本组成部分直接影响国民经济增长，另一方面，卫生人力资源对健康的影响也间接影响国民经济增长。世界卫生组织数据显示，创造更多的卫生工作岗位可能增进健康和卫生安全，促进包容性经济增长。党的十九大提出的"实施健康中国战略"已经成为国家发展基本方略之一，将健康中国建设提升至国家战略地位，不仅是回应人民的健康需要和对疾病控制、医疗服务等方面后顾之忧的关切，更是国家治理理念与国家发展目标的升华。

卫生人力资源配置的原则之一就是结合社会经济发展水平和国家健康战略设计卫生人力资源配置与管理系统。"适宜卫生人力"是世界卫生组织提出的合理配置卫生人力资源的重要原则，适宜卫生人力就是指种类完全、数量合理、经过适宜培训、具有合理技能、在适宜的部门工作的卫生人员，其费用是国家、地区、单位和个人可负担的，以便向人群提供有效、方便、群众乐于接受的卫生服务。

四、卫生人力资源配置预测方法

卫生人力资源预测和配置受到很多因素的影响，人口状况、经济状况、保健需求、资源拥有量、资源利用效率等都会对卫生人力资源预测产生影响，并进而影响卫生人力资源配置。世界卫生组织推荐的卫生人力资源配置预测方法有人口比值法、卫生服务需要量法、卫生服务需求量法、服务目标法，此外还有趋势外推法、地图法、灰色模型法、时间序列计算法、多元线性回归、微观集成法、医院规划模式法。

（一）人口比值法

人口比值法是建立在人口统计学上的卫生人力资源预测方法，将预测的卫生人力资源数量与服务人口的比值乘以目标年的预测人口数得到目标年的卫生人力资源需求量。此法是常用的几种卫生人力资源需求量预测中较为简单易行的方法，曾被许多国家和地区广泛应用，属于扩张性预测。但此方法未考虑到卫生人力资源的内部结构、服务效率及居民实际需求等方面的因素，可能导致预测标准过高造成资源浪费。

参照计算公式如下。

$$人力人口比值 = 卫生人力资源数量 / 服务人口$$

（二）卫生服务需要量法

卫生服务需要量指人群因疾病或保健而具有的客观的需要，如就医住院及预防的需要等。但客观需要常因各种原因而不能直接导向卫生需求。卫生服务需要量法是从某一区域或国家人群的患病情况和卫生保健需要出发，通过相应的卫生服务调查，获取当地群众两周患病率、人均年患病天数、年住院率等，运用公式计算出当地一定人口所需的卫生人力资源数。此法的重点在于对需方居民的卫生服务需要形式、数量与项目等方面进行深入了解，然后根据其服务需要量转化为卫生资源需要量。但该方法预测没有考虑患者支付能力、时间等因素的影响，即需要大于需求，预测值可能大于实际需要。故此法仅能估计卫生人力资源需要量，多用于预防保健资源的配置与规划。参照计算公式如下。

$$门诊医师人数 = (区域人口数 \times 两周患病率 \times 26) / (每全时门诊医师日服务量 \times 年有效工作日 \times K)$$

$$住院医师人数 = (区域人口数 \times 年住院率 \times 平均住院日)/(每全时住院医师日服务床日 \times 年有效工作日 \times 床位使用率 \times K)$$

式中，K 为医师从事医疗工作的时间占总工时的百分比，不含医师从事非医疗工作，包括教学、科研、预防保健、学术活动、社会工作等与因病、因事请假所占用的工时，通常取 80%～90%。

（三）卫生服务需求量法

卫生服务需求量指人群对医疗卫生服务主观上的需求，如医疗需求、保健需求及康复需求等。它常受人们对疾病的认识、社会风俗习惯以及个人经济支付能力和支付意愿等因素的制约。卫生服务需求量法是通过卫生服务利用率来反映人群的卫生需求水平及类型，进而推算卫生人力资源数。卫生服务利用可分为门诊服务利用、住院服务利用及预防保健服务利用等几方面。其主要指标有两周就诊率、两周就诊人次、预防接种覆盖率、儿童体检率、产前检查率及次数等。居民卫生服务需要常因各种原因而不能直接转变为卫生需求。因此，用卫生服务利用率这一指标来反映人群的卫生需求水平及类型，同时还要考虑在规划期内未满足的需求（潜在需求）。卫生服务需求量法使用卫生服务利用率来计算卫生人力资源配置数，但居民的潜在需求较难预测，因此得到的卫生人力资源配置数是居民卫生服务需求量的最低标准。

（四）服务目标法

服务目标法是从服务提供的角度出发，根据现有卫生资源配置量和利用效率求出基年标准数，然后考虑人口增长和医疗服务需求潜在增长因素，对目标年份需要量进行预测。该方法的关键是需要确定不同级别不同类型的医疗机构、专业科室、门诊等多部门所能提供的合理的卫生服务量，然后按各专业人员工作量标准计算出相应人员需要量。服务目标法不仅考虑到供方医疗单位所能提供的资源，还考虑到需方居民的需求量与需要量，因此能较为准确地预测卫生人力资源配置量，但医疗服务潜在需求增长预测较为困难。参照计算公式如下。

$$门诊医师模拟数 = 门诊人次数/(每个门诊医师承担的平均工作量 \times 法定工作日)$$
$$住院医师模拟数 = 床位配置标准数/住院医师日均担负住院床日$$

第三节　卫生人力资源的使用

一、卫生人力资源使用概述

（一）卫生人力资源使用的根本任务

卫生事业关乎公众身心健康和生命安全。人与组织的矛盾是人力资源管理的基本矛盾，正确处理组织与人之间的矛盾关系，平衡组织与人相互之间的利益与价值，是人力资源管理中的重要问题。卫生人力资源管理的目的就是合理地使用卫生人力资源，最大限度地提高卫生系统内人力资源使用效益。现代人力资源管理与传统人事管理的重要区别之一就是人力资源管理部门成为组织的生产效益部门。

卫生人力资源使用的根本任务就是用最少的人力投入来实现组织目标。卫生人力资源使用既要注重人力资源的自然属性，更要注重人力资源的社会属性，将所在组织发展与个人发展相结合，增强卫生人员的满意感与工作、生活质量，促进员工与员工之间、员工与部门之间、部门与部门之间的合作与协调，强调发挥人力资源的整体优势，注重卫生人员在岗位上发挥应有作用的同时，更注重卫生人员在组织中最适合其潜能发挥的岗位上为组织创造价值，服务中国卫生事业。

（二）卫生人力资源使用的原则

1. 人适其事的原则　从组织层面来看，合理的卫生人力资源配置应使卫生人力资源的整体功能强化。人适其事是指卫生人员在适合自己能力、特长、潜能的职位上工作。了解员工的个性特长，针对特点安排相应的工作，做到人适其事。在数字化时代与数字健康的背景下，卫生系统中知识型员工成为卫生人力资源主体，员工素质既包括专业知识、技能等表层因素，也包括个性、品质、价值观和内驱力等与胜任力相关的深层次的素质要素。

2. 事得其人的原则　在卫生系统各组织的构成中，不同的组织机构有不同的职能划分，下设的不同岗位有不同能级水平的划分。事得其人是指卫生系统中的各项工作和每个职位都找到合适的员工来承担，坚持为每个职位找到合适的人选。以职位为核心来确定人与组织以及人与职位之间的关系。职位分析与评估、职位价值成为人力资源各项职能活动的基础与依据。目前基层卫生服务机构中高素质卫生人员短缺仍然是重要问题。

3. 人尽其才的原则　在卫生系统中，从宏观层面来看，有效的人力资源配置就是人尽其才。此原则是指尽量调动卫生系统中员工的积极性，打通员工职业发展通道，发挥绩效管理作用，促使员工将能力发挥到极致，提升卫生人力资源的配置效率，使组织获得最大的卫生人力资源使用效益。

4. 事竟其功的原则　从卫生系统中工作者个体的微观角度来看，事竟其功就是使卫生服务工作在既有条件或者一定条件下达到最好的状态，或者是获得最好的效果。其实质反映的是卫生人员合理使用的理想结果，也是衡量人员是否得到合理使用的重要标准。

二、卫生人力资源调配

（一）卫生人力资源调配的概念

卫生人力资源分布不均衡是很多国家都面临的问题，部分国家采用政府强制方式要求城市医师支援农村基层的卫生工作。在宏观层面，卫生人力资源调配是指推动优质医疗资源下沉和均衡布局以及提升基层医疗卫生服务效果，加大基层或是地区间的帮扶力度。在微观层面，卫生人力资源调配是指经主管部门决定而改变人员的工作岗位职务、工作单位或隶属关系的人事变动。既包括卫生系统内部不同机构间的人员变动，也包括机构内部人员的变动。

（二）卫生人力资源调配的作用

卫生人力资源调配的作用从根本上讲是促进人、事的配合及人与人的协调，充分开发人力资源，实现组织目标。具体可以概括为以下几个方面。

1. 卫生人力资源调配是实现组织目标的保证　组织的外部环境、内部条件以及组织的目标和组织任务都不断地变化，岗位、职位的设置与结构会随之变化，对人员的要求也不断变化。组织只有通过不断地调配人员适应内外部各种变化，才能维持组织的正常运转并推动组织的可持续发展。

2. 卫生人力资源调配是实现人尽其才的重要管理手段　人与岗位的适配或最佳配合不能一劳永逸，需要动态调整。在工作内容改变、设备更新、外部环境变化时，人的能力的局限性就会凸显。员工由于能力提升、经验增加、兴趣转移或长期工作会产生职业倦怠情绪等情况，如果不及时对相应人员进行针对性调配，很可能影响工作绩效，更制约员工才能的发挥，成为创新性人才培养的障碍。

3. 卫生人力资源调配是实施人力资源规划的重要途径　卫生人力资源规划中制订的人员培训、人力资源开发、劳动力转移的方案，都需要以卫生人力资源调配作为实现手段，从而实现卫生系统人力资源结构合理化，提高人力资源使用效益。

4. 卫生人力资源调配是激励员工的有效手段　卫生人员职务的升降和平行调动均是卫生人力资源调配的重要内容。职务晋升对当事员工而言是外部激励的方式之一，并可能使员工在新鲜感与新工作具备的挑战和压力感中产生成就感、责任感、事业心，从而转化为内部激励，提高员工的工作积极性,有利于挖掘员工潜在创新能力和潜在才能。即使是降职,只要做好员工的引导与管理心理工作,也可能促使员工将压力转变为动力,将个人职业危机转化为改正缺点与解决问题的时机。

5. 卫生人力资源调配是改善组织氛围的措施 人力资源是形成组织核心能力的根本源泉,员工之间在不断交流和互动中逐渐形成的组织氛围成为组织文化的重要组成部分,通过卫生人力资源调配将具有人性弱点的员工调离,可以将负面影响控制在尽可能小的范围之内。

6. 卫生人力资源调配是组织发展的必然需要 国家健康战略、卫生政策等外部环境的改变必然要求组织战略和卫生工作目标随之发生变化,组织的架构和工作内容也需要随之改变。适当的卫生人力资源调配,是卫生人力资源的配置满足结构变化与目标调整的必然要求。

(三)卫生人力资源调配的原则

卫生人力资源调配事关工作成效和员工个人利益。习近平总书记曾在主持十九届中央政治局第十次集体学习时引用了诸葛亮的《便宜十六策·举措》中关于官吏选拔和人事管理方面的真知灼见——"为人择官者乱,为官择人者治",意思是说根据人选来安排官职就会引发混乱,根据官职来安排人选就会有条不紊。卫生人力资源调配是解决人与组织(职位)适应、组织与人相互适应,人与人之间互补协同问题的有效途径,一般应遵循下述原则。

1. 因事设人的原则 根据职位或者职务对人员素质、能力的需要,挑选合适的人任职。违背因事设人原则的非正常人事变动,既偏离组织目标也远离职位需要,往往导致机构臃肿。

2. 用人所长的原则 卫生系统员工往往具有高人力资本、工作自主等知识型员工的特征,要求岗位或者职位能够满足其特定需求。在卫生人力资源调配中用人所长,容人所短,因材施用,使员工各得其所,各展所长,以便开发员工及团队潜能,提升组织效率。

3. 双向匹配的原则 一方面员工个人素质要符合关键岗位和特定岗位的需求,另一方面特定职位也要满足员工个人心理需要。总之,人与职位匹配既要适应基于"职位 + 能力"的人力资源管理体系,更要满足以"任务 + 能力"这一职位分析与由整合动机、特质、自我形象与价值观、态度、知识、技能诸要素构成的胜任力系统分析为基础的人力资源管理体系的需求。

(四)卫生人力资源调配的类型

通过卫生人力资源调配实现组织和任职者共赢是人力资源管理根本的出发点和归宿,对卫生人力资源进行有计划调配的类型包括以下四个方面。

1. 工作需要 基于地区、部门或卫生事业发展需要对卫生人力资源进行调配,比如建立新的部门,就需要调动一部分技术人员和管理干部去组建新的单位,或者对于正在发展中的组织补充工作骨干、专家,加强技术和管理力量。

2. 调整优化 指调整一些任用不当、用非所长或专业不对口的工作人员的工作岗位,或者因优化组合,对冗余人员、超编人员进行工作调动。

3. 照顾困难 指针对员工或者员工家庭中存在的夫妻两地分居、子女照顾、长期支边等一些具体困难,进行照顾性卫生人力资源调配。

4. 落实政策 指根据国家政策或者地方政策等对相应人员的隶属关系、工作关系进行改变,或是对人才引进、智力流动的政策倾斜。按照调配范围可以将人力资源调配划分为全国调配、地区调配、部门间协商调配、单位间协商调配、单位内部调配。

三、我国卫生人员任用方式

(一)选任制

选任制是用选举方式确定任用对象。选任制通常遵循的程序是提名、筛选、确定候选人、投票,最后确定任用的人选,所有程序均需要在既有法律和法规框架内依法执行。

（二）委任制

委任制是由有任免权的机关按照管理权限直接指定下属单位领导者的任用制度。委任制的特点是任用程序简单、权力集中，方便统一指挥，同时委任制与调配制是配套的任用制度，委任制是调配制贯彻执行的重要条件。

（三）聘任制

聘任制是我国领导干部和专业技术人员任用的一种形式。聘任制是用人单位通过契约或者合同形式聘任人员的一种任用制度。根据契约或者合同，用人单位和个人分别享有平等的聘用和解聘、应聘和拒聘等权利。在卫生系统中，聘任制多针对专业卫生技术人员，随着改革的深入，医疗服务系统中的医疗机构、各级疾病预防控制中心等事业单位也越来越多地采用聘任制。聘任制往往通过公开考试、公平竞争，择优录取符合岗位要求的人员。

第四节　卫生人力资源流动

一、卫生人力资源流动的概念

卫生人力资源流动（flow of human resource for health）是卫生人力资源的流出、流入，以及其在卫生系统内部的组织间流动时所发生的人力资源变动，它影响到一个组织人力资源的有效配置。组织以人力资源的流动来维持员工队伍的新陈代谢，能够保持组织的效率与活力。人力资源流动有广义与狭义之分。广义的人力资源流动是指员工与用人单位相互选择而实现职业、就职组织或就职地区的变换。狭义的人力资源流动则是指人力资源在不同职业种类之间的流动，或者说是人力资源获取一种劳动角色而放弃另一种劳动角色的过程。卫生人力资源流动包含三层含义：①员工在不同类型的工作组织、工作单位之间，以及在不同的职业与行业之间的流动；②员工个人在不同地域之间的流动；③员工在不同业态之间的流动，比如就业、下岗或者失业以及再就业等。

二、卫生人力资源流动管理

（一）卫生人力资源流动的类型

卫生人力资源是重要的知识和智力资源，卫生人力资源流动管理的目的是确保卫生人力资源的可获得性，满足卫生系统内组织当前和未来的卫生人力资源需要和卫生人员的职业生涯发展需要。卫生人力资源流动根据不同的标准可以有多种类型的划分方式。

1. 按人员流动方向划分　卫生人力资源流动如果按照人员流动方向，或人员与系统（组织）关系大体可以分为流入、流出和内部流动三种形式。

2. 按人员隶属关系变动与否划分　按照人员隶属关系是否变动可以将人员流动划分为：①改变隶属关系的流动，这种类型的人员流动需要办理正式的调动手续；②不改变隶属关系的人员流动，可以是不同形式的智力交流（比如国内外的访问学习、进修）、借调（以借用的方式临时调到其他单位工作）等，不需要正式的调动手续。多为临时性的人员流动，也可能以此为契机经过一段时间的工作后转变为正式的流动，届时需要办理正式手续。

3. 按职位变动情况划分　按照职位变动情况划分，人员流动可以分为四种类型：①职位业务性质和职级不变的流动，属于职系内部的平调；②职位业务性质不变、职级变动的流动，属于职系内部的升调或降调；③职位业务性质改变、职级不变的流动，属于跨职系的平调；④职位业务性质改变、职级也改变的流动，属于跨职系的升调或降调。

4．按照人员流动的意愿与影响结果划分　　按照人员流动的意愿与流动后给组织及个人可能带来的结果划分，可以分为两种：即员工的主动流动、被动流动。主动流动是员工因个人原因或在某一方面与组织存在冲突，自己选择离职；而被动流动是尽管员工希望在组织工作，但是因工作能力或者学历等一些因素不符合组织的要求，而被组织解除职位或被组织拒绝入职。从对组织的影响来看，员工的主动流动造成的损失要大于被动流动造成的损失。因此，员工主动提出离职的主动流动又被称为人才流失。

（二）卫生人力资源流动的影响因素

影响人力资源流动的因素有很多，员工作为社会关系当中的人难免受到社会环境、政策、文化的影响。作为组织的成员，员工难免受到组织内部结构、组织文化、员工关系、组织管理方式及组织干预的影响，从而导致员工被动流动的出现。促成员工主动流动的因素可以分为两个方面：一是意向因素，二是决策调节因素。

1．员工流动的意向因素

（1）外部环境因素：外部环境因素主要是指一般的社会环境因素，政治、经济、科学、技术、产业结构变化、文化、教育等均会对人力资源流动产生影响。从实践来看，政治稳定、经济高速增长的区域对人力资源的需求量会相对增加，人力资源流入的比率会相对提高；反之对人力资源的需求量会相对减少，人力资源流出的比率会相对提高。拥有更佳的居住条件、更优的基础教育和更方便的配偶就业等社会经济环境更好的地区往往会吸引更多的卫生人员。外部劳动力市场状况、组织外工作机会、就业形势等外界因素也是影响员工流动的重要因素。行业人员供不应求、就业形势好或组织外工作机会增加，都会成为促使员工流动的"拉力"。

（2）组织因素：薪酬福利水平、晋升和培训机会、工作条件与环境等是影响员工主动流动的关键因素。

1）薪酬福利水平：薪酬福利和管理水平是吸引和留住员工的关键因素，组织在薪酬管理中的公平性问题，比如薪酬内部公平、薪酬外部公平、薪酬与贡献相符以及员工对福利制度的满意程度均会影响员工流动意向。动态来看，部门间及区域间工资水平的明显差异会促使卫生人力资源的流动。从亚当斯公平理论角度来看，员工会将自己的所得和自己的贡献分别与组织内部、组织外部类似员工的收入和贡献进行比较，如果感觉不公平，就可能产生离职倾向，即"不患寡而患不均"。

2）晋升和培训机会：晋升和培训机会与员工实现职业生涯目标相关，如果感到自己在组织内的晋升机会有限、培训难得、机会不公平或职业前景堪忧，员工就可能产生主动流动到其他组织的意向。

3）工作条件与环境：员工对工作时间、工作环境、工作地点不满意，工作与生活之间的"失衡"，都可能是导致员工流动的原因。

（3）个体因素：个体因素主要包括个体相关的人口学变量。个体特征对员工流动意向有较大的影响，比如相对于中年人，年轻人具有更强的流动倾向；相对于女性，男性有更强的流动倾向。自主意识强、喜欢挑战、乐于追求新鲜事物和处于新环境的员工更容易受外部因素的影响。工作在卫生系统中的员工是医疗卫生事业可持续发展的源动力，具有知识型员工的特点，随着文化素养和知识水平的提高，员工更加注重自我价值的实现，更希望获得成就感。如果工作中缺乏激励、工作内容单调又缺乏挑战、才能无法有效发挥、职业期望难以实现，员工就容易产生离职倾向和流动行为。

（4）个体与组织匹配性因素：主要指的是员工与工作氛围和组织氛围之间的匹配性。当员工认为个人特征与组织特征之间不匹配时，就可能选择离职。个体与组织匹配性因素具体包括组织文化、组织支持、人际关系、外部环境等。组织中独特的宗旨、价值观念、道德准则等因素综合在一起就形成了独特的组织文化，每位员工也都有自己独特的性格和品质，如果员工个人价值观与组织文化不匹配或者难以融合，就很可能引发员工的主动流动情绪。员工在组织中遇到困难时缺乏组织的支持、关爱，组织缺乏凝聚力和合作精神，或者过分强调论资排辈，导致员工没有归属感，都可能造成员工主动流动。此外，不良人际关系也是导致员工离开，流向其他组织的重要因素。

2. 员工流动的决策调节因素　员工产生流动意向之后不一定立刻转化为真正的流动行为，中间还有许多调节因素。

（1）个体经济支持性因素：员工产生流动意向后，经济承受能力是影响流动意向是否转化为最终决定的重要因素。引起员工产生流动意向的因素是对未来流动受益的预期，但任何流动行为都会有成本，预期收入与现实经济承受能力会因具有时间差而给家庭或个人生活带来一定困难，如果员工承受能力不强，员工真正离开组织的可能性就会降低。

（2）个体心理与环境支持性因素：员工的自信程度低、心理承受能力差以及惰性都可能影响有流动意向员工的最终决定，并改变流动的决定。因为这些心理因素的存在，员工会寻求外部支持，如果未能得到家人或朋友的支持，员工真正流动的可能性就会大大降低。

（3）组织支持性因素：员工所在组织所做的努力和改变将会对有主动流动意向的员工最终的去留产生重要影响。组织的大力挽留、尽量满足员工需求的关键承诺，会成为员工流动的重大"阻力"，甚至超过外部的"拉力"与原有的"推力"，最终阻止员工的真正流动。

（三）卫生人力资源流动的原则

1. 用人所长原则　计划经济时期，我国人员统一使用计划调配和管理的方式，这对于新区开发、边远地区用人、满足重点部门对人员的需求、稳定员工队伍发挥了积极作用。但是这种调配管理方式也存在不灵活的弊端。只有通过人力资源流动才能解决这种缺乏与浪费并存的失衡状态。尽量使现有人员学有所用，提高利用效率，以单位为基础做好内部调配，实现人员在系统内部的合理流动，根据实际需要，引进必不可少的稀缺人员是人力资源流动的原则。

2. 合理流向原则　地区、部门、不同事业单位之间发展的差异性与人的素质和能力的发展水平的异质性就决定了人力资源需求与供给的不平衡，具体体现在总量的不一致与各级各类人员结构上的不一致两大方面。理想化的合理流动是从不平衡到平衡的动态调整过程，从人员充足的地方到人员稀缺的地方流动，从人员冗余的地方向人员急需的地方流动，从效益差的地方向效益好的地方流动，以促进人员供需关系的平衡。

3. 综合效益最大化原则　人员流动应该从全社会的需要出发，最大限度发挥现有人员经济效益和社会效益，即最大限度实现综合社会效益的原则。卫生人力资源是国家卫生服务能力的重要体现，是卫生事业持续健康发展的关键。卫生人力资源的配置对卫生服务整体质量的提升和医疗卫生系统的长期发展具有重要作用。在这种情况下，衡量卫生人力资源流向合理与否的标准只能是综合社会效益，不仅包括社会经济效益，而且包括社会政治、文化效益，兼顾近期效益与远期效益，平衡局部效益与全局效益，发挥市场调节机制充满活力的同时取得最佳的社会综合效益。

（四）建立和健全人力资源流动机制

卫生人力资源在流动过程中不可避免地受到环境因素的影响，但是人力资源流动管理过程中可以改善管理机制。比如打破岗位终身制，提倡系统内部、单位内部岗位轮换和竞争上岗，建立合理的薪酬福利结构激发工作热情，从而使员工在卫生系统单位内部可以结合自己的能力、特长和发展需要自主选择并有序流动。管理上要健全人才顺畅流动机制，包括：①破除卫生人才流动障碍，促进卫生人才资源合理流动、有效配置。为高层次人才、急需紧缺人才跨地区、跨体制流动提供便利条件。②畅通卫生系统事业单位、社会各方面人才流动渠道。制定吸引非公有制经济组织和社会组织优秀人才进入卫生系统相关单位的政策措施。③促进卫生人才向艰苦边远地区和基层一线流动。提高艰苦边远地区和基层一线卫生人才保障水平，使他们在政治上受重视、社会上受尊重、经济上得实惠。重大人才工程项目适当向艰苦边远地区倾斜。边远贫困和民族地区县以下单位招录人才，可适当放宽条件、降低门槛。鼓励西部地区、东北地区、边远地区、民族地区、革命老区设立人才开发基金。完善东、中部地区对口支持西部地区人才开发机制等。

本章小结

　　卫生人力资源是指受过卫生教育与职业培训，在卫生系统工作，解决卫生问题、提供卫生服务、保障和提高公众身心健康的卫生工作者数量和质量的总和。一定数量和质量的卫生人力资源是卫生系统运行的基础。运用现代化的手段对卫生人力资源进行合理的规划、组织、协调、控制、激励和绩效评价的持续动态管理过程就是卫生人力资源管理。卫生人力资源使用既要注重人力资源的自然属性，更要注重人力资源的社会属性。一方面，卫生人员个人素质要符合关键岗位和特定岗位的需求，另一方面，特定职位也要满足个人心理需要。由于政策和经济发展不平衡，当前中国卫生人力资源分布还存在失衡状况。目前的卫生人力资源流动呈现由欠发达地区流向发达地区，由农村地区流向城市地区的趋势。建立、健全顺畅的人力资源流动机制，通过人力资源流动管理过程缓解短缺地区卫生系统人力资源分布不均的局面是卫生人力资源管理的重要问题之一。

思考题

1. 随着社会经济的发展和医疗卫生体制改革的不断深入，我国人民群众的医疗卫生服务需求进一步释放，对卫生人力资源管理水平的要求不断提高，请思考在这种情况下如何结合卫生人力资源管理功能与特征提升卫生人力资源管理水平。
2. 当前，我国卫生人力资源的配置开始朝着更加统筹兼顾的方向发展，请结合卫生人力资源配置的模式与遵循的原则，谈一下如何让有限的卫生人力资源效能发挥更大的作用。
3. 请结合卫生人力资源使用原则和调配作用，浅析如何才能让卫生人力资源在卫生系统中真正发挥其最具潜力、最具能动性的资源这一作用。
4. 近年，一些社区医疗机构的"人才流失、人才缺少"逐渐成为阻碍其发展的一大难题，请你结合影响卫生人力资源流动的因素分析一下可能导致人才流失的原因。

（焦明丽）

第八章　卫生资金管理

　　卫生资金管理是卫生资源管理的重要内容，也是改善卫生系统绩效的重要手段。卫生资金管理目标是多元的，主要包括卫生筹资的可持续性、风险分担、公平、效率、费用控制和质量。卫生资金管理主要围绕卫生资金的筹集、分配、支付、使用、监管等卫生资金运动的关键环节进行管理，各关键环节的干预措施与管理目标密切相关。为实现既定管理目标，应从卫生资金的筹集、分配、支付、使用、监管环节入手，选择适宜的政策与管理措施。

第一节　卫生资金管理概述

一、卫生资金管理的概念

　　卫生资金（health funds）是指全社会为提供医疗卫生服务所消耗的资金。卫生资金管理需要动态了解和把握卫生资金运动全过程。卫生资金通过各种渠道流入卫生领域，从出资者角度看，卫生资金表现为各类卫生支出，主要为政府、社会和居民个人卫生支出；卫生资金流入卫生领域后，又表现为各级各类卫生机构的收入，即卫生机构的财政补助和业务收入；卫生机构提供各种医疗卫生服务，实现卫生资源的消耗和补偿，从而使卫生资金又流出卫生领域，卫生资金表现为卫生机构各项业务支出和基本建设支出。卫生资金在运动过程中，依次经历了卫生资金的筹集、分配、支付、使用和补偿等环节，并且是周而复始、循环不止地进行下去。卫生资金运动过程见图 8-1。

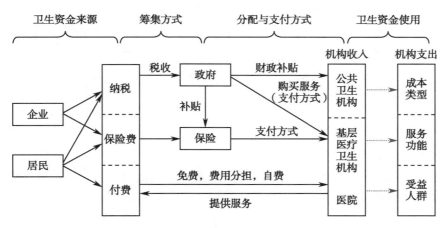

图 8-1　卫生资金运动过程

　　卫生资金管理（health funds management）是指一个国家或地区围绕既定的政策目标，遵循卫生资金运动规律，针对卫生资金的筹集、分配、支付、使用和监管等环节所开展的一系列具体管理活动。

二、卫生资金管理的目标

卫生资金管理的目标是多元的,相互之间有内在联系,也有层次之分,可分为中间目标和最终目标。卫生资金管理的最终目标也是卫生事业管理的总目标,主要包括全民健康状况的改善、筹资风险的保护和患者满意度的提高。卫生资金管理的中间目标是实现最终目标的前提条件,主要包括为卫生系统筹集足够的资金,改善卫生领域公平性,确保医疗卫生服务质量,满足人群的服务需求并提供经济风险保护,实现资金的最佳使用效率,同时控制医疗卫生费用的过快上涨。国内外实践表明,同时实现卫生资金管理的所有目标几乎是不可能的,必须在几个目标之间进行权衡,排出优先顺序。

(一)卫生筹资的可持续性

如果通过某一项目或计划提供的服务所取得的产出可以说服地方和中央政府为得到长期收益而愿意提供继续服务所需的时间、资源和政治支持,则这一项目或计划可认为具有可持续性。为了满足人民群众日益增长的卫生服务需求,卫生系统必须筹集足够的资金,并确保筹资额度在未来保持可持续增长。卫生筹资的可持续性包括以下要素。

1. 筹资本身的可持续性 筹资的可持续性与不断上升的卫生服务成本以及低收入人群的可负担水平密切相关。在经济不稳定的状态下,如何维持稳定的卫生筹资已成为至关重要的问题。通过采取适宜的筹资方式和机制,可大大提高卫生资金的筹集能力和可持续性。

2. 政策的可持续性 筹资的稳定性依赖于政策的可持续性,因为政治因素决定了政府财政支出中卫生经费所占的比例,以及这些经费如何投入卫生领域。

3. 组织管理的可持续性 组织管理的可持续性有赖于政治与市场这两方面力量的变化,同时受管理与技术能力和卫生专业人员等因素的影响。

4. 立法的可持续性 只有通过立法,在法律上明确各方的筹资责任与义务,才能确保卫生筹资的可持续性。

(二)风险分担

对于每个家庭、每个人而言,疾病发生频率之高是其他风险无法比拟的。疾病风险是危害严重、涉及面广,直接关系每个人基本生存利益的特殊风险。疾病会给个人和家庭带来经济和健康的双重风险,它不仅仅是经济上的损失,更重要的是生命和健康的损失。疾病经济风险是指患者及其家庭因疾病发生而引致的现时及未来经济损失的可能性。这种经济损失不仅局限于患者及家庭为治疗疾病而支付的现时费用,同时也包括因疾病发生而导致的患者及家庭获取未来收入能力的弱化及对未来经济福利造成的危害。弱势群体可能因疾病经济风险直接陷入贫困,也可能因支付能力不足而放弃治疗疾病,进而导致健康和生命损失。此外,传染病防治等卫生服务具有正外部性,而社会对具有正外部性的卫生服务需求常常供给不足。因此,卫生筹资需要建立一种风险分担机制。

(三)公平

公平性是卫生健康领域的重要目标之一,也是衡量卫生健康政策优劣的重要指标。卫生健康领域的公平主要包括健康公平、卫生服务利用公平、卫生筹资公平、财政补助分配公平和卫生资金分配公平。五个公平性之间是密切相关的。通过提高卫生筹资公平性、财政补助分配公平性和卫生资金分配公平性,可以改善居民的卫生服务利用公平性,进而实现健康公平。

1. 卫生筹资公平 卫生筹资公平是指居民收入水平和支付能力不同,对卫生服务也应有不同的支付额,收入水平高的居民比收入水平低的居民对卫生服务的支付额高。WHO 认为,如果每个家庭按其支付能力为卫生系统分担相应的份额,而分担的份额与家庭成员的健康状况及对卫生系统的使用是不相关的,则这个卫生系统体现了卫生筹资公平。卫生筹资公平的检验方法包括水平公平和垂直公平,其中垂直公平更重要。垂直公平指的是以效用的"平等贡献"原则为基础,由于收入的边际效用递减,要求收入水平越高的人支付水平也越高。水平公平是指相同支付能力的人(不论其性别、职业、种族等)实际的支付水平也相同。通常情况下,用个人卫生支出占个人总收入的百分比来衡量支付水平。

2．财政补助分配公平　政府的卫生补助应具有较高的目标针对性,在保证效率的同时要考虑补助分配公平性,应该向低收入人群倾斜。受益归属分析是评价政府补助分配公平性和目标效率的一种常用方法。它描述按生活水平排序的个体、社会经济群体间政府卫生补助的分布,通过衡量卫生服务补助情况,以及补助的接受者中贫困人群占优势的程度,来分析财政补助分配的公平性。

（四）效率

由于可用于卫生领域的资金是有限的,所以必须尽可能做到有效地利用卫生资金,使得投入最小化,产出最大化。卫生资金使用效率是指利用有限的卫生资金获得最大的卫生产出(即符合人们需要的、有利于改善居民健康水平的卫生服务)。效率可以分为配置效率和生产效率,其中配置效率与卫生资金管理关系更为密切。为了使有限卫生资金获得最大产出,将资金追加到边际产出较大的项目中,可以提高资金的使用效率,此时提升的便是配置效率(也称为分配效率)。配置效率包括纵向结构效率和横向结构效率。纵向结构效率是指卫生资金在不同层次卫生机构之间的配置效率。横向结构效率是指卫生资金在同一层级卫生领域内不同类型卫生服务之间的配置效率。

（五）费用控制

伴随人口老龄化的发展、疾病谱的改变、先进技术在卫生领域中的应用以及人们对卫生服务需求和对健康需求的不断增加,卫生费用不断上涨的问题日益突出。由于卫生领域能筹集到的资金是有限的,因此它与不断上涨的卫生费用形成了一对鲜明的矛盾。因此,控制卫生费用尤其是不合理卫生费用的过快上涨,是政府相关部门需要实现的一个重要目标。

（六）质量

质量是指卫生服务提供者所提供的服务与卫生服务利用者的需要和需求的符合程度,可以分为技术质量和服务质量。技术质量更注重健康结果,服务质量更注重服务过程。

三、卫生资金管理的主要内容

为最大限度实现既定的卫生资金管理目标,需要开展科学的卫生资金管理活动。卫生资金管理活动主要围绕卫生资金运动过程展开,主要包括卫生资金筹集、卫生资金分配、卫生资金支付与使用、卫生资金监管与绩效管理四个方面。

（一）卫生资金筹集

从卫生资金运动过程来看,卫生资金筹集是卫生资金流入卫生系统的环节。卫生资金筹集阶段的主要管理内容包括明确卫生资金的规模和筹集方式。从世界范围看,卫生筹集方式有多种,各种卫生筹资方式对筹资的可持续性、公平性、效率、风险保护、费用控制和质量目标产生的影响也不同。为实现卫生资金管理目标,该环节的主要管理内容是确定最佳的卫生资金筹集规模和适宜的筹资方式。

（二）卫生资金分配

从卫生资金运动过程来看,卫生资金分配是卫生资金在各级各类卫生机构、区域之间进行分配的环节。卫生资金分配环节的管理目标主要是改善卫生资金分配的效率和公平性等。为实现该目标,卫生资金分配的主要管理内容包括选择适宜的卫生资金投入方式,优化卫生资金分配结构。

（三）卫生资金支付与使用

从卫生资金运动过程来看，卫生资金支付是卫生资金转移给卫生服务提供者的环节，卫生资金使用是卫生服务提供者使用卫生资金提供卫生服务的环节。在卫生资金支付环节，主要目标是费用控制、效率提升等，主要管理内容是选择适宜的卫生支付方式。在卫生资金使用环节，主要目标是改善公平性、效率和质量等，主要管理内容是优化卫生资金使用的服务功能结构和受益人群结构。

（四）卫生资金监管与绩效管理

个人卫生资金可控性较弱，监管难度较大。本书将重点介绍对财政卫生资金、社会医疗保险基金和社会卫生资金的监管。

第二节　卫生资金筹集

一、卫生资金筹集的概念

卫生资金筹集（health financing）简称卫生筹资，有狭义和广义概念之分。狭义的卫生筹资只包括卫生资金的筹集，主要内容是卫生资金筹集规模和方式。广义的卫生筹资不仅包括卫生资金的筹集，还包括卫生资金的分配和使用。WHO 把卫生筹资活动界定为"实现足够的、公平的、有效率和效果的卫生资金的筹集、分配和使用活动的总和"。本节采用了卫生筹资的狭义概念，即仅指卫生资金的筹集，不包括卫生资金的分配和使用。

二、卫生资金筹集规模

卫生资金筹集规模即卫生筹资数量，它全面反映了一个国家或地区在一定时期内全社会用于医疗卫生服务所消耗的资金总额。卫生资金筹集规模过大会超出社会经济发展承受能力，过低则会制约卫生与健康事业可持续发展，使得居民卫生服务需求得不到满足。因此，为实现卫生事业与国民经济和社会发展相适应，确定合理的卫生资金筹集规模是决策者需要解决的一项重要任务。

卫生资金筹集规模通常用卫生总费用、人均卫生总费用、卫生总费用占国内生产总值（GDP）的百分比、卫生总费用相对于 GDP 的弹性系数等指标来表示。其中，卫生总费用占 GDP 的百分比是衡量各国卫生事业与国民经济和社会发展协调发展程度的综合评价指标，用于监测各个国家和地区在不同时期的卫生投入水平。在一个国家或地区，卫生总费用在 GDP 中占多大比重才算合适目前还没有公认的确切答案，这需要根据各个国家、地区经济发展水平及其他多种社会因素确定。2009 年世界卫生组织在《亚太地区卫生筹资战略（2010—2015）》中提出，"卫生总费用相对于 GDP 比值至少在 4%～5%"。据《2020 年我国卫生健康事业发展统计公报》，2020 年我国卫生总费用为 7.2 万亿元，占 GDP 的 7.12%。

三、卫生资金筹集方式

如何筹集卫生资金来最大限度实现卫生资金管理的各个目标，是决策者需要解决的另一个重要任务。从全世界范围看，卫生资金筹集方式主要有以下几种：政府筹资、社会医疗保险、商业健康保险、自费支付和社区卫生筹资。每种筹资方式都有优点和不足，对卫生资金管理目标的影响存在较大差异，哪种筹资方式都无法非常完美地解决一个国家或地区的所有卫生筹资问题。

因此,世界上几乎没有一个国家会使用单一的资金筹集方式,尤其在发展中国家,往往采取多种卫生资金筹集方式。

(一)政府筹资

1. 筹资方式 政府筹资(government financing)可通过普通税收、专项税收等方式筹集卫生资金。

(1)普通税收:税收可分为普通税收和专项税收。世界各国将普通税收的一部分用在卫生服务的一些项目上,该现象已有很长的历史,虽然其重要性在不同国家间有所不同,但却是卫生筹资的重要渠道。在低收入国家,政府对卫生服务的筹资至关重要,但是低税率往往使得政府能力有限和对卫生筹资不足。政府在制定支出预算时往往从政治重要性上考虑,卫生很难被放在重要位置,因此普通税收可能并不是一条稳定的卫生筹资渠道。

(2)专项税收:一些国家建立了专门用于卫生的税收,比如从酒类、烟草、消遣娱乐等方面征收用于卫生领域的专项税收。专项税收的优点是可通过建立新税种为某些重要项目筹资。然而,专项税收也存在一些消极影响,按比例征收导致低收入家庭往往承担更多的税收,筹资公平性较差。

2. 财政卫生支出责任分配 财政卫生支出是指各级政府在一个预算年度内在医疗卫生方面支出的资金总量。财政卫生支出责任分配是指按照医疗卫生领域政府间财政事权划分,合理确定各级财政承担的卫生支出责任。

(1)财政卫生支出责任分配的必要性:在财政卫生支出管理过程中,支出责任在不同层级政府之间进行合理划分,是国家通过各级政府提供医疗卫生服务的必然选择。有利于各司其职,提高行政效率,也有助于发挥各级政府及相关主体的积极性与主动性,使财政资金实现更加合理的配置。

(2)财政卫生支出责任分配的目标:财政卫生支出责任分配的目标是更有效地满足居民对卫生服务的需求。"有效"首先是指卫生服务满足居民的消费偏好,其次是指卫生服务的成本与收益的最佳结合点。对于居民来说,卫生服务的成本就是其缴纳的税收、非税收收入(收费、政府基金等)等,而收益就是居民在享受卫生服务时的需求满足程度。政府的作用是通过其高效运作,找到以最低的税收成本提供最优质的卫生服务的途径。因此,财政卫生支出责任分配的目标有两个:一是通过财政卫生支出责任分配,使政府能够高效地使用财政资金,杜绝浪费;二是使政府具有不断提高卫生服务质量的内在动力,有所作为。

(3)财政卫生支出责任分配的原则

1)适宜性原则:一些卫生服务或产品的属性决定了其天然的归属。

2)受益原则:即根据公共产品的受益范围来确定卫生服务或产品的提供主体,谁受益谁提供。属于全国公民共同使用的卫生服务或产品,由中央政府来投资、提供、管理和监督;属于跨地区的卫生服务或产品,由中央与地方政府共同提供。

3)效率原则:凡是地方有能力提供的卫生服务或产品,由地方政府提供;凡是地方有能力监管的卫生服务或产品,尽可能让地方政府监管。中央政府主要提供地方政府无力提供的卫生服务或产品,监管地方政府管不了或者管不好的卫生服务或产品。

《国务院办公厅关于印发医疗卫生领域中央与地方财政事权和支出责任划分改革方案的通知》(国办发〔2018〕67号)中,对我国医疗卫生领域中的公共卫生、医疗保障、计划生育、能力建设四个方面的中央与地方财政事权和支出责任进行了明确划分。

3. 财政转移支付 财政转移支付是指为了实现政策目标,财政收入在政府间无偿流动的政府经济行为。这种流动可以在不同级次政府间流动(纵向转移支付),也可以在同级政府间流动(横向转移支付),通常包括均衡性转移支付、专项转移支付和分类转移支付等形式。

(1)财政转移支付的必要性

1) 纵向不平衡：所谓纵向不平衡是指中央政府的收入在初次收入分配中所占的比重高于在财政支出中所占的比重，形成财力剩余；而省级地方政府的收入比重低于支出比重，存在财力缺口。中央政府需要将一定的财力剩余通过转移支付的方式补助给存在财力缺口的省级地方政府。

2) 横向不平衡：由于财源分布的不均衡，一些地区可能拥有较多的税基，在税收体系相对统一的情况下，各地政府的收入能力不尽一致；同时，地区间财政支出成本存在一定差异，有些地区存在高费用因素（如人口过疏等）或较多的费用需求（如老年人、贫困人口占总人口的比重较高），提供相同水平的卫生服务或产品需要不同的财政支出。因此，为了实现卫生服务均等化，需要通过转移支付的方式，保证经济发展水平较低或支出成本较高的地区政府具有为本地区居民提供与其他地区相同卫生服务的能力。

3) 特定政府目标：特殊调节可以通过转移支付加以实施。最为典型的是，对于一些大型卫生服务项目或工程，地方政府无力承担或因风险太大而缺乏投资兴趣，在此情况下，就需要中央政府对项目建设给予一部分或全部的资金支持，从而形成特殊的转移支付。另外，通过设立鼓励性转移支付，可以引导地方政府从事中央政府期望的活动。

（2）转移支付的原则

1) 公平原则：即转移支付制度应当能够促进各级政府间及同级政府间的公平。所谓公平包括横向公平（地区之间的公平）和纵向公平（上下级政府之间的公平）。主要是为了调节纵向与横向财力不平衡，通过转移支付，将富裕地区的财政收入转移一部分到贫困地区，将上级财政的资金转移一部分到下级政府（自上而下），或将下级财政的资金转移一部分到上级政府（自下而上），以便各级政府能够履行相应的政府支出责任。

2) 导向原则：即转移支付制度应当与国家宏观的卫生政策、地区发展政策结合起来。要通过转移支付将财政资金更多地集中到国家迫切需要发展的地区和领域，并引导更多的社会资本进入这些地区和领域，以便提高资源配置的效率、弥补市场机制的不足、促进卫生事业的发展。

3) 事权原则：凡是地方事权范围的支出，原则上通过均衡性转移支付实施有效均衡，扩大地方政府统筹权限，增强地方政府支出责任；凡是中央委托的事务，由中央足额安排；凡是中央和地方共同的事务，明确中央和地方各所承担的支出比例；对于符合中央政策导向的地方事务，中央财政也可以通过转移支付加以引导。

4. 政府筹资的优缺点

（1）优点：①国家财力做后盾，卫生资金有较强保障；②政府统筹分配和使用卫生资金，能有效控制医疗卫生费用的上涨；③人群覆盖面广，能较好地体现公平性；④政府筹资治理模式简单，筹资效率较高，交易成本较低。

（2）缺点：①政府卫生筹资易受政治压力和外部冲击的影响，筹资具有不稳定性；②计划手段配置医疗资源，市场起不到调节作用，医疗机构微观运行缺少活力，医疗服务效率低下，难以满足居民不断增长的卫生服务需求；③供需双方缺乏费用意识，筹资渠道单一，财政可能不堪重负。

（二）社会医疗保险

1. 社会医疗保险的概念　社会医疗保险是由国家通过立法形式强制实施，由雇主和雇员按一定比例缴纳医疗保险费，建立社会医疗保险基金，支付雇员（有时也可包括其家属）医疗费用的一种医疗保险制度。

社会医疗保险的特点包括：①立法强制公民参保和筹集医疗保险基金。符合社会医疗保险条件的群体都必须加入，而且都必须缴纳保险费。公民缴纳的保险费和其收入水平有关，和其健康状况无关。公民一旦缴纳了相应的保险费，将会按规定享受相关权益。②基金由社会医疗保险管理机构统一筹集、管理、核算和支付，不以营利为目的。③以支定筹，以收定付，现收现付，力求当年收支平衡。④合同医院提供约定范围的免费医疗或低收费服务，社会医疗保险机构分别向合同医院结算付费或给患者偿付垫支的医疗费用。

2. 社会医疗保险资金　社会医疗保险资金是指各类社会医疗保险项目当年筹集的资金。我国社会医疗保险资金包括城镇职工基本医疗保险基金、城乡居民基本医疗保险基金、补充医疗保险基金、企业职工医疗卫生费、其他社会保险医疗补助及其他社会医疗保险费用。其中，城镇职工基本医疗保险基金指根据国家有关规定，由纳入职工基本医疗保险范围的单位和个人，按照国家规定的缴费基数和缴费比例缴纳的基金，以及通过其他方式取得的形成基金来源的款项，包括单位缴纳的社会统筹基金收入、个人缴纳的个人账户基金收入、财政补贴收入、利息收入和其他收入。城乡居民基本医疗保险基金指按照国家或地方政府有关规定，由各级政府补助和参加城乡居民基本医疗保险的家庭共同缴纳的基金，以及利息收入和其他收入。

3. 社会医疗保险的优缺点

（1）优点：①筹资渠道法制化、多元化，卫生资金有稳定来源；②可以实现高收入和低收入人群、高风险和低风险人群之间的风险分担，体现了公平性原则；③同合同医院建立契约关系，对控制供方的垄断行为较为有效。

（2）缺点：①将不符合社会医疗保险的人群排除在筹资范围之外，如非正式部门雇员、老年人和儿童，可能产生一定的不公平问题；②容易出现供需双方的道德风险，医疗费用难以控制；③医疗保险费用负担的代际转移问题较为突出；④对慢性疾病和预防服务的覆盖范围和力度不足。

（三）商业健康保险

1. 商业健康保险的概念　商业健康保险是非营利或营利保险公司提供的，由消费者自愿选择的最适合自己偏好的保险项目。

商业健康保险的特点包括：①自愿购买。保险公司根据个人健康风险评估设定保险费。保险费的高低与个人收入无关，只与健康状况和年龄等健康风险因素有关。征收的保险费应该接近于可能发生的偿付费用、管理费用和剩余利润之和。②有各种不同的商业健康保险计划可供选择，其供求关系由市场调节。③商业健康保险的运营机制是现收现付。④医疗服务费用由保险公司和参保人共同支付。

2. 商业健康保险资金　指城乡居民家庭成员自愿购买的各种形式商业健康保险的当年所缴纳的保险费金额。

3. 商业健康保险的优缺点

（1）优点：①能适应居民多层次的不同医疗卫生服务需求；②卫生服务提供效率较高；③卫生服务质量较高，更好地促进医学科技迅速发展。

（2）缺点：①较难实现高收入人群与低收入人群之间的风险分担，不公平性现象较为突出；②医疗费用增长较难控制。

（四）自费支付

1. 自费支付的概念　自费支付（out-of-pocket payment）是指患者直接向医疗卫生服务提供者支付所接受服务和产品的费用，并且这些费用不会由第三方给予报销。

2. 个人现金卫生支出　个人现金卫生支出是指城乡居民在接受各类医疗卫生服务时的现金支付，包括享受多种医疗保险制度的居民就医时自付的费用。

3. 自费支付的优缺点

（1）优点：①在政府财力不足时，自费支付可为卫生系统筹集更多的资金；②可提升卫生服务使用者的费用节约意识，减少不必要的卫生资源浪费。

（2）缺点：风险分担功能丧失，公平性差。低收入人群无法支付医疗卫生费用而放弃治疗，或因支付医疗卫生费用而造成因病致贫、灾难性卫生支出等问题。

（五）其他卫生筹资方式

除了上述卫生筹资方式外，常见的筹资方式还包括强制医疗储蓄账户、非营利机构筹资方案（如慈善捐款）、企业筹资方案、国外卫生筹资方案和社区卫生筹资等。

1. 强制医疗储蓄账户　强制要求所有市民／居民，或法律／政府法规规定的特殊人群参加，人群间无资金统筹。

2. 非营利机构筹资方案　一个非营利机构创建专门资金，通常通过捐赠为特殊卫生服务筹资，例如为无家可归人员开办特殊机构，或为遭受自然灾害或战争的家庭提供保健服务。来自一般公众、公司或政府的这些捐赠可以是现金形式，或者是实物形式。

3. 企业筹资方案　企业直接为员工提供卫生服务（例如职业卫生服务）或支付卫生服务费用，而不涉及保险类的方案，具体包括企业（医疗卫生机构除外）筹资方案和医疗卫生机构筹资方案。

4. 国外卫生筹资方案　国外卫生筹资方案包括涉及多个机构单位（或由多个机构管理）的筹资安排，这些机构设在国外，但是代表国内居民筹集、统筹资源及代表国内居民购买卫生保健产品和服务。

5. 社区卫生筹资　是一个社区中（在一个农村地区、行政区、其他地理区域，或者同一个社会经济或种族的群体）的各个家庭为既定的一系列卫生服务相关费用筹集或协作筹集资金的一种卫生筹资机制。资金的筹集不仅仅局限于家庭，还有来自中央政府、地方政府、国内或国际非政府组织和双边援助国的支持。服务提供者通常受雇于社区或非营利组织，独立于二级、三级医疗服务机构，形成初级保健服务筹资和服务提供一体化模式。

第三节　卫生资金分配

一、卫生资金分配的概念

卫生资金分配（health funds allocation）是通过政府的宏观调控和市场调节，科学合理地对所筹集到的卫生资金进行优化配置，分配到卫生服务系统的各个领域，以提高卫生资金的使用效率和公平性。卫生资金的分配处于资金筹集和使用的中间层次，对卫生资金的筹集和使用起着制约作用。卫生资金分配的直接产出是医疗卫生条件，它可直接体现一个国家或地区医疗卫生水平，是反映卫生服务提供能力的重要指标。

二、卫生资金分配原则

（一）需求导向原则

卫生资金分配应从需方的角度来考虑，以健康需要和卫生服务需求为依据，对区域内的卫生资金实行统筹规划与合理配置，从而使卫生服务的供给与卫生服务需求相适应。

（二）效率原则

卫生资金应当以一种有效率的方式进行配置进而有效满足人民的健康需求。首先，宏观上卫生服务供给和健康需求要达到相对的动态平衡，避免某些卫生服务领域出现"供大于求"或"供不应求"的状况。其次，微观上要实现"帕累托效率"，即卫生资金分配结构不可能再进行任何对双方都有益的改变。

（三）公平原则

卫生资金分配公平是起点意义上的公平，是按照卫生服务需要或需求来分配可利用的卫生资金，在满足基本卫生服务需要的基础上，使得社会中的每个人都以相同的机会受益。卫生资金分配上的公平性主要体现在卫生资金在城乡之间、区域之间、人群之间配置的合理性。

三、卫生资金分配方式

（一）计划方式

计划方式是卫生资金分配的重要手段，是以政府的指令性计划和行政手段为主的卫生资金分配方式，其主要表现是政府统一分配卫生资金。计划方式从全局和整体利益出发来规划卫生事业的发展规模和分配卫生资金，体现了卫生事业的整体性和公平性。一般而言，政府部门对财政卫生资金的支配能力更强，因此财政卫生资金更适合采用计划方式进行分配。

（二）市场方式

市场方式是卫生资金分配的基础手段，是按照市场需求和市场机制来分配卫生资金的方式。市场方式从市场的实际情况出发，应用市场的供求机制、价格机制和竞争机制分配卫生资金。市场方式可以有效满足人们多方面、多层次的卫生服务需求。一般而言，来自现金支付、商业健康保险、社会医疗保险的资金更适合采用市场方式进行分配。

（三）计划和市场相结合的方式

实践证明，单一的计划方式和市场方式都不利于卫生资金的合理有效分配，不利于卫生事业的发展。市场方式无法有效解决总供给与总需求失衡的问题，也会造成城乡之间、区域之间分配不公平的问题，还会造成卫生资源横向和纵向配置结构效率不高的问题。计划方式也会造成区域间、机构间分配不均衡及资源浪费问题，导致卫生服务利用效率低下。因此，只有计划和市场有机结合的分配方式，才是卫生资金合理分配的有效手段。

四、卫生资金分配结构

优化资金分配结构有利于实现效率、公平性等目标，因此优化资金分配结构是卫生资金分配过程中的重要任务。优化卫生资金分配结构可以从不同地域、不同部门、不同层级等多个维度加以考虑。

（一）地域结构

卫生资金分配的地域结构与公平性密切相关。我国是一个城乡二元化社会，农村医疗卫生基础相对薄弱。随着乡村振兴步伐逐渐加快，人们生活水平不断提高，广大农村居民对卫生服务的需求也不断增加，城乡之间卫生资源配置的不公平问题更加突出。另外，我国卫生资金在不同省份之间分布也极不均衡，区域之间不公平问题也很突出。为了改善城乡之间、区域之间的公平性，应优化卫生资金分配的地域结构，卫生资金尤其是中央政府的财政资金应重点向农村和卫生资源薄弱的地区倾斜，以期缩小城乡之间和区域之间的差距。

（二）部门结构

卫生资金分配的部门结构与配置效率密切相关。与医疗服务相比，预防服务成本低、效果好，是更符合成本效益原则的卫生服务。然而，从卫生资源配置角度看，我国依然存在"重医疗、轻预防"的现象，卫生资源配置效率有待提高。为此，卫生健康工作新方针明确提出了"预防为主"。为了优化卫生资金分配的部门结构，改善资金配置效率，卫生资金尤其是财政卫生资金应重点向预防保健机构倾斜。

（三）层级结构

卫生资金分配的层级结构与配置效率和公平性密切相关。根据 WHO 的建议，居民 80% 的常见病和多发病应在基层医疗卫生机构得到解决。对于同一种疾病而言，基层医疗卫生机构的疾病诊疗费用大幅低于县（区）级及以上医院。从卫生资金的分配现状来看，无论是城市还是农村,基层医疗机构分配的资金都远远低于非基层医疗机构,卫生资源配置效率有待提高。另外,基层医疗卫生机构主要提供基本医疗服务和基本公共卫生服务,卫生资金向基层医疗卫生机构倾斜更容易实现全民覆盖,有利于实现公平目标。为了优化卫生资金分配的层级结构,改善资金配置效率,提高公平性,卫生资金尤其是财政卫生资金应重点向基层医疗卫生机构倾斜。

五、财政卫生资金分配

各类卫生资金的所有者不同,而不同所有者的利益不同,投入资金的目的和目标也有所不同,因而在投入方式方面也存在差异,会对提供者形成不同的激励和约束,进而影响到提供者对资金的使用和提供行为。其中,财政卫生资金如何投入是政府最为关心的问题,也是本书的重点内容。

(一)财政卫生资金的种类

我国财政卫生资金主要包括政府医疗卫生服务支出、政府医疗保障支出、卫生和医疗保险行政管理事务支出、人口与优生优育事务支出。

1. 政府医疗卫生服务支出 是指政府财政用于补助各类医疗卫生机构提供相关卫生服务的经费,主要包括对公立医院、基层医疗卫生机构、公共卫生、中医药、食品和药品监督以及其他医疗卫生服务的支出。根据资金用途,将政府医疗卫生服务支出分为基本支出和项目支出,其中基本支出包括人员经费和日常公用经费,项目支出包括医疗活动项目经费、公共卫生项目经费、科教项目经费和其他项目经费。

2. 政府医疗保障支出 是指政府用于各类医疗保障项目的支出,如行政事业单位医疗、公务员医疗补助、优抚对象医疗补助、城乡医疗救助、财政对基本医疗保险基金的补助,以及残疾人康复的支出。

3. 卫生和医疗保险行政管理事务支出 主要包括医疗卫生管理事务支出和医疗保险管理事务支出,其中医疗卫生管理事务支出是指卫生、中医、食品药品管理部门的行政运行、一般行政管理和机关服务支出等,医疗保险管理事务支出是指各种社会医疗保险在经办中由政府负担的管理费用。

4. 人口与优生优育事务支出 是指政府财政中用于调整完善优生优育投入机制,推动国家人口数量、结构、素质优化的各项支出。例如国家规定的优生优育扶助保障项目所需经费,以及独生子女伤残、死亡家庭扶助经费等。

(二)财政卫生资金的投入方式

1. "补供方"方式 "补供方"方式是指政府将财政资金直接投入卫生服务机构,用以补贴提供卫生服务的全部或部分成本。可以根据要素类型(如人员、床位、设备)或支出类型(如人员支出、公用支出、设备费、业务费)进行补贴,也可以对机构的全部成本进行补贴。"补供方"方式的优势在于,可为公立医疗机构建设人才队伍、购置诊疗设备与建设基础设施提供资金支持,可以改善公立医疗机构的服务供给能力。人才队伍建设可以提高医务工作者的服务水平与业务素质,为居民提供更高质量的诊疗服务;财政对供方投入增长的直观结果是诊疗设备的快速增长,一定程度上可以提高医务人员的生产效率,增进医疗服务供给总量,还可提高医务人员对疾病的判断能力,降低误诊、漏诊与误治的发生概率;基础设施的投入可提高医疗服务供给的辐射范围,改善居民就诊可及性。"补供方"方式的劣势在于,如果没有适宜的激励机制,可能会在一定程度上引起新增医疗资源的成本分摊效应,挤占消费者剩余,也可能使医护人员的积极性受到影响。

"补供方"方式对卫生机构行为的影响主要取决于政府资金的投入水平和投入方式。政府资金投入量占卫生机构收入的比重越大,政府对卫生机构行为的影响也越大。在政府资金投入量一定的情况下，政府资金对卫生机构行为的影响主要取决于补贴成本的类型（人力、设施、药品等）、补贴依据（是否根据绩效考核结果支付资金以及绩效考核的内容等）和标准。如果成本补偿不足，而无论资金来自何方，都会导致卫生机构行为的改变：对补偿不足的服务尽可能少提供，甚至是不提供。即使政府采用行政手段强迫提供，机构也可能会通过减少服务数量、降低服务质量来降低成本。因此，如果成本补偿不足，将会直接影响到服务质量和效果。如果提供服务的成本完全能够得到补偿，则机构的行为取决于补贴成本的类型和补贴依据。可采取根据工作绩效给予补偿的方式。如果按照绩效分数或每项指标的资金额度补偿经费，则可能促使卫生机构提供更多收入高但成本低的服务。如果对政府规定完成的各项服务有基本的数量要求，可在很大程度上避免卫生机构有选择性地提供服务。

2.“补需方”方式 “补需方”方式是指政府面向医疗服务需求方（居民）的财政投入，主要包括补贴居民参加社会医疗保险和政府购买医疗卫生服务两种形式。政府补贴居民参加社会医疗保险是指政府将资金投入医疗保险，即政府为居民缴纳（部分）医疗保险费，被保险人在需要时可以获得免费或减免费用的医疗服务，医疗保险管理机构选择适宜的支付方式补偿卫生机构提供服务的成本。政府购买医疗卫生服务是指政府作为居民的代表，向卫生机构购买医疗卫生服务。

卫生服务提供者直接面对买者，买者的数量以及购买的服务量对服务成本补偿以及机构收入产生直接影响，激励提供者为获得更多收入（或利润）积极、主动地提供卫生服务，并通过改善服务质量和高水平的服务来吸引服务对象或获得更多的政府补偿。通常情况下，提供者的积极性较高，服务效率也较高，在有众多提供者竞争的情况下更是如此。由于政府或保险机构掌握了大量卫生资金，具备了与卫生机构进行价格和质量谈判的实力，形成了卫生服务提供者对买方合同的竞争。对于公共卫生服务，因服务人群比较固定，虽然难以像医疗服务那样形成提供者之间的竞争，但可通过政府投入改变“重有偿服务、轻无偿服务”的扭曲状况。同时，仍然利用市场机制的作用，避免了养人、养机构的低效率问题。但是，市场补偿方式也带来一些问题。如果一些服务成本不能得到完全补偿，一是激励提供者有选择地提供服务，即对于价格低于成本的亏本服务，如公共卫生服务、传染病和精神病诊治等医疗服务、贫困者救治，可能会出现不愿提供或尽可能少提供的问题。二是在价格的激励下，提供者更倾向于多提供价格明显高于成本的服务，在缺乏有效约束的情况下，可能会出现过度提供服务或提供不必要服务的问题。

政府购买医疗卫生服务，常见于购买基层医疗卫生机构提供的基本公共卫生服务，可采用的购买方式主要有三种。

（1）按服务单元购买：按服务单元购买是指按照事先确定的服务单元价格和数量支付卫生机构提供的费用。在这种支付方式下，对提供者行为的影响主要取决于服务单元的类型及价格与成本之间的关系。服务单元可以是服务项目，也可以是人头。通常价格越高于成本，提供者就越倾向于多提供。按人头购买是政府购买基本公共卫生服务的常用形式。政府根据事先确定的每个服务对象的支付标准及所服务人口数向基层医疗卫生机构支付提供相关服务的资金，基层医疗卫生机构负责向目标人群提供政府规定的卫生服务。这种支付方式可以鼓励提供者主动降低服务成本，防止过度提供服务，既有效地控制费用，又可降低管理成本。但如果政府缺乏对服务质量的有效控制，也有可能因提供者对成本的过度控制而影响服务质量。

（2）按合同方式购买：服务包是指卫生服务提供者提供的一系列服务或产品的组合，既包括医疗服务，又包括公共卫生服务。当购买的医疗卫生服务包很大时，如果政府不与卫生机构签订在服务提供类型、数量和质量（服务包的内容）等方面作出相关规定的协议，易导致提供者的机会主义行为，也增加了政府对提供者行为监督的难度。与医疗服务相比，公共卫生服务的提供过程中更易出现机会主义，特别是针对群体的公共卫生服务。由于并不直接涉及每一个体的利益或不是急需服务，服务对象对服务提供情况关注不多，有些服务还是服务对象所不愿意利用的（如食品卫生监测等），且在支付标准（服务包的价格）已经确定的情况下，少提供服务会使边际成本降低，这些会促使部分提供者尽量减少服务内容，降低工作强度。如果采用签订合同的方式，就可以通过买者和卖者各自遵守的规则，明确交易双方各自的权利、义务和责任，并且可以受到法律保护。这种方式有利于约束提供者，减少机会主义行为和对服务质量的影响，提高了政府资金的使用效率。

（3）卫生服务（代金）券：卫生服务（代金）券是政府部门向目标人群发放的有价服务券，居民在政府指定的卫生机构中利用服务，用服务券支付，而不必再支付现金或支付少量现金；然后，政府用现金兑换提供给机构的服务券。公共卫生服务券是较多的一类卫生服务券。卫生服务券增加了居民对卫生服务机构的选择权，居民可以持券选择自己满意的卫生机构，这种"资金跟着服务利用者走"的机制将竞争引入卫生机构，促进卫生机构效率的提高以及服务水平和服务质量的改善。采用此种方式，政府的管理手段发生了转变，从对供方的支持转向对需方的支持。卫生机构依靠提高服务质量，满足居民卫生需求，吸引居民多利用服务来获取收入。

第四节　卫生资金支付与使用

一、卫生资金支付

（一）卫生资金支付的概念

卫生资金支付是指卫生资金从所有者或具有配置权利的主体（服务对象或第三方）转移到卫生服务提供者的过程。第三方是指除了服务对象、卫生服务提供者之外的其他组织或机构，主要包括政府、社会医疗保险机构、商业健康保险机构等。卫生资金支付包括服务对象支付和第三方支付两种类型。其中服务对象支付是指服务对象直接向卫生服务提供者支付服务费用。第三方支付是指政府、社会医疗保险机构、商业健康保险机构等第三方向卫生服务提供者支付全部或部分服务费用。卫生资金支付主要涉及服务包、支付方式及一系列相关配套措施。

（二）卫生支付方式的概念与类型

1. 卫生支付方式的概念　卫生支付方式是指卫生服务支付方对卫生服务提供方提供规定服务所产生的消耗进行补偿的途径和方法，包括对卫生服务提供方的补偿，也包括对覆盖人群的补偿。不同卫生服务覆盖的人群是不同的，医疗保险的覆盖人群是参保人群，公共卫生服务覆盖的是特定的公共卫生目标人群。

对卫生服务提供方来说，支付是补偿的一种方式，对其产生一种激励机制。对资金所有者或政策制定者来说，支付方式是一种有力的政策工具，通过经济激励发挥作用调控卫生服务行为，影响卫生服务的数量、费用、质量和效率，以及卫生资源的配置，从而影响整个卫生服务体系的绩效。

2. 卫生支付方式的类型　常见的卫生支付方式主要包括分项预算、按项目付费、按人头付费、按门诊诊次付费、按床日付费、按疾病诊断相关分组（diagnosis related group，DRG）付费、按区域点数法总额预算和按基于大数据的病种分值（big data diagnosis-intervention packet，DIP）付费、总额预算、按绩效付费等。

（三）卫生支付方式的核心要素

卫生支付方式的核心要素包括支付单元、支付标准和结算的时间点。不同支付方式的核心要素见表 8-1。

表8-1　常见卫生支付方式的核心要素

支付方式	支付单元	支付标准的测算依据	支付标准的确定时间	与供方的结算时间
分项预算	每条预算线	投入	事前	事前
按项目付费	每项服务	投入或产出	事后	事后
按人头付费	注册的每个人	产出	事前	事前
按床日付费	每床日	产出	事前	事后
按DRG付费	每个住院患者	产出	事前	事后
按DIP付费	每个住院患者	产出	事后	事后
总额预算	每个机构	投入或产出	事前	事前
按绩效付费	每个/组绩效	结果	事前	事后

1. 支付单元　支付单元是指将卫生服务划分为边界相对清楚的单元，使之成为一个独立的产品，以确定价格。不同支付方式中的支付单元有所不同，在支付单元中，最小的单位就是每一个具体的活动，而将一组或一系列的卫生服务活动组合起来，俗称"打包"。每种支付方式支付单元的集中度是不同的，按项目付费的服务提供最为分散；按DRG付费、按DIP付费、按床日付费的集中度较高；按人头付费的集中度最高，覆盖了一段时期内一个服务对象的所有服务。

2. 支付标准　根据支付标准确定的时间，将支付标准分为事前确定支付标准和事后确定支付标准两种。事后确定支付标准是指根据供方的服务费用事后确定支付金额，支付方将承担所有风险。事前确定支付标准是指根据某一支付方式，将一些特定服务打包，并预先设定支付金额，以及设定如果没有满足某些服务标准而对供方采取的处理方案，经济风险将从支付方转移到供方。支付标准可以投入、产出或结果为依据确定。支付标准可由支付方与供方之间通过谈判协商确定。为满足现实需要，支付标准需要定期更新。

3. 结算的时间点　根据结算的时间点，可将结算分为服务提供之前结算和服务提供之后结算。对于事前确定支付标准，实际结算可能会发生在服务提供之前或之后。

（四）卫生支付方式对卫生机构行为的影响

由于支付方式可以导致卫生服务成本的经济风险在支付方和供方之间发生转移，不同支付方式使供方产生的经济风险不同，从而产生不同的激励机制。支付方式产生的激励将会促使卫生机构改变服务对象的类型和数量，调整机构内部资源配置，通过改变中间产出而影响卫生服务的费用、效率和质量，详见表8-2。

表8-2　不同卫生支付方式对卫生机构行为可能产生的影响

支付方式	对卫生机构行为的影响
分项预算	控制工作时间内个人成本（例如选择低危患者、转诊、减少服务量）；无动力控制财务成本、吸引患者和提高满意度；工作效率和积极性降低；要求增加预算投入，并在财政年度末期会尽量消耗资金
按项目付费	控制每项服务成本（个人和财务成本）；提高服务量（例如增加患者数量和非必要服务的供给）
按人头付费	控制每名患者的成本（例如减少服务量、注重预防保健项目）；吸引和留住患者（例如价格竞争，或者提高声誉、服务质量和可及性等非价格竞争）
按床日付费	增加床日数（例如增加入院人数、延长住院时间）；增加床位数；减少每住院天数的投入

续表

支付方式	对卫生机构行为的影响
按DRG付费	增加患者数（例如分解住院）；选择轻症患者；提高诊断级别；控制每个患者的成本（例如减少服务量、改善投入组合效率，减少住院时间，将需要康复类服务的患者转到门诊或其他部门）；同病同操作导向
按DIP付费	增加患者数（例如分解住院）；高靠分值；控制每个患者的成本（例如减少服务量，改善投入组合效率、降低药占比和耗占比，减少住院时间，将需要康复类服务的患者转到门诊或其他部门）；采用复杂技术、高分值治疗方式的导向
总额预算	资源利用具有灵活性；如果预算减少，可能会减少提供量，向其他方转诊；改善投入组合的效率
按绩效付费	更关注质量、安全等结果，但可能更关注绩效考核中要求的结果，或者更多提供目标水平的服务

二、卫生资金使用

（一）服务功能结构

卫生资金使用环节重点关注卫生系统的资金用于提供哪些类型的卫生服务。卫生资金的服务功能结构直接影响卫生服务的效率、质量、费用控制等目标的实现。一般而言，卫生系统提供的卫生服务包括两种形式，一种是群体性卫生服务，另一种是个体性卫生服务。个体性卫生服务的目标是个体，大多数卫生服务属于个体性卫生服务，比如计划免疫、治疗、康复。群体性卫生服务的目标是全体人群或全体人群中的一部分，目的是提高卫生标准或卫生系统的效率和效果，使全体使用者同时受益，比如卫生健康行政管理、流行病学监测。

卫生服务的类型包括治疗服务、预防服务、康复服务、长期护理服务、辅助性服务、医疗用品、卫生健康行政与筹资管理、其他未分类的卫生服务。

1. 治疗服务 包括住院治疗服务、门诊治疗服务、日间治疗服务。

2. 预防服务 包括免疫规划、优生优育、传染病预防、孕产妇保健、妇女病普查、婚前检查、不孕不育预防、孕前优生检查、儿童保健服务、贫困地区儿童营养改善、增补叶酸预防神经管缺陷、地中海贫血防控、慢性病预防与管理、地方病预防与管理、精神病预防与管理、结核病患者健康管理、口腔疾病预防保健（不含儿童口腔保健）、心理疾病预防与管理、职业病预防与管理、中医药健康管理、健康教育（含健康素养促进）、建立居民健康档案、老年人健康管理、老年健康与医养结合服务管理、健康体检、学校卫生、职业卫生、营养与食品卫生、环境卫生（水、空气、公共场所卫生）、化妆品卫生、实验室检验、监测与评价（含人口监测、死亡监测、信息管理等）、公共卫生知识培训、卫生监督、院内感染控制、突发公共卫生事件应急处理、消毒与有害生物防制、采供血、其他预防服务。

3. 辅助性服务 包括实验室服务、影像服务和患者转运服务。

4. 医疗用品 包括药品、医疗器械和其他医疗耐用品。

5. 卫生健康行政与筹资管理 包括治理和卫生健康行政管理、卫生筹资管理。

（二）受益人群结构

卫生资金使用环节还应关注卫生资金主要为哪些人群提供卫生服务，即哪些人群利用了卫生服务。为保障全人群健康，确保健康公平目标的实现，往往需要强调政府筹资责任的重要性，让所有人群平等享受卫生服务，共享经济发展带来的成果。比如，针对贫穷的农村地区进行专项拨款，针对贫困人口进行医疗救助，为无医疗保障的人群提供其他类型的医疗保障或通过资助帮助其参加既有的医疗保障等。在分析卫生资金的受益人群分布时，一般包括以下分析维度：

年龄和性别、疾病、社会经济状况以及地理区域分布。其中,疾病可按两种标准进行分类:一是疾病种类聚合水平较高的全球疾病负担分类(global burden of disease,GBD),二是国际疾病分类(international classification of diseases,ICD)。个人社会经济状况可按照消费、支出、收入或财富指数进行分类。

第五节 卫生资金监管与绩效管理

一、财政卫生资金监管与绩效管理

(一)财政卫生资金监管

财政卫生资金监管是指政府及相关部门对卫生系统资金的运行进行事前、事中、事后全过程的监督、管理活动。卫生财政支出是政府预算的重要内容,预算管理也是财政支出监管的主要方法和手段。现代财政理论指导下建立的财政支出预算管理制度,为破解财政支出监管难题提供了有效的工具。部门预算制度、政府采购制度、国库集中支付制度、财政支出监督制度等已逐渐成为财政支出预算管理制度的核心元素,发挥着关键性作用,也成了国家管理卫生财政支出的不可或缺的制度工作。

1.部门预算制度 所谓部门预算是依据国家有关政策规定及行使职能的需要,由基层预算单位编制,逐级上报、审核、汇总,经财政部门审核后提交立法机关依法批准的涵盖各项收支的综合财政计划。因此,部门预算是一种全面反映部门所有收支活动的预算。部门预算制度具有以下作用:①编制部门预算有利于提高部门预算的透明性,全面体现预算的公开性、可靠性、完整性和统一性原则,避免预算编制中人为的随意性,防止暗箱操作,加强廉政建设;②编制部门预算有利于财政部门控制预算规模和优化支出结构,有利于使用资金的部门合理使用资金,充分发挥财政的效益;③编制部门预算使预算细化到部门和项目,有利于各级人大常委会履行立法监督职能,有利于审计部门履行财政审计职能,有利于社会各界发挥社会监督职能。

2.政府采购制度 政府采购制度是指财政部门以公开招标、投标的方式选择供应商,集中采购所需物资的一种交易活动,又称为统一采购或公共采购。政府采购制度具有以下作用:①政府采购可以降低采购成本,节约财政资金;②政府采购制度通常伴随国库集中支付制度的推行,可以杜绝某些机构采购活动中的违规行为;③政府采购有利于加强财政监督。政府采购程序包括拟定采购计划、选择采购方式、供应商资格预审、执行确定的采购方式、签订采购合同、履行采购合同、验收合同履行情况、办理资金结算、采购效益的评估。

3.国库集中支付制度 过去的国库支付制度是一种分散支付制度,存在如下缺陷:①缺乏严格的预算约束和预算监督机制,容易滋生腐败和寻租等违法和违纪行为;②财政资金周转过程中的沉淀资金分散于各部门和单位,不利于充分发挥财政资金的使用效益;③不利于预算管理制度的全面改革。

国库集中支付制度是指对预算资金的分配、资金使用、银行清算及资金到达商品和劳务供应者账号的全部过程进行全面监控的制度。国库集中支付制度具有以下特点:①财政部门在国库或国库指定的代理银行开设统一的账户,各单位在统一账户下设立分类账户,实行集中管理,预算资金不再拨付给各单位分设账户保存;②各单位根据履行职能的需要,可以在批准的预算项目和额度内自行决定要购买的商品和劳务,但要由财政部门直接向供货商支付货款,不再分散支付;③除某些特殊商品外,购买商品和劳务的资金都要通过国库直接拨付给商品和劳务供应商。国库集中支付制度是由财政部门集中掌握预算资金的支付权,并没有从根本上改变各部门和单位对预算资金的支配权和使用权,因而可以考核资金的使用是否符合规定而决定是否给予支付,防止滥收滥支的违纪现象,提高资金使用效益。将采购资金直接由国库拨付给商品和劳务供应商,不再通过任何中间环节,这样财政部门可以掌握资金的最终流向,杜绝在预算中的克扣、截留和挪用等现象,有利于防止腐败。

4. 财政支出监督制度 财政支出监督是指财政支出监督主体对各预算单位的预算编制、预算执行、预算调整以及决算等活动的合法性和有效性实施的监控、检查、稽核、制裁、督促和反映等活动的总称,是政府预算管理工作的重要组成部分。监督的目的是确保政府预算得到有效执行,实现政府所设定的各项政策目标。财政支出监督主要内容包括:①监督政府预算支出的编制和执行是否符合国家的方针政策、法律和规章制度;②监督预算支出任务的完成情况,检查其进度和效果,保证政策的落实,实现政策目标;③通过预算支出计划的编报和拨款、报账等工作,监督预算资金管理以及使用单位分配和使用预算资金的情况,提高预算资金的使用效益;④查处违反财经法规和财政制度的行为,保证预算资金的安全以及政策的贯彻执行;⑤通过预算监督取得的信息,了解情况,总结经验,改进工作,不断提高管理水平。

财政支出监督贯穿政府预算综合管理的全过程,按照预算编制和执行以及反映预算执行的顺序来说,财政支出监督的方法一般分为事前监督、事中监督、事后监督。事前监督是国家权力机关和其他部门对预算法规、预算政策、预算制度制定过程所进行的监督。事中监督是指在财政总预算、单位预算以及各项财务支出计划执行过程中的监督。事后监督是指在预算、财务支出事项发生后,通过对执行情况作定期检查所进行的监督。一个完整的财政支出监督体系应该包括立法机关监督、审计监督、财政监督、社会中介机构监督、舆论监督五个层次。

(二)财政卫生资金绩效管理

1. 财政卫生资金绩效管理的意义 财政卫生资金绩效管理是一种创新的以财政支出绩效为中心的现代预算管理模式。它将市场机制引入预算管理,使部门和项目支出从定计划、定任务,到预算的编制执行、结果考核都紧紧围绕绩效展开,注重成本和质量,突出责任和效率,关注支出结果和政策目标实现,从而达到降低投入成本,提高公共服务质量的目的。

2. 完善财政卫生资金绩效管理的思路与措施 为了改变部分地方和部门存在重投入轻管理、重支出轻绩效的意识,解决某些领域资金低效无效、闲置沉淀、损失浪费的问题,发挥绩效激励约束作用,建立绩效评价结果与预算安排和政策调整的挂钩机制,2018年9月1日颁布的《中共中央 国务院关于全面实施预算绩效管理的意见》中,对全面实施预算绩效管理提出了规范性的指导意见,为财政卫生资金绩效管理提供了政策依据。

(1)构建全方位的预算绩效管理体系:将预算绩效管理的实施对象从项目为主向政策、部门整体拓展,形成了部门预算、政策和项目预算等全方位绩效管理格局。加强部门和单位预算管理,赋予部门和资金使用单位更多的管理自主权,推动整体绩效水平。深化政策和项目预算绩效管理,对中长期重大政策和项目实行全周期跟踪问效,建立动态调整、清理和退出机制。

(2)绩效管理深度融入预算管理全过程:将绩效理念和方法深度融入预算编制、执行、决算、监督全过程,构建事前、事中、事后"三位一体"的绩效管理闭环系统。一是建立事前绩效评估机制。对新增重大政策、项目、转移支付开展事前绩效评估,重点论证与党中央决策部署的关联性及立项必要性、投入经济性、绩效目标合理性、实施方案可行性和筹资合规性等。二是强化绩效目标管理。提高绩效目标编制质量,加强绩效目标审核,绩效目标与预算批复同时下达,并逐步公开。三是做好绩效运行监控。对绩效目标实现程度和预算执行进度实行双监控,发现问题及时纠正,确保绩效目标按期保质实现。四是开展多维度绩效评价。提高绩效自评质量,完善重大专项绩效评价常规评价机制,健全绩效评价结果反馈机制和绩效问题整改责任制,加强绩效评价结果应用。

(3)绩效管理覆盖各级政府和所有财政资金:推动各级政府、各部门和单位全面实施预算绩效管理,将预算绩效管理责任层层传导和落实到基层政府和部门,延伸到资金使用端。

（4）加强预算绩效管理制度建设：完善预算绩效管理制度，建立健全各环节管理办法，制定预算绩效管理工作流程和实施细则，增强实用性和可操作性。建立专家咨询机制，引导并规范第三方机构参与预算绩效管理。健全绩效指标和标准体系，从数量、质量、时效、成本、效益等方面，综合衡量政策和项目预算资金使用效果，实现细化量化、科学合理、可比可测、动态调整、共建共享。创新绩效评价方法，提高绩效评价结果的客观性和准确性。

（5）硬化预算责任约束：压实绩效管理责任，强化各部门、各单位的预算绩效管理主体责任，体现谁使用、谁负责。实施绩效激励约束，建立绩效结果与预算安排和政策调整的挂钩机制，鼓励高绩效行为。推进绩效信息公开，建立绩效信息向同级政府和人大常委会报告制度，并与预算草案、决算草案同步向社会公开。加强绩效监督问责，充分发挥人大常委会、审计等机关的职能作用，对绩效目标的实现程度及绩效管理情况进行监督。

二、社会医疗保险基金监督管理

（一）社会医疗保险基金监督管理的概念

社会医疗保险基金监督管理是指医疗保险基金监督管理部门对医疗保险基金经办、管理、服务、运营等机构征收、支付、管理和投资运营医疗保险基金的安全性、合规性、收益性、流动性，以及内部控制体系、机制建设等实施监控、审核、分析和评价的活动。

（二）社会医疗保险基金监督管理的原则

1. 科学性原则 监管体系应以行政监管机构为基础，依托日益完善的监管法律法规体系和科学规范的监管组织体系，适应医疗保险事业、医疗卫生事业、金融业发展和变革的情况，学习并运用先进的科学管理理念和方法，不断提高监督质量和效率。

2. 法制性原则 监管机构应当依据法律行使监管权力，对检查发现的问题依法处理，同时监管机构自身也受到法律法规的严格约束，不滥用职权、徇私舞弊，依法保证监管的严肃性、强制性、权威性和有效性。

3. 安全性原则 通过监管维护医疗保险基金的安全完整、实现基金保值增值，从宏观上维护医疗保险制度的安全运行，为医疗保险事业保驾护航；从微观上保护参加保险人员的合法权益，防止以权谋私、违法违规运作，避免基金损失以及由其引发的支付困难。

4. 公正性原则 监管机构应当按照客观、公平和公正原则，提高执法的透明度，在履行监管责任的同时保障监管对象的合法权益。

5. 独立性原则 医疗保险基金监管机构对医疗保险基金收支、管理和投资运营情况进行监督检查，依据法律独立行使监管权力，不受其他行政机关、社会组织和个人的干预。

6. 审慎性原则 对被查出的问题要审慎定论与处理，重在损失基金的清理收回，促进管理运营机构自我约束运作行为，使其不断加强基础管理，自觉防范基金风险。

（三）社会医疗保险基金监督管理的主要内容

1. 医疗保险基金征缴的监督管理 医疗保险费征缴机构要按照医疗保险经办机构核定的缴费数额全额征收，将征收的医疗保险费全额及时存入医疗保险基金财政专户，不得截留挪用医疗保险基金。医疗保险基金监管机构应对医疗保险基金征缴过程进行监管，保证应缴尽缴、应收尽收。

2. 医疗保险基金支付的监督管理 医疗保险基金支付环节是最容易发生欺诈行为的环节，因此监管重点应该是防止有关法人和自然人通过隐瞒事实真相、虚构领取要件、伪造编造相关材料等方式骗取或协助他人骗取医疗保险待遇。医疗保险基金受益人对其提交资料的真实性负法律责任，严禁使用伪造、编造的虚假证明文件和单据骗取、冒领医疗保险基金。医疗保险经办机构、医疗保险金发放机构、医疗保险服务和中介机构，不得与任何自然人、法人串通，以欺诈、伪造证明材料或者其他手段骗取医疗保险基金。医疗保险基金监管机构应对基金支付过程进行监管，保证合规尽付，违规不付。

3．医疗保险基金账户的监督管理　按照政策规定，社会医疗保险经办机构和财政部门，要在共同认定的商业银行按险种开设社会保险基金收入户、财政专户、支出户；各项社会医疗保险基金按照险种分别建账、分开核算，不得相互挤占或调剂使用，不得随意改变专户的使用功能。

4．医疗保险基金运营的监督管理　医疗保险基金监管机构应依法对医疗保险基金运营机构在运营过程中的风险状况进行检查评估，以保证基金的安全性、流动性和收益性。投资运营机构应当建立健全内部控制制度、合规检查制度、风险评估制度等，在投资决策前必须进行可行性研究和风险评估，在投资过程中随时进行风险监测，以实现安全投资和保值增值的目的。医疗保险基金监管机构要监督有关法律法规的执行情况、内部制度建立和实施情况，评价实施运作中是否合规、基金的运作效果如何，切实维护医疗保险基金所有人的合法权益。

三、社会卫生资金管理

（一）社会卫生资金的概念

社会卫生资金的定义有广义和狭义之分。从广义来说，社会卫生资金是指政府预算支出外的社会各界对卫生事业的资金投入，主要包括社会医疗保险资金、商业健康保险资金、社会办医资金、社会捐赠援助和行政事业性收费收入等。商业健康保险资金是指城乡居民家庭成员自愿购买的各种形式的商业健康保险当年所缴纳的保险费。社会办医资金是指除政府外的社会各界对各级各类医疗卫生机构的直接投入，包括企业办医支出、社会卫生固定资产投资以及乡村集体经济对村卫生室的投入。社会捐赠援助是指非营利性机构筹集或医疗卫生机构直接接受的，用于医疗卫生事业或救助家庭医疗费用的资金，主要来自国内外社会各界的捐赠，主要包括红十字会、民政部门和慈善总会、残联等筹集的社会资金。行政事业性收费收入是指卫生行政事业单位收取的各项行政事业性收费，主要来自企业等单位所缴纳的各项费用，不包括已经实施收支两条线和归并预算管理的行政性事业收费。

从狭义来说，社会卫生资金不包括社会医疗保险资金，主要包括商业健康保险资金、社会办医资金、社会捐赠援助和行政事业性收费收入等。

（二）社会卫生资金管理的相关规定

根据《中华人民共和国基本医疗卫生与健康促进法》，以政府资金、捐赠资产举办或者参与举办的医疗卫生机构不得设立为营利性医疗卫生机构。非营利性医疗卫生机构不得向出资人、举办者分配或者变相分配收益。政府举办的医疗卫生机构不得与其他组织投资设立非独立法人资格的医疗卫生机构，不得与社会资本合作举办营利性医疗卫生机构。

为鼓励社会捐赠资助卫生事业，规范捐赠资助和受赠受助行为，原国家卫生和计划生育委员会、国家中医药管理局制定了《卫生计生单位接受公益事业捐赠管理办法（试行）》，对捐赠预评估、捐赠协议、捐赠接受、财务管理、捐赠财产使用管理、信息公开、监督管理等方面作了明确规定，是指导医疗卫生机构做好接受社会捐赠资助管理工作的重要政策依据。

本章小结

卫生资金管理是指一个国家或地区围绕既定的政策目标，遵循卫生资金运动规律，针对卫生资金的筹集、分配、支付、使用和监管等环节所开展的一系列具体管理活动。卫生资金管理目标主要包括卫生筹资的可持续性、风险分担、公平、效率、费用控制和质量，所有目标难以同时实现，需要决策者作出选择。为了实现既定目标，应从卫生资金筹集、卫生资金分配、卫生资金支付与使用、卫生资金监管与绩效管理四个方面进行管理。

卫生资金筹集的关键环节包括确定卫生资金筹集规模和卫生资金筹集方式。衡量卫生资金筹集规模的常用指标主要包括卫生总费用、卫生总费用占国内生产总值的百分比等。常见的卫生筹资方式包括政府筹资、社会医疗保险、商业健康保险、自费支付、社区卫生筹资和其他筹资方式。为了实现筹资可持续性、风险分担、效率、公平、费用控制和质量目标，应选择适宜的卫生筹资方式。

卫生资金分配是通过政府的宏观调控和市场调节，科学合理地对所筹集到的卫生资金进行优化配置，分配到卫生服务系统的各个领域，以提高卫生资金的使用效率和公平性。卫生资金分配的原则包括需求导向原则、效率原则和公平原则。卫生资金分配方式包括计划方式、市场方式、计划和市场相结合的方式。应从地域、部门、层级等三个维度优化卫生资金分配结构，提高卫生资金分配效率和公平性。

卫生资金支付是指卫生资金从所有者或具有配置权力的主体（服务对象或第三方）转移到卫生服务提供者的过程。卫生支付方式是指卫生服务支付方对卫生服务提供方提供规定服务所产生的消耗进行补偿的途径和方法。卫生支付方式的核心要素包括支付单元、支付标准和结算的时间点。常见的卫生支付方式主要包括分项预算、按项目付费、按人头付费、按门诊诊次付费、按床日付费、按 DRG 付费、按 DIP 付费、总额预算、按绩效付费等。

为了加强财政卫生资金监管，应进一步完善部门预算制度、政府采购制度、国库集中支付制度、财政支出监督制度。

思考题

1. 请阐述近十年来我国卫生筹资取得的主要成绩及存在的问题和挑战。
2. 我国正在推行 DIP 付费支付方式改革试点，谈谈 DIP 付费方式改革可能对卫生服务产生哪些影响。
3. 谈谈如何完善财政卫生资金绩效管理。

（曹志辉）

第九章　卫生物力资源管理

卫生物力资源是卫生资源的重要组成部分。卫生物力资源是提供预防、治疗、保健、康复等各类卫生服务的基本物质要素，在卫生事业的发展中起到支持和保障作用。本章通过分析卫生物力资源的基本内涵、把握其物质性和结构性特点，揭示卫生物力资源的筹措、配置、使用及控制，以及在空间上的布局，从而加大资源优化配置力度。

第一节　卫生物力资源管理概述

一、卫生物力资源管理的概念

在提供卫生服务过程中，需要卫生物力资源、人力资源和财力资源的相互配合和利用。将医疗卫生机构开展服务过程中所需要的物质资料的总和称为卫生物力资源（health material resource）。其包括用于防病治病的房屋建筑、卫生设备、卫生耗材等物力资源。

卫生物力资源管理（health material resource management）是指政府及卫生行政部门对卫生系统物力资源进行管理和控制等各种活动的总称，具体内容包括对资源的开发、利用和对物质资源的分配、流通、供应、回收等各个环节进行管理。卫生物力资源管理的目的是在遵循规律的基础上，以谋求卫生服务发展为出发点，研究卫生物力资源的使用规律，合理开发和利用物力资源，加快物资使用周转率，从而盘活资源存量，减少卫生物力资源积压，降低卫生服务成本，提高卫生服务质量，在满足人们的医疗卫生服务需求的同时减轻医疗费用负担。

二、卫生物力资源管理的内容

卫生物力资源管理专业性强、种类繁杂、涉及范围大，其中包括固定资产、低值易耗品、房屋建筑、卫生材料等。卫生物力资源管理主要针对卫生服务机构的物资如卫生设施，特别是卫生建筑、卫生设备、卫生耗材等物力资源进行管理，以达到降低物资损耗、合理配置卫生物力资源等的目的。主要内容如下。

（一）卫生设施管理

卫生设施（health facilities）是指针对居民卫生需求设置的，为一定区域居民提供适当的预防、保健和医疗服务的设施总称，包含医疗卫生机构及公共卫生设施等。卫生设施管理（health facilities management）是指政府及部门根据区域内全体居民的基本卫生服务需求，有效利用医疗卫生资源，对卫生设施进行合理布局规划。

（二）卫生设备管理

卫生设备（health equipment）是指用于医疗卫生领域，并具有显著专业特征的物质和装置的统称。其主要包括医疗器械、仪器、设备、实验装置、器具等。卫生设备管理（health equipment management）是指卫生组织管理者根据一定的程序、方法、原则，对大型、高端卫生设备和物资在整个生命周期加以规划配置、指导协调、控制和监督，同时采用各种技术手段保证设备与物资安全,从而能够有效地为群众服务,达到良好的社会经济效益的目标。

(三)卫生耗材管理

卫生耗材管理包括低值易耗品和高值医用耗材两类,其中低值易耗品主要是指医疗卫生机构在为患者诊疗、检查、治疗过程中使用而消失或改变实物形态的物品;高值医用耗材是指直接作用于人体、对安全性有严格要求、临床使用量大、价格相对较高、群众费用负担重的医用耗材。卫生耗材管理(health consumables management)是指对医疗卫生机构所需要的物资进行采购、供应、保管、分配、维修等各项活动而进行的各项组织工作。

三、卫生物力资源管理的作用

(一)有效提高卫生服务质量,更好地提高患者满意度

在影响卫生服务质量的各个因素中,卫生物力资源是决定卫生服务质量高低的因素之一。随着社会的变化,人们的卫生服务需求方向也相应地发生改变,由对服务量的需求转向对卫生服务质量的需求。卫生物力资源恰是调整卫生服务质量的重要环节,对其有效的管理,可以提高患者在医疗服务过程中的满意度。

(二)有效利用现有物力资源,提高设备利用率

合理科学的卫生物力资源管理活动能够在资源消耗量一定的条件下提高卫生服务的满意度,更能使卫生物力资源的消耗量达到最低。因此,对卫生物力资源进行科学合理的管理与控制对于提高卫生设备产出率的经济效果是非常明显的,不仅能降低卫生机构的生产成本,还是提高卫生机构经济效益的根本途径之一。

(三)有效推动科技进步,促进新技术的应用

重视物力资源在科技进步领域中的作用,提升卫生领域物力资源的转化效率,加强设备和材料的更新换代,可以不断强化新技术的不断进步,并在卫生服务的竞争中把握先机。同时,在推广、采用新技术、新成果的过程中,医疗卫生机构之间还能进行有效互动,更加有力地促进应用新技术能力的提高。

第二节　卫生设施管理

一、卫生设施的分类

卫生设施是满足一定区域内居民医疗卫生服务利用需求的物质基础,其规划建设设置标准的高低、布局是否合理等直接影响着地区发展水平和居民的生活质量。卫生设施主要包括医疗卫生设施、医疗卫生房屋建筑设施、卫生基础设施等。

(一)医疗卫生设施

医疗卫生设施分为医院卫生设施和基层医疗机构卫生设施、专业公共卫生机构设施。医疗卫生设施是依法定程序设立的从事疾病诊断、治疗活动的卫生设施的总称。医疗卫生设施的建设是保障城乡居民生活健康的物质基础,对方便居民就医、提高地区整体医疗水平、推动城乡一体化、建立和谐社会具有至关重要的作用。

(二)医疗卫生房屋建筑设施

医疗卫生房屋建筑设施主要包括急诊、门诊、住院、医技科室、保障系统、行政管理和院内生活用房等。医疗卫生房屋建筑设施常见设备包括电梯、物流、暖通空调设备、给排水设备、电气设备、通信设备、智能化设备、动力设备、燃气设备等。承担预防保健、医学科研和教学任务的综

合医院，还应包括相应预防保健、科研和教学设施。

（三）卫生基础设施

卫生基础设施是指满足与社会经济发展水平对应的社会公众基本的公共需求的基本卫生设施，其功能作用体现为基础性，涵盖范围体现为基础层次性，运行目的体现为公平优先性，提供主体体现为公共财政依赖性，供给水平体现为现实可行性。卫生基础设施需要均等化布局，从地域分布角度上看，均等化应是维持所有地区的基本公共服务水平不低于某个预定的基准水平，以保证居民基本的机会平等，而不因居住地经济条件落后而受到损害。均等化的发展水平表现为均匀阶段—均衡阶段—均质阶段，这三个阶段对应的基准水平由低到高，由保量到保质，由空间均等到人口均等逐级推进。卫生基础设施均等化布局的最终目标为实现基本公共服务设施的优质全覆盖。

二、卫生设施空间布局规划管理

卫生设施空间布局规划管理（spatial planning and layout management of health facilities）是指卫生行政部门根据有关卫生规范、法律法规和技术规范对卫生设施的发展、土地利用、空间布局以及各项设施建设进行综合部署、具体安排和实施管理，使卫生设施满足国民不同层次的医疗卫生服务需求。由于卫生设施的布局规划受到经济发展、政治体制、居民生活水平及方式、居民健康状况、人口分布、区域环境建设等多方面因素的影响，因此需要多元的信息采集途径和专业指导平台来协助采集和分析信息。科学规划、合理安排各级、各类卫生设施布局，在规划编制过程中，采用多种科学手段规划卫生设施空间布局。包括采用地理信息系统、借鉴其他城市先进案例、参照相关城市建设标准、研究各类卫生设施设置规范，同时通过加强公众参与，全面征求主管部门、专家、医院和社会公众的意见等各种手段，保证卫生设施规划的科学性、合理性。

三、卫生设施空间布局规划的原则

卫生设施空间布局规划总目标要以居民的实际医疗卫生服务需求为依据，合理配置医疗卫生资源，以公平地向全体居民提供高质量的基本医疗和公共卫生服务为落脚点，通过实施属地化和全行业管理，将各种所有制、投资主体、隶属关系和经营性质的医疗机构统一规划、设置和布局，实行统一准入、统一监管，建立和完善覆盖城乡的层级清晰、布局合理、结构优化、功能齐全、方便可及、分工协作的医疗卫生服务体系。卫生设施的建设水平反映出一个地区乃至国家的民生质量与社会稳定的状态，在规划时需考虑以下几点原则。

（一）以人为本、注重需求

从人民群众的根本利益出发，以医疗卫生服务需求为导向，以建设和谐社会为目标，切实维护弱势群体的健康权益，让社会发展的成果惠及全体人民，确保人人享有基本医疗卫生服务。

（二）弱化隶属、城乡统筹

将各种所有制、投资主体、隶属关系和经营性质的卫生设施纳入城乡一体化的医疗服务体系中统一规划、设置和布局，实行统一准入、统一监管。促进医疗卫生资源在一定区域内合理布局，为城乡居民提供优质、方便、均等化的基本医疗卫生服务。

（三）功能齐全、布局完善

建立功能齐全、覆盖一定区域范围的医疗卫生服务网络，不盲目扩张规模，提高服务质量，走内涵发展道路，面向全体城乡居民，提供安全、有效、公平、便捷、经济的医疗卫生服务。

（四）统筹规划、协调发展

根据医疗卫生事业的发展特点与方向，以及未来区域对医疗卫生服务的需求，确定各类卫生设施的总体规模及空间布局,使医疗卫生资源配置与当地社会经济发展水平相适应,确保规划的前瞻性、科学性和可行性。

第三节　卫生设备管理

一、卫生设备管理的内容

卫生设备管理包括设备的规划、采购、准入与质量管理等,旨在提高使用效率效果,提升卫生服务质量。卫生设备管理通常包括两大类:第一类为常规医用设备管理,第二类为大型医用设备管理。常规医用设备是指用于医疗、教学、科研、预防及保健等工作,具有卫生专业技术特征的设备。大型医用设备是指使用技术复杂、资金投入量大、运行成本高、对医疗费用影响大且纳入目录管理的大型医疗器械。大型医用设备分为甲类和乙类两种,其中甲类大型医用设备由国务院卫生行政管理部门进行统一管理,乙类大型医用设备由省级卫生行政部门或医疗保障部门进行管理。本节重点介绍大型医用设备管理相关内容。

二、卫生设备管理的原则

(一)坚持以患者切实利益为本

既要着眼于促进医学进步,满足居民日益增长的医疗服务需求,也要确保大型医用设备安全、有效、价格适宜,提供群众满意的诊疗服务;加强查处违规装备,质量不合格、检查治疗不规范等损害群众健康权益行为,把维护人民健康权益放在卫生设备管理工作的中心位置。

(二)统筹协调发展

既要立足于基本国情,配置数量和区域分布要与国民经济和社会发展相协调、与居民健康需求和承受能力相适应,还要考虑医疗科技进步、学科发展、医院合理补偿等因素,因地制宜、分类指导,建立符合我国国情的大型医用设备管理制度。

(三)阶梯配置,促进共享

大型医用设备按功能和技术先进程度分为临床研究型、临床应用型、临床实用型三类,在具体配置时,应根据医院的医疗水平、功能定位和区域内居民的医疗需求,区分不同档次配置设备,如医科大学附属医院担负医学教学和医疗保障功能,在具有较高医疗水平的附属医院就应配置临床研究型设备。在卫生事业经费有限的情况下,鼓励建立大型医用设备区域检治中心,不断探索促进设备资源整合的运行机制。

(四)严格准入,规范应用

借鉴卫生临床机构评价定级等相关方面的成功经验,根据区域的实际情况,设立必须配置、可以配置和不能配置等类似的设备准入级别,选择卫生临床机构的患者数量、检查数量等数据作为参照,设立准入标准,只有达到该标准,才能有权申请大型医用设备,并在设备的使用过程中加强对操作人员的培训,提高设备的使用效率和检查准确率。

三、卫生设备管理的特点

(一)技术性

卫生设备作为卫生服务机构主要的现代治疗辅助工具,是物化了的科学技术,是现代科技的物质载体。首先,卫生设备管理包含机械、电子、医学、计算机、化学、光学等多方面的科学技术知识；其次，正确地使用、维修设备，还需掌握状态监测和诊断技术、可靠性工程、摩擦磨损理论、修复技术等专业知识。

（二）综合性

卫生设备管理的综合性表现在：①现代设备包含了多种专门技术知识，是多门科学技术的综合应用；②卫生设备管理的内容是工程技术、经济财务、组织管理三者的总和；③为了获得设备的最佳经济效益，必须实行全过程管理，它是对设备各阶段管理的综合；④卫生设备管理涉及物资准备、设计制造、计划调度、劳动组织、质量控制、经济核算等许多方面的业务，汇集了企业多项专业管理的内容。

四、大型医用设备管理

大型医用设备管理是指对大型医用设备从采购、使用、维护修理，直至报废处理全过程的管理工作的总称。

（一）大型医用设备管理办法

我国先后制定实施了多个大型医用设备配置与应用管理办法，解决配置大型医用设备时，控制设备总量及配置机构及其负责人等的问题。随着各项法规制度的实施，我国大型医用设备配置系统管理框架基本形成，管理更加趋于科学化。主要采取的措施如下。

1. 细化设备分类，明确设备审批权限 为了规范和完善大型医用设备的管理，推动大型医用设备的合理配置以及安全有效的利用，有关部门应该不断优化和完善关于大型医用设备的方针政策，从而保证医院在大型医用设备的管理方面做到有章可循，责任更加明确。我国地域广阔，各地区的地理经济等条件差异较大，故将大型医用设备按照设备的价格和对设备的技术水平要求细分为甲类和乙类医用设备，制定不同的审批权限。甲类大型医用设备由国家卫生行政管理部门审批监管，乙类大型医用设备由省级卫生行政管理部门审批监管。

2. 增强设备配置规划的针对性和可操作性 我国经济社会发展的地域差异较大，要求各地在制定大型医用设备配置规划时，应充分考虑当地的经济发展和居民经济承受能力，结合自身卫生资源配置标准，使规划制定更加具有针对性和可操作性。

3. 加强设备配置监管 在对设备进行配置和管理的过程中，进一步明确了发展改革部门、财政部门负责对政府拨款资助的大型医用设备的购置资金、投资情况进行监督检查，使整个设备的配置使用处于全过程的监管中。在遵循法律法规的前提下，无论是医师还是专业维修人员都要根据新的大型医用设备所需技能与知识来不断地强化自身的素质，做到更新与训练同步；医院在人员的数量和质量方面要达到最高标准。医院要建立一套合理的奖惩制度，对卫生设备分工到人、明确责任，定期对卫生设备进行检查维护，对不合理使用和管理的人员进行惩罚，对设备维护保养较好的技术人员进行奖励，同时以积分的方式纳入年终评比之中。

4. 强化人员培训，加强报废管理 首先，医院要重视专业技术人员的培养和人才的引进，提高他们的薪资，定期组织维护保养人员学习新的科学技术，跟上卫生设备发展的进程。其次，医院要建立一套完善的设备报废程序和管理手段，对可以再利用的设备进行维护保养再利用，对一次性设备进行合理化的处理，以免对环境造成污染。

5. 设备共享，提高利用率 大型医用设备具有价值贵重、价格高的特点，某些小型医院由于资金能力有限，无法承担大型医用设备的购买以及后续的维护费用，但又存在对大型医用设备的需求的现实问题。因此可以通过医院之间大型医用设备共享，来达到节约资金、充分利用大型医用设备的目的。

（二）大型医用设备配置准入标准

为促进大型医用设备合理配置，关于大型医用设备配置准入标准相关内容如下。

1. 保障使用质量安全　设备使用质量安全的基础条件包括医疗机构应当具有与配置设备相适应的技术条件、使用能力、配套设施,以及具备相应资质和能力的专业技术人员等。

2. 控制医疗成本　医疗机构配置不同,机型设备的标准要求不同。公立医疗机构应当根据功能定位、临床服务需求和阶梯配置的要求,选择适宜机型,提高资金使用效益和设备功能利用率。

3. 支持社会办医　支持非公立机构发展,不以医疗机构等级、床位规模等业务量因素作为非公立医疗机构的主要配置标准,重点考核机构人员资质与技术服务能力等保障应用质量安全的要求。

第四节　卫生耗材管理

一、卫生耗材管理的内容

卫生耗材管理是卫生物力资源管理的一个重要环节,其主要内容包括机构管理、遴选与采购、验收与储存、申领、发放与使用、监测与评价、信息化建设、监督管理、编码管理等内容。卫生耗材管理是否科学、合理,直接影响到卫生成本控制,关系着卫生事业的可持续发展。

二、卫生耗材管理的特点

卫生耗材是开展医疗卫生工作必不可少的物质基础,在卫生物力资源管理中占据着重要地位,其管理呈现以下特点。

(一)管理难度大

卫生耗材种类复杂多样,规格型号复杂,管理内容涉及卫生耗材的遴选、采购、验收、存储、发放等日常管理工作以及卫生耗材的使用、监测、评价等专业技术服务日常管理工作,使得卫生耗材管理难度日益加大。此外,由于低值易耗品与高值医用耗材有着严格的区别,在实际卫生耗材管理中,针对这两类卫生耗材也各有不同的要求。

(二)管理精细化

随着医药卫生体制改革进一步深化,卫生耗材在医疗活动中的使用范围逐渐扩大,对卫生耗材管理提出了更高的要求,"零加成""集中带量采购""两票制"等一系列政策落地实施,要求管理模式由粗放化全面转向精细化,卫生耗材管理面临着更为精细、严格的要求。

三、卫生耗材管理的要求

卫生耗材管理的管理分为两级,一级为国家卫生行政管理部门、国家中医药主管部门负责全国医疗机构卫生耗材管理工作的监督管理。二级为县级以上地方卫生行政管理部门、中医药主管部门负责本行政区域内医疗机构卫生耗材管理工作的监督管理。主要管理内容包括以下几个方面。

(一)统一编码体系和信息平台

加强高值医用耗材规范化管理,明确治理范围,将单价和资源消耗占比相对较高的高值医用耗材作为重点治理对象。制定医疗器械唯一标识系统规则。逐步统一全国医保高值医用耗材分类与编码,探索实施高值医用耗材注册、采购、使用等环节规范编码的衔接应用。建立高值医用耗材价格监测和集中采购管理平台,加强统计分析,做好与医保支付审核平台的互联互通。建立部门间高值医用耗材价格信息共享和联动机制,强化购销价格信息监测。

(二)实行医保准入和目录动态调整

建立高值医用耗材基本医保准入制度,实行高值医用耗材目录管理,健全目录动态调整机制,及时增补必要的新技术产品,删除不再适合临床使用的产品。逐步实施高值医用耗材医保准入价格谈判,实现"以量换价"。建立高值医用耗材产品企业报告制度,企业对拟纳入医保的产品需按规定要求提交相关价格、市场销量、卫生经济学评估、不良事件监测等报告,作为医保准入评审的必要依据。建立高值医用耗材医保评估管理体系和标准体系。

(三)完善分类集中采购办法

按照带量采购、量价挂钩、促进市场竞争等原则探索高值医用耗材分类集中采购。所有公立医疗机构采购高值医用耗材须在采购平台上公开交易、阳光采购。对于临床用量较大、采购金额较高、临床使用较成熟、多家企业生产的高值医用耗材,按类别探索集中采购,鼓励医疗机构联合开展带量谈判采购,积极探索跨省联盟采购。对已通过医保准入并明确医保支付标准、价格相对稳定的高值医用耗材,实行直接挂网采购。加强对医疗机构高值医用耗材实际采购量的监管。

(四)取消医用耗材加成

取消公立医疗机构医用耗材加成,公立医疗机构因取消医用耗材加成而减少的合理收入,主要通过调整医疗服务价格、财政适当补助、做好同医保支付衔接等方式妥善解决。公立医疗机构要通过分类集中采购、加强成本核算、规范合理使用等方式降低成本,实现良性平稳运行。

(五)制定医保支付政策

结合医保基金支付能力、患者承受能力、分类集中采购情况、高值医用耗材实际市场交易价格等因素,充分考虑公立医疗机构正常运行,研究制定医保支付政策;科学制定高值医用耗材医保支付标准,并建立动态调整机制。已通过医保准入谈判的,按谈判价格确定医保支付标准。对类别相同、功能相近的高值医用耗材,探索制定统一的医保支付标准。医保基金和患者按医保支付标准分别支付高值医用耗材费用,引导医疗机构主动降低采购价格。

(六)完善质量管理

严格规范高值医用耗材上市前注册审批流程,加强新产品医保管理与注册审批的有效衔接。提高医疗器械注册技术要求,推动高值医用耗材标准逐步与国际接轨。及时公开相关审批信息,强化社会监督。建立产品信息追溯体系和生产企业产品质量终身负责制。加强高值医用耗材全生命周期质量管理,完善研发、审批,规范应用政策。鼓励高值医用耗材创新发展,支持医用耗材研发生产,加快高新技术型高值医用耗材注册审批,推进市场公平竞争。加大对生产企业的抽检、飞行检查、生产环节的检查力度。建立医疗机构医用耗材残次率报告系统,按照《医疗器械不良事件监测和再评价管理办法》开展医疗器械不良事件监测和再评价工作。

四、卫生耗材管理的方法

(一)严控耗材准入和采购成本

实施严格的耗材准入制度,保证卫生耗材来源渠道正规且质量过硬,以及无菌耗材存放环境的安全性,防止产生使用安全隐患现象。同时,随着付费改革的临近,卫生耗材成本控制已成为卫生服务成本管控的重中之重,卫生耗材管理水平高低将直接影响卫生服务质量和卫生服务机构运营效率及其发展。

(二)完善耗材管理制度

建立完善的卫生耗材管理制度,包括耗材准入、遴选制度,耗材采购制度,耗材使用制度以及不良事件处置制度,耗材评价制度,内部控制制度等,并配套相应的细则,进行全面的规范化管理。同时,落实卫生耗材工作人员培训制度,以促使其观念有所改变,管理水平也随之提升。

（三）建立健全耗材评价机制

卫生耗材管理对专业性、技术性要求较高，因此要建立一个卫生健康领域各个专业类别及工作行业专家组成的专家组，来对卫生耗材的准入及使用进行科学客观的监督、指导、评价，完成监管。确保耗材的合理使用，降低耗材使用的自然损耗。

（四）完善耗材信息系统

建立卫生行政管理部门、药监部门、物价部门、医保部门等部门的信息共享平台，确保管理人员能够及时掌握卫生耗材消耗、库存、采购价格变动、收费价格变化等信息，及时完成价格数据库的维护更新，确保信息的准确性。通过平台共享，实现信息共享，确保收费与消耗一一对应，实行耗材全生命周期管理。

本章小结

卫生物力资源管理是指政府及卫生行政部门对卫生系统物力资源进行管理和控制等各种活动的总称，具体内容包括对资源的开发、利用和对物质资源的分配、流通、供应、回收等各个环节进行管理。

卫生设施管理是指政府及部门根据区域内全体居民的基本卫生服务需求，有效利用医疗卫生资源，对卫生设施进行合理布局规划。卫生设备管理是指卫生组织管理者根据一定的程序、方法、原则，对大型、高端卫生设备与物资在整个生命周期加以规划配置、指导协调、控制和监督，同时采用各种技术手段保证设备与物资安全，从而能够有效地为群众服务，达到良好的社会经济效益的目标。卫生耗材包括低值易耗品和高值医用耗材两类，其中低值易耗品主要是指医院为患者诊疗、检查、治疗过程中使用而消失或改变实物形态的物品；高值医用耗材是指直接作用于人体、对安全性有严格要求、临床使用量大、价格相对较高、群众费用负担重的医用耗材。

思考题

1. 如何对大型医用设备进行科学合理的管理？
2. 卫生设施空间布局规划应该坚持哪些原则？
3. 如何对卫生耗材进行监督管理？

（马国栋）

第十章 卫生信息管理

随着全世界进入"第四次工业革命"，全社会进入信息科技与其他领域科技大融合时代，卫生健康领域的数据信息量呈爆炸式增长，同时卫生健康领域信息的管理和使用也正在发生革命性变革。加强卫生信息管理、推进卫生健康信息化建设、运用数字化治理手段实现卫生健康信息资源的充分开发、分析、利用和管理，挖掘和提升信息的价值，对推动健康产业转型升级、满足广大人民群众多样化健康需求具有重要意义。

第一节 卫生信息与卫生信息管理

一、卫 生 信 息

（一）卫生信息的概念

卫生信息（health information）是指在卫生健康领域中与人民健康相关的各种指令、情报、数据、信号、消息及知识的总称。其包括公共卫生信息、临床医疗信息、药品信息、卫生事务信息、卫生管理信息、医药市场信息、健康与疾病信息、医学教学与研究信息等。

（二）卫生信息的特征

卫生信息是根据学科分类划分出来的一个信息门类，它不仅具有信息的一般性特征，如可存储性与可传输性、价值性与共享性、时效性与动态性等，还具有以下特殊的性质和特征。

1. 广泛性 卫生工作关系到人民的健康和生命，关系到整个国家的长远前途和全民族的根本利益，其工作范围相当广泛。所以，卫生信息不仅涉及卫生部门，而且也涉及社会各部门。

2. 专业性和专用性 与一般信息相比，卫生信息的一个突出特征是其较强的专业性和专用性。一方面，由于卫生信息的内容具有十分鲜明的专业特色，有些内容对于非专业人员来说难以看懂、理解、掌握和科学利用。卫生信息服务的技术、手段和过程都有严格的专业操作程序、严格的质量标准、规范化的专业知识要求，一般人员很难操作使用。另一方面，由于卫生信息服务是对人而非物的服务，服务的水平和效果事关广大人民群众的健康状况和生命安全。

3. 不对称性 卫生信息的不对称性主要体现为卫生信息的供方与需方的信息不对称，在医疗领域尤其明显。例如，在医疗市场上，作为医疗市场主体的信息供方（医疗机构及其医务人员）通常拥有比较全面的医疗专业知识和信息，而需方（患者及家属）则处于相对的信息劣势。因此，在医患关系中，医疗服务供方完全起主导作用；需方由于医疗信息匮乏，在医疗服务过程中存在盲目性和被动性。

二、卫生信息管理

（一）卫生信息管理的概念

卫生信息管理（health information management）是卫生事业管理的一个重要组成部分。卫生信息管理是对涉及健康领域的信息活动进行组织与控制，以实现信息及有关资源的合理配置，从而有效地满足健康领域信息需求的过程。

（二）卫生信息管理的范围

围绕卫生事业组织结构体系,可以把卫生信息管理的范围分为以下三类。

1. 卫生行政组织的信息管理　主要指卫生行政组织的信息保障、信息交流及信息管理活动。卫生行政组织的信息管理重点如下。

（1）决策信息:指卫生事业管理的宏观规划、政策法规、监督执法与信息服务等信息保障体系。

（2）组织信息:指在研究卫生行政及卫生事业机构设置的原则、卫生行政组织的任务和功能,以及组织的结构、层次与配置等过程中所需的信息保障。

（3）人事信息:指卫生行政干部的选拔、任用、奖惩、考核等人事管理信息。

（4）计划信息:指在制订、控制和实施卫生事业发展计划、防病治病计划、卫生教育和卫生干部培训计划、医学科学研究计划、卫生基本建设计划、卫生事业经费预算计划过程中的信息支撑。

（5）法规信息:指制定卫生行政管理的行政法律规范与管理条例,以及执法监督所需的信息保障。

2. 卫生服务组织的信息管理　卫生服务组织中的信息管理因其机构的细分又可分为以下两种类型。

（1）医疗服务提供组织的信息管理:医疗服务提供组织的信息管理就是对在综合医院、专科医院和基层医疗服务提供机构的运作和管理过程中产生的各种诊断、治疗、教学、科研、后勤等方面的信息进行收集、加工、存储、传播、检索及开发利用的过程。医疗服务提供组织的信息管理功能主要包括门诊医疗服务、药品管理、临床检验服务、住院医疗服务、医学影像服务、医疗服务协同等。门诊医疗服务信息管理是医疗机构业务的重要组成部分,卫生信息系统提供门急诊挂号、门诊医师站、门诊护士站、门诊收费、离线管理、统计查询等服务功能;住院医疗服务信息管理是为住院管理业务提供信息技术辅助管理和应用支持,内容包括出入院管理、病区管理、住院医师站、住院护士站、统计查询等;医疗服务协同信息管理是指为实现区域医疗协同、公共卫生服务与医疗服务高效协同等提供信息资源,推动互联互通和信息共享,如转诊管理、远程监护和管理、远程咨询和指导等。

（2）公共卫生服务提供组织的信息管理:公共卫生服务提供组织的信息管理就是对各类公共卫生服务提供机构的公共卫生服务和管理业务运行过程中产生的各类信息（如传染病防控、免疫规划、慢性病防控、妇幼健康服务管理、老年人健康服务管理等）进行收集、加工、存储、传播、检索及开发利用的过程。公共卫生服务信息管理的功能主要包括健康档案和流程管理（包含个人、家庭和社区健康档案管理）、健康体检、健康教育、预防接种、妇女保健、儿童保健、老年人保健与康复管理、慢性病管理服务、重性精神病服务、传染病报告和处理、突发公共卫生事件报告处理等。

3. 其他卫生组织机构的信息管理　主要包括社会卫生组织信息管理、国境卫生检疫信息管理、健康教育机构信息管理、生物制品研究机构信息管理等。

（三）卫生信息管理的意义与作用

1. 卫生信息管理是制定社会经济和卫生发展规划的重要决策依据　卫生信息管理的首要任务是卫生信息的获取、加工及提供服务,通过卫生信息管理,可以及时、全面、准确地了解居民健康水平、掌握卫生工作活动情况,为各级部门制定社会经济发展规划和卫生工作计划提供依据。

2. 卫生信息管理是有效开展卫生工作的重要手段　卫生工作包括医疗服务、卫生防疫、妇幼保健、医学教育、医学科学研究等,如何围绕这些工作设置机构、分配资源,怎样做到协调发展,卫生工作的效率和效益如何等问题的解决都离不开卫生信息管理。只有加强卫生信息管理,充分重视并利用卫生信息,才可能实现卫生工作的有效管理。

3．卫生信息管理是实现各级卫生组织功能的有力保障　在我国,卫生部门是一个庞大的复杂系统,可以分为卫生管理体系、服务体系、医疗保障体系、卫生执法体系、医学教育体系、科研体系等,每个体系又可以分许多子系统。在这个大系统内,无论哪一层次,包括卫生行政部门和卫生业务部门,其行政组织者和领导都依赖于卫生信息的综合利用和管理,只有通过信息管理才能实现有效的指挥、控制、监督、协调、组织等管理功能。

4．卫生信息管理是实现卫生信息有效利用的必要手段　卫生信息管理对卫生健康领域的信息进行收集、处理、分析和利用,提升信息的价值和利用效率,实现卫生信息充分和有效的利用,使其能够为卫生服务、卫生管理、医学科学研究、医学教学和人才培养等服务。

第二节　卫生信息系统

一、卫生信息系统的概念

卫生信息系统(health information system)是指对卫生信息进行采集、处理、存储、管理、检索和传输,并能向卫生领域人员提供有价值的信息,为卫生管理过程服务的各种系统。

二、卫生信息系统的构成

（一）公共卫生信息系统

公共卫生信息系统(public health information system,PHIS)是公共卫生体系建设的重要组成部分,是利用计算机、网络和通信技术,对社会所涉及的各种健康信息进行规划和管理,收集人群的疾病发生情况和健康状况的资料,进行数据分析和处理,得到有价值的信息,并向各卫生机构的管理层传递信息,为卫生管理者的计划、控制、决策提供支持的信息系统。

公共卫生信息系统综合运用计算机技术、网络技术和通信技术,构建覆盖各级卫生行政部门、疾病预防控制部门、卫生监督部门,以及各级各类医疗卫生机构的高效、快速、通畅的信息网络系统,规范和完善公共卫生相关信息的收集、整理、分析,提高信息质量。

（二）医院信息系统

医院信息系统(hospital information system,HIS)是指利用计算机软件和硬件技术、网络通信技术等现代化手段,对医院及其所属各部门的信息流(主要包括人、财、物等)进行综合管理,对在医疗活动各阶段中产生的数据进行采集、存储、处理、提取、传输、汇总、加工,并生成各种信息,从而为医院的整体运行提供全面的、自动化的管理及各种服务的信息系统。医院信息系统主要由以下五部分组成。

1．临床诊疗　主要以患者信息为核心,将整个患者诊疗过程作为主线,医院中所有科室将沿此主线展开工作。随着患者在医院中每一步诊疗活动的进行,产生与患者治疗有关的各种诊疗数据信息,并将这部分临床信息进行整理、处理、汇总、统计、分析等。整个诊疗活动主要由各种与诊疗有关的工作站来完成,包括门诊医师工作站、住院医师工作站、护士工作站,以及临床检验、输血管理、医学影像、手术麻醉管理分系统等。

2．经营管理　经营管理是医院信息系统中的基本部分,它与医院中所有发生费用的部门有关,处理的是整个医院中各有关部门产生的费用数据,并将这些数据整理、汇总,传输到各自的相关部门,供各级部门分析、使用并为医院的财务与经济收支情况服务。其包括门急诊挂号、门急诊划价收费,住院患者入院、出院、转院,住院收费,物资、设备,财务与经济核算等。

3. 综合管理与统计分析　主要是病案的统计分析、管理,并将医院中的所有数据汇总、分析、综合处理,供管理者决策使用。其包括病案管理、医疗统计、综合查询与分析、患者咨询服务分系统等。

4. 外部接口　主要目标是实现与其他医疗相关信息系统的集成,实现与外部信息系统的数据交换。其包括医疗保险接口、远程医疗接口、社区医疗接口、上级卫生行政管理部门接口等。

5. 药品管理　主要是指在医院中的药品从入库到出库直到被患者使用这一过程中,所产生的涉及药品管理与临床使用的信息,它贯穿于患者的整个诊疗活动中。药品管理包括药库、药房及发药管理,合理用药的各种审核及用药咨询与服务等。

（三）突发公共卫生事件应急信息系统

突发公共卫生事件(public health emergency)是指突然发生,造成或者可能造成社会公众健康严重损害的重大传染病疫情、群体性不明原因疾病、重大食物和职业中毒以及其他严重影响公众健康的事件。突发公共卫生事件的应急准备是指把将来可能发生的突发公共卫生事件所需要的各种资源进行收集和管理。

突发公共卫生事件应急信息系统(public health emergency preparedness and response information system)是利用计算机自动化技术,对突发公共卫生事件的准备和应急工作提供支持。准备工作是利用计算机自动化技术,生成电子化的突发公共卫生预案,并对其进行维护,收集应急决策需要用到的相关信息,并进行及时更新,对应急工作需要用到的人员、物资、机构等资源信息进行实时更新;应急工作是要求利用计算机自动化技术能够及时调用这些预案和信息,并分析当前事情发展状况,提供辅助决策,实现实时通信等。

（四）医疗保障信息系统

应用于医疗保障系统中的信息系统即为医疗保障信息系统(medical insurance information system),是指利用计算机硬件和软件、网络通信设备以及其他办公设备,进行医疗保障相关信息的收集、传输、加工、存储、更新和维护,以提高医疗保障管理效率和效益为目的,辅助医疗保障相关管理机构进行决策和规划的信息系统。利用医疗保障信息系统,实现对城镇职工基本医疗保险、城乡居民基本医疗保险、城乡医疗救助的统一管理和对医疗机构的全方位监测,实现对各医疗保障制度相关信息的综合管理。

三、卫生信息系统的信息安全

（一）卫生信息安全问题

卫生健康信息化过程中,卫生信息系统所产生和存储的数据信息更加全面、精细和个性化,但是同时也给卫生信息系统的数据安全和个人信息保护带来了更大的威胁和挑战。卫生信息安全问题日益严峻,引起全社会越来越多的关注。

卫生信息安全问题具体包括如下方面。

1. 卫生信息安全的相关法律法规不完善,安全保障法制建设滞后。

2. 卫生信息系统所依赖的计算机网络具有脆弱性,存在漏洞、病毒入侵等安全隐患。

3. 卫生信息系统的运营和管理缺乏有效的安全保护措施和管理机制。

4. 卫生信息安全相关工作人员的信息安全意识薄弱,安全技能和技术缺乏。

（二）针对卫生信息安全问题采取的措施

卫生信息安全管理和建设影响卫生健康信息化的可持续发展,是国家安全保障体系的重要组成部分。中共中央、国务院发布的《"健康中国 2030"规划纲要》要求制定分级分类分域的数据应用政策规范,注重内容安全、数据安全和技术安全,加强健康医疗数据安全保障和患者隐私保护,加强互联网健康服务监管。一旦发生重要卫生信息的泄露等信息安全问题,将会危害个人利益,甚至危害社会秩序和国家安全,造成重大的不利影响。针对卫生信息安全问题,应采取的措施如下。

1. 完善卫生信息系统信息安全法律法规建设,建立卫生行业信息安全管理标准体系和评价机制。

2. 在卫生信息系统的设计、开发、运行、维护和管理的各个阶段应用信息安全技术规范,落实信息安全保护措施,并定期进行风险评估和安全测试。

3. 建立信息安全组织体系,落实安全管理责任制。

4. 强化卫生信息系统相关工作人员的信息安全意识,提高对信息安全的重视程度;加强信息安全相关工作人员专业技术水平的考核和安全技能培训。

第三节　卫生管理信息系统

一、卫生管理信息

（一）卫生管理信息的概念

卫生管理信息是指一切对卫生管理有价值的信息,具体而言,凡是对卫生政策制定、卫生规划、卫生服务活动管理有价值的信息都属于卫生管理信息。卫生管理信息是卫生信息中的一个重要组成部分,主要用于支持卫生管理工作。卫生管理工作是一种极具专业性的管理工作,在其工作中要产生信息,同时卫生管理工作的对象是各项卫生业务工作,卫生业务工作中产生的信息有一部分要用于卫生管理工作。因此,卫生管理信息既来自卫生管理工作,也来自卫生业务工作。

（二）卫生管理信息的类别

根据信息的用途,可将卫生管理信息分为以下七类。

1. 卫生管理社会信息

（1）社会经济体制转变过程所提供的有价值的信息:社会经济体制处于持续的变化之中,给卫生系统提供了许多信息,如有助于实现资源最佳配置的产权制度、能够对居民或资本拥有者提供最佳刺激的分配制度、市场失灵的表现形式、政府失灵的表现形式等。卫生管理者只有自觉地收集和分析这些信息,才能在变革来临时做好充分准备。

（2）社会人文环境变化对健康领域产生影响的信息:社会人文环境的变化对健康领域的影响是巨大的。它从根本上改变了卫生管理者配置人力资源的方式。要合理地配置卫生人力资源,首先要依靠正确的卫生经济政策,其次才是依靠行政手段和思想教育手段。社会人文环境的变化也改变了卫生管理者对卫生技术人员的激励方式,要实施适当的激励,首先要依靠适当的经济手段,其次才是依靠行政手段和思想教育手段。

2. 卫生系统传递的信息

（1）健康领域相关法律、法规及政策信息:与健康领域相关的法律、法规,如《医疗机构管理条例》《中华人民共和国医师法》《医疗事故处理条例》等,与健康领域相关的政策制度,如《国务院办公厅关于印发深化医药卫生体制改革 2021 年重点工作任务的通知》《关于印发医疗机构检查检验结果互认管理办法的通知》等,在规范卫生服务活动、调节相关利益群体利益、提高卫生资源利用率方面发挥重要作用。从事卫生管理工作,必须了解并熟悉这些卫生法律、法规及政策信息。

（2）卫生服务需求的信息:卫生服务需求是指消费者在一定时期内、一定价格条件下,愿意并且能够购买的卫生服务及其数量，包括个人卫生服务需求和市场需求。人们的卫生服务需求受到多种因素的影响，如卫生政策和制度、卫生服务价格、收入、消费偏好、健康状况等。了解和掌握群众卫生服务需求的信息，有助于改善卫生服务提供，有针对性地满足人们的卫生服务需求。因此，卫生管理者有必要充分了解反映群众卫生服务需求以及服务需求变化情况的信息。

（3）反映居民健康状况的信息：反映居民健康状况的信息主要有两类，一类是使用健康指标所反映的人群健康状况，另一类是使用健康损失指标所反映的群体健康状况。前者最常用的指标有人均预期寿命和伤残调整预期寿命。后者最常用的指标有婴儿死亡率、5岁以下儿童死亡率、孕产妇死亡率、死因别死亡率、死因构成比、按死因别计算的潜在减寿年数、按病种计算的伤残调整生命年数等。卫生管理者需要掌握上述反映居民健康状况的信息，以便准确地认识面临的疾病问题，从而确定卫生工作的重点，判断卫生工作中所存在的薄弱环节。

3. 卫生活动信息

（1）环境卫生与劳动卫生信息：全面准确地了解环境卫生与劳动卫生的信息对于正确地开展公共卫生服务和实施卫生监督具有十分重要的意义。卫生管理工作要善于利用多部门协作的体制，全面了解环境卫生与劳动卫生的信息，从而为公共卫生服务和卫生监督工作的正确决策提供科学的依据。

（2）传染病与其他疾病流行分布的信息：卫生信息部门必须及时准确地收集、统计并分析报告传染病与其他疾病流行分布的信息。根据传染病与其他疾病的分布和流行趋势，确定传染病预防、控制、监测、报告、预警、指导及监督检查等工作内容。因此，传染病与其他疾病流行分布的信息是重要的卫生管理信息。

（3）反映卫生服务活动的信息：即反映在各个层次上卫生机构向居民提供了哪些服务，以及哪些人接受了这些服务，哪些人没有接受这些服务。

4. 反映卫生资源情况的信息　卫生资源是指在一定社会经济条件下，社会为卫生部门提供的人力、物力、财力的总称，包括硬资源和软资源。其中，硬资源是指卫生人力、物力等有形资源；软资源是指医学科技、医学教育、卫生信息、卫生政策及卫生法规等无形资源。卫生资源是卫生部门为社会及人民群众提供卫生服务的基础，是开展卫生服务活动的基本条件。反映卫生资源情况的信息主要有两类，一是卫生资源分布情况的信息，二是卫生资源利用情况的信息，即卫生资源是否得到充分利用的信息。卫生管理者既需要掌握卫生资源分布情况的信息，也需要掌握卫生资源利用情况的信息，以便判断一个地区的群众是否已经得到基本的卫生资源，同时也可以依据这些信息，避免无效率的重复建设，提高卫生资源利用效率。

5. 卫生机构的信息　卫生管理者要重视卫生机构的信息，在卫生机构工作的卫生管理者更需要重视卫生机构的信息。卫生机构的信息主要有该机构是否具有专业特长和服务特色，具有何种专业特长和服务特色；该机构财务状况如何；该机构的优势是什么；该机构的劣势是什么；该机构的威胁是什么；该机构发展的机遇是什么。

6. 卫生科技情报信息　卫生科技情报信息包括两类，一是医学科学技术信息，二是卫生管理学新进展的信息，其中第二类信息与提高卫生管理干部水平直接相关。卫生科技情报信息的作用是：促进医学科学研究，做好医学情报工作，使科研人员节约时间和精力，缩短科研周期，节省经费，早出成果；为领导决策、制定规划和计划提供依据；直接服务于医疗工作，提高临床工作水平；为医学教育和其他形式的卫生人力培训服务。

7. 关于信息技术发展和应用的信息　信息技术的发展和应用对卫生管理领域产生了深刻的影响，大数据、智能化、网络技术、办公自动化系统、医院信息系统、远程医学系统等信息技术越来越多地应用于卫生管理领域，发挥着重要作用。因此关于信息技术发展和应用的信息是重要的卫生管理信息。

二、卫生管理信息系统

（一）卫生管理信息系统的概念

卫生管理信息系统是以提高卫生系统管理效率及决策科学性为目的，由人、计算机技术及数据信息等要素构成，以卫生管理信息的收集、传递、贮存、加工维护为主要功能的系统。卫生管理信息系统能实测卫生系统管理运行情况，能利用过去及现在的数据预测未来，能从全局出发辅助卫生管理机构进行决策，能利用信息控制卫生机构的行为，帮助卫生机构实现其预定的目标。

从这个定义可以看出，卫生管理信息系统不只包括计算机系统，还把人和用户都包括在内。应该说任何卫生机构或组织只要有信息流动，就有卫生管理信息系统存在，而不管它是否使用计算机。但是计算机是处理信息的最有利的工具，只有包含计算机的管理信息系统才能成为先进的系统。

（二）卫生管理信息系统的构成

信息产生和变换过程中，为了使信息的处理富有效率并且产生高质量的信息，需要有信息系统管理结构以确保对资源的有效使用。这一信息系统管理结构包括两部分：卫生信息系统资源和一系列组织过程。WHO 建议将卫生管理信息系统分为相关的五个"子系统"，具体如下。

1. 流行病学监测　包括法定传染病、特定环境状况及危险因素的流行病学监测。

2. 常规服务报告　包括来自社区、医疗中心、二级和三级医院的常规医疗服务报告。

3. 专项报告系统　诸如结核病控制、妇幼保健和学校卫生、优生优育、扩大计划免疫规划等。

4. 行政管理系统　包括医疗保健财务系统、卫生人事系统、药品及后勤系统、财务管理系统、健康培训项目、卫生研究计划以及卫生档案管理。

5. 生命统计　如出生、死亡以及迁移情况等生命事件登记系统。

第四节　卫生信息及其管理的新模式与新发展

一、健康相关大数据

《国务院办公厅关于促进和规范健康医疗大数据应用发展的指导意见》指出，健康相关大数据是国家重要的基础性战略资源。大数据（big data）是指一种超大规模的数据集合，具有海量的数据规模、多样的数据类型和快速的数据流转等特征。健康相关大数据（big data in health）是大数据在医疗领域的一个分支，是指在人们疾病防治、健康管理等过程中产生的与健康医疗相关的数据。

（一）健康相关大数据的类型

根据所包含的信息内容，健康相关大数据可分为临床大数据、健康大数据、生物大数据和运营大数据。

1. 临床大数据　主要包含电子健康档案、生物医学影像等数据信息。

2. 健康大数据　包括与人类健康相关的生活环境、个人生活方式和健康行为等数据。

3. 生物大数据　指从生物医学实验室、临床、公共卫生等领域获取的科研数据。

4. 运营大数据　指各类医疗机构、医疗保险机构、医药机构等运营产生的数据。

（二）健康相关大数据的意义

健康相关大数据的挖掘、获取、处理、分析和应用，在临床研究、医疗服务、公共卫生、监督管理等各方面都具有积极意义。

1. 临床研究 健康相关大数据为临床科学研究提供了海量的真实世界数据，同时提供了临床试验数据的统计工具、分析和处理技术，深度挖掘临床研究数据的内在价值，提高数据质量和科研效率。

2. 医疗服务 运用大数据能够根据患者的临床诊疗、生物信息、生活环境等实现疾病精准诊断和精准治疗，辅助、指导医生进行临床决策和提供个性化医疗服务。

3. 公共卫生 在公共卫生领域，通过大数据收集、风险评估和健康干预等手段，对疾病进行有效的预测、预防和管理。在个体健康管理方面，社会公众可通过各种可穿戴设备和移动应用实时、动态掌握自身的健康生命数据，更好实现自我健康管理。同时，健康相关大数据也在传染病疫情监测和防控中发挥了重要的支持作用。

4. 监督管理 机构通过对患者的诊疗信息、医院的运行情况等信息进行分析处理，实现对服务流程、绩效考核、医疗保障等的有效监管，促进医院精细化管理，提高医疗服务质量和医院管理水平。

二、互联网＋

互联网＋是指在创新2.0（信息时代、知识社会的创新形态）的推动下由互联网发展的新业态，也是在创新2.0的推动下由互联网形态演进、催生的经济社会发展新形态。基于互联网，运用信息技术，使互联网与传统产业融合，形成创新产业生态的发展路径。

《"健康中国2030"规划纲要》从国家层面，要求"全面建成统一权威、互联互通的人口健康信息平台，规范和推动'互联网＋健康医疗'服务，创新互联网健康医疗服务模式"，利用互联网＋医疗健康开展技术创新、服务流程创新、服务模式创新，推动互联网和卫生健康领域的加速融合。2018年4月，国务院办公厅印发《关于促进"互联网＋医疗健康"发展的意见》，文件中明确提出七项"互联网＋医疗健康"的发展趋势和任务要求，分别是：①发展"互联网＋"医疗服务；②创新"互联网＋"公共卫生服务；③优化"互联网＋"家庭医生签约服务；④完善"互联网＋"药品供应保障服务；⑤推进"互联网＋"医疗保障结算服务；⑥加强"互联网＋"医学教育和科普服务；⑦推进"互联网＋"人工智能应用服务。

2022年11月，为推动"十四五"期间全民健康信息化发展，国家卫生健康委、国家中医药局、国家疾控局制定了《"十四五"全民健康信息化规划》。其中的主要内容包括"深化'互联网＋医疗健康'服务体系"，具体包括如下要点：①构建线上线下深度融合覆盖全生命周期的卫生健康服务模式；②大力发展远程医疗，推动优质医疗资源扩容下沉和均衡布局，提高卫生健康服务均等化与可及性；③推进"互联网＋家庭医生签约服务""互联网＋妇幼健康""互联网＋医养服务""互联网＋托育服务""互联网＋营养健康"等，提高重点人群健康服务智能化、专业化水平；④开展"互联网＋护理服务"，强化与家庭医生签约、延续性护理等服务有机结合，为群众提供个性化、差异化的护理服务；⑤开展"互联网＋心理健康服务"，探索构建覆盖全人群、服务全生命周期、提供全流程管理的心理健康和精神卫生服务管理体系；⑥探索开展"互联网＋药学服务"模式，推广电子处方区域流转。

三、智 慧 医 疗

智慧医疗有广义和狭义之分。狭义的智慧医疗是指临床决策支持系统（clinical decision support system，CDSS），通过输入条件描述（包括症状和实验室化验指标）输出诊断结果。广义的智慧医疗是指在诊断、治疗、康复、支付等环节建立医疗信息完整的、跨服务部门的、以患者为中心的医疗信息管理系统以及其他基于物联网和云计算的高新科学技术的服务体系,该服务系统实现了医疗信息互联、共享与协作、临床创新、科学诊断等功能。

智慧医疗的内容包括以下几个方面。

(一)临床业务智能化

临床业务智能化的核心是电子病历、临床知识库和临床决策支持系统。通过完善的临床信息系统及其信息的融合,包括电子健康档案信息、个人基因信息、先进药物信息及治疗方案信息的融合,提供人性化的临床数据展示,支持个性化的最优临床诊治,并保障患者的安全。

(二)管理决策智能化

管理决策智能化包括医疗管理决策智能化和医院运营管理决策智能化。通过建立强大的管理数据仓库,成本核算、综合绩效评价和辅助决策支持等系统,支持医院实现管理精细化和管理决策科学化。

(三)患者服务智能化

患者服务智能化利用移动互联网、智能手机、机器人等先进信息技术,实现挂号 / 预约、信息查询、提醒服务、咨询和投诉管理、先诊疗后付费等。

(四)资源管理智能化

资源管理智能化主要采用物联网(internet of things,IoT)技术,将信息传感设备,如射频识别(radio frequency identification,RFID)装置、生命体征监测设备、红外感应器、温湿度传感器等,嵌入和装备到医院的各种物体、设备、设施和环境(包括人体),与医院局域网、无线局域网(wireless local area network,WLAN)、互联网等结合,应用于医院患者 / 员工管理、设备管理、环境管理等领域,实现资源交互和智能化。

(五)医院物流智能化

医院物流智能化通过现代物流系统确保医院物资流动和供应的智能化,减少人为传递物资引起的差错,以实现最优化物流与人力资源流。

(六)楼宇建筑智能化

楼宇建筑智能化主要采用楼宇自动化、通信自动化、安保自动化、消防自动化和智能楼宇管理系统等技术手段,实现计算机系统自动提供舒适与安全的医疗环境,包括所有的报警、电梯、采暖 / 制冷 / 新风系统、供水、医用液体 / 气体系统、安保系统的整合及自动化。

本章小结

卫生信息是指在卫生健康领域中与人民健康相关的各种指令、情报、数据、信号、消息及知识的总称,包括公共卫生信息、临床医疗信息、药品信息、卫生事务信息、卫生管理信息、医药市场信息、健康与疾病信息、医学教学与研究信息等。

卫生信息管理是对涉及健康领域的信息活动进行组织与控制,以实现信息及有关资源的合理配置,从而有效地满足健康领域信息需求的过程。

卫生信息系统是指对卫生信息进行采集、处理、存储、管理、检索和传输,并能向卫生领域人员提供有价值的信息,为卫生管理过程服务的各种系统。

卫生管理信息是指一切对卫生管理有价值的信息,对卫生政策制定、卫生规划、管理卫生服务活动有价值的信息。

卫生管理信息系统是以提高卫生系统管理效率及决策科学性为目的,由人、计算机技术及数据信息等要素构成,以卫生管理信息的收集、传递、贮存、加工维护为主要功能的系统。

健康相关大数据是指在人们疾病防治、健康管理等过程中产生的与健康医疗相关的数据。可分为临床大数据、健康大数据、生物大数据和运营大数据。

互联网＋是指在创新 2.0（信息时代、知识社会的创新形态）的推动下由互联网发展的新业态，也是在创新 2.0 的推动下由互联网形态演进、催生的经济社会发展新形态。

狭义的智慧医疗是指临床决策支持系统，通过输入条件描述（包括症状和实验室化验指标）输出诊断结果。广义的智慧医疗是指在诊断、治疗、康复、支付等环节建立医疗信息完整的、跨服务部门的、以患者为中心的医疗信息管理系统和其他基于物联网和云计算的高新科学技术的服务体系。

思考题

1. 卫生信息管理的意义和作用是什么？
2. 倘若你是某地区卫生行政部门的管理者，为了提升卫生系统的运行效率，你可以收集哪些卫生或健康相关信息？应该如何使用这些信息？
3. 信息技术为医疗服务的开展带来了哪些机遇？存在哪些风险？

（李伯阳）

第十一章 社会健康资源管理

社会健康资源管理是指运用现代管理理论和方法对社会健康资源进行战略规划、合理配置、有效开发、充分利用、管理和调控监督的过程。对社会健康资源进行系统的管理有利于增加卫生资源总量，扩大健康服务供给，提高社会健康资源配置的效率和质量，从而满足居民多层次、多元化的健康需求。

第一节 社会健康资源概述

一、社会健康资源的概念

（一）健康资源

健康资源（health resource）在广义上是指能促进人的生理、心理以及社会适应能力等各方面处于完满状态的各种资源的总和。在有利于人类生存和发展的各类资源中，健康资源是满足人类基本健康需要的资源。

不管是自然界的天然赋存，还是人类社会的劳动成果，不管是有形的物质产物，还是无形的非物质财富，只要是对人类健康——包括生理、心理的健康或与社会相适应的良好状态——有直接或间接促进作用的因素和条件，都是健康资源。大部分健康资源主要通过健康服务的形式在社会生活中对人群发挥作用，这类健康资源主要是以医疗卫生服务为核心的健康服务资源。

（二）社会健康资源

健康资源可分为政府层面的健康资源和社会层面的健康资源，政府层面的健康资源主要指存在于政府主办卫生系统之内的健康资源，包括所有致力于卫生行动的健康资源。而社会层面的健康资源，即社会健康资源，是指在一定经济条件下，存在于社会层面的一切健康资源的总和。广义上，一切健康资源都服务于人民群众，因而一切健康资源都属于社会健康资源，而本章所探讨的社会健康资源主要指狭义上的社会健康资源，即特指存在于社会层面的、卫生系统之外的健康资源。

因此，本书将社会健康资源（social health resource）定义为：在一定社会经济条件下，除政府投入之外的、为满足人们多层次健康需求而投入的一切要素和条件的总称。

从健康服务资源的角度看，社会健康资源可以分为硬资源和软资源两大类。硬资源是指卫生人力、物力、财力等有形的健康资源，如劳动者、物质资料和资金等；软资源是指医学科技、卫生信息及健康教育等无形的健康资源，即技术、信息等。

二、社会健康资源的特征

（一）非公有的公共产品

健康资源一般对公众开放，具有人人可及的公共产品属性。而社会健康资源是其中的非政府投入部分，具有非公有的特征。

（二）有限性

经济学将资源定义为"有用性与稀缺性的融合"。社会健康资源是对公有性健康资源的有益补充。市场机制的失灵会导致健康资源供给不足，同时健康资源的收入弹性较大，并且其生产和消费过程存在着严重的信息不对称问题，人们往往过度需求健康资源，导致了社会健康资源在时间和空间分布上的差异性，也表现为在社会健康资源使用过程中的稀缺和有限性。

（三）选择性

由于社会健康资源的有限性和人们卫生保健需求的多样性，社会健康资源在实际使用过程中总是被有选择性地投入某个卫生服务领域，而不是在所有卫生服务领域内平均分配。

（四）多样性

社会健康资源的资金来源、管理形式与管理水平具有多样性。按投资主体划分，资金来源有民营企业投资、个人投资、社会集资和境外资本投资等形式。如民营企业和境外资本投资的健康服务机构，通常根据市场需求调整投资方向和服务方向，在相对雄厚的资金支持下，往往具有较大的规模和较为先进的企业管理手段，有能力聘请高素质的专业人员，服务质量能够得到有力保障。服务领域以开展特色专科医疗服务为主，也有实力雄厚的综合医疗机构。投资区域多为经济发达、人口密集的城市地区。而小规模资本形式以及人才、技术等非物质资本形式投资基本集中于基层健康服务领域，如参与城市社区卫生服务的公开招标、组建私人诊所等。这种形式的投资具有相对的灵活性，能方便居民、节约费用，提供以诊疗常见病、多发病为主的服务，或以中医诊疗及中医康复为主的服务，在广大农村地区和城市社区较为常见。

三、社会健康资源的功能

（一）服务功能

社会健康资源本身是对人群健康事业资源投入的一部分，其基本功能与我国卫生系统内的健康资源是一致的。社会健康资源作为一种公共资源，其最终目的是服务人类，满足人民群众多层次、多样化的卫生需求。

（二）支持功能

社会健康资源是健康资源的重要组成部分，与政府层面的健康资源一同支撑着整个卫生行业的平稳运行。社会健康资源能够为卫生行业产出大量的卫生物资资产和卫生服务资产，这些产出为卫生事业的发展注入了新的活力，与政府层面的健康资源一同为人民群众的生活提供保障，对健康服务供给侧结构性改革等工作起了重要的推动作用，也能够推进健康中国建设。

（三）补充功能

社会健康资源能够弥补我国健康资源总量的不足。当前，我国人口基数大，健康资源总量有限，单纯依靠政府层面的健康资源无法满足居民日益增长的健康需求，而社会健康资源作为政府层面的健康资源的有益补充，其存在具有必然性和必要性。

四、社会健康资源的分类

（一）按作用分类

社会健康资源的筛选原则是基于社会健康资源具有医疗与保健的作用，以医疗和保健为重点，将社会健康资源分为医疗资源与保健资源两大类型（表 11-1）。

（二）按属性分类

社会健康资源从资源从属的角度可以分为硬资源和软资源两大类。其中硬资源是指卫生人力、物力、财力等有形的健康资源，如劳动者、物质资料和资金等；软资源是指医学科技、卫生信

表11-1　按作用划分的社会健康资源

一类资源	三类资源
医疗资源	民营医疗机构、康复与预防机构、私人医院、诊所、药店等
保健资源	公园绿地、广场、体育场馆、游泳场馆、各类球场、骑行道、步行道等

息及健康教育等无形的健康资源,如技术、信息等。

硬资源从资源形式的角度可以分为:人力形式的社会健康资源,比如医技人员、医疗行政人员等;物力形式的社会健康资源,比如民营医疗机构的医用器械设施或医疗卫生建筑等;财力形式的社会健康资源,主要是资金形式。

软资源主要分为:文化形式的社会健康资源,比如医疗卫生方针政策、相关的医疗卫生行业制度;信息形式的社会健康资源,比如不断更新的治疗技术、医疗知识等(表11-2)。

表11-2　按属性划分的社会健康资源

一类资源	二类资源	三类资源
硬资源	人力形式	医技人员、医疗行政人员等
	物力形式	民营医疗机构的医用器械设施或医疗卫生建筑等
	财力形式	资金等
软资源	文化形式	医疗卫生方针政策、相关的医疗卫生行业制度等
	信息形式	不断更新的治疗技术、医疗知识等

五、社会健康资源的存在形式

社会健康资源以多种方式维护人民群众的身体和心理健康。社会健康资源同其他健康资源一样,多以组织、人力、物力、财力等形式存在。

(一)以组织形式存在的社会健康资源

民营医疗卫生保健组织是指由社会出资,以营利性组织为主导所设立的医疗卫生保健组织。社会健康资源中包含着大量的营利性民营医疗卫生保健组织、少数的非营利性民营医疗卫生保健组织以及社会资本出资建造的公共健康设施。

其中,占主导地位的是营利性民营医疗卫生保健组织,城乡个体诊所、私立医院,股份制、股份合作制和中外合资合作医疗机构一般定为营利性医疗卫生保健组织。

非营利性民营医疗卫生保健组织是由社会资本出资,以社会和企业捐赠的形式建立的医疗卫生保健组织,是对公立医疗卫生保健组织的有益补充,二者共同维护人民群众的身心健康。

社会资本出资建造的公共健康设施是指由社会资本出资,为保障和促进人民群众健康而建造的各种健康设施,比如一些公园湿地、疗养机构等。

(二)以人力形式存在的社会健康资源

1. 医技人员　医技人员广义上是指医疗人员和医疗技术人员;狭义上是指医疗技术人员。医疗人员指各科医生和护士,医疗技术人员则包括各种技术员工,如检验人员、影像(X线、核磁共振成像、二维超声检查等)人员、药剂师、口腔技师、康复治疗师、医疗器械维护人员、眼视光验光师等。

医技人员按人力资源层次理论可分为三级:第一级为全部卫生人力层,包括护理人员;第二级为除护理人员以外的全部卫生人力,包括相当于医生层次的检验、药剂等辅诊科室的医技人员,可称为普通医生人力层,这部分人员日常工作多以治疗与诊断疾病为主;第三级为高级医生人力资源层,可沿用人事部门有关标准将硕士及以上学历且副高级以上职称,或者学历为博士及以上且职称为中级以上者,以及医院现任科室主任定为高级医生人力。

2. 医疗行政人员　医疗行政人员是指具备医学、行政学、管理学等方面的知识,在医疗卫生事业中从事管理工作的专门人才。其包括从事卫生防疫或药品监督管理工作,具有科员以上职务的卫生行政人员;从事卫生防疫或药检工作一年以上,具有中专以上学历或已取得医(技)士以上资格的专业技术人员。

3. 卫生保健人员　卫生保健人员是指利用保健理论和保健方法,对个体或群体的体质情况进行检测、分析、评估、调理、指导,通过学、练、检、调、养等综合性、针对性的调养措施,制订个性化养生保健方案,实现机体平衡协调,以促进健康、延长寿命的专业保健从业人员。

在社会健康资源中,这类卫生保健人员多为妇幼保健师,存在于妇女、托儿所等保健机构,另有一些养生保健机构也存在大量的卫生保健人员,比如疗养院、养老院以及一些个人基层医疗机构。另外,人力资源和社会保障部又先后设立了养生保健师、健康管理师、公共营养师、儿童营养管理师、营养美容师等卫生保健工作岗位,拓展了卫生保健人员的工作内容和业务范围。

4. 医疗卫生事业的教学科研人员　教学科研人员是指从事教学育人、科技研究工作的专业人员。社会健康资源中的科研人员大部分存在于卫生系统以外的医疗卫生组织中,诸如民营医疗机构的配套实验室的医疗卫生科研人员;中外合资共建的医疗卫生科研组织的工作人员,还有一些高校中的医学实验室的工作人员。社会健康资源中的教学人员主要由医学类高校的教师构成,包括这些医学类院校的管理工作人员、后勤工作人员。

(三)以物力形式存在的社会健康资源

1. 医疗卫生建筑物　医疗卫生建筑物是指以治疗疾病、维护人类健康为目标的用来支撑社会医疗、保健和福利制度的建筑设施,医疗卫生建筑物相较于一般建筑物有其特殊性,这一特殊性来源于"医疗体系"所具有的专业性、多样性、复杂性等。

社会健康资源中的医疗卫生建筑物包括社会资本建立的普通医院、专科医院、诊所;作为保健功用的社会资本投资建设的保健中心、体检中心;作为福利功用的疗养院、老年福利设施等建筑及建筑群。

2. 医疗器械装备　医疗器械装备是指单独或者组合使用于人体的仪器、设备、器具、材料或者其他物品,也包括所需要的软件。医疗器械装备是医疗、科研、教学、临床学科工作的最基本要素,既包括专业医疗器械装备,也包括家用医疗器械装备。

医疗器械装备可分为医疗器械和医疗装备。其中,医疗器械包括三类:诊断性的医疗器械、治疗性的医疗器械及必备的医疗器械,如显微镜、生理记录仪、纤维内镜、深部X线治疗机、体温计、血压计等。医疗装备包括三类:诊断类装备、治疗类装备及辅助类装备,如洗胃机、浅层治疗机、人工呼吸机、中心吸引及供氧系统等。

3. 医疗药品　医疗药品是指用于预防、治疗、诊断人的疾病,有目的地调节人的生理功能并规定适应证或者功能主治、用法和用量的物质,包括西药、中药、中成药、草药等。

4. 医疗耗材　医疗耗材是指在临床诊断和护理、检测和修复等过程中使用的医用卫生材料。其品种型号繁多,应用广泛,是医疗机构开展日常医疗、护理工作的重要物资,包括卫生材料、其他材料和再加工材料等。从价值角度讲,医疗耗材可分为高值医用耗材和低值医用耗材。

低值医用耗材是指医院在开展医疗服务过程中经常使用的一次性卫生材料,包括一次性注射器、输液器、输血器、采血管、医用敷料、引流袋、引流管、留置针、医用手套、手术缝线等。而高值医用耗材一般是指对安全非常重要、生产使用必须严格控制、限于某些专科使用且价格相对较高的消耗性医疗器械。高值医用耗材主要是相对低值医用耗材而言的,包括用于心脏介入、外周血管介入、人工关节、其他脏器介入等的替代医用材料。

（四）以财力形式存在的社会健康资源

财力形式的社会健康资源是指卫生系统以外的社会和个人在一定时期内，为实现防病治病、提高人民健康水平，在社会资本投资的卫生保健服务行业中所投入的经济资源。狭义上是指在一定时期内，社会资本和个人资本投资所办的医疗卫生保健机构为提供卫生服务直接消耗的经济资源，如境外资金、国内社会资金和国内个人资金，以及修建休闲养生和促进健康的疗养院、养生公园的境外资金、国内社会资金和国内个人资金。

第二节　社会健康资源管理概述

一、社会健康资源管理的概念

社会健康资源管理（social health resource management）是指运用现代管理理论和方法对社会健康资源进行规划、合理配置、有效开发、充分利用、管理和调控监督的过程。社会健康资源管理是对国家卫生健康系统管理的补充与完善。

（一）社会健康资源管理的主体

社会健康资源管理的主体呈现多元性。社会健康资源管理主要由卫生行政部门牵头，其他相关行政部门和相关社会组织进行多元协作，对社会层面的健康资源进行管理。社会健康资源流动于卫生系统之外，所以社会组织是其直接管理主体。但是社会健康资源与一般的资源不同，它具有公共产品的属性，单纯依靠市场的力量以及社会组织单方面的管理往往不能使社会健康资源充分发挥其经济效益和社会效益。这时政府部门就需要发挥明确的组织和领导作用，通过政策、法规、制度、行政等管理手段，在确保社会健康资源拥有者在经营过程中不损害他人和社会利益的基础上，鼓励、支持、引导社会健康资源的发展，使社会健康资源为人群的健康作出贡献。

（二）社会健康资源管理的客体

社会健康资源管理的客体是除政府投入的公立医疗机构以外的、营利性和非营利性医疗机构或组织（包括由社会团体、企业及个人等投资举办的医疗服务机构，如民营医疗机构、中外合资医疗机构、股份制医疗机构、健康服务机构、健康相关产业等），以及这些组织内的人力资源、医疗器械设备、材料药物、资金、技术、健康信息等。

营利性和非营利性医疗机构或组织在经营目标、分配方式、财产处理方式等方面存在不同，如营利性医疗机构服务所得的收益可用于投资者的经济回报，根据市场需求自主确定医疗服务项目并上报医疗卫生行政部门批准，参照执行企业财务、会计制度和有关政策，依法自主经营，医疗服务价格放开，实行市场调节机制，根据实际服务成本和市场需求情况，自主制订价格。而非营利性医疗机构不以营利为目的，收入用于弥补医疗服务成本，实际经营中的结余只能用于自身发展，改善医疗条件，引进先进技术，开展新的医疗服务项目。

（三）社会健康资源管理的目的

针对不同的社会健康资源管理对象有不同的管理目的。对于营利性组织的管理，如健康相关企业等，目的在于规范组织，使其向社会提供价格合理、品质优良的健康资源和健康服务，引导其健康发展；对于非营利性组织的管理，目的在于帮助提高资源利用公平性及组织健康资源利用效率等。

（四）社会健康资源管理的意义

1. 完善卫生服务管理体系的需要　社会健康资源管理是对现有卫生系统的补充，对社会健康资源进行系统管理有助于完善卫生服务管理体系。卫生服务管理需要实现政府层面和社会层面的健康资源管理的内外联动、双向促进，方能构成完整的卫生服务管理体系，实现全社会所有健康资源的高效管理。

2. 引导社会资本加大投入的需要　目前，国家多途径鼓励和引导社会资源投资发展医疗卫生事业，从政策层面大力支持社会资本举办医疗机构，积极探索多渠道筹资，多种形式发展医药卫生事业，鼓励兴办集体、私营、中外合资合作、股份制等形式的医疗机构，加大对民营医院的扶持力度，促进民营医院规范、有序、健康发展。而对社会健康资源的规范管理以及充分开发可以极大程度吸引社会资本向卫生领域倾斜，从而增加卫生资源总量，扩大健康服务供给，满足居民多层次、多元化的健康需求。

3. 促进相关健康产业发展的需要　社会健康产业的建设与发展必须以一定的社会健康资源的投入作为前提条件。而对相关健康产业中投入的有限且多样的社会健康资源进行科学规划、合理配置、有效开发、充分利用、管理和调控监督，可以使其实现经济效益最大化，从而促进相关健康产业的发展。

二、社会健康资源管理的特征

不同于一般的社会资源，社会健康资源是与居民的健康直接相关的资源，其主要管理特征如下。

（一）复杂性

社会健康资源管理非常复杂。其原因是多方面的，一是社会健康资源的种类和形式多样；二是社会健康资源的分布不均衡；三是社会健康资源管理对象具有多样性，涉及各方面的利益，需要协调各个方面；四是不同的管理对象，其管理目的也会有所不同。

（二）灵活性与多样性

由于社会健康资源管理对象的多样性，在管理时就需要采用灵活多样的管理方式。诸如：非营利性质的民营医疗机构，相对于营利性民营医疗机构具有更强的社会公益性，可以有效地承担社会救助任务，相比于公立医疗机构具有更灵活性的管理手段，对其管理应该区别于公立医疗机构和营利性民营医疗机构。

（三）政府管控与市场调节相结合

由于社会健康资源的特殊性——可利用资源多的属性及公共产品属性，应在政府管理的基础上，充分发挥市场的调节作用，以弥补"政府失灵"带来的副作用。

三、社会健康资源管理的原则

社会健康资源管理应该遵循如下原则。

（一）遵从党和国家的各项医疗卫生工作方针

在社会健康资源管理中应严格遵从党和国家的各项医疗卫生工作方针，严格按照党和国家制定的各项医疗卫生政策规定进行管理活动，不得违背党和国家的政策方针。

（二）分类与统一管理相结合的原则

政府根据当地实际情况以及当年的医疗卫生健康规划，对不同的社会健康资源进行统一有序管理。通过卫生、医药、工商等部门的许可、认证和处罚等规制手段来有效规范社会健康资源的使用发展。并根据各个利益相关者的实际情况，制定并实施不同的财税、价格政策，分类满足居民多层次、多样化的医疗卫生需要。

其中，营利性质的民营医疗机构更多具有"私"的性质，有以营利为目的的追求。营利性医疗机构按国家规定缴纳企业所得税，提供的医疗服务实行自主定价，免征营业税。社会资本举办的非营利性医疗机构不享受政府补贴,医疗服务价格实行指导价,按国家规定享受税收优惠政策,用电、用水、用气、用热与公立医疗机构同价,提供的医疗服务和药品要执行政府规定的相关价格政策,由卫生财政等部门加强监督管理。

(三)宏观管理与微观管理相结合的原则

宏观管理是对社会健康资源的整体计划、组织、控制,从而调整和改善社会健康资源分布状况,使之适应社会和居民的需求,实现公平和利用效率的统一,保证社会健康资源可持续发展和利用。

微观管理是将社会健康资源利用列入区域卫生规划,科学规划社会健康资源的总量、结构和布局,制定社会健康资源管理的各项规章制度,保证社会健康资源的良好运行。宏观管理上做到"管而不死",微观管理上做到"活而不乱"。

(四)灵活性与协调性相结合原则

社会健康资源管理涉及社会多个组织和领域,政府在管理时需要协调多个部门和多方面人员相互合作,灵活运用多种管理手段和管理方法将社会健康资源整合优化。

另外,也要同公立医疗机构、专业公共卫生机构以及基层医疗卫生机构和社会健康组织之间进行沟通;管理部门相互协调,杜绝政出多门和推诿扯皮;充分利用现有社会健康资源,有计划地协调发展;充分调动各方积极性,尽可能满足当地居民的实际的医疗卫生健康需求。

四、社会健康资源管理的过程

(一)社会健康资源的规划

制定社会健康资源合理规划应严格参照卫生发展规划的要求,并以满足居民健康需要为目标。其一,规划必须符合国家同期的卫生发展规划,以现有的社会健康资源供给能力为基础;其二,要把社会健康资源管理转化为中长期目标、计划和政策措施,这应当包括对社会健康资源的现状分析、未来健康资源供需的预测与平衡,确保在需要时能获得所需要的社会健康资源;其三,要将社会健康资源管理对象纳入区域卫生规划,与公立医疗机构统筹协调发展,尽可能地拓展社会健康资源组织的生存空间。

社会健康资源的最终目的是为人民提供医疗、预防、保健和康复等服务,因此,将社会健康资源纳入社会经济发展及卫生事业发展规划中是十分必要的。社会健康资源机构的设置,要严格适应社会经济发展和自身职能的需要。政府应该界定公立医疗机构和非公立医疗机构在基本卫生服务提供中的作用,为公立机构和非公立机构相结合的卫生服务、基本卫生服务提供作出合理的总体规划。

(二)社会健康资源的配置

社会健康资源的配置是指在一定的社会条件下,在认识社会健康资源发展规律基础上,通过多种形式优化配置资源,使有限的社会健康资源发挥出最大的社会效益和经济效益。

社会健康资源的配置应遵循需要原则、公平原则和效益原则,在需要原则和公平原则下,重视效益原则。政府要利用行政、经济和法律手段对社会健康资源进行宏观调控,使社会健康资源真正满足社会多层次、多形式的医疗卫生服务需求。此外,应大力发展学会、协会等第三方组织(即与健康相关的各类非政府组织),并鼓励、支持和引导社会健康资源加入行业协会,借助行业协会的作用分担部分行政机构管理职能,加强行业自律。

(三)社会健康资源的运营

社会健康资源的运营主要包括两个内容:运营要素和运营模式。

1. 运营要素 由于社会健康资源具备社会性、资金管理来源多样性、管理形式与水平的复杂性,相对于公立医疗机构等国有健康资源来说,社会健康资源的经营管理显得更为重要,但运营要素也要受到各种政策的管理和约束,以下是各类管理政策。

(1)市场政策:市场政策指的是一种规范与调整市场行为或市场结果的政府活动,目的在于促进资源的合理流动与配置。在市场政策的制定中,要注重医疗卫生服务行业的特殊性,构建符合医疗卫生行业系统的市场政策,也要着重考虑顾客、业态、商品力这三个要素在市场机制中发挥的作用。

(2)体制政策:在体制政策方面,首先要关注的是组织政策,国家和地方重视民营资本进入医疗卫生市场,因此非政府投入的社会健康资源,在组织上要统筹安排好组织的结构、职能和职务,确保组织在当下社会经济环境中能顺利运行。其次应该有明确的决策手段,通过科学的计划和精确的预算统筹事业的发展,而在日常运作中,应该建立一系列的规章制度,保障一切的操作都能符合规范。最后是应建立人才激励机制和人才约束机制,促进人才队伍的成长,注重人才的开发与培养,从而不断储备未来发展所需要的人才。

(3)要素政策:要素政策是社会健康资源必须认真做好的重要内容,是生存与发展的根本,主要包括资金、技术、人才等。资金是确保社会资源管理运营的核心要素,社会健康资源管理中,要注意自有资金的具备、债务债权的平衡、付款比重与负载率的可控等,以确保机构的顺利运行和可持续发展。技术方面要做到工艺流程的科学规范、管理诀窍的熟练使用、经营关系的和谐共赢等。人才方面要注重战略型人才、战术型人才和战斗型人才的建设。

2.运营模式　就目前医疗服务的发展状况而言,补充政府对医疗服务系统的财政支撑不足,吸纳社会资本和境外资本进入医疗卫生服务领域,优先发展民营医疗服务,促进医疗服务的公私合作关系,是巩固和发展医疗服务多元化提供结果的必然要求。具体运营模式如下。

(1)公私合作伙伴(public-private partnership)模式:以双方共同承担投资、风险和责任,共同分享利润和收益为主要特点。根据公私合作的领域以及具体合作项目的特征等因素,可以灵活地表现为多种形式,使其能适应各种政府投资领域。具体形式包括:服务的外包、租赁、特许经营、建设—拥有—回租、建设—拥有—经营、建设—运营—移交、出售、建设—租赁—移交和建设—移交加维护(含院内广告、招商等)等。

(2)托管模式:医院托管是指医院产权所有者将医院的经营管理权交由具有较强经营管理能力,并能够承担相应经营风险的法人或自然人去经营。通过契约形式,受托方有条件地管理和经营委托方的资产,并实现资产的保值增值。医院托管是一种医院所有权和经营权分离的实现形式。

(四)社会健康资源的控制

1.社会健康资源的布局控制　社会健康资源的布局控制以属地化管理以及医疗卫生全行业管理为原则,适应经济社会发展水平和卫生资源配置现状,引导社会健康资源向区域急需领域倾斜、向薄弱区域和薄弱领域倾斜,充分发挥非公立医疗机构的重要补充作用。

2.社会健康资源的结构控制　主要指对资源相对富裕区域或领域内资源数量的控制,对供给远远大于需求资源量的控制。"控制总量、调整存量、优化增量、提高质量"是我国卫生资源配置的总策略。从医院规模、业务能力、影响力和规模效益等方面,我国非公立医院都表现出较好发展,社会办医在一定程度上能够满足人民群众对于医疗服务多样化、层次化的需求,在医疗市场上成为公立医院的有效补充。《中华人民共和国基本医疗卫生与健康促进法》提出,全社会应当共同关心和支持医疗卫生与健康事业的发展。但同时指出,医疗卫生服务体系坚持以非营利性医疗卫生机构为主体、营利性医疗卫生机构为补充的原则。

3.社会健康资源的过程控制　"过程"指社会健康资源配置的具体步骤与经过,社会健康资源的过程控制与资源配置的效率、公平息息相关。第一,由基础设施好、人员技术过硬的民营医疗机构承担部分公共卫生服务,政府给予财政补贴,并予以监督实施。第二,应对民营医疗机构的税收标准和税收政策进行科学的论证,降低民营医疗机构的纳税负担。第三,将民营医疗机构纳入医疗保险和新型农村合作医疗的范畴,在业务用地、用房等方面,应通过采取不同于一般企业的优惠条件等措施,扶持民营医疗机构的发展。此外,除对民营医院"依法行政"外,重要的是应将其纳入与公立医院同等的帮扶范畴,提供其正常运转的各种服务。如在审批程序、技术职称评定和银行贷款等方面,应享有和公立医院同等的政策待遇;尽快将所有民营医院列入医院评审系列,加快其获取各项技术准入的进程。

4.社会健康资源的结果控制 社会健康资源的结果是对过程控制效果的直接反映。"结果"是指社会健康资源配置对人群健康状况的改善,它是衡量资源配置效率和公平的重要指标。当然,这里的健康产出不仅仅是指症状的消除,还是一种更广泛意义上的生理、心理和社会适应能力的改善,还应包括服务对象的满意度等。通过结果控制,不断规范社会健康资源的行为,有效促进社会健康资源的健康成长。

(五)社会健康资源的监督

社会健康资源在发展过程中,还存在诸多不尽如人意的地方,如执业和医疗行为不规范、诱导需求、医疗欺骗、虚假广告等。这些问题产生的原因主要有:①法律法规不健全,制度缺位,缺少配套管理政策,导致监管滞后于医疗市场的发展;②监管职能分散,监管部门之间缺乏协同,监管效率低下;③行业自律组织、消费者保护组织以及公众舆论监督的监管作用弱,监管效果差。

因此,有序、高效的体制是有效发挥社会健康资源管理监督作用的重要保证。完善、健全的监督体系是保证社会健康资源得到充分利用、有效运营的必然选择。尤其是在我国社会健康资源管理刚刚起步、各种规章制度尚不完善的情况下,构建包括确认监督主体、界定监督客体、健全监督职能、落实监督责任、强化监督措施等在内的监督体系,是保证社会健康资源管理质量的关键环节。

第三节 社会健康资源管理的手段

一、社会健康资源管理的法律手段

(一)法律手段的基本概念

社会健康资源管理的法律手段是指通过法律、法规来调整与社会健康资源相关的各社会主体之间关系的方法和措施。广义的法律手段不仅仅包括社会健康资源管理法律的制定与实施,还应当包括国务院、地方政府以及各个层次的卫生管理部门所制定和实施的各种管理社会健康资源的法律政策。

(二)法律手段的特点

1.权威性 法律作为一种社会行为规范,是上升为国家意志的统治阶级意志,对全体公民具有普遍的约束力,比其他方法具有更高的权威性。

2.概括性 社会健康资源管理的法律手段具有概括性,是指它的制约对象是抽象的、一般的人,而非具体的、特定的人。

3.强制性 法律规范是由国家强制实施的,因此它具有强制性。运用法律来对社会健康资源进行管理,实际上就是运用这种强制性来进行管理,它是人人必须遵守的行为规则,具有普遍的约束力。

4.稳定性 因为社会健康资源管理法律的对象是抽象的、一般的人或事件,它可以在同样的情况下反复适用,而不是针对个别具体的人或某个具体事件。所以它一经制定,就具有一定的稳定性,运用法律来进行管理也就带有这一特点。

（三）法律手段的优缺点

1. 优点　社会健康资源管理的法律手段具有概括性的特点，因此它适宜于用来处理社会健康资源管理中的共性的、一般的问题，便于集权和统一领导。法律规范的制定，也使得社会健康资源管理系统的管理能很方便地进行，使得权利与义务分明，信赏必罚。法律手段具有稳定性，又使管理有一种自动调节的功能，不必经常进行大量的调整工作。这些都是其他管理方法所没有的优点。

2. 缺点　由于社会健康资源管理的法律手段具有以上特点，也因此缺乏灵活性和弹性，容易使管理僵化，不便于处理特殊问题和及时处理管理中出现的新问题，而且由于其具有强制性，因此有时会不利于系统发挥其积极性、主动性和创造性。

二、社会健康资源管理的行政手段

（一）行政手段的基本概念

社会健康资源管理的行政手段是指国家通过行政机构，采取带强制性的行政命令、指示、规定等，来管理社会健康资源的方法和措施。各级行政管理系统主要通过职权、职位或职务来对垂直关系中的下级单位或下属进行管理与控制。

内容包括：对社会健康资源的全局行使计划上的指令权，对社会健康资源有关的物资行使统一分配权，对相关主体资格行使审批权，对各相关组织、单位的运营活动方向与原则行使监督权等。如政府的命令、工商局的检查、税务的查税等都属于行政手段。

（二）行政手段的特点

1. 强制性　社会健康资源管理的行政手段通过国家权力机构，发出命令、指示、规定、指令性计划等，对管理对象来说，具有强制性。但这种强制性与法律方法的强制性在程度上有所不同。法律手段的强制性对任何人而言都是一致的，而行政手段的强制性一般只对特定的对象有效。

2. 时效性　社会健康资源管理的行政手段在实施的具体方式上因对象、目的、时间变化而变化，因此，它往往仅在某一特定时期和对某一对象适用，具有一定的时效性。

3. 具体性　行政手段是具体的，从行政命令发布的对象到命令的内容都是具体的。而法律手段具有概括性的特点，适用于任何人。

（三）行政手段的优缺点

1. 优点　第一，有效发挥管理职能。行政手段可以发挥高层领导的决策、计划作用，充分依靠政权机关的权威进行组织、指挥，通过行政组织、行政层次、行政手段进行控制。因此，正确地运用行政手段，有利于管理职能的发挥。第二，针对性强。行政手段能较好地处理特殊问题和管理活动中出现的新情况，能通过针对性地发出行政命令的办法，对特殊的个性问题，采取强有力的措施予以处理。第三，具有弹性和灵活性。行政手段的针对性和时效性，决定了它具有一定的弹性和灵活性。它可以在总的目标之下，因时、因地、因事、因人而采取比较灵活的手段。

2. 缺点　行政命令的执行效果很大程度取决于管理层的决策科学性。同时，行政手段可能会限制执行部门的积极性、主动性和创造性，造成执行部门对上级的依赖性；信息传递较为缓慢，尤其在层次繁多的情况下，信息传递可能会拖延、信息可能会失真。

三、社会健康资源管理的经济手段

（一）经济手段的基本概念

社会健康资源管理的经济手段是指按照客观经济规律要求，运用经济手段管理社会健康资源的制度。人们通过投入社会资本用于卫生事业发展，首先要满足自身的经济利益，经济利益仍然是促进社会资本进入卫生行业，并使这些资源得到充分利用，以达到最大限度地促进卫生事业发展的内在动力之一。因此，为了调动各方面的积极因素，必须在社会健康资源管理中采取经济手段。

社会健康资源管理的经济手段包括财政手段、价格手段、税收、收费手段等。可通过制订政府指导价，或允许各社会医疗机构根据服务成本自主确定医疗服务价格等不同价格政策来约束各医疗机构的价格制订方法来对其进行管理。政府可通过对社会资本举办的医疗机构实行税收优惠政策，来降低此类医疗机构的运营成本，以鼓励社会资本进入医疗卫生领域，促进社会医疗机构与公立医疗机构的公平竞争，改善医疗卫生服务。

（二）经济手段的特点

1. 利益性　运用经济利益的手段调节管理活动和人们的行为。社会健康资源管理的经济手段的实质是贯彻物质利益的原则，通过各种经济手段，不断调整与社会健康资源相关的各方面的经济利益，把个人的、集体的、国家的利益正确地结合起来，充分调动各组织和个人的主动性、积极性和责任感。

2. 关联性　经济手段之间的关系错综复杂，影响范围广，且每一种经济手段的变化都会造成社会多方面经济关系的连锁反应。有时，它不仅影响当前，而且会波及长远，产生一些难以预料的后果。

3. 平等性　社会健康资源管理的经济手段强调卫生系统内与社会健康资源相关的所有组织、个人获取经济利益的权利是平等的。无论组织的类型是营利性还是非营利性，组织获取利益的权利是平等的。

4. 灵活性　社会健康资源管理的经济手段针对不同的管理对象，可以采取不同的手段。如针对不同性质的医院，非营利性与营利性医院，所采取的经济手段往往存在差异。另外，对于同一管理对象，在不同的情况下，可采取不同的方式进行管理。例如税收的增减可以分别鼓励和限制该管理对象的发展，增减的幅度越大，作用越明显。

（三）经济手段的优缺点

1. 优点　第一，能较好地处理各方面的物质利益关系。运用经济手段，把个人的、集体的、国家的利益正确地结合起来，既不损害国家利益，又能保证并根据情况不断提高集体和个体的利益。第二，由于经济手段是直接建立在物质利益原则的基础上的，因而能够从根本上调动各方面的积极性，使组织的工作成效显著。第三，利用经济制约关系，便于实行分权的组织管理，发挥各方面的主动性和创造性。

2. 缺点　第一，容易出现单纯追求物质利益的倾向和拜金主义，使组织成员陷入对个人利益斤斤计较的狭隘圈子，从而违背了卫生事业的公益性质。第二，由于各单位都需要建立并巩固自己的物质利益手段，因而容易导致利益目标的分散和混乱，增加互相矛盾发生的频率。第三，从宏观管理的角度看，由于经济手段是借助市场手段的调节功能来发挥作用，因此，必然会带有一定的盲目性和自发性，而且单凭市场手段的作用，是不能解决管理中的一切问题的。

社会健康资源管理的法律手段、行政手段、经济手段，是政府对卫生领域资源进行优化配置与促进其合理使用，最大限度地促进卫生事业发展的三种必要手段。法律手段是政府管理中运用其他方法的基础、前提和保障，为行政活动提供基本的规范程序。经济手段是符合市场经济运行原则的间接调控。而行政手段是前两者的补充，具有一定弹性，能比较灵活地处理各种特殊问题。三者互相联系，互相补充，共同为社会健康资源的管理提供了较为全面和有效的方法体系。除了以上三种手段，社会健康资源管理还包括志愿手段、政府的动员手段、混合手段等，在突发公共卫生事件等实际问题处理中，发挥了及时、直接、细化的社会治理支持功能。

本章小结

社会健康资源是在一定社会经济条件下，除政府投入之外的、为满足人们多层次健康需求而投入的一切要素和条件的总称。其管理也是复杂多样的，是指运用现代管理理论和方法对社会健康资源进行规划、合理配置、有效开发、充分利用、管理和调控监督的过程。

社会健康资源的管理过程即对社会健康资源进行规划、组织、运营、监督和控制的过程。其中，社会健康资源运营管理的要素包括市场政策、体制政策、要素政策。社会健康资源的控制过程包括布局控制、结构控制、过程控制和结果控制四个组成部分。

社会健康资源管理的手段有法律手段、行政手段、经济手段三种手段。法律手段是政府管理中运用其他方法的基础、前提和保障，为行政活动提供基本的规范程序。经济手段是符合市场经济运行原则的间接调控。而行政手段是前两者的补充，具有一定弹性，能比较灵活地处理各种特殊问题。

思考题

1. 社会健康资源管理的内容和原则是什么？
2. 社会健康资源管理包括哪些过程？
3. 社会健康资源管理的三种手段及各自的特点是什么？

（王　昕）

第十二章　医疗服务管理

医疗服务管理的目的是保证医疗服务质量和医疗安全,努力为患者提供质量能够保证、价格相对合理的医疗服务。伴随着医学科学和技术的进步与发展,在医疗服务管理实践中,医疗服务、医疗服务质量与医疗服务管理的内涵始终处于不断发展和丰富之中。

第一节　医疗服务管理概述

一、医疗服务的内涵

(一)医疗服务的概念

医疗服务(medical service)是各级各类医疗机构及其服务人员运用各种医疗资源为社会公众提供的诊断、治疗、康复等服务的总称。医疗服务的提供主体是各级各类医疗机构及其服务人员;医疗服务的客体主要是患有各种疾病和处于亚健康状况的人;医疗服务的内容包括诊断、治疗和康复服务等;目的是通过为社会公众提供安全、有效、方便、价廉的医疗服务,维护和促进健康。

随着医学模式的演变,现代医疗服务已经从医院内延伸到医院外。医疗机构提供的医疗服务由三个层次构成:核心服务层、形式服务层、延伸服务层。

如图 12-1 所示。第一个层次是核心服务层,是医疗服务供给方提供的基本效用和利益,也是医疗服务的最基本层次,如健康维系与恢复、生存质量的提高等。第二个层次是形式服务层,

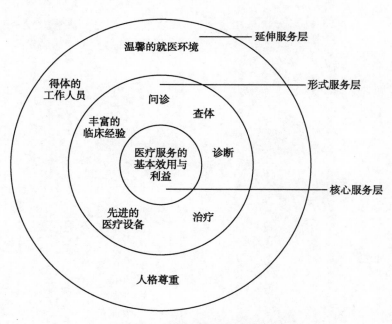

图 12-1　**医疗服务的三个层次**

是医疗服务的形式体现,如线上及线下问诊、查体、诊断、治疗手段等。第三个层次是延伸服务层,是服务对象购买的医疗服务的延伸部分,如获得最新医学知识资讯、温馨的就医环境,以及人格尊重等。

(二)医疗服务提供主体的构成与分类

医疗服务的提供主体主要由各类医疗机构及其服务人员构成。

1. 医疗机构　是指依国家法定程序设立的从事疾病诊断、治疗活动的卫生机构的总称。医疗机构并不等同于医院,医院是提供医疗服务的主要机构。医疗机构还包括乡镇卫生院、社区卫生服务中心、门诊部、诊所、卫生所(室)、急救站以及疗养院等。医疗机构可以根据经营性质、举办主体、业务类别和等级等进行分类。

(1)按经营性质划分:医疗机构按经营性质可以分为营利性医疗机构和非营利性医疗机构。营利性医疗机构以投资获利为目的,主要包括中外合资合作医疗机构、股份制医院和大部分的民营医院。非营利性医疗机构不以营利为目的,主要是为社会公众利益服务而设立运营的医疗机构,包括公立医疗机构和慈善团体、港澳同胞、海外侨胞和社会筹资兴建的医疗机构。

(2)按举办主体划分:医疗机构按举办主体的不同可以分为公立医疗机构和私立医疗机构。公立医疗机构主要由代表社会公共利益的政府直接举办,强调把社会效益放在首位。私立医疗机构主要由个人、企业、社会团体举办,多数是营利性机构,也有属于非营利性机构的。

(3)按业务类别和等级划分:根据业务类别和等级不同,我国医疗机构还可分为以下十四个类别。

1)综合医院、中医医院、中西医结合医院、民族医医院、专科医院、康复医院

2)妇幼保健院、妇幼保健计划生育服务中心

3)社区卫生服务中心、社区卫生服务站

4)中心卫生院、乡镇卫生院、街道卫生院

5)疗养院

6)综合门诊部、专科门诊部、中医门诊部、中西医结合门诊部、民族医门诊部

7)诊所(含中医诊所、民族医诊所)、卫生所、医务室、卫生保健所、卫生站

8)村卫生室(所)

9)急救中心、急救站

10)临床检验中心

11)专科疾病防治院、专科疾病防治所、专科疾病防治站

12)护理院、护理站

13)医学检验实验室、病理诊断中心、医学影像诊断中心、血液透析中心、安宁疗护中心

14)其他诊疗机构

2. 医疗服务人员　主要分为以下几类。

(1)医师:指依法取得执业医师、执业助理医师资格,经注册在医疗机构从事医疗、预防、保健等工作的人员。

(2)护士:指经执业注册取得护士执业证书,依法在医疗机构从事护理工作的人员。

(3)药学技术人员:指依法经过资格认定,在医疗机构从事药学工作的药师及技术人员。

(4)医技人员:指医疗机构内除医师、护士、药学技术人员之外从事其他技术服务的卫生专业技术人员。

(三)医疗服务的特征

医疗服务既具有一般服务的共性特征,又具有个性特征。共性特征包括无形性、服务提供与利用同时性、不可储存性、差异性等,个性特征包括专业性、伦理性、高风险性、医患关系的特殊性等。

1. 共性特征

（1）无形性：无形性是所有服务最显著的一个特征。服务本质上是一种行动、过程和表现，它不同于一般的有形产品。就医疗服务而言，绝大多数服务对象不具备充分的医学专业知识，他们在接受某项医疗服务之前，不易收集到医疗服务相关的完整信息，很难像在市场上购物时那样"货比三家"。因而，服务对象对医务人员的信任程度是影响医疗服务供给的重要因素。

（2）服务提供与利用同时性：医疗服务的生产与利用过程是同时进行的，例如医务人员对患者施以治疗、护理服务的过程，也是患者利用医疗服务的过程，当服务生产结束了，服务利用也必然结束，二者在时间和地点上保持一致。这个特征导致医疗服务事中和事后监督的难度和成本均增加。因而事前监督成为医疗服务行业比较普遍的监督方法，在管理实践中表现为医务人员必须具备相应的资质和资格，如医师需取得法律规定的学历要求、医师资格证书和医师执业证书等才能上岗执业。

（3）不可储存性：医疗服务的不可储存性是医疗服务不可分离性必然延伸的结果。医疗服务是无形的，不能被储存、返修或返工。医疗服务提供方无法在闲时生产一定数量的服务以备不时之需，医疗机构的服务能力应该在统筹的基础上及时应用到诊疗服务中，进而转化为实实在在的、有价值的服务。

（4）差异性：医疗服务的差异性又称为可变性或变异性，指医疗服务的要素构成及其质量水平会因供给者或需求者不同而有所不同，难以完全标准化生产技术与生产流程。换言之，不同医疗机构或同一医疗机构的不同医务人员提供的医疗服务存在差异，同种疾病的不同患者对医疗服务的需要也会有所不同。此外，由于个体差异性的存在，即使是同样的医疗服务，其带来的效用、服务对象感知到的服务质量也都可能存在差异。事实上，医疗服务质量水平只能控制在一个合理范围内，几乎不可能实现理想意义上的同质化。

2. 个性特征

（1）专业性：医疗服务有很强的专业性，医疗卫生技术人员不仅要获得相应的资质，还必须向患者解释专业性很强的专业知识，并取得其信任、配合和全力支持，整个服务过程才能顺利完成，才能最大限度地获得相应的诊治效果。任何低质量或不适宜的医疗服务，对人的健康造成的损害都是不可逆转的，甚至是永久的。

（2）伦理性：医疗服务的伦理性一方面表现在患者很难对自己的医疗需求、服务内容作出科学判断，不得不依赖医疗专业技术人员，另一方面患者需要将个人隐私或者身体的隐秘部位暴露给医务人员。这就是医务人员不仅要具有高尚的技术水平，还要具备崇高职业道德素养的重要原因。

（3）高风险性：疾病种类繁多，病情千变万化，任何医疗服务都与人的生命、健康息息相关。所以医疗服务业是一个高风险行业，开展医疗活动必须严格规范，严肃认真执行相应技术操作规程。

（4）医患关系的特殊性：医患关系不同于一般的人际关系，医疗服务过程也不同于一般产品的生产与消费。在医疗服务中，由于患方一般非病即伤，处于一种特殊状态，而医疗服务提供者占有专业上的绝对优势，又掌握医疗的主动权，使得医患关系变得更加微妙。医患之间更应建立的是战略同盟关系以共同战胜疾病，而非将医患关系简单地归为普通消费性质的契约关系。

二、医疗服务管理

（一）医疗服务管理的概念

医疗服务管理（medical service management）是指政府卫生行政部门和社会按照国家医疗服务相关法律法规及有关规定，对各级各类医疗机构、医疗卫生专业技术人员、医疗服务的提供及其相关领域进行监督与管理的过程,以确保医疗服务质量和医疗安全。主要体现在四个方面:一是对各级各类医疗机构的准入与管理;二是对各类医疗卫生专业技术人员的准入与管理;三是对各项医疗服务的管理;四是对与医疗相关的各种卫生组织及其活动的管理。

医疗服务管理的主体主要是政府卫生行政部门,其主要职能是制定和组织实施与医疗服务有关的政策、法律法规和技术规范,对医疗服务机构、人员以及医疗服务质量进行监督管理。医疗服务管理的客体是为社会提供医疗、保健和康复等服务的各级各类医疗机构(包括采供血机构和相关卫生机构)、从业人员及其执业活动。医疗机构与从业人员应遵守国家医疗服务相关法律法规、规章制度,接受相应的质量管理体系和质量管理规范的约束,对所提供的医疗服务质量进行管理。从国际经验和医疗卫生发展趋势来看,社会各界也逐步开始扮演医疗服务管理主体的角色,他们通过行使知情权、参与权和监督权,助力医疗服务质量和安全水平持续提高。

医疗服务管理的核心内涵是保证医疗服务质量和医疗安全,为居民提供质量优良、价格合理的医疗服务。医疗服务质量管理工作的成效直接关系到医疗服务的可及性和公平性,直接关系到卫生资源的利用效率和居民的健康水平。医疗服务管理还直接影响到医疗服务体系的结构、布局和运转,关系到应对和处置各种突发公共事件、维护国家安全和社会稳定。

(二)医疗服务管理的特征

医疗服务管理具有法律强制性、政策指导性、管理道德性和制度完善性等特征。

1.法律强制性　强制性是双向的,一方面,卫生行政机关的权利和义务是法定的,卫生行政机关及其工作人员必须依法办事,严格履行职责;另一方面,卫生行政机关要依据有关的法律法规采取具有法律效力的工作行为,否则将为其违法行为承担法律责任。

2.政策指导性　医疗服务管理工作需要在相关政策的指导下进行,医疗服务管理政策包括机构管理政策、专科管理政策、人员管理政策以及技术管理政策等。

3.管理道德性　管理道德是从事管理工作的管理者的行为准则与规范的总和,是对管理者提出的道德要求。医疗服务管理工作必须遵守管理道德的原则和要求。

4.制度完善性　医疗服务管理制度必须包含所有的执行事项,不能有所遗漏,如发现新的执行事项产生,应制定相应的管理制度,确保所有事项有法可依。

(三)医疗服务管理的原则

医疗服务管理的基本原则包括以下方面。

1.社会效益优先原则　坚持为人民服务的宗旨,把社会效益放在首位,防止出现片面追求经济效益而忽视社会效益的倾向。医疗机构设置符合卫生发展总体规划和区域卫生规划的要求,建立各级各类医疗机构相互协调和有序竞争的医疗服务体系,科学合理配置医疗资源,充分发挥医疗服务体系的整体功能和效益。重点发展和优先保证具有高社会效益的基本医疗服务,逐步满足居民多样化的健康需求。

2.公平可及原则　从当地的医疗供需实际出发,面向全人群提供医疗服务,充分发挥现有医疗资源的作用。以城乡基层为重点,适当调控城市医疗机构的发展规模,努力保证全体居民特别是广大农村居民公平享有基本医疗服务。通过科学规划保证医疗机构服务半径适宜,交通便利,布局合理,医疗服务利用方便。

3.分级分类原则　按功能、性质、任务和规模等,将医疗机构分为不同级别和类别,建立和完善分级医疗、双向转诊的医疗服务体系,做到常见病、多发病在基层医疗机构诊疗,危急重症和疑难病在相对高级别的医院诊疗。在自愿申报的基础上,将医疗机构定性为营利或非营利性医院,提供不同层次和不同类别的医疗服务产品,以满足患者多层次就医需求。

4.公有制主导原则　坚持非营利性医疗机构为主体、营利性医疗机构为补充,公立医疗机构为主导、非公立医疗机构共同发展的办医原则,鼓励和引导社会资本发展医疗卫生事业,形成投资主体多元化、投资方式多样化的办医体制。

5．中西医并重原则　遵照新时代卫生与健康工作方针,并重发展中医和西医,促进中医、中西医结合和民族医医疗机构的合理布局及资源配置。

（四）医疗服务管理的手段

医疗服务管理的手段是为实现医疗服务管理的目的而采取的方法和措施。医疗服务管理的手段主要有行政手段、法律手段、经济手段、社会监督手段和宣传教育手段。

1．行政手段　行政手段是最传统和最基本的管理手段。政府卫生行政部门运用行政方式管理医疗卫生服务的主要表现是政策和行政命令,通过行政方式规范医疗机构及其人员的行为,使之提供符合居民需要的医疗服务。行政方式具有集中统一、灵活具体等特点。

2．法律手段　法律手段是近现代社会管理的重要手段。政府卫生行政部门通过法律、法规来调整各社会主体之间的关系,在医疗服务管理中表现在:①法律、法规的制定,如《中华人民共和国医师法》《医疗机构管理条例》等;②依法监督。法律手段具有权威性、规范性、强制性和稳定性特点。

3．经济手段　经济手段是运用经济规律和经济杠杆进行管理的一种方法。政府卫生行政部门通过经济机制对医疗机构的运行进行调节和控制,主要运用经济规律和经济杠杆进行管理。经济手段具有间接性、灵活性、灵敏性和自觉性等特点。

4．社会监督手段　医疗服务的对象是全体居民,理应接受社会和群众的监督。把医疗服务质量置于社会和群众的监督之下,注意听取各方面的意见和反映,及时披露医疗机构有关医疗服务质量的相关信息。充分发挥各类卫生社团组织(如医学会、医院管理协会、医师协会等组织和学术团体)的作用。这些组织虽然本身不具有执法权,但能够协同卫生行政部门对医疗机构、从业人员及其医疗服务进行监管,有利于营造公平公正的医疗服务监督环境和加强行业自律。

5．宣传教育手段　是指通过对医疗服务相关法律法规及有关规定的宣传和教育,提高医务人员的思想觉悟,培养其高尚的医德医风,从而达到管理的目标。宣传教育手段的实施使得医务人员在提供医疗服务时能够以患者为中心,能够从集体和社会利益出发,自觉为国家、社会和患者积极工作。而且,宣传教育手段对其他管理手段的实现,也起着巨大的保证作用。经验表明,法律、政策和规章执行的效果,与对它们的宣传教育是否得力和人的思想觉悟水平密切相关。

第二节　医疗服务准入管理

一、医疗服务准入管理的概念

医疗服务准入管理(access administration of medical service)主要围绕医疗机构、医疗服务人员、医疗技术应用、大型医用设备以及药品等医疗服务要素的准入实施管理,通过建立、完善和实施相应的准入管理制度,切实保障社会公众享有安全、有效、方便、价廉的医疗服务。因此,医疗服务准入的实质是对各种医疗服务要素流入服务领域的准入管理。其内涵表现在:首先,准入是行政机关或行政主体实施的一种行政行为,实施这种行政行为的依据是法律法规。我国卫生行业机构、人员、技术准入就是各级卫生行政部门依法实施的一种行政行为。其次,准入是被动的行政行为,即公民法人或其他组织申请在先,行政机关许可在后。最后,准入是准许申请人从事某种活动的行为。例如,卫生行业的执业医师准入就是先要经过申请执业医师考试,取得执业医师资格,再经合法批准的医疗机构聘用并提出执业注册申请,并由相应的县及县以上卫生行政部门批准,才能从事规定范围的诊疗与其他卫生服务活动。

实行医疗服务准入管理的目的是保证医疗机构、医疗服务人员和技术等的水平达到基本标准和条件,能够提供安全有效的诊疗与其他卫生服务,满足保证医疗服务质量和医疗服务安全的需要,从而保障人民群众的生命健康权益;准入管理也是保障全社会卫生资源合理配置和使用的有效手段。准入管理体现了预防为主和全面质量管理的内涵。

二、医疗机构准入管理

(一)医疗机构设置规划、设置审批与执业登记审批

1. 医疗机构设置规划　医疗机构设置规划是以区域内居民实际医疗服务需求为依据,以合理配置、利用医疗卫生资源,公平、可及地向全体居民提供安全、有效的基本医疗卫生服务为目的,落实属地化和全行业管理的原则,由所在地卫生行政部门对各种所有制、投资主体、隶属关系和经营性质的医疗机构的设置和发展所进行的计划、统筹和监管。医疗机构设置规划能够引导医疗资源合理配置,避免医疗卫生资源配置重复、盲目扩大规模,逐步缩小城乡差别、地区差别,合理利用医疗资源,满足区域内居民日益增长的医疗服务需求。

2. 医疗机构设置审批　医疗机构设置审批是指有审批权的卫生行政部门依据区域卫生规划和医疗机构设置规划审批医疗机构,目的是促进医疗机构合理布局、减少重复投资导致的资源浪费、提高居民医疗服务利用的可及性。

3. 医疗机构执业登记审批　医疗机构执业登记审批是指设置人依法获得《设置医疗机构批准书》,在有效期内提出执业登记申请,卫生行政部门根据相应的法律法规进行审批,审批合格后给予《医疗机构执业许可证》。《医疗机构执业许可证》是医疗机构合法性的唯一标志。医疗机构按照《医疗机构执业许可证》核定的执业地点、执业类别以及执业范围在核定的有效期内依法开展执业活动,同时接受卫生行政部门和其他政府主管部门的监督管理。

(二)医疗机构准入政策与流程

我国医疗机构许可准入的最主要法律规范性文件有《医疗机构管理条例》与《医疗机构管理条例实施细则》。《中华人民共和国行政许可法》第十六条规定:"地方性法规可以在法律、行政法规设定的行政许可事项范围内,对实施该行政许可作出具体规定。规章可以在上位法设定的行政许可事项范围内,对实施该行政许可作出具体规定。"因此,各省级人大或政府大多制定《医疗机构管理条例》的实施办法或细化规定,这些地方性法规或规章也是所在区域医疗机构许可准入的法律依据。

我国三级医院、三级妇幼保健院、急救中心、急救站、临床检验中心、中外合资合作医疗机构、港澳台独资医疗机构的准入流程如下。

1. 单位或者个人提出设置医疗机构申请。

2. 有审批权的地方政府卫生行政部门根据当地医疗机构设置规划作出是否同意设置的决定。对同意设置的核发《设置医疗机构批准书》。

3. 申请设置的单位或个人,根据《设置医疗机构批准书》规定的类别、范围和期限,按照《医疗机构基本标准(试行)》筹建相应的医疗机构。

4. 提出执业登记注册申请,填写《医疗机构申请执业登记注册书》。

5. 卫生行政部门根据《医疗机构管理条例》和《医疗机构基本标准(试行)》进行审核。审核合格的,发给《医疗机构执业许可证》。

6. 医疗机构按照《医疗机构执业许可证》上核定的地点、执业类别、执业范围,在核定的有效期内依法开展执业活动,同时接受卫生行政部门和其他政府主管部门的监督管理。

除三级医院、三级妇幼保健院、急救中心、急救站、临床检验中心、中外合资合作医疗机构、港澳台独资医疗机构外，举办其他医疗机构，不再申请办理《设置医疗机构批准书》，在执业登记时发放《医疗机构执业许可证》。2022 年 5 月 1 日起施行的《医疗机构管理条例》第十四条规定："医疗机构执业，必须进行登记，领取《医疗机构执业许可证》；诊所按照国务院卫生行政部门的规定向所在地的县级人民政府卫生行政部门备案后，可以执业。"这意味着开办诊所不再向卫生行政部门申请办理设置审批，直接办理诊所执业备案，并且取消对诊所执业的许可准入管理，改为备案管理。相较于严格的设置审批、执业许可程序，备案制下诊所的开办者负担大大减轻，但仍然要严格遵守相关法律法规及诊疗护理常规、规范，依法执业，否则必须承担相应的法律责任。

三、医疗机构服务人员准入管理

（一）医师准入管理

医师资格准入实行考试制度。医师资格考试是世界各国普遍采用的医师资格认可形式，主要测试和评价从事医师工作的人员是否具备必需的知识和技能，是一个执业资格和行业准入性质的考试，是具有执法性质的考试，是医师执业注册的先决条件之一。执业资格是判断能否许可执业的重要手段，然后通过注册来审核其是否达到执业的条件。一般而言，医师获得执业资格后，要想真正从事该领域的技术岗位工作，都必须进行注册，使其资格证所赋予的专业权能够真正实现。可见，执业资格与注册制度是执业制度的两项重要内容。

我国医师分为四类两级。四类包括临床、中医（包括中医、民族医、中西医结合）、口腔、公共卫生，其中每个类别的医师又分为执业医师和执业助理医师两个级别。2022 年 3 月 1 日起实施的《中华人民共和国医师法》是我国医师准入管理的主要法律依据，其规定我国医师的准入要经过报名资格审核、实践技能考试和综合笔试、执业注册三个环节。通过前两个环节后即可获取执业医师资格，但还要经卫生行政部门注册后，方可在规定的医疗机构和诊疗范围内开展相应的诊疗活动。我国的医师资格考试有执业医师资格考试和执业助理医师资格考试两种，二者均由省级以上人民政府卫生健康主管部门组织实施，考试方式分为实践技能考试和医学综合笔试，但执业助理医师资格考试的难度要低于执业医师资格考试。一般情况下，只有执业医师才能独立执业，执业助理医师应在执业医师的指导下，在医疗、预防、保健机构中按照执业类别进行执业，其开具的医疗文书应由上级医师签字后生效。但在乡镇的医疗、预防、保健机构中工作的执业助理医师，可以根据医疗诊治活动的情况和需要，独立从事与该机构的设备、科室设置和批准的执业类别、服务范围相一致的执业活动。

此外，以师承方式学习中医的人员，申请参加医师资格考核应当具有符合要求的中医专长能力，且跟师年限满 5 年和由至少 2 名中医类别执业医师推荐。经多年中医医术实践的人员，申请参加医师资格考核应当同时具有符合要求的中医专长能力，且中医实践年限满 5 年和由至少 2 名中医类别执业医师推荐。中医医术确有专长人员的医师资格考核实行专家评议方式，通过现场陈述问答、中医药技术方法操作等形式对实践技能和效果进行科学量化考核。经综合评议后，考核专家对参加考核者作出考核结论，并对其在执业活动中能够使用的中医药技术方法和治疗病症的范围进行认定。考核合格者，由省级中医药主管部门颁发《中医（专长）医师资格证书》。取得《中医（专长）医师资格证书》者，应当向其拟执业机构所在地县级以上地方中医药主管部门提出注册申请，经注册后取得《中医（专长）医师执业证书》，即可在注册的执业范围内，以个人开业的方式或者在医疗机构内从事中医医疗活动。

（二）护士准入管理

护士（registered nurse）是指通过相关部门组织的护士资格考试，经执业注册取得护士执业证书，依法从事护理活动，履行保护生命、减轻痛苦、增进健康职责的卫生技术人员。

护士执业资格考试与护理专业初级考试并轨，通过考试取得的资格代表相应级别技术职务的水平与能力。护士执业资格考试既是护士执业注册的条件，也是各单位聘任相应技术职务的依据。《护士条例》规定，护士应在通过国务院卫生行政主管部门组织的护士执业资格考试并具备相应的基本条件之后，向拟执业地省、自治区、直辖市人民政府卫生主管部门提出申请，经审查合格方能准予注册，并发给护士执业证书。护士执业注册有效期为 5 年，有效期届满需继续执业的，应当在有效期届满前 30 日向执业地省、自治区、直辖市人民政府卫生主管部门申请延续注册。护士在其执业注册有效期内变更执业地点的，应当向拟执业地省、自治区、直辖市人民政府卫生主管部门报告。护士跨省、自治区、直辖市变更执业地点的，收到报告的卫生主管部门还应当向其原执业地省、自治区、直辖市人民政府卫生主管部门通报。

（三）执业药师准入管理

执业药师（licensed pharmacist）是指经全国统一考试合格，取得《执业药师职业资格证书》并经注册，在药品生产、经营、使用和其他需要提供药学服务的单位中执业的药学技术人员。我国的执业药师准入制度可以概括为两大内容，一是报考条件设置，符合条件者可以参与考试，其中报考条件包括：设置学历门槛、限制报考专业和实践时间。二是实行资格考试，考试合格者取得《执业药师职业资格证书》，并需通过全国执业药师注册管理信息系统向所在地注册管理机构申请注册。经注册后，方可从事相应的执业活动。在管理层面，国家药品监督管理局负责执业药师注册的政策制定和组织实施，指导全国执业药师注册管理工作。各省、自治区、直辖市药品监督管理部门负责本行政区域内的执业药师注册管理工作。

四、医疗技术准入管理

（一）医疗技术的定义

医疗技术（medical technology）是指医疗机构及其医务人员以诊断和治疗疾病为目的，对疾病作出判断和消除疾病、缓解病情、减轻痛苦、改善功能、延长生命、帮助患者恢复健康而采取的诊断、治疗措施。随着社会经济和科学技术的不断发展，医疗技术不断进步，新技术不断涌现，为提高疾病诊治水平，维护人民群众健康发挥了重要作用。医疗技术作为医疗服务的重要载体，与医疗服务质量和医疗安全直接相关，医疗技术不规范的临床应用特别是滥用，会造成医疗服务质量和医疗安全隐患。因此，医疗技术准入管理，既要促进医疗技术进步，造福患者，也要保障医疗服务质量和医疗安全，维护患者健康权益。

（二）医疗技术准入管理与评估

医疗技术准入管理是指应用循证医学原理和方法，对医疗卫生技术的科学性、安全性、规范性、有效性、经济性和伦理适应性等方面进行系统评估，提出医疗技术应用推广或淘汰的建议。医疗技术评估是医疗技术准入管理工作最基本和主要的内容，医疗技术评估是医疗技术准入的前提，只有通过医疗技术评估后才能根据评估的情况决定该医疗技术是否能进入临床应用。

一般来说，医疗技术评估的主要内容包括七个方面：医疗技术方案的医疗目标、技术特性及技术发展状况，方案的有效性，方案对患者生命的影响，方案对患者家属的影响，方案对社会的一般影响，方案是否涉及法律、道德问题，以及方案对经济的影响。

第三节 医疗安全与质量管理

一、医疗安全与质量

（一）医疗安全及其影响因素

医疗安全（medical safety）是指医疗机构在向患者提供医疗服务的过程中，不发生允许范围以外的心理、机体结构或组织器官功能障碍、缺陷或死亡，同时避免因发生事故和医源性医疗纠纷而造成医疗机构及当事人承担风险，包括经济风险、法律责任风险以及人身伤害风险等。

医疗安全或不安全是相对的，在不同时期、不同主客观条件下有着不同的评价标准。比如，当患者病情危重，受限于当时当地的医疗技术水平和客观条件，发生难以预测的意外或难以避免的后遗症、并发症，则不能认定为医疗不安全的后果。因此，评价医疗安全应当以时代和普遍医学技术所能允许和达到的范围及其限度为依据，不能脱离和超越时代的发展实际。

影响医疗安全的因素很多，根据因素的性质，可将其归纳为医源性因素和非医源性因素两大类。

1. 医源性因素 是影响医疗安全的主要因素，最常见的医源性因素是发生医疗缺陷。医疗缺陷是指医疗机构及其医务人员在医疗活动中，违反医疗卫生法律、法规和诊疗护理技术规范、常规，或存在技术过失、卫生设备问题以及医院管理不善等，给患者造成病情、身体、心理的不利影响或损害。从诊疗过程可划分为诊断缺陷、治疗缺陷、护理缺陷、感染缺陷和服务缺陷等。根据损害后果程度可分为医院感染、医疗差错、医疗事故等。

2. 非医源性因素 主要包括药源性不安全因素和医院环境不安全因素。药物的毒副作用众所周知，因此临床用药就成为一个重要的不安全因素，特别是用药或药物配伍不当都可能给患者带来危害。医院是一个特殊环境，是一个患者集中的场所，患者通常携带不同的致病菌或病毒，如果医院消毒措施不当，极易在医院造成交叉感染，影响医疗安全。

（二）医疗服务质量的内涵与评价

医疗服务质量有广义和狭义两种不同定义。前者不仅涵盖质量的内容，还强调患者的满意度、医疗工作效率、医疗技术经济效果以及医疗的连续性和系统性，其含义接近于医院服务质量；后者主要是指医疗服务的及时性、有效性、安全性和经济性，也有人称为诊疗服务质量。由于人们通常会将医疗服务质量和医疗质量不加区分地使用，本章默认两个概念等同。

理论上，医疗服务质量是一个融合了价值判断的多维度、多层次的概念，迄今为止学界对于其内涵尚没有一致的结论。美国医学协会（Institute of Medicine，IOM）将其定义为"健康保健服务提高患者预期结果并与当前医疗技术保持一致的程度"；英国国家临床评价研究所（National Institute for Health and Clinical Excellence，NICE）认为医疗服务质量包括安全、有效和患者体验三个方面。WHO 对医疗服务质量的定义为：医疗服务质量是卫生服务部门及其机构利用一定的卫生资源向居民提供医疗卫生服务，以满足居民明确和潜在需要的能力的综合。我国《医疗质量管理办法》中将医疗服务质量定义为：在现有医疗技术水平及能力、条件下，医疗机构及其医务人员在临床诊断及治疗过程中，按照职业道德及诊疗规范要求，给予患者医疗照顾的程度。综合上述，医疗服务质量（medical service quality）是指医疗机构及其医务人员所提供的医疗服务与医疗服务利用者的需要和需求的符合程度，是医学技术、管理方法、人文关怀以及经济效益的综合体现，是将这些要素通过组织管理有机地结合起来并服务于患者而产生的医疗效果。

医疗服务质量可从人和技术两个方面被认可。人的方面是指卫生服务对患者偏好的响应性,患者每次都能在正确的时间、正确的场所获得正确的卫生服务。技术方面指的是诊断的正确性、根据最佳证据所采取的干预措施的恰当性,以及提供有关干预措施的临床团队的能力、最终以可负担的成本改善健康结果的可能性。从患者角度出发,医疗服务质量评价可从以下几个方面进行。

1. 安全性 医疗服务安全是第一要素。只有建立在安全基础上的医疗服务,才能得到患者信任。

2. 有效性 患者到医疗机构就医,是由于需要解决病痛,医疗机构应最大限度地提供有效的医疗服务,使患者的病痛得到缓解或解决。如果医疗机构提供的医疗服务是低效的或无效的,那么这样的服务也谈不上优质。

3. 价廉性 能达到同样效果的医疗服务,以价廉者质优。如果某项医疗服务有效但价格太高,居民有需要但不可及,同样算不上优质服务。

4. 便捷性 医疗机构应以最便捷的方式向患者提供服务,方便患者。患者患病后不能及时、就近诊疗,就医不方便,就不是优质服务。

5. 效益性 医疗机构和患者对效益性的理解不同。就医疗机构而言,效益表现为经济效益和社会效益两个方面。如果某项医疗服务投入与产出成正比,则该项服务具有效益性和可持续性。就患者而言,患者关注花费与受益的关系,其支付的费用相对其受益而言要"值得",该项服务才有可持续性。

6. 舒适性 患者不仅自己的问题得到了较好的解决,同时还在整个就医过程中觉得很舒适,在精神上有满足感、价值感。

7. 忠诚性 表现为患者在就医过程的感受,对该医疗机构提供的医疗服务质量深信不疑,且乐于向周围的居民作正面的宣传,更好地树立该医疗机构的形象。

所有的医疗服务都应当达到上述前四个方面的要求,如果某项医疗服务同时具备这七个方面的特征,理所当然应判定为优质医疗服务。

(三)医疗安全与医疗服务质量的区别与联系

医疗安全与医疗服务质量之间既有区别又有联系。医疗安全是医疗服务质量的基础和重要内容,是医疗服务质量的最低要求。医疗服务质量则是在医疗安全的前提下,强调服务过程的有效性和舒适性,提高患者的满意度是医疗服务活动的核心。医疗服务质量和医疗安全相辅相成、相互作用、相互促进。医疗安全是保证患者得到优质医疗服务的先决条件,而医疗服务质量管理是医院管理的重中之重,是医院管理工作的核心。医疗安全有了保障,患者就医的满意度提升,又能促进医疗服务质量的提高。只有在完善医院制度、规范、常规的前提下,不断强化医务人员的安全意识,处理好各种影响医疗安全的因素,才能使医疗服务质量不断提高,医疗安全得到保障。反之,医疗服务质量低劣,就会出现不安全医疗,患者安全也得不到保障。

二、医疗服务安全管理与质量监管

医疗服务安全管理(management of medical safety)是指围绕医务人员在实施诊疗行为、患者接受医疗服务过程中不受任何意外伤害所进行的全部管理活动。医疗服务安全管理是医疗服务质量管理的重要组成部分,对于保障医疗安全意义重大:①医疗安全是实现优质医疗服务的基础;②医疗安全是保障患者权利得以实现的重要条件;③医疗安全是患者选择医院的重要指标,直接关系医院的信誉和健康发展。医疗服务安全管理的主要内容包括临床医疗安全管理、护理安全管理、医院感染控制管理、药品安全管理、医技安全管理、仪器设备安全管理、临床用血安全管理、后勤安全管理等。

医疗服务质量监管(quality supervision and management of medical service)是为了保证服务

质量而对各项医疗服务的准入、生产、提供等全过程进行的监督与管理。医疗服务质量监管工作不仅包括医疗服务的准入管理，还包括对医疗服务提供过程的监管，涉及卫生行政部门和医疗机构等不同组织，必须明确界定监管职责，明确哪些事情由谁来管，赋予什么职能，承担什么职责。

（一）医疗服务质量监管主体

在政府部门监管层面，医疗服务的质量监管主要由各级卫生行政部门展开相应的工作。各级卫生行政部门质量监管的主要职责为：一是制定医疗服务政策和法律法规以及机构、人员和技术的准入管理等，确定各类不同医疗机构的标准、条件和从事医疗服务的范围。二是对医疗机构的服务质量实施监管，按照医政机构制定的标准、程序和规范的要求，对医疗机构的医疗执业活动进行监管，凡不符合规范准入要求的机构、项目和人员都要坚决制止。其余各医疗质量控制组织要在国家卫生健康委员会的指导下制定统一质控指标和质量管理要求，整合、分析、发布医疗质量信息。

在医疗机构内部监管层面，医疗机构的服务质量管理实行院、科两级责任制。医疗机构主要负责人是本机构医疗质量管理的第一责任人，临床科室以及药学、护理、医技等部门主要负责人是本科室医疗服务质量管理的第一责任人。医疗机构成立的医疗质量管理部门，负责本机构的医疗服务质量管理工作。

医疗服务的接受主体是医疗服务效果的直接感受对象，因此，他们对医疗服务质量最有发言权。可以通过构建"评价投诉机制"把医疗服务质量置于社会和群众监督之下，对医疗质量不良事件关系者进行追责和警示。同时，要充分发挥行业协会在医疗服务质量监管中的作用，建立医疗服务质量绩效的考核评价体系，定期对医疗机构的服务质量进行评价考核，评价结果公布于众，接受社会监督。但是，鉴于医疗服务行业的特殊性质，不能单纯根据社会主观性质的评论对医疗质量管理体系进行指责或赞扬。

（二）医疗服务质量监管评估

医疗服务质量监管评估是医疗服务系统的重要组成部分，是连接政策和医疗服务实践的重要环节，并为指导质量改善工作和履行问责制提供最基本的信息。目前对医疗服务质量指标的持续监测、比较以及将评估结果向公众报告日益成为常见的监测系统的补充机制。医疗服务质量监管评估主要有三种形式：一是医院自查，医院根据自身发展定位和绩效目标设定阶段目标、评价标准和评价方法，并组织开展院内评价和同行评议，评定目标的实现情况。二是行政审查，即卫生部门对医院规章制度、管理运行、质量安全进行准入性审查，以实现有效监管，其评价标准具有行业权威性。三是第三方评价，它是独立于医疗机构和卫生行政部门之外的第三方组织开展的客观评判。第三方评价是以医院质量与安全及其持续改进为核心，测量医院在整体水平或专项水平上的绩效表现，也包括标准化的医务人员、患者满意度调查及需求分析。

三、医疗服务质量控制

（一）医疗服务质量控制体系与制度

医疗服务质量控制体系是指为了达到既定的医疗服务质量目标，运用系统论的观念和系统工程的方法，在组织、制度和物质技术条件上对医疗机构的组织结构、工作程序、服务流程和管理资源进行优化，为保障所提供的医疗服务质量达到预期要求而建立的医疗服务质量管理系统。它以服务过程为基础，对医疗服务每个过程的输入、输出、工作交接环节、反馈、修正等进行有效的控制。国家医疗质量控制体系包括五个子体系：组织体系、诊疗规范体系、质量指标体系、质量标准体系、监测预警评估体系。以医疗服务环节质量为重点，兼顾医疗服务基础质量和医疗服务终末质量，解决系统问题，持续改进。我国医疗质量控制体系逐步建立完善，具体见图12-2。

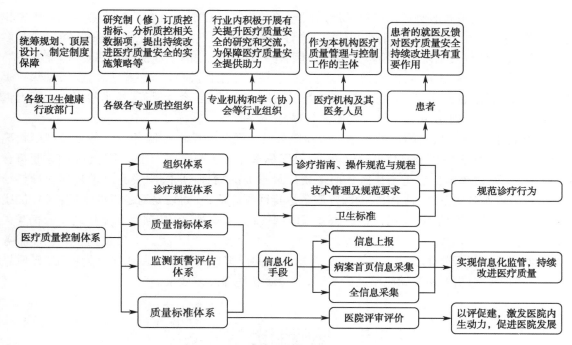

图12-2　医疗质量控制体系

医疗质量安全核心制度是指医疗机构及其医务人员在诊疗活动中应当严格遵守的相关制度，是医务人员进行诊疗活动的最基本制度，是保证医疗质量和安全的基石。根据《医疗质量管理办法》，医疗质量安全核心制度共18项，包括首诊负责制度、三级查房制度、会诊制度、分级护理制度、值班和交接班制度、疑难病例讨论制度、急危重患者抢救制度、术前讨论制度、死亡病例讨论制度、查对制度、手术安全核查制度、手术分级管理制度、新技术和新项目准入制度、危急值报告制度、病历管理制度、抗菌药物分级管理制度、临床用血审核制度、信息安全管理制度在内的18项制度。

（二）医疗服务质量控制路径

医疗服务质量控制（quality control of medical service）是按照医疗服务质量形成的规律和有关法律、法规要求，运用现代科学管理方法，对医疗服务要素、过程和结果进行管理与控制，以实现医疗质量系统改进、持续改进的过程。医疗服务质量控制路径分为以下三级质量控制。

1. 医疗服务基础质量的前馈控制　医疗服务基础质量又称医疗服务结构质量，是指与医疗服务提供相关的硬件质量，是保证医疗服务质量正常运行的物质条件和必备条件，通常由人员、技术、医疗物资、规章制度和时间五个基本要素组成。人员是医疗服务基础质量要素中的首要因素，人员素质对医疗服务质量起着决定性的作用，它包括人员的政治思想、职业道德、工作作风、业务技术水平、身体健康状况、机构与人员组织配置的合理程度等。技术包括在医疗活动中使用的所有技术，不再局限于一般意义上的医学理论、医疗技能和单纯的专业技术，是医疗服务质量的根本。医疗物资主要包括药品、器材、仪器设备、医用耗材、生活物资等，是医疗机构存在的基础。规章制度是指医疗工作中必须严格执行的各级各类规章制度。没有规章制度，医疗服务质量无法形成，有了规章制度而不执行，医疗服务质量同样得不到保证。时间又称时限，医疗服务质量必须有时间观念，注重时间对医疗服务质量的影响。因此，医疗服务基础质量的前馈控制是以人为单元，以素质教育、管理制度、岗位职责的落实为重点，对满足医疗工作要求的各要素所进行的质量管理。

2. 医疗服务环节质量的实时控制　医疗服务环节质量又称医疗服务过程质量，是指某项医疗服务提供全过程的具体步骤和经过。医疗服务过程的优化和规范是保障医疗服务质量的重要措施,它与服务结果和服务对象的满意度息息相关。根据医疗服务组织结构分为门急诊服务和住院服务,前者一般包括挂号、候诊、就医、检查、取药或治疗等;后者主要包括就诊、入院、诊断、治疗、疗效评价及出院六个阶段。根据医疗服务过程和不同的工作部门及性质,医疗服务环节质量主要包括诊断质量、治疗质量、护理质量、医技科室工作质量、药剂管理质量、后勤保障质量等。因此,医疗服务环节质量的实时控制是以病例为单元,以诊疗规范、技术常规的执行为重点,对各环节的具体工作实践所进行的质量管理。

3. 医疗服务终末质量的反馈控制 医疗服务终末质量是指医疗服务对服务对象健康状况的改善,是对医疗服务产出或效果的评价,所以又称医疗服务产出评价或效果评价,如诊断符合率、治愈率、死亡率等。它是衡量医疗服务质量最重要的指标,是医疗服务质量管理的最终结果。衡量医疗服务质量是对已完成的医疗服务进行回顾性检查,可以是对患者的疾病转归、健康状况和满意度进行评估,也可以是根据患者的病例资料,从病情、医疗项目和疗效之间的相互关系来判断医疗服务质量。医疗服务终末质量虽然是事后检查,但对提高医疗机构整体医疗服务质量仍然起到质量反馈的作用。医疗服务终末质量的反馈控制是以病种或科室为单元,以质量控制指标的统计分析及质量缺陷整改为重点,综合评价医疗终末效果的优劣。

第四节 医疗服务社会治理

社会治理是一种以人为本的治理方式,它以各行为主体间的多元合作和主体参与为治理基础,在科学规范的规章制度指引下,可以更好地应对社会问题,促进社会资源合理配置,满足民众合理需求。社会治理蕴涵了服务至上和公正至上的管理理念,它既要将政府从包揽一切的财政重负中解脱出来,又要谋求社会多个主体、多种力量的协商合作;既要增强私营部门、公民社会的活力和自主性,又要保证私营部门和公民社会对具体意义上的公众负责;既要提高社会管理的效率,又要保证社会管理过程和结果的相对公正。

医疗服务社会治理是指医疗服务领域里的利益相关者能够长期合作、实现共赢的过程,是纠正政府失灵与市场失灵的第三条道路,其主要包括治理主体、治理客体、治理目标等要素。医疗服务社会治理的主体具有多元化特征,强调由单纯的政府管理转变为政府、市场、社会等系统组合的多元网络治理;医疗服务社会治理的客体是在医疗服务领域中出现的各种矛盾,是治理的前提与基础;医疗服务社会治理目标是坚持医疗公益性,让人人享有合理医护。从1895年英国伦敦皇家医院开始聘用社会工作者,到1951年美国医院联合评审委员会最早对医院进行社会评价,以及后来一些国际性非政府组织对医院质量评价的推进,再到1978年WHO发表具有里程碑意义的《阿拉木图宣言》,社会治理理念在公民社会、非政府组织等社会力量的参与和推动下,在医疗卫生领域逐渐应用并发展起来。我国医疗服务领域的社会治理探索概括起来有以下几个方式。

(一)患者满意度评价

2019年我国启动三级公立医院绩效考核工作,将满意度测评纳入医疗卫生机构综合绩效考核,并将其作为考核改善医疗服务行动计划实施效果的重要指标,确保医疗服务质量持续改进。监测和改善患者体验,有助于提高患者满意度和医疗服务质量。提高医疗服务质量应以患者为中心,以改善患者就医感受为出发点,注重患者真实感受,寻求质量改进的机会,最终达到提高患者满意率、促进医患和谐的目的。

(二)医保基金第三方监管

医保基金是人民群众的"救命钱",单纯靠医保部门对定点医药机构进行稽核检查已不能满足医保基金监管工作的需要。因此,我国正积极引入信息技术服务机构、会计师事务所、商业保险机构等第三方力量参与医保基金监管,建立和完善政府购买服务制度,推行按服务绩效付费,提升监管的专业性、精准性、效益性。目前,我国已有少数省市开始创新医保基金监管方式,采取政府购买服务的方式,通过公开招投标,探索引入了具有丰富经验的第三方监管力量参与医保基金监管,并在实践中不断完善第三方管理模式,提升医保基金监管水平。

（三）第三方评估服务机构参与医疗服务评价

在我国,第三方评估服务机构是我国新生不久的医疗服务质量评价方式,可以克服传统政府部门自我评价既当"裁判员"又是"运动员"的缺陷,有助于确保评价结果的客观公正。如省级卫生健康委可委托第三方评估服务机构对本省的公立医院医疗状况及患者满意度进行评估及排名,作出具有公信力的医院排行榜,并提出改进方案。

（四）行业协会参与互联网医疗服务监管

伴随互联网医疗业务的发展,互联网医疗服务的质量控制逐渐成为行业突出问题,我国部分省市开始组建相关学会和协会,或赋予现有学会和协会相关职能以参与互联网医疗服务监管工作。如有些地方由互联网医疗企业自发成立了"互联网＋医疗健康"协会,通过发布行业倡议书和公约的形式,规范线上诊疗行为。不少行业学会或协会也陆续成立互联网医疗服务相关分会、学组等二级组织,通过发挥行业学术组织功能,推动互联网医院规范发展。

（五）国际专业组织参与医疗服务质量评价

JCI（Joint Commission International）是国际医疗卫生机构认证联合委员会（Joint Commission on Accreditation of Healthcare Organizations, JCAHO）用于对美国以外的医疗机构进行认证的附属机构,是评估全球医院质量的权威机构。JCI 认证的核心步骤是 JCI 评审员去申请认证的医院进行实地考察,确认医院拥有优质服务、良好设备,而且符合 JCI 标准。国际组织对医院进行 JCI 认证采用的是"循迹追踪法"。一般情况下,审查小组由 3 人组成,进行 4 天的检查,即可高效地完成综合性评价。

本章小结

医疗服务是各级各类医疗机构及其医务人员运用各种医疗资源为社会公众提供的诊断、治疗、康复等服务的总称。医疗服务的主体是各级各类医疗机构及其医务人员;医疗服务的客体是广大社会公众,主要是患有各种疾病和处于亚健康状况的人。

医疗服务管理是指政府卫生行政部门和社会按照国家医疗服务相关法律法规及有关规定,对各级各类医疗机构、医疗卫生专业技术人员、医疗服务的提供及其相关领域进行监督与管理的过程,以确保医疗服务质量和医疗安全。医疗服务管理工作具有法律强制性、政策指导性、管理道德性和制度完善性等基本特征。医疗服务管理应遵循社会效益优先原则、公平可及原则、分级分类原则、公有制主导原则、中西医并重原则。医疗服务准入管理主要是围绕医疗机构、从业人员、医疗技术应用、大型医用设备以及药品等医疗服务要素的准入实施管理,通过建立、完善和实施相应的准入管理制度,切实保障社会公众享有安全、有效、方便、价廉的医疗服务。

医疗服务管理主要围绕医疗服务质量和医疗安全进行。医疗服务质量是指医疗机构及其医务人员所提供的医疗服务与医疗服务利用者的需要和需求的符合程度,构成要素包括医疗服务基础质量、医疗服务环节质量和医疗服务终末质量。医疗安全是指医疗机构在向患者提供医疗服务的过程中,不发生允许范围以外的心理、机体结构或组织器官功能障碍、缺陷或死亡。

医疗服务社会治理指医疗服务领域里的所有利益相关者能够长期合作、实现共赢的过程,是纠正政府失灵与市场失灵的第三条道路。我国医疗服务领域的社会治理探索方式有患者满意度评价、医保基金第三方监管、第三方评估服务机构参与医疗服务评价、行业协会参与互联网医疗服务监管以及国际专业组织参与医疗服务质量评价等。

思考题

1. 简述医疗服务的主要特征。
2. 简述医疗安全与医疗质量的区别与联系。
3. 医疗服务管理的手段有哪些?
4. 举例说明国内外医疗卫生领域社会治理的实践。

（黄奕祥）

第十三章 公共卫生服务管理

公共卫生服务管理是卫生系统过程管理的重要内容。公共卫生的性质、公共卫生服务的特点，决定了公共卫生服务管理的内容与要求。公共卫生服务管理的内容不仅包括卫生行政机构或部门对公共卫生服务提供者的管理、公共卫生服务提供者对具体服务过程以及对象的管理，还包括公共卫生服务相关立法、政策制定以及体系建设等宏观层面的管理。公共卫生强调社会整体利益，是政府职能的体现。随着社会经济发展、人群健康需求、健康影响因素的变化，公共卫生服务内容也随之变化，公共卫生服务管理的内容与方式也会发生变化。不断建设完善法律法规和制度，促进多元主体共治是公共卫生服务管理的发展趋势。

第一节 公共卫生服务管理概述

一、公共卫生概述

（一）公共卫生的概念

公共卫生（public health）是指在政府领导、部门协同、社会参与下，以促进社会公众健康为目标，通过有组织的社会共同努力来预防疾病与伤残、改善自然和社会环境、提供公共卫生服务、培养公众健康素养，促进健康、提升健康公平性、提高健康水平的活动。

公共卫生的概念可以从性质、目的、主体、内容、效益等方面进行理解。

1. 从性质来看　公共卫生是一项面向所有人群的公共事业，属于国家和全体国民所有，做好公共卫生工作需要国家和社会的共同努力。

2. 从目的来看　公共卫生旨在维护和保障每个公民的健康。

3. 从主体来看　公共卫生的参与主体是广泛的，各级政府都负有保障和促进公众健康的不可推卸的责任，同时需要社会各界的广泛参与。

4. 从内容来看　公共卫生主要包括四大任务，即预防控制疾病与伤残、改善与健康相关的自然和社会环境、提供基本医疗卫生服务、培养公众健康素养。

5. 从效益来看　公共卫生注重社会整体效益，不以营利为目的。

（二）公共卫生的性质

公共卫生通过政府领导、广泛的社会参与来预防疾病，最大限度地维护和增进公众健康；采取各种手段，保护脆弱人群；通过完善的卫生体系维护健康的社区环境。公共卫生是一项社会公共事业，其核心是"公众健康"，更强调"预防为主"。

1. 福利性和公益性　公共卫生既有福利性也具有公益性。公共卫生的福利性强调了政府的责任，公益性则强调了受益人群的普遍性和参与性。公共卫生是以保障和促进公众健康为宗旨的公共事业，其目标是依靠提供公共卫生服务来实现的。公共卫生的良好运行和发展需要政府、社会与个人多种力量共同发挥作用，尤其是政府有责任在公共卫生领域发挥主导作用，如重大疾病、重大传染病防治工作的投入，突发公共卫生事件应急管理及预防控制体系建设等。

2. 行政性和技术性　公共卫生作为一种社会管理和群体防病的形式，既有卫生行政管理部分，又有预防医学技术部分。公共卫生的政策性很强，需要依靠大量的法律、法规、条例、办法、标准和规范。法律手段具有约束性、强制性和稳定性。同时，公共卫生具有独立、完整的组织管理和技术体系，并且具有行政性和技术性交互作用的特点。

3. 计划性和系统性　对不同时期的疾病预防控制工作，公共卫生管理部门在科学分析形势和总结工作经验的基础上，制定目标和任务计划，并组织实施，这是中国公共卫生管理工作的重要特点。公共卫生系统是卫生系统的子系统，动态地分析公共卫生的历史、现状和趋势，从而科学地制定发展的重点、目标及措施。

4. 公平性和效率性　公共卫生是公众"人人享有基本医疗卫生服务"的基础，是卫生正义和公平原则的核心所在。公共卫生管理以社会公平为基本原则，政府及相关公共部门的内部必须实行效率原则，合理地、公平地配置各种卫生资源，提供成本低、效果好的公共卫生服务。

5. 社会性和群众性　公共卫生是一个社会问题，公共卫生管理的有效性依赖于社会各阶层的共同参与。公共卫生的对象主要面对群体，面向社会。预防控制措施的落实，需要全社会的共同努力，需要社会多部门的配合与支持；公共卫生工作必须开展广泛的宣传教育，发动和依靠群众，动员全社会参与。

（三）公共卫生体系

公共卫生体系（public health system）是指以提供维护和促进公众健康为根本目的的公共卫生活动的各类主体，是综合运用相关法律法规、组织保障、管理机制等手段，向全社会提供各类公共卫生服务的有机整体。不同于将公共卫生体系界定为公共卫生服务专业提供机构的狭义概念，公共卫生体系涉及各类参与主体，如政府机构、专业公共卫生机构、医疗机构、企业、社会组织等；同时，公共卫生体系还包括促使各类主体有效提供公共卫生服务的相关法律法规、制度与机制等。在一定的制度机制保障下，各主体承担相应的职能，并且相互协作。

二、公共卫生服务概述

（一）公共卫生服务的概念与范围

1. 公共卫生服务的概念　公共卫生服务（public health service）是指为保障社会公众健康，由公共卫生部门或其他组织提供，用以满足社会公共卫生需求的产品或服务。公共卫生服务是实现公共卫生目标的具体实践。

2. 公共卫生服务的范围　公共卫生服务的范围非常广泛，除包括传统的疾病预防与控制服务以外，还包括重点人群保健、预防接种、爱国卫生运动、突发公共卫生事件预防与处置、急救服务等。

公共卫生服务的范围受到财政能力制约，也与健康理念有关。公共卫生服务范围的变化可以体现在服务内容的变化，也可以体现在服务对象的变化。公共卫生的福利性决定了公共卫生服务的福利性，通常是居民免费享有公共卫生服务，各级财政负责公共卫生服务资金的筹集，公共卫生服务的范围必然受到财政能力的制约。随着财政能力的变化，原本不属于公共卫生服务的卫生服务，会调整纳入公共卫生服务内容。例如，部分国家二类疫苗成为一类疫苗；又如，重点人群公共卫生服务，逐步突破了传统的妇女、儿童、老人，扩展到了残疾人、职业人群。公共卫生服务范围还与健康理念有关，例如随着预防为主以及促进健康理念的深入，残疾预防、精神卫生等部分特定公共卫生服务内容的服务对象，进一步拓展至全人群。

（二）公共卫生服务的分类

公共卫生服务可以按照公共服务的经济学属性进行分类。公共服务有受益上的非排他性和消费上的非竞争性两个标准。根据这两个标准，可以将公共卫生服务划分为纯公共卫生服务和准公共卫生服务。

纯公共卫生服务同时满足非排他性和非竞争性这两个标准要求。如传染病监测、健康监测、重大传染病的控制与预防、突发公共卫生事件的应急处理、公共卫生科研、健康教育等。

准公共卫生服务仅满足非排他性和非竞争性这两个标准要求之一，或者两个标准都不具备，但却有较大的正外部性。如免疫规划、从业人员健康检查等，这类服务具有排他性和竞争性，但是对其他人的健康有利。

（三）公共卫生服务的特点

对于公共卫生服务的特点，可以从公共卫生、公共服务视角综合理解。从公共卫生角度，突出从社会利益、政府职能角度分析，有助于理解公共卫生服务的本质。从公共服务角度，公共卫生服务是其中的一类，公共服务是公共行政和政府改革的核心理念，强调以合作为基础，强调政府的服务性，强调公民的权利，侧重于从经济学视角分析，有助于在实践层面理解公共卫生服务界定以及实施路径。

顾名思义，公共卫生服务区别于其他卫生服务的核心特点在于其"公共性"。公共性体现在以下几方面：①公众性，公共卫生服务的受益对象是全体社会公众；②公用性，公共卫生服务的内容涉及所有社会成员的共同需要；③公益性，公共卫生服务的目标是实现公众的共同利益，社会成员在公共生活中共同受其广泛影响；④公平性，公共卫生服务涉及的是公民的基本权益，而不是纯粹的商品；⑤福利性，公共卫生服务的上述特点，使得政府在公共卫生服务开展中起主导作用，承担筹资责任，直接或间接向公众提供免费服务。

上述特点体现了公共卫生服务致力于追求"公众的利益"这一价值导向，并且指导实践的开展。公共卫生服务的开展，意味着资源消耗，而资源是有限的，因此必然面临一个问题，也就是在特定资源下，如何判断哪些符合"公众的利益"。对此，核心是需要判断何为公民的基本权益。从受益人群来看，对于每一个公民，无论其身份、经济水平等，都应该根据其健康需要而得到最基本的卫生服务，这就是机会公平；从服务内容来看，在资源有限的条件下，低成本、效果好、受益人群广的卫生服务会被纳入公共卫生服务，部分特别重要的则可以作为重大公共卫生服务项目来开展，随着资源的进一步增加，公共卫生服务的具体内容也会逐渐增加。

三、公共卫生服务管理概述

（一）公共卫生服务管理的概念

公共卫生服务管理（public health service management）是依据国家法律法规、相关政策及人民群众对公共卫生服务的需求，应用管理科学的理论、知识和方法，研究公共卫生服务具体活动的组织结构、服务体系、运行特点、运行机制及发展规律，进行计划、组织、协调和控制的过程，旨在提高人民群众的健康水平和生活质量，在有限的资源条件下获得最佳效益。

（二）公共卫生服务管理的内容

公共卫生服务管理的内容包括对公共卫生服务提供过程的管理、对公共卫生服务提供者的管理、对公共卫生服务的宏观管理。

1. 对公共卫生服务提供过程的管理　对公共卫生服务提供过程的管理是指依据国家法律法规和相关政策，运用管理科学的理论和方法，根据国民经济和社会发展状况、控制疾病的需要和居民对公共卫生服务的需求，提供公共卫生服务，把公共卫生资源和现代科学技术进行合理分配并及时提供给全体或目标居民，最大限度地保障和增进居民健康的过程。

对公共卫生服务提供过程的管理是对具体开展的公共卫生服务内容与方式等的管理，侧重于过程层面的管理，具体如谁来提供、向谁提供、提供方式、服务设置、服务标准、质量管理等，是公共卫生服务管理中相对更侧重于卫生技术层面管理的内容。

2. 对公共卫生服务提供者的管理　公共卫生服务提供者主要是指在一定权限范围内提供必

要的公共卫生服务的公共、民营和志愿组织等,可以直接提供公共卫生服务,也可以间接提供公共卫生服务,主要包括各级政府的公共卫生行政管理部门、公共卫生服务提供机构、医疗保健服务提供机构、公共卫生学术机构等公共卫生专业机构或部门,还包括社区、企业、雇主及媒体等非公共卫生专业的机构、团体或个体。

对公共卫生服务提供者的管理包括政府对公共卫生服务提供者的机构设置、部门设置、职能定位、机构准入等方面的管理。从管理主体而言,不仅仅局限于卫生行政组织,特别是突发公共卫生事件处置时,还需要全社会多部门协作。从管理对象而言,诸多公共卫生服务,例如突发公共卫生事件处置、慢性非传染性疾病的预防与控制、传染病的预防与控制等服务,往往需要多种类型公共卫生服务提供者的协助,甚至需要非医疗卫生机构部门的参与。政府就需要对各类公共卫生服务提供者以及其他相关机构部门进行管理,进行合理的职能设置,建立有效的联动机制,例如传染病防治中的联防联控机制反映了中央人民政府层面的多部委协调工作机制。

3. 对公共卫生服务的宏观管理　对公共卫生服务的宏观管理包括公共卫生服务管理相关的法律法规制定、政策制定、体系建设等。依法管理是公共卫生服务管理的主要手段,法律法规的制定,旨在确定公众享有的健康权利、各级政府的职责、各类服务提供者的职责。公共卫生服务相关政策,旨在探索适宜的公共卫生服务提供的方式以及机制保障。公共卫生体系建设,不仅包括专业公共卫生服务机构建设,而且还包括参与公共卫生工作的其他相关主体。

对公共卫生服务的宏观管理为前两个方面的管理提供了框架。在健康中国建设国家战略背景下,对公共卫生服务的宏观管理逐步受到重视并取得进展,涉及的范围逐步突破专业医疗卫生服务机构,切实体现公共卫生的本质。对于具体公共卫生服务,有的由单一类型的服务提供者来承担,有的则需要多个类型服务提供者来共同提供;对于有些公共卫生服务,必须由多个服务提供者协作提供,例如突发公共卫生事件应急管理,不同主体之间的联动尤其重要,需要以促进服务有效落实、最终促进目标人群健康为导向来进行过程管理。因此,就需要在宏观管理的框架内,对公共卫生服务提供者与过程进行管理,对不同提供主体的职能定位以及相互之间应该如何协作的顶层设计就非常重要,能够为涉及多主体的公共卫生服务的提供过程的管理奠定基础。

(三)公共卫生服务管理面临的挑战与问题

我国正处于工业化、城市化快速发展时期,人口老龄化进程加快,面临的疾病日趋复杂,健康影响因素也日益复杂多元。

1. 疾病与健康问题的复杂性带来的挑战　重大传染病流行形势依然严峻,新发传染病以及传统烈性传染病的潜在威胁不容忽视,慢性非传染性疾病和精神疾病对居民的健康威胁日益加大。按照原有疾病与健康问题建立的公共卫生服务体系及其职能等,在现阶段不一定适用,需要进行完善。

2. 影响因素的复杂性带来的挑战　生态环境、生产生活方式变化、食品药品安全、职业伤害、饮用水安全、环境问题、人口流动等因素对居民健康的影响更加突出。这些因素涉及范围广泛,有的远远超过公共卫生专业机构的传统的工作范围,如何促进全社会多元主体的参与是个挑战。

3. 公共卫生服务缺乏整合带来的挑战　随着社会经济发展、疾病以及健康问题的变化,我国公共卫生服务的范围不断扩展,不同服务的提供者、接受者与管理者等之间既存在一定交叉重叠现象,也存在孤岛现象,缺乏有效整合,资源未能得到有效利用,导致工作效率低下。因此,亟须从顶层设计入手,合理设计公共卫生服务的提供与利用。

四、公共卫生项目管理

（一）公共卫生项目管理的概念

1. 公共卫生项目　项目是指在既定的资源约束下，为实现既定目标而互相联系的有一定独特性的工作任务。项目的基本特点为：①一次性，这是项目的根本特点，"一次性"并不是开展一次，而是这一次活动是完整的，项目有明确的开始和结束，有特定明确的目标，这个目标也是衡量项目成败的客观标准；②独特性，一个项目有独一无二的产品或服务的产出，不同项目之间可能相近，但是不可能完全相同；③整体性，项目的执行要通过完成一系列相互关联的任务，才能够达到预期目标；④制约性，项目执行需要人力、物力、财力、信息等各种资源；⑤不确定性，项目执行期间面临诸多不确定性，例如资源的不确定性、客户需求的不确定性、外部环境的不确定性等，而人类对事物的认识总是具有一定的局限性，也就决定了项目具有不确定性。

公共卫生项目（public health project）是指卫生组织为实现一定的公共卫生服务目标，在一定地区、一定时期、人员和其他资源的约束条件下，所开展的一次性的、独特性的工作。这里的公共卫生项目的规模可以很大，例如全国性的结核病控制；规模也可以很小，例如一个社区卫生服务中心开展的老年人体检项目。公共卫生项目持续的时间可以长达几十年，也可以是几天。

2. 公共卫生项目管理　项目管理是指在有限的资源限制条件下，在一定时期内，为实现特定项目的目标而制订计划，并进行组织、协调和控制的过程。在项目管理过程中，关键是项目范围管理、项目进度管理、项目成本管理、项目质量管理、项目资源管理、项目风险管理等。其中最核心的是项目范围管理，是指围绕项目的最终产品或者服务，明确需要执行的全部工作，规定哪些是应该做的，哪些是不应该做的，是产生项目产品或服务所包括的所有工作以及过程。项目管理总体上来看包括启动阶段、计划阶段、执行阶段、监控阶段、收尾阶段。

项目管理的基本思想同样适用于公共卫生项目管理。公共卫生项目管理是指围绕特定项目的独特的公共卫生目标，明确项目范围，制订工作进度，基于有限的资源，开展项目活动，确保项目的质量，识别项目活动开展过程中可能存在的风险并进行处理。

（二）我国的公共卫生项目管理

在我国的公共卫生实践中，运用了项目管理思想进行公共卫生项目管理。影响力较大的如重大公共卫生服务项目和国家基本公共卫生服务项目，这二者都是实现我国基本公共卫生服务逐步均等化的重要载体。

1. 重大公共卫生服务项目　重大公共卫生服务项目是在特定时期背景下，为解决严重影响人群健康的重大公共卫生问题，以一定的资源保障为基础，运用相关卫生技术开展的公共卫生服务项目。重大公共卫生服务项目主要包括重大疾病预防与控制、特定人群的重大健康问题预防与控制、突发公共卫生事件的预防与控制等。

重大公共卫生服务项目具备如下特点：①项目所针对的公共卫生问题对人群健康影响重大，主要体现在影响人群广泛、影响程度严重等方面，并且，这些影响可能目前已经发生，也可能尚未发生，但是如果不及时预防控制，将来有重大影响；②具有有效的、经济的特定卫生技术，由于资源的有限性，纳入重大公共卫生服务项目的公共卫生服务必须已经具备技术基础，技术兼具有效性与经济性，具有较好的成本效果；③具有经费保障，重大公共卫生服务项目需要耗费规模巨大的资金，通过各级财政补助保障项目实施，对于欠发达地区，除了当地财政支持外，往往需要通过中央财政转移支付予以支持；④项目的变动性，项目随着健康问题的变化、社会经济发展水平的变化、技术的变化等进行相应调整；⑤政府主导下的多部门协作，在重大公共卫生服务项目的具体实施中，传统的卫生相关机构主要从专业方面起作用，但是项目总体运行，依赖于政府主导下的多部门协作；⑥项目需要进行绩效评价，由于重大公共卫生服务项目影响大、耗费资源大,对项目进行绩效评价至关重要,评价资源投入究竟产生了多大的社会效益,为项目的持续、改进或终结提供依据。前四项特点是项目准入的基本要求,第五项、第六项分别是项目实施与项目评价。

在我国,重大公共卫生服务项目主要围绕如下四个方面进行设置:①重大疾病的预防与控制,主要为影响大的传染病、慢性病、地方病、职业病等的预防与控制;②特定人群的重大健康问题,特定人群如妇女、儿童、老年人、残疾人、贫困人群等的重大健康问题的预防与控制;③突发公共卫生事件的预防与控制;④与疾病预防、健康促进有关的生活环境改善。具体而言,我国重大公共卫生服务项目包括国家免疫规划、农村妇女住院分娩、15 岁以下人群补种乙肝疫苗、消除燃煤型氟中毒危害、农村妇女孕前和孕早期补服叶酸等预防出生缺陷、贫困白内障患者复明、农村改水改厕等项目。重大公共卫生服务项目的具体清单,随着社会经济发展水平的变化、人群健康状况的变化、卫生技术的发展等而有所变化。

2. 基本公共卫生服务项目 基本公共卫生服务项目是促进基本公共卫生服务逐步均等化的另一重要举措。国家基本公共卫生服务项目是从全国层面进行全覆盖的基本公共卫生服务项目。国家基本公共卫生服务项目由国务院卫生健康主管部门会同国务院财政部门、中医药主管部门等共同确定。在部分地区,根据当地实际情况,还可以在国家基本公共卫生服务基础上增加在当地开展的基本公共卫生服务项目。

基本公共卫生服务项目是指全体城乡居民,无论性别、年龄、居住地、职业、收入等,都能公平地获得政府主导下提供的基本的公共卫生服务,居民免费享有。基本公共卫生服务项目通常由疾病预防控制机构、城市社区卫生服务中心与乡镇卫生院等城乡基本医疗卫生机构向全体居民提供,是公益性的公共卫生干预措施,起到预防疾病、促进健康的作用。基本公共卫生服务项目通过公共财政制度对医疗卫生资金配置进行再分配,强调社会效益。根据公共财政能力的变化、人群健康问题的变化等因素,基本公共卫生服务项目的具体内容也是动态调整的,例如增加项目或减少项目,或者服务人群的覆盖上发生变化等。

平等和基本是基本公共卫生服务项目的本质特点。"平等"是指人群上的全覆盖性,不同地区、城乡和不同阶层之间的全体公民都有享有基本公共卫生服务的机会。"基本"是指基础性、迫切性和可行性,反映其对预防疾病、促进健康的基础性的作用;具有开展的迫切性,如果不及时开展,人群健康会受到威胁;受到我国现阶段经济发展水平以及卫生技术的制约,基本公共卫生服务包的内容要考虑到经济水平、技术的制约,要有经济和技术的可行性。基本公共卫生服务与重大公共卫生服务相比,后者相对更为急迫、更需优先提供,前者覆盖的人群更为广泛。

第二节 疾病预防与控制

一、疾病预防与控制概述

(一)疾病预防与控制的概念

疾病预防与控制是指一个国家或地区依据法律法规和相关政策,依靠各级行政部门、卫生行政部门、公共卫生服务提供者,优化配置卫生资源,对影响人群健康的重大疾病进行预防和控制,消除或减少其对居民健康的影响,预防疾病的发生与发展,提高人群健康水平的过程。疾病预防与控制具体包括传染病预防与控制、慢性病预防与控制、地方病预防与控制、寄生虫病预防与控制等。

(二)疾病预防与控制的内容

疾病预防与控制的内容包括预防与控制疾病的具体工作,还应该包括针对公共卫生服务提供者、优化资源配置等的管理活动。

从预防与控制疾病的具体工作来看,主要包括健康调查、防治策略与措施、疾病监测与效果评价。健康调查旨在分析影响人群健康的疾病中,哪些是最需要关注的重大疾病或健康问题,并将其作为预防与控制的对象。重大疾病的确定原则,不仅需要根据其对健康的影响程度,还要根据是否有适宜的卫生技术。在此基础上,分析影响因素,采取针对性预防与控制的策略与措施,并且对疾病的严重程度与范围进行监测,对干预策略措施的效果进行评价。

从宏观层面的管理活动来看,主要包括各级行政部门、卫生行政部门等主体开展的管理活动,尤其在疾病、健康问题、影响因素等日益复杂的情况下,如何完善法律法规和相关政策,完善疾病预防控制体系,促进与疾病预防控制相关的多元主体参与,优化配置卫生资源。这一层面的管理,在健康中国建设的国家战略背景下,逐步受到重视,也正体现了公共卫生需要政府主导、全社会参与的基本理念。

二、传染病预防与控制

(一)传染病预防与控制的概念与特点

1.传染病的概念与特点　传染病(infectious diseases)是由各种致病性病原或它们的毒性产物引起的能在人与人、动物与动物或人与动物之间相互传播的一类疾病。传染病具有传染性和流行性,感染后常有免疫性。有些传染病还有季节性或地方性,部分病原体变异性大,还不时出现危害严重的新发传染病;部分传染病传播迅速,稍有不慎,便可引起大量人群感染。

2.传染病预防与控制的概念与特点　传染病预防与控制是指基于传染病的发病与传播规律,依据法律法规与相关政策,为预防与控制传染病开展的计划、组织、协调和控制活动,既包括宏观层面的管理工作,也包括微观层面的具体工作。

传染病本身的特点决定了传染病预防与控制具有以下典型特征。

(1)传染病预防与控制工作的关键环节为控制传染源、切断传播途径、保护易感人群。随着社会发展的变化,上述环节的影响因素出现更复杂的趋势,因此,从参与主体上来看,不仅需要医疗卫生服务机构,还需要社会各界、组织、个体等广大群众的力量。

(2)传染病预防与控制具有突出的外部性、潜在的重大危害性,使得传染病预防与控制相关的法律法规尤为重要,促使多元主体参与预防与控制,而不仅仅是专业公共卫生机构的参与。《中华人民共和国传染病防治法》是中国第一部关于传染病防治管理的卫生法律,并且为了满足传染病预防与控制的需要,该法将不断完善。对于部分重大突发传染病,更需要将其依法纳入突发公共卫生事件管理。

(二)传染病预防与控制的方针与原则

传染病预防与控制实行预防为主的方针,防治结合、分类管理、依靠科学、依靠群众。

在此方针指导下,传染病预防与控制的基本原则如下。

1.把握科学规律　依据传染病预防的控制传染源、切断传播途径、保护易感人群这三个基本环节开展预防控制,这是预防控制传染病的基础。

2.预防与治疗结合　对传染病患者进行积极治疗,有利于控制传染源,具有很强的正外部性,因此治疗患者对于人群而言具有预防作用,这是传染病预防与控制区别于其他的特殊性。

3.依法管理　传染病病种繁多,需要根据不同传染病的特点进行分类管理。并且,传染病预防与控制特别需要各级政府、各类机构、全社会的广泛参与,需要通过立法促使各主体的参与,明确各方职责,以及相应的资源保障,因此,依法管理在传染病预防与控制中尤其重要。

(三)传染病预防与控制的法律法规

《中华人民共和国传染病防治法》是为了预防、控制和消除传染病的发生与流行,保障人体健康和公共卫生而制定的法律。该法律于 1989 年颁布,后续进行了修订。相配套的法律法规有《中华人民共和国传染病防治法实施办法》《中华人民共和国国境卫生检疫法》《中华人民共和国国境卫生检疫法实施细则》《艾滋病防治条例》《血吸虫病防治条例》等。

《中华人民共和国传染病防治法》是我国开展传染病防治的重要依据。基于分类管理原则,该法律根据传染病对人体健康的危害程度、可能造成的经济损失和对社会的影响程度,将法定传染病分为甲类、乙类和丙类。该法列举了各类传染病的具体疾病,并且随着新发传染病的出现以及对传染病的进一步认知,各类传染病的具体清单制定是一个相对稳定同时又因时因地动态调整的过程。主管部门根据传染病暴发、流行情况和危害程度,及时确定和调整各类传染病名录,并予以公布。

法定传染病的定义、病种、管控措施有严格的规定。甲类传染病是指对人体健康和生命安全危害特别严重,可能造成重大经济损失和社会影响,需要采取强制管理、强制隔离治疗、强制卫生检疫,控制疫情蔓延的传染病,包括鼠疫、霍乱。乙类传染病是指对人体健康和生命安全危害严重,可能造成较大经济损失和社会影响,需要采取严格管理,落实各项防控措施,降低发病率,减少危害的传染病。丙类传染病是指常见多发、对人体健康和生命安全造成危害,可能造成一定程度的经济损失和社会影响,需要监测管理,关注流行趋势,控制暴发流行的传染病。

(四)传染病预防与控制的策略与措施

在传染病预防与控制方针的指导下,传染病预防与控制的策略与措施如下。

1. 坚持全国集中统一领导　坚持中国共产党的领导,坚持总体国家安全观,保障人民群众生命安全和身体健康。坚持全国层面对传染病防治工作的统一领导,建立健全领导体制,加强传染病风险防控和治理体系建设,提高防治能力。

2. 建立完善各项法律和工作制度　进一步完善《中华人民共和国传染病防治法》以及其他相关配套法律法规。国家建立传染病监测制度、预警制度、疫情信息公布制度、信息互通共享制度、奖励和责任豁免制度、应急物资和能力储备制度。建立重大突发传染病疫情联防联控机制。通过法律制度确保传染病预防与控制的常态化开展,并以强制手段促进各方参与。

3. 各级政府及相关部门承担相应职责　国务院牵头负责全国传染病防治及其监督管理工作。各级地方政府领导当地传染病预防与控制工作,并与全国层面的预防控制总体工作保持一致。各级卫生健康主管部门负责监督管理。各级政府其他相关部门,如发展改革、教育、科技、工业和信息化、公安、民政、司法、财政、人力资源和社会保障等部门,在各自的职责范围内开展相关工作。

4. 各级公共卫生专业机构承担相应职责　各级专业公共卫生机构作为开展具体工作的核心力量,围绕健康调查、防治策略与措施、疾病监测与效果评价等基本任务开展工作。疾病预防控制机构对传染病的发生、流行以及分布进行监测,对重大传染病流行趋势进行预测,提出预防控制对策,参与暴发疫情的调查处理工作并对其进行指导,开展传染病病原学鉴定,建立检测质量控制体系,开展应用性研究、卫生评价以及标准规范制定。

5. 各级医疗机构承担相应职责　医疗机构不仅承担传染病治疗工作,还要承担传染病信息报告工作,并与疾病预防控制机构合作联动提出专业方案。医疗机构往往是发现新发传染病的第一场所。同时,医疗机构应当严格执行国家规定的管理制度、操作规范,医疗机构基本标准、建筑设计和服务流程应当符合要求,防止传染病在医疗机构内传播扩散。

6. 社会各界单位和个人参与传染病防治工作　社会各界单位和个人必须配合疾病预防控制机构、医疗机构进行有关传染病的调查、检验、采集样本、隔离治疗等预防、控制措施,如实提供有关情况。提高全社会公民的健康素养,了解传染病预防与控制的基本规律,主动参与预防,承担职责。

三、慢性非传染性疾病预防与控制

（一）慢性病预防与控制概述

1. 慢性病的概念与特点　慢性非传染性疾病（non-communicable disease，NCD）简称"慢性病"或"慢病"，不是特指某种疾病，而是对一组起病时间长、缺乏明确的病因证据、不能自愈甚至几乎不能完全治愈的非传染性疾病的概括性总称。

从广义来看，慢性病范围非常广泛。狭义的慢性病主要是指具有高发病率、高死亡率和高致残率的慢性非传染性疾病。作为慢性病预防与控制对象的慢性病主要有：恶性肿瘤、心脑血管疾病、营养代谢性疾病、慢性阻塞性肺疾病、慢性肝肾疾病、心理异常和精神病、慢性职业病、遗传性疾病、其他各种器官的慢性不可逆性的损害等。2019年，慢性病导致的死亡已经占到中国总死亡的88.5%。伴随工业化、城镇化、老龄化进程加快，中国慢性病发病人数快速上升，并且不同慢性病对人群健康的影响的程度也会发生变化，例如心理疾病的重要性逐步受到关注。

慢性病在病因、病程、健康损害以及处置要求等方面具有如下特点：①慢性病是由多种危险因素长期作用的结果，但是病因不明确；②患病时间是长期的；③常引起不可逆的病理变化，发生功能障碍；④在病情不同阶段，需要不同的医疗处置与康复训练。

病因复杂是慢性病的最主要特点，引起慢性病患病和死亡的危险因素很多，概括起来主要有四类：①环境因素，包括自然环境和社会环境；②不良生活方式和行为；③遗传因素；④卫生保健服务因素。在四类危险因素中，不良生活方式和行为是慢性病最重要的致病因素。世界卫生组织调查显示，慢性病的发病原因60%取决于个人的生活方式，在生活方式中，膳食不合理、身体活动不足、烟草使用和有害使用酒精是慢性病的四大危险因素。环境的变化在一定程度上影响慢性病的发生、发展，特别是由于工业化、城市化，各类污染物使水、空气、土壤等环境介质持续恶化，生态环境遭到破坏，大气污染物浓度的增加导致呼吸系统疾病、心血管疾病等慢性病发病增加。诸多社会环境因素，如社会制度、经济状况、人口状况、文化教育水平等，都会对人体健康产生影响。慢性病与遗传及基因的关系已由许多研究证实，高血压、糖尿病、血脂异常、肥胖、冠心病、脑卒中和肿瘤均为多基因遗传病。生物遗传因素对人类诸多疾病的发生、发展及分布具有决定性影响。卫生保健服务因素，如健康服务设施、公共卫生服务体系、医疗服务体系、医疗保障体系和药品供应体系及其科学的制度安排，都会直接影响人群的健康和疾病的转归。

2. 慢性病预防与控制的概念与特点　慢性病预防与控制是指基于慢性病的发病、发展规律，依据法律法规与相关政策，为预防与控制慢性病开展的计划、组织、协调和控制活动。

鉴于慢性病的特点，慢性病预防与控制需要特别把握以下两点：①需要全社会认识到慢性病的严重危害，并且引起重视。随着我国关于慢性病防治的系列工作的开展，慢性病防治网络初步建立，但是尚不健全，卫生资源配置不合理，人才队伍建设亟待加强。由于个体的生活方式是慢性病发生发展的可改变的重要因素，因此，公众参与必不可少，亟须形成健康生活方式与行为。②慢性病预防与控制尤其需注意关口前移。慢性病病程长的特点导致慢性病的危害以及预防控制效果都不是立竿见影的，因而各相关主体容易忽视慢性病的早期预防。因此需要把握慢性病发生发展规律，做到关口前移。

（二）慢性病预防与控制的基本原则

WHO确定的慢性病预防与控制的战略目标是：建立全球性的预防与控制慢性病的公共卫生体系及方法，将慢性病的预防与控制作为卫生工作的重点领域，发展综合防治措施和多部门参与的活动与计划，发展多种国际的预防活动，共同进行慢性病的预防与控制，改变全人口的健康状况。

1. 政府主导、部门合作、社会参与　这是慢性病防治的首要原则。要健全疾病预防控制机构、基层医疗卫生机构和医院分工合作的慢性病综合防治工作体系,动员社会力量和群众广泛参与。

2．突出重点、分类指导、注重效果　根据社会经济发展水平和慢性病及其危险因素的流行程度,制定适合不同区域的具体防治目标和控制策略,关注弱势群体和流动人口,提高慢性病防治的可及性、公平性和防治效果。

3．预防为主、防治结合、重心下沉　以城乡全体居民为服务对象,以控制慢性病危险因素为干预重点,以健康教育、健康促进和患者管理为主要手段,强化基层医疗卫生机构的防治作用,促进预防、干预、治疗的有机结合。

（三）慢性病预防与控制的策略与措施

1．明确目标,纳入国家社会经济发展目标　为积极做好慢性病预防与控制工作,遏制中国慢性病快速上升的势头,保护和增进居民身体健康,将慢性病防控纳入国家社会经济发展目标是重要举措。《"健康中国 2030"规划纲要》提出"实施慢性病综合防控战略"的任务要求,并明确了"降低重大慢性病过早死亡率"的发展目标。国务院办公厅进一步发布《中国防治慢性病中长期规划(2017—2025 年)》,这对于全面建成小康社会、推进健康中国建设具有重大意义。

2．完善网络,加强慢性病防治的有效协同　完善慢性病防控网络,整合专业公共卫生机构、医院和基层医疗卫生机构功能。各级疾病预防控制机构、健康教育机构开发并推广高风险人群发现、强化生活方式干预的适宜技术并进行督导和评价。各医疗卫生机构及时发现、管理高风险人群,防治结合。提高慢性病监测与信息化管理水平,建立慢性病发病、患病、死亡及危险因素监测数据库。结合居民健康档案和区域卫生信息化平台建设,加强慢性病信息的收集、分析和利用。基于全民健康信息化,进行人口基本信息、健康信息、就诊信息、疾病监测与死因监测数据之间的联动与共享。基层医疗卫生机构要全面履行健康教育、预防、保健、医疗、康复等综合服务职能。

3．社会动员,深入推进全民健康生活方式　充分利用大众传媒,广泛宣传慢性病防治知识,促使人们自觉养成良好的健康行为和生活方式;科学指导合理膳食,积极开发推广低盐、低脂、低糖、低热量的健康食品;积极营造运动健身环境;履行 WHO《烟草控制框架公约》,推动地方加快公共场所禁烟立法进程和国家层面法律法规的出台。

4．抓好示范,提高慢性病综合防控能力　积极创建慢性病综合防控示范区,注重开展社区调查诊断,继续开展慢性病综合防控合作项目,通过省部共建,在慢性病综合防控的政策研究、宣传教育、干预控制、监测评价、能力建设、科研攻关和国际交流等方面进行深入合作。

5．加强科研,开发慢性病防控适宜技术　加强慢性病基础研究、应用研究和转化医学研究。积极参与慢性病防治全球行动,与国际组织、学术研究机构和院校在人员培训、技术合作和科学研究等方面开展广泛协作。开发慢性病预防与控制的符合有效性和经济性等特点的适宜技术。

第三节　重点人群公共卫生服务管理

一、妇幼保健管理

（一）妇幼保健管理的概念

妇幼保健管理（maternal and child health care management）是基于妇女儿童身体健康、心理行为及生理发育特征的变化及其规律,分析影响妇女儿童健康的环境因素和社会因素,制定法律法规以及保健措施,动员社会力量,有效控制危险因素,保护和促进妇女儿童身心健康的过程。妇幼保健管理不仅包括妇幼卫生机构运用现代医学和社会科学的基本理论、技能和方法开展的具体工作,还包括宏观层面的与妇幼保健相关的立法、政策制定以及体系构建等工作。

（二）妇幼保健的内容

1.妇女保健的内容 妇女保健服务主要包括妇女生殖保健服务、青春期保健、妇女病普查普治和更老年期保健等,为广大妇女提供全生命周期服务。妇女保健服务的目的在于保护和促进妇女的生理健康、心理健康与社会适应能力。其中最核心的是妇女生殖保健服务。

妇女生殖保健服务主要包括婚前和孕前保健,普及优生优育、生殖健康科学知识,深入开展孕产期保健,形成包括产前检查、产前筛查与诊断、高危孕产妇筛查与管理、住院分娩、新生儿保健和产后访视在内的一整套孕产期保健服务。

2.儿童保健的内容 儿童保健服务主要包括新生儿保健、婴幼儿及学龄前儿童保健。儿童保健的主要指标如婴儿死亡率、5 岁以下儿童死亡率、3 岁以下儿童系统管理率、儿童营养与生长发育相关指标。儿童保健具体包括控制出生缺陷,提高出生人口素质,开展新生儿疾病筛查、0～3 岁儿童早期综合发展、发育偏离儿童的康复训练、高危儿早期干预、食物过敏的早期干预、睡眠问题干预、视力与口腔保健、环境污染对儿童健康损害的早期干预以及青春期保健等。关注和重视留守儿童、流动儿童、伤残儿童等特殊儿童群体的身心健康。

（三）妇幼保健管理的内容

1.制定妇幼保健发展战略 制定妇幼保健发展战略是妇幼保健宏观管理的重要内容。为制定妇幼保健发展战略,首先,需要分析妇幼人群健康状况,分析主要健康问题,并分析发展趋势。主要的健康状况指标包括孕产妇死亡率、婴儿死亡率、5 岁以下儿童死亡率、孕产妇贫血患病率、低出生体重儿发生率、儿童营养不良患病率等,妇幼人群的心理健康、社会适应相关健康状况逐步受到关注。其次,分析外部环境给妇幼人群保健带来的挑战。人口政策调整、人口流动、地区发展不平衡等因素,使得妇幼人群健康需求也随之发生变化,给妇幼卫生服务体系带来挑战。基于健康问题、外部环境以及妇幼保健体系现状,在我国健康中国战略框架下确定发展战略与目标。

2.妇幼保健管理相关立法与政策制定 妇幼保健管理相关立法与政策制定是妇幼保健宏观的重要内容。1994 年 10 月全国人民代表大会常务委员会审议通过《中华人民共和国母婴保健法》,标志着妇幼卫生工作进入法制化管理阶段。20 世纪 90 年代,中国政府制定《中国妇女发展纲要（1995—2000 年)》《九十年代中国儿童发展规划纲要》之后,每 10 年制定新的纲要,作为后续 10～20 年妇女、儿童保健发展的引领性文件。我国国民经济和社会发展规划纲要把妇女儿童健康纳入国民经济和社会发展规划,作为优先发展的领域之一。妇幼保健法律、妇女儿童发展纲要、国民经济和社会发展整体规划的相关规定,对妇幼保健的发展方向起指引性作用。除此之外,我国各级行政部门、各级卫生行政部门出台的关于妇女儿童的相关政策、规定,对妇幼保健的具体发展具有重要作用。

3.建立完善妇幼卫生组织体系 妇幼卫生组织体系包括行政管理体系、服务提供体系。从行政管理体系来看,国家卫生健康委员会是对妇幼卫生工作进行行政管理的最高机构,在国家妇幼保健发展战略的指引下,其对全国妇幼卫生起着政策领导和业务指导作用。地方政府各级卫生行政部门是妇幼卫生行政管理的执行机构,负责组织领导本地区的妇幼卫生工作。从服务提供体系来看,以妇幼保健专业机构为核心,以城乡基层医疗卫生机构为基础,以大中型综合医疗机构和相关科研教学机构为技术支持,为妇女儿童提供全方位的医疗保健服务。这些机构受同级卫生行政部门领导和上一级妇幼卫生机构的业务指导。各级妇幼卫生专业机构应承担保健、临床、科学研究、教学和健康教育任务。

4.对妇幼保健具体工作进行管理 对妇幼保健具体工作的管理包括两个方面。一方面,对针对妇幼人群的相关工作等进行管理,如建立完善妇幼卫生信息系统,实施出生缺陷监测、孕产妇死亡监测、5 岁以下儿童死亡监测、危重孕产妇监测和儿童营养健康监测,并且基于监测数据的分析,为形成妇幼保健发展战略与目标提供依据。另一方面,对针对妇女儿童个体的具体服务工作进行管理,如适宜技术推广与应用、服务质量工作监管等。

二、老年人保健管理

(一)老年人保健管理的概念

老年人保健管理是指运用现代医学和社会科学的基本理论、技能和方法,研究老年人健康状况的变化及其规律,分析影响老年人健康的个体、家庭、社会等各层面的因素,制订保健措施,动员社会力量,有效控制危险因素,保护和促进老年人健康的过程。老年人一般是指 60 岁及以上人群。随着我国社会老龄化程度的加深,老年人保健管理愈来愈受到重视。

(二)老年人保健管理的内容

1. 制定老年人保健管理的发展战略 制定老年人保健管理的发展战略是老年人保健宏观管理的重要内容。老年人保健管理发展战略的制定,特别需要遵循全生命周期、系统性、整体性原则。首先,需要分析我国老龄化情况以及区域差异,分析主要健康问题,并分析发展趋势。由于老年人是慢性病高发人群,但是慢性病的发生发展是多种因素长期影响的结果,因此需要遵循全生命周期理念来分析老年人健康的影响因素。其次,要结合与老年人生活密切相关的其他方面来系统分析适宜于我国的老年人保健管理的发展战略,例如养老与老年人保健的结合、体育与老年人保健的融合、家庭养老与社会养老等不同养老模式与老年人保健的结合等。结合社会保障体系,尤其是养老保险、医疗保障、长期护理保险等,做好制度框架、政策标准、运行机制、管理办法等方面的衔接。

2. 老年人保健管理相关立法与政策制定 1996 年颁布的《中华人民共和国老年人权益保障法》对于老年人权益保障具有里程碑意义,该法分别在 2009 年、2012 年、2018 年进行修正,其中提到开展各种形式的健康教育,普及老年保健知识,增强老年人自我保健意识。《中华人民共和国基本医疗卫生与健康促进法》提出国家发展老年人保健事业,国务院和省、自治区、直辖市人民政府应当将老年人健康管理和常见病预防等纳入基本公共卫生服务项目,加强老年人的心理健康服务。除了上述法律外,关于老年健康服务体系、养老与健康结合的系列政策,对老年人保健管理的开展具有重要作用。

3. 建立完善老年人保健服务体系 从行政管理体系来看,需要从老年人生活的整体角度,做好老年人保健与养老、社会保障等体系的整体设计工作。国家老龄健康相关部门是对老年人保健进行行政管理的最高机构,地方各级政府老龄健康相关部门是行政管理的执行机构,负责组织领导本地区的具体工作。

从服务提供体系来看,与老年人保健相关的医疗机构、公共卫生机构以及社区基层卫生机构等,不仅包括公立机构,还包括民营机构。

4. 对老年人保健服务具体工作的管理 老年人保健服务现阶段主要依托国家基本公共卫生服务项目中的老年人健康管理服务,以及与老年人保健密切相关的慢性病健康管理、肿瘤筛查、眼部疾病筛查等项目,需要对适宜技术研制、技术推广、服务质量监管等方面进行管理,并探索适宜的服务提供模式。

三、残疾预防和残疾人康复管理

(一)残疾预防和残疾人康复管理的概念

1. 残疾预防 是指针对各种致残因素,采取有效措施,避免个人心理、生理、人体结构的某种组织及其功能的丧失或者异常,防止全部或者部分丧失正常参与社会活动的能力。残疾人康复是指在残疾发生后综合采取医学、教育、职业、社会、心理和辅助器具等方面的措施,帮助残疾人恢复或者补偿功能,减轻功能障碍,增强生活自理和社会参与能力。

2.残疾预防和残疾人康复管理　是指基于残疾预防与残疾人康复的基本规律,运用现代医学和社会科学的基本理论、技能和方法,制定法律法规,完善管理与服务体系,动员社会力量,有效控制致残因素,促进残疾预防和残疾人康复的过程。

（二）残疾预防和残疾人康复管理的内容

1.制定残疾预防和残疾人康复的发展战略　制定残疾预防和残疾人康复的发展战略,特别需要注意以下方面。首先,树立重视残疾预防与残疾人康复工作的理念。我国目前有约 8 500 万残疾人口,残疾人康复至关重要;我国残疾人群的数量呈现上升趋势,亟须重视残疾预防工作。其次,把握导致残疾的诸多影响因素,预防为主,关口前移。我国正处于人口老龄化、工业化、城镇化进程中,遗传性、先天性残疾尚未有效控制,慢性病、精神障碍、意外伤害等导致残疾的风险在显著增加。最后,由于残疾影响因素的复杂性,残疾预防和残疾人康复的发展战略的制定与实施都需要强化政府责任,加强跨部门协作,完善防治策略、制度安排和保障政策。落实单位、个人责任,调动全社会积极性,形成政府、社会、个人协同推进残疾预防的合力。

2.制定残疾预防和残疾人康复相关法律和政策　1990 年颁布的《中华人民共和国残疾人保障法》是关于残疾人权益保护的法律,指出国家要有计划地开展残疾预防工作。2017 年国务院通过《残疾预防和残疾人康复条例》,旨在预防残疾的发生、减轻残疾程度,帮助残疾人恢复或者补偿功能,促进残疾人平等、充分地参与社会生活,发展残疾预防和残疾人康复事业。2018 年国务院决定建立残疾儿童康复救助制度。上述法律以及相关政策,不仅是推动残疾人康复的重要依据,也是全国开展残疾预防工作的依据。

3.建立完善残疾预防和残疾人康复体系　从残疾预防与残疾人康复体系来看,主要相关机构包括医疗卫生机构、专业公共卫生服务机构、基层医疗卫生机构、专业康复机构等。但是由于行政管理上缺乏系统性,导致服务体系中各机构只是零散地提供服务,缺乏服务的连续性。下一步亟须在政府的指导下,加强跨部门协作,明确供方职责,切实预防残疾、促进残疾人康复。

4.对残疾预防与残疾人康复服务具体工作的管理　残疾预防与残疾人康复服务主要依托医疗机构、公共卫生机构、基层卫生服务机构以及残疾康复机构等开展,此外,残疾预防与残疾康复通常需要家庭和个人的参与。对于残疾预防与残疾人康复服务具体工作的管理,是围绕服务开展的具体场景,对技术研制、技术推广、服务质量监管、服务指导等各方面进行管理。

四、精神卫生服务管理

精神卫生服务是指针对各种影响心理健康、导致精神异常的危险因素,根据现代医学和社会科学的基本理论、技能和方法,开展维护和增进公民心理健康、预防和治疗精神障碍、促进精神障碍患者康复的活动。

精神卫生服务管理是指基于精神疾病或心理问题发生发展的基本规律,运用现代医学和社会科学的基本理论、技能和方法,制定法律法规,完善管理与服务体系,动员社会力量,有效控制危险因素,促进人群心理健康的过程。

类似于其他重点人群保健的管理,精神卫生服务管理的内容包括制定促进精神卫生的发展战略,完善精神卫生相关法律法规,建立完善精神卫生相关的管理与服务体系,对开展的具体服务进行适宜技术研制与推广、进行服务质量监管等方面。

我国精神卫生服务管理面临着诸多问题与挑战。首先,由于社会经济发展不均衡、社会保障体系不完善、不良生活方式等原因,精神疾病、心理问题的发生呈现出上升趋势,且出现低龄化趋势，严重影响人群健康，亟须采取有效措施，不仅对精神疾病患者进行治疗，同时还需要对更广泛存在的出现焦虑、抑郁（尚未患抑郁症）症状的人群进行及时干预，避免出现严重的精神疾病。其次，全社会重视精神疾病、心理问题与心理健康的氛围尚未形成，缺乏促进心理健康的认识。最后，从服务体系来看，尽管有专业的精神卫生服务体系，但是其工作侧重于精神疾病的治疗，对于精神疾病的预防、心理健康促进的关注远远不够；专业精神卫生机构以外的医疗卫生服务机构以及其他机构，则缺乏精神卫生相关服务能力。

五、职业健康保护管理

职业健康保护是以促进并维持各行业职工的生理、心理及社交处于最好状态为目的，防止职工的健康受工作环境影响，保护职工不受健康危害因素伤害，将职工安排在与他们的生理和心理相适应的工作环境中。

职业健康保护管理是基于职业健康问题的发生发展规律，分析影响职业健康的影响因素，运用现代医学和社会科学的基本理论、技能和方法，制定法律法规，完善管理与服务体系，有效控制危险因素，促进职业人群健康的过程。

职业健康保护管理的内容包括制定职业健康保护的发展战略，完善职业健康保护相关法律法规，建立完善职业健康保护相关的管理与服务体系，对开展的具体服务进行监督管理等方面。

职业健康保护管理需要注意以下几个方面。首先，职业健康保护的范围大于职业病防治。职业病是指企业、事业单位和个体经济组织等用人单位的劳动者在职业活动中，因接触粉尘、放射性物质和其他有毒、有害物质等因素而引起的疾病，一般来说，只有符合法律规定的疾病才能称为职业病。职业健康保护不仅仅包括法定职业病的预防，还包括普通的与职业相关的健康保护。《"健康中国 2030"规划纲要》指出，要制定实施职业群体的体质健康干预计划。《中华人民共和国基本医疗卫生与健康促进法》指出国家加强职业健康保护。职业病防治是职业健康保护的最基础的部分。其次，职业健康保护工作坚持预防为主、防治结合的方针，建立用人单位负责、行政机关监管、行业自律、职工参与和社会监督的机制，实行分类管理、综合治理。需要用人单位的参与是职业健康保护区别于其他重点人群保健的不同之处，从而使得职业健康保护相关的法律法规建设变得尤为重要。

第四节　突发公共卫生事件应急管理

一、突发公共卫生事件应急管理概述

（一）突发公共卫生事件的概念与特点

1. 突发公共卫生事件的概念　突发事件是指突然发生，造成或可能造成公共威胁或危害的影响人们生命、财产和环境安全并需要人们紧急处置和应对的事件。根据突发事件发生的原因、机制、过程、性质和危害对象，突发事件分为自然灾害、事故灾难、公共卫生事件和社会安全事件这四类。

突发公共卫生事件是指突然发生，造成或者可能造成社会公众健康严重损害的重大传染病疫情、群体性不明原因疾病、重大食物和职业中毒，以及其他严重影响公众健康的事件。

2. 突发公共卫生事件的特点　突发公共卫生事件具有如下特点。

（1）突发性和紧迫性：突发性是指事件的实际发生往往突如其来、不易预测。紧迫性体现在事件本身的发展变化往往是快速的,往往要求在充满不确定性的情况下进行快速决策。

（2）不确定性和复杂性:突发公共卫生事件在刚开始发生时往往原因并不明确,典型的如新发重大传染病疫情,容易耽误处置时机。复杂性体现在突发公共卫生事件的发生往往由多种因素共同导致,其引起的后果也是多方面的。

（3）危害性和群体性:突发公共卫生事件关系到人们的生存与健康,处理不当不仅损害健康,还会威胁社会稳定、破坏社会经济建设,危害性很大。危害范围容易扩大,发生群体性危害,如重大传染病容易快速传播,引起大范围流行,如果处理不当,将对人群健康、社会发展造成巨大危害,乃至影响全球。

（二）突发公共卫生事件应急管理的概念与特点

1. 突发公共卫生事件应急的概念　突发公共卫生事件应急是指为预防和减少突发公共卫生事件的发生,控制、减轻或消除突发公共卫生事件引起的危害而采取的行动,具体包括监测、预警、风险评估、现场处置、医疗救援、恢复和灾后重建等。

2. 突发公共卫生事件应急管理的概念　突发公共卫生事件应急管理(public health emergency management)是围绕突发公共卫生事件应急开展的管理活动,根据突发公共卫生事件以及由各种自然灾害、事故灾难、社会安全事件引发的公共卫生事件的发生、发展、演变规律,在事件发生前、中、后采取的计划、组织、领导、实施与评价等活动的总称。

突发公共卫生事件应急管理的范围有狭义和广义之分。狭义的突发公共卫生事件应急管理主要围绕特定事件的应急处置进行管理,即在突发公共卫生事件的应急响应阶段,围绕如何有效应对开展计划、组织、协同、控制等的活动。广义的突发公共卫生事件应急管理,除了包括上述狭义的概念之外,还包括宏观层面的突发公共卫生事件应急管理战略目标的制定、法律法规的完善、体系建设的完善、相关研究的开展等,全面涵盖突发事件的减缓、准备、响应及恢复阶段中,针对每一阶段的特征、制度、体制、机制、资源等方面实行的全方位的动态管理活动。

3. 突发公共卫生事件应急管理的特点　突发公共卫生事件应急管理有如下特点。

（1）常态管理和非常态管理结合:非常态管理是指对已经发生的突发公共卫生事件的处置;常态管理是指在未发生事件时,对事件风险因素进行识别、评估、管理、控制,提前预防。

（2）需要多元主体参与:突发公共卫生事件应急管理是公共卫生服务管理中最需要多元主体参与的类别,需要政府、非政府组织、医疗卫生机构、企业、媒体、公众等的广泛参与,并且需要它们相互协作。

（3）专业应对与管理应对的整合:突发公共卫生事件的发生发展通常具有一般的规律,但是同时很多突发公共卫生事件有其特殊规律,这就决定了专业判断的重要性,专业判断是有效管理的基础。

二、突发公共卫生事件应急管理的目的和任务

（一）突发公共卫生事件应急管理的目的

突发公共卫生事件应急管理的目的包括两个方面,一方面是通过对突发公共卫生事件风险因素的干预,有效预防、及时控制或消除突发公共卫生事件及其危害。另一方面是通过法律法规、制度建设和服务体系建设等,提升应急处理能力,在事件发生时能够有效应对。通过两方面的努力,最终最大限度地减少突发公共卫生事件对公众健康造成的危害,保障公众身心健康与生命安全。

（二）突发公共卫生事件应急管理的任务

围绕突发公共卫生事件应急管理的目的,突发公共卫生事件应急管理的任务涵盖突发公共卫生事件应急处置不同阶段的宏观以及微观层面的管理的相关活动,以下主要从宏观层面进行

阐述。

1. 明确突发公共卫生事件应急管理的战略目标 突发公共卫生事件应急管理是指从宏观、全局层面开展突发公共卫生事件应急管理活动。突发公共卫生事件应急管理的战略目标需要根据突发公共卫生事件本身的特点、突发公共卫生事件应急处置的特点等,从治理的视角进行制定,要从整个国家,乃至全球角度进行考虑。

2. 构建完善突发公共卫生事件应急管理体系 有效的应急管理体系不仅应有助于促进识别风险、控制或消除风险,还应有助于有效应对已经发生的事件。因此,从管理体系构建视角,就需要首先分析应急管理需要包括哪些要素、各要素之间如何协同发挥作用、各要素与哪些主体相关、资源配置与组织保障如何、事件发生后的经验总结等。

我国的突发公共卫生事件应急管理体系正在不断完善。2003 年 SARS 暴发后,我国政府逐步建立了有中国特色的"一案三制"突发公共卫生事件应急管理体系。其中,"一案"为国家突发公共卫生事件应急预案体系,"三制"为应急管理体制、运行机制和法制。应急管理体制主要指建立健全集中统一、坚强有力、政令畅通的指挥机构;运行机制主要指建立健全监测预警机制、应急信息报告机制、应急决策和协调机制;法制建设方面,主要通过依法行政,努力使突发公共卫生事件的应急处置逐步走上规范化、制度化和法制化轨道。由于突发公共卫生事件的复杂性,随着事件性质的变化,已有体系往往需要进一步完善。

第五节　急救服务管理

一、急救服务概述

(一)急救服务的概念

医疗急救服务简称急救服务,是指对日常生活中的危急重症伤病患者,以及意外事故与灾害中的受难者快速实施必要的救护,制止和减少可能发生的死亡及危害,以维持基本生命体征和减轻痛苦,为继续救治创造条件的活动。

(二)急救服务的程序

急救服务的程序包括现场急救、途中急救和院内急救。现场急救和途中急救合称为院前急救。院内急救是指医院内的急救治疗,包括医院急诊科急救和监护病室急救。急救服务的程序如图 13-1 所示。

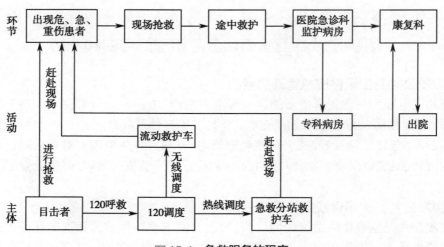

图 13-1　急救服务的程序

（三）急救服务体系

急救医疗服务体系（emergency medical service system, EMSS）简称急救服务体系，是以专业急救机构的服务人员为主体，通过多部门、多系统的协作，将现场急救、途中急救和院内急救进行有机联系。围绕急救程序中的不同环节，有不同的参与力量。

院前急救的实施主体可以是由通信器材、运输工具和医疗基本要素所构成的专业急救机构，院前急救则是在患者到达医院前所实施的现场抢救和途中监护的医疗活动，也可以是在患者发病时由医护人员或目击者在现场进行的紧急抢救。院内急救的实施主体主要是急诊科、监护病房的医护人员。

由于急救服务具有"急"的特点，在专业急救机构到现场之前，就有一般的医务人员、消防、警察、其他普通社会公民等社会力量对患者进行紧急处理。紧急处理对于急救是否能够成功至关重要。

一个区域急救服务体系的发展水平，不仅与专业急救中心、医院的急诊科和监护科的资源配置有关，也与社会力量有关，尤其是社会力量中的非医务人员在急救中的参与程度以及设备的配备状况。

（四）急救服务的分类

急救服务兼具医疗服务与公共卫生服务的性质。大致可以根据服务提供机构与服务内容将急救服务分为如下三类。

1. 院前急救指挥调度机构提供的急救服务　院前急救指挥调度机构主要承担日常急救及紧急医疗救援的指挥调度、协调和信息沟通等任务。此类服务由政府承担费用，这类机构开展的服务具有公共卫生服务性质。

2. 院前急救转运保障机构提供的急救服务　院前急救转运保障机构主要承担急危重伤病患者的日常急救与医疗转运、突发公共事件的医疗保障等任务，通常由政府制定收费标准，政府根据服务数量和质量，进行一定的经费补贴，服务需求方承担一定的费用，此类机构的服务为基本医疗服务的组成部分。

3. 院内医疗救治机构提供的急救服务　院内医疗救治机构主要承担急危重伤病患者的治疗任务，政府通常有一定的经费补贴，需求方承担一定的费用，此类服务也属于基本医疗服务。

当然，后两类机构在突发公共卫生事件应急管理中提供服务时，通常由政府承担费用，此时的服务具有公共卫生服务性质。此外，虽然后两类机构提供的急救服务，对于人群而言通常并不免费享有，但是其与人的基本生存权具有非常紧密的联系，因此需要在政府主导下进行机构和体系建设。从这个角度看，后两类机构提供的急救服务都具有公共卫生服务的公平性、公益性等属性。

总之，急救服务是社会保障体系的重要组成部分，是由政府主办的、非营利性的公益事业，是基本医疗服务和公共卫生服务的结合。其中，从急救服务环节来看，院前急救是相对而言更具有公共卫生服务属性的部分。

二、院前急救服务的概念与特点

（一）院前急救服务的概念

院前急救服务是指在院外对急危重症患者开展的急救服务。广义的院前急救服务是指在患者发病时由医护人员或目击者在现场进行的紧急抢救；而狭义的院前急救服务是指由通信器材、运输工具和医疗基本要素所构成的专业急救机构，在患者到达医院前所实施的现场抢救和途中监护的医疗活动。

（二）院前急救服务的特点

院前急救服务不仅具有公共卫生服务的公共性、公益性等特点，还有其本身的特殊性，了解院前急救服务的特点,有助于更好地进行管理。

1．随机性、急迫性　随机性、急迫性是院前急救服务的首要特点。危急重症患者的呼救以及重大灾害或事故的发生难以预料,很难掌握发生时间、地点、病情、病种以及人数等;急救机构要随时使人员、车辆、设备和药品处于准备状态,一旦接到呼救和命令,立即迅速赶赴现场救治。病情危重者能否得到紧急的、恰当的救治,是救治是否成功的首要因素。

2．条件制约性　事件发生的地点、时机与病种的随机性,决定了现场条件通常并不利于开展现场急救,如救治地点偏远、环境差,急救专业人员与设备难以及时到达,现场缺乏具备急救专业能力的人员或者缺乏相应急救设备,这些不利因素极大制约了院前急救的开展。

3．社会性、协同性强　成功的急救服务往往需要成功的院前急救,尤其是需要成功的现场急救。事件发生的随机性,使得患者身边往往缺乏专业急救人员,因此,成功的急救往往需要现场恰当的紧急处理,不仅仅需要专业急救机构的参与,还需要社会各界的参与。急救患者的疾病谱广泛,病情复杂,往往需要多学科、多部门协同配合,这就是医疗急救的协同性。

三、院前急救服务管理的概念与内容

（一）院前急救服务管理的概念

院前急救服务管理是基于急救服务的特点,尤其是院前急救环节的特点,运用现代管理的理论与技术手段,从宏观管理以及具体服务管理角度开展的计划、组织、实施、协调、控制、评价等全过程的工作,通过有效管理为急危重症患者提供及时、规范、有效的急救服务。

院前急救服务管理的最终目的是通过管理手段促使急危重症患者能够获得及时、规范、有效的急救服务,保障人民群众生命与健康。院前急救服务管理范围包括立法、政策拟定、体系建设等宏观层面的管理活动;还包括微观层面的具体活动,例如建立服务提供模式、促进急救技术研制与应用、服务质量监管与评价等。以下主要从宏观层面进行阐述,具体的管理活动可以参考相关教材。

（二）院前急救服务管理的内容

1．明确院前急救服务的战略发展目标　院前急救服务的公共卫生属性,决定了院前急救服务的战略定位。院前急救服务不仅在个体发生危急重症时发挥抢救生命的作用,而且在突发事件发生时,发挥了保障人群生命与健康的重要作用,对于维护社会稳定有重要作用,是国家以人为本、尊重生命的体现。为了有效进行院前急救,全社会的广泛参与是必要的。有效的院前急救体系也是建立有韧性的卫生系统的重要内容,是突发公共卫生事件应急体系的不可分割的组成部分。

2．制定完善院前急救法律法规以及政策　制定完善法律法规以及相关政策,使院前急救服务的战略目标得以落地,是院前急救服务宏观管理的重要内容。院前急救法律法规以及政策的制定需要在职能定位、多元主体参与、资源保障、运行机制、社会急救制度、监督执法体系等方面进行完善。

3．建立完善院前急救服务网络体系　院前急救服务网络的构建,需要明确相关主体以及各自职责,并且需要建立各主体之间的联动机制。在体系构建中,尤其需要注意促进专业急救机构之外的社会各界、团体以及个体的参与,体系的具体运作机制,促使体系运作的资源保障、信息化建设,对体系运行情况进行监管评价等。

本章小结

本章主要介绍了公共卫生的概念与性质、公共卫生服务的概念与特点;介绍了公共卫生服务管理的概念、内容、挑战与问题；还围绕主要的公共卫生服务，阐述了各类服务管理的概念、内容与原则。

公共卫生是指在政府领导、社会协同、全体参与下，以促进社会公众健康为目标，通过有组织的社会共同努力来预防疾病与伤残、改善自然和社会环境、提供公共卫生服务、培养公众健康素养，最终延长寿命、促进健康、提升健康公平性的所有活动。公共卫生服务是实现公共卫生目标的具体实践，重大公共卫生服务项目和国家基本公共卫生服务项目是我国开展公共卫生服务的重要方式。公共卫生服务具有公众性、公用性、公益性、公平性特点。公共卫生服务管理是对公共卫生服务活动进行的计划、组织、协调和控制活动，包括对公共卫生服务提供过程的管理、对公共卫生服务提供者的管理、对公共卫生服务的宏观管理。

本章围绕各类公共卫生服务的管理进行了具体介绍。在疾病预防与控制管理方面，主要介绍了传染病预防与控制、慢性病预防与控制。在重点人群保健管理方面，主要介绍了妇幼人群保健、老年人保健、残疾预防与残疾人康复、精神卫生服务、职业健康保护。围绕突发公共卫生事件应急管理，介绍了突发公共卫生事件的概念与特点，以及我国突发公共卫生事件应急管理体系"一案三制"建设的内涵与特征，还介绍了院前急救服务管理的概念与内容。

思考题

1. 公共卫生服务的特点是什么？
2. 我国该如何开展传染病预防与控制？
3. 结合我国慢性病现状，分析为什么将糖尿病列为重大公共卫生问题？糖尿病预防与控制工作的开展，与哪些主体有关？各主体承担的项目职责是什么？糖尿病预防与控制体系应该包括哪些组成部分？需要哪些机制推动工作的开展？慢性病预防与控制与社会整体发展之间的关系是什么？
4. 请分析公共卫生服务的范围受到哪些因素的影响？纳入"服务包"的依据是什么？需要哪些机制确保国家基本公共卫生服务项目的有效开展？如何评价国家基本公共卫生服务项目的开展情况？

（励晓红）

第十四章　药品服务管理

药品作为防病治病的重要物质，是医疗卫生保健的重要资源，与人们的生命和健康密切相关。药品是一种特殊的商品，具有区别于一般商品的显著特征。世界各国政府都高度重视与药品的生产、经营、使用、价格等相关的药品服务管理工作。《中华人民共和国药品管理法》及相关法律法规的制定和实施，为依法开展药品服务管理工作，保证药品质量和用药安全，提供了法律和政策依据。

第一节　药品服务管理概述

一、药品服务管理的概念

根据《中华人民共和国药品管理法》的定义，药品（drugs）是指用于预防、治疗、诊断人的疾病，有目的地调节人的生理功能并规定有适应证或者功能主治、用法和用量的物质，包括中药、化学药和生物制品等。药品服务（drug service）主要是指与药品的生产、流通、使用、价格、广告、信息等相关的活动，以及与保证和控制药品质量、公平分配药品、合理用药等相关的事项。一般来说，药品服务的范围和内容是由国家有关药品服务管理的法规、政策、准则和规范等规定的。药品管理应当以人民健康为中心，坚持风险管理、全程管控、社会共治的原则，建立科学、严格的监督管理制度，全面提升药品质量，保障药品的安全、有效、可及。

药品服务管理（drug service administration）则是指药品自生产到患者使用过程中，为了保证药品的质量、流通和正确使用，相关管理部门依据国家的法律、法规和政策，对该过程中的服务性环节进行有效管理的过程。国家为了满足百姓卫生保健的药品需求，合理利用有限的医药资源，保障百姓用药安全、有效、合理，制定并推行了一系列的药品服务管理制度，包括国家基本药物制度、处方药与非处方药分类管理制度、药品储备制度、药品特殊管理制度等。

二、药品服务管理机构

（一）药品监督管理行政机构

1. 国家药品监督管理部门　根据 2018 年的《国务院机构改革方案》，不再保留国家食品药品监督管理总局，组建国家药品监督管理局，由国家市场监督管理总局管理。

（1）内设机构：国家药品监督管理局设置了办公室和若干职能司（局）。职能司（局）主要有综合和规划财务司、政策法规司、药品注册管理司（中药民族药监督管理司）、药品监督管理司、医疗器械注册管理司、医疗器械监督管理司、化妆品监督管理司、人事司、科技和国际合作司（港澳台办公室）等。

（2）下设直属事业单位：目前下设的直属事业单位主要有中国食品药品检定研究院（国家药品监督管理局医疗器械标准管理中心、中国药品检验总所）、国家药典委员会、国家药品监督管理局药品审评中心、国家药品监督管理局食品药品审核查验中心、国家药品监督管理局药品评价中心（国家药品不良反应监测中心）、国家药品监督管理局医疗器械技术审评中心、国家药品监督管理局行政事项受理服务和投诉举报中心、中国药学会等。

（3）主要职责：国家药品监督管理局负责对药品（包括中药材、中药饮片、中成药、化学原料药及其制剂、抗生素、生化药品、生物制品、诊断药品、放射性药品、麻醉药品、毒性药品、精神药品、医疗器械、卫生材料、医药包装材料等）的研究、生产、流通、使用进行行政监督和技术监督。

2．地方药品监督管理体制　省、自治区、直辖市药品监督管理局为同级人民政府的工作部门。主要职责是：领导省以下药品监督管理机构，履行法定的药品监督管理职能。

地（州、盟）级市药品监督管理局为省药品监督管理局的直属机构。直辖市及较大城市所设的区，可设药品监督管理局，为上一级药品监督管理机构的派出机构。县（市）设置药品监督管理分局，并加挂药品检验机构的牌子，为上一级药品监督管理机构的派出机构。

（二）药品技术监督机构

药品技术监督机构是在药品监督管理部门的领导下，执行国家对药品质量监督、检验的法定专业技术机构。

1．中国食品药品检定研究院　根据2018年《中央编办关于国家药品监督管理局所属事业单位机构编制的批复》，中国食品药品检定研究院（国家药品监督管理局医疗器械标准管理中心，中国药品检验总所）为国家药品监督管理局所属公益二类事业单位（保留正局级），设置28个内设机构。中国食品药品检定研究院是国家检验药品生物制品质量的法定机构和最高技术仲裁机构。

2．地方药品技术监督机构　省和省以下药品监督管理机构所属技术机构的设置是以区域设置、重组联合为原则，统筹规划，合理布局。省级药品监督管理局设置药品检验机构，省会城市不重复设置，市级药品检验机构根据工作需要设置。药品检验机构为同级药品监督管理机构的直属事业单位。根据工作需要，可授权部分药品检验机构行使进口药品检验职能，加挂口岸药品检验机构牌子。

（三）其他药政组织机构与学术团体

1．中医药管理机构

（1）国家中医药管理局：国家中医药管理局是主管国家中医药事业的行政机构。下设人事教育司、规划财务司、政策法规与监督司、医政司、科技司（中药创新与发展司）、国际合作司（港澳台办公室）、办公室和机关党委等机构。

（2）地方中医药管理机构：省级以下县级以上各级政府设置相应的中医药管理局，其职能和内设机构参照国家中医药管理局的职能和组织设置。

2．药事管理组织机构

（1）宏观药事组织部门：主要负责宏观医药经济管理，以及为保证国家或地区发生灾情、疫情等特殊紧急情况时的药品供应，依法对国家储备药品和药品储备体系进行必要的行政管理。

发展和改革宏观调控部门主要职能是负责监测和管理药品宏观经济，监督管理药品价格，依法制订和调整药品政府定价目标，拟定和调整纳入政府定价目录，拟定和调整纳入政府定价目录的药品价格。

人力资源和社会保障部门主要职能是负责统筹拟定医疗与生育保险政策、规划和标准以及基金管理办法，组织拟定定点医疗机构、药店的医疗保险服务和生育保险服务管理、结算办法及支付范围等工作。

国防科技工业、环境保护部门依法参与放射性药品的行政管理。公安部门依法参与国家特殊管理药品的管理，同时对触犯刑法的药事违法犯罪嫌疑人依法进行刑事调查并按司法程序予以处理。海关负责药品出口口岸的设置及药品进口与出口的监管、统计与分析工作。

（2）微观药事组织机构：微观药事组织机构主要包括药品研究与开发组织、药品生产组织、药品批发组织、药品销售代理组织、药品招标代理组织、药品零售组织和药品使用组织。

正在或将要出现的新的药品流通组织形式主要有：药品物流组织、传统药品交易中介服务组织、网上药品交易中介服务组织、网上药品零售组织等。

3. 教育机构及学术团体 药学教育组织属于药学事业性组织，药学学术团体则包括中国药学会及经过政府批准成立的各种协会。

（1）药学教育组织：我国的现代医学教育已经历经百年，形成了以高等药学教育、中等药学教育、药学继续教育为主体的多类型、多层次、多种办学形式的教育体系。

（2）药学学术团体：中国药学会（Chinese Pharmaceutical Association，CPA）是我国近代成立最早的学术团体之一。中国药学会是全国药学工作者自愿组成并依法登记成立、具有法人资格的全国性、学术性、非营利性社会组织。学会接受业务主管单位中国科学技术协会和社团登记管理机关民政部的业务指导和管理，业务上接受国家药品监督管理局的指导和管理。

我国的药学协会主要有中国医药企业管理协会、中国中药协会、中国化学制药工业协会、中国非处方药物协会、中国医药商业协会、中国执业药师协会和中国医药教育协会等。

第二节　药品供应管理

一、药品生产管理

药品生产管理是指药品监督管理部门依法对药品生产条件和生产过程进行审查、许可、认证、检查的监督管理活动。其包括开办药品生产企业的申请与审批、《药品生产许可证》管理、药品委托生产管理及监督检查管理等。

（一）药品生产

药品生产是指将原材料加工制备成能供医疗用药品的过程。药品生产属于工业生产，具有一般工业生产的特点。但由于药品的品种很多，产品质量要求高，法律控制严格。药品生产企业从事药品生产活动，需获所在地省、自治区、直辖市人民政府药品监督管理部门批准，取得《药品生产许可证》。《药品生产许可证》上应注明有效日期和生产范围，如若到期则重新审查发证。根据《中华人民共和国药品管理法》的规定，开办药品生产企业，必须具备以下条件。

1. 具有依法经过资格认定的药学技术人员、工程技术人员及相应的技术工人。

2. 具有与药品生产相适应的厂房、设施和卫生环境。

3. 具有能对所生产药品进行质量管理和质量检验的机构、人员以及必要的仪器设备。

4. 具有保证药品质量的规章制度，并符合国务院药品监督管理部门制定的药品生产质量管理规范要求。

（二）药品生产质量管理规范制度

药品生产质量管理规范（good manufacturing practice，GMP）是在药品生产全过程中，用科学、合理、规范化的条件和方法来保证生产优良药品的一套系统的、科学的管理规范，是药品生产和质量管理的基本准则。药品监督管理部门按照规定对药品生产企业是否符合《药品生产质量管理规范》的要求进行认证，对认证合格的，发放认证证书。

二、药品包装管理

包装是产品的包扎和装潢及其包装方法的总称。药品作为特殊商品，在包装上也有着特殊的要求。《中华人民共和国药品管理法》对药品包装材料和容器、药品包装、药品标签及说明书都作了规定。

（一）药品包装材料和容器规定

1. 直接接触药品的包装材料和容器，必须符合药用要求，符合保障人体健康、安全的标准，并由药品监督管理部门在审批药品时一并审批。

2. 药品生产企业不得使用未经批准的直接接触药品的包装材料和容器。

3. 对不合格的直接接触药品的包装材料和容器，由药品监督管理部门责令停止使用。

（二）药品包装规定

1. 药品包装必须符合药品质量的要求，方便储存、运输和医疗使用。

2. 发运中药材必须有包装。在每件包装上，必须注明品名、产地、日期、调出单位，并附有质量合格的标志。

（三）药品标签及说明书规定

1. 药品包装必须按照规定印有或者贴有标签并附有说明书。

2. 标签或者说明书应注明药品的通用名称、成分、规格、上市许可持有人及其地址、生产企业及其地址、批准文号、产品批号、生产日期、有效期、适应证或者功能主治、用法、用量、禁忌、不良反应和注意事项。标签、说明书中的文字应清晰，生产日期、有效期等事项应显著标注，容易辨识。

3. 麻醉药品、精神药品、医疗用毒性药品、放射性药品、外用药品和非处方药的标签、说明书，应印有规定的标志。

三、药品上市许可持有人制度

我国实行药品上市许可持有人制度。药品上市许可持有人制度是指拥有药品技术的药品研发机构、药品生产企业等主体，通过提出药品上市许可申请并获得药品上市许可批件，并对药品整个生命周期的质量承担主要责任的制度。药品上市许可持有人的管理责任覆盖药品非临床研究、临床试验、生产经营、上市后研究、不良反应监测及报告与处理等整个生命周期，同时其他各个环节主体依法承担相应责任。药品上市许可持有人主体不限于药品生产企业，没有生产能力的企业或药品研制机构也可以申请成为药品上市许可持有人。这有利于药品研发机构积极创制新药，有利于产业结构调整和资源优化配置，避免重复投资和建设。

四、医疗机构的药剂管理

（一）人员配备规定

医疗机构必须配备依法经过资格认定的药学技术人员。非药学技术人员不得直接从事药剂技术工作。

（二）配制制剂的相关规定

1. 医疗机构配制制剂，应经所在地省、自治区、直辖市人民政府药品监督管理部门批准，取得《医疗机构制剂许可证》。无《医疗机构制剂许可证》的，不得配制制剂。《医疗机构制剂许可证》应当标明有效期，到期重新审查发证。

2. 医疗机构配制制剂，必须具有能够保证制剂质量的设施、管理制度、检验仪器和卫生条件。医疗机构配制的制剂应按照规定进行质量检验，如若合格，方可使用。

3. 医疗机构配制的制剂，应当是本单位临床需要而市场上没有供应的品种，并须经所在地省、自治区、直辖市人民政府药品监督管理部门批准后方可配制。配制的制剂必须按照规定进行质量检验，合格的，凭医师处方在本医疗机构使用。特殊情况下，经国务院或者省、自治区、直辖市人民政府的药品监督管理部门批准,医疗机构配制的制剂可以在指定的医疗机构之间调剂使用。医疗机构配制的制剂,不得在市场销售。

（三）进货检验制度

医疗机构购进药品,必须建立并执行进货检查验收制度,验明药品合格证明和其他标识。不符合规定要求的,不得购进和使用。

（四）调配处方规定

医疗机构的药剂人员调配处方,必须经过核对,对处方所列药品不得擅自更改或者擅自使用。对有配伍禁忌或者超剂量的处方,应当拒绝调配;必要时,经处方医师更正或者重新签字,方可调配。

（五）药品保管制度

医疗机构必须制定和执行药品保管制度,采取必要的冷藏、防冻、防潮、防虫、防鼠等措施,保证药品质量。

第三节 药品经营与流通管理

一、药品经营企业的管理

（一）药品经营企业的审批规定

开办药品批发企业,须经企业所在地省、自治区、直辖市人民政府药品监督管理部门批准并发给药品经营许可证。开办药品零售企业,须经企业所在地县级以上地方药品监督管理部门批准并发给药品经营许可证。无药品经营许可证的,不得经营药品。药品经营许可证是获得药品批发或零售经营资格的法定凭证,是向工商行政管理部门申领营业执照的法定凭证。药品经营许可证应当标明有效期和经营范围,到期重新审查发证。

（二）药品经营企业的法定条件

根据《中华人民共和国药品管理法》的规定,开办药品经营企业必须具有以下条件。

1. 具有依法经过资格认定的药学技术人员。

2. 具有与所经营药品相适应的营业场所、设备、仓储设施、卫生环境。

3. 具有与经营药品相适应的质量管理机构或者人员。

4. 具有保证所经营药品质量的规章制度。

（三）药品经营企业管理的药品经营质量管理规范制度

药品经营质量管理规范（good supply practice for drugs, GSP）是针对药品在流通环节所有可能发生质量事故的因素,为保证药品质量,防止质量事故发生而制定的一套药品经营管理保证规范,是药品经营质量管理的基本准则。建立完善的药品经营质量保证体系的目的是在药品经营过程中做到行为有规范、过程有记录、操作有规程、结果有检验,规范企业经营行为,维护药品市场正常秩序,保障人民用药安全有效。

《中华人民共和国药品管理法》规定,药品经营企业必须按照国务院药品监督管理部门依据本法制定的《药品经营质量管理规范》经营药品。药品监督管理部门按照规定对药品经营企业是否符合《药品经营质量管理规范》的要求进行认证,对认证合格的,发给认证证书。

二、药品的流通管理

药品的流通管理是指政府有关部门根据国家药品管理法律法规对药品流通过程中相关主体

各种行为进行监督管理活动的总称。药品流通渠道是指药品从生产者流转到消费者手中所经过的路径。事实上，药品生产企业生产的药品，只有通过流通过程，才能转移到消费者手中，实现其社会价值。没有畅通的流通渠道，生产的药品不能顺利进入市场，药品满足人们医疗保健需要的社会价值也无法实现。药品流通渠道中的销售主体按照性质划分，可分为四种类型：一是药品生产企业自己组建的销售系统；二是具有企业法人资格的药品经营企业；三是非专营药品的企业法人下属的药品经营企业；四是由医疗机构统一管理的医疗机构内部药房。

（一）药品生产、经营企业购销药品的监督管理

1. 药品购销行为管理　药品生产、经营企业对其药品购销行为负责，对其销售人员或设立的办事机构以本企业名义从事的药品购销行为承担法律责任。

2. 加强药品销售人员管理　药品生产、经营企业应当对其购销人员进行药品相关的法律、法规和专业知识培训，建立培训档案，加强管理，对其销售行为作出具体规定。违反者给予警告，并限制改正，逾期不改正的，给予罚款。

3. 关于购销药品的场所、品质规定　药品生产、经营企业不得在经药品监督管理部门核准的地址以外的场所储存或者现货销售药品；药品生产、经营企业不得为他人以本企业的名义经营药品提供场所，或者资质证明文件，或者票据等便利条件；药品生产、经营企业不得以展示会、博览会、交易会、订货会、产品宣传会等方式现货销售药品；禁止非法收购药品。

药品经营企业应当按照《药品经营和使用质量监督管理办法》许可的经营范围经营药品，未经药品监督管理部门审核同意，药品经营企业不得改变经营方式；药品经营企业不得购进和销售医疗机构配制的制剂；药品零售企业应当按照药品分类管理规定的相关要求，凭处方销售处方药；经营处方药和甲类非处方药的药品零售企业，执业药师或者其他依法经资格认定的药学技术人员不在岗时，应当挂牌告知，并停止销售处方药和甲类非处方药。

4. 资质证明文件　药品生产企业、药品批发企业销售药品时，应当提供下列资料：加盖本企业原印章的《药品生产许可证》或《药品经营许可证》和营业执照的复印件；加盖本企业原印章的所销售药品的批准证明文件复印件；销售进口药品的，按照国家有关规定提供相关证明文件。

药品生产企业、药品批发企业派出销售人员销售药品的，除上述资料外，还应当提供加盖本企业原印章的授权书复印件。授权书原件应当载明授权销售的品种、地域、期限，注明销售人员的身份证号码，并加盖本企业原印章和企业法定代表人印章（或者签名）。销售人员应当出示授权书原件及本人身份证原件，供药品采购方核实。

5. 销售凭证　药品生产企业、药品批发企业销售药品时，应当开具标明供货单位名称、药品名称、生产厂商、批号、数量、价格等内容的销售凭证。药品零售企业销售药品时，应当开具标明药品名称、生产厂商、数量、价格、批号等内容的销售凭证。

药品生产、经营企业采购药品时，应按照规定索取、查验、留存供货企业有关证件、资料，按规定索取、留存销售凭证。药品生产、经营企业按照规定留存的资料和销售凭证，应当保存至超过药品有效期1年，但不得少于3年。

6. 其他规定　药品生产、经营企业知道或者应当知道他人从事无证生产、经营药品行为的，不得为其提供药品。

药品说明书要求低温、冷藏储存的药品，药品生产、经营企业应当按照有关规定，使用低温、冷藏设施设备运输和储存。

药品生产、经营企业不得以搭售、买药品赠药品、买商品赠药品等方式向公众赠送处方药或者甲类非处方药。

药品生产、经营企业不得采用邮售、互联网交易等方式直接向公众销售处方药。

（二）医疗机构购进、储存药品的监督管理

1. 医疗机构的药房设置　医疗机构设置的药房，应当具有与所使用药品相适应的场所、设

备、仓储设施和卫生环境，配备相应的药学技术人员，并设立药品质量管理机构或者配备质量管理人员，建立药品保管制度。

2.医疗机构购进药品规定 医疗机构购进药品时，应当按照规定，索取、查验、保存供货企业有关证件、资料、票据。

医疗机构购进药品，必须建立并执行进货检查验收制度，并建有真实完整的药品购进记录。药品购进记录必须注明药品的通用名称、生产厂商（中药材标明产地）、剂型、规格、批号、生产日期、有效期、批准文号、供货单位、数量、价格、购进日期。药品购进记录必须保存至超过药品有效期1年，但不得少于3年。

3.医疗机构药品储存 医疗机构储存药品，应当制定和执行有关药品保管、养护的制度，并采取必要的冷藏、防冻、防潮、避光、通风、防火、防虫、防鼠等措施，保证药品质量。

医疗机构应当将药品与非药品分开存放；中药材、中药饮片、化学药品、中成药应分别储存，分类存放。

4.医疗机构药品提供 医疗卫生机构不得未经诊疗直接向患者提供药品。

医疗机构不得采用邮售、互联网交易等方式直接向公众销售处方药。

（三）药品集中采购

为深化医药卫生体制改革，完善药品价格形成机制，我国开展国家组织药品集中采购和使用试点的工作。通过药品集中采购，实现降低药价，减轻患者药费负担；降低企业交易成本，净化流通环境，改善行业生态；引导医疗机构规范用药，支持公立医院改革；探索完善药品集中采购机制和以市场为主导的药品价格形成机制。

在具体的采购工作中，首先要坚持以人民为中心，保障临床用药需求，切实减轻患者负担，确保药品质量及供应；其次要坚持依法合规，确保专项采购工作程序规范、公开透明，全程接受各方监督；最后要坚持市场机制和政府作用相结合，既尊重以市场为主导的药品价格形成机制，又更好地发挥政府搭平台、促对接、保供应、强监管作用。为了保证药品集中采购工作的开展，我国对集中采购范围及形式作了规定，同时对药品集中采购进行监督管理，具体包括监督管理对象、监督管理内容、监督管理主要方式等。

（四）短缺药品管理

短缺药品是指经我国药品监督管理部门批准上市，临床必需且不可替代或者不可完全替代，在一定时间或一定区域内供应不足或不稳定的药品。为加强药品短缺风险预警，国家对临床必需易短缺药品进行重点监测。国家组织制定国家短缺药品清单和临床必需易短缺药品重点监测清单。在制定、调整国家短缺药品清单和临床必需易短缺药品重点监测清单时，应以保障临床需求为导向，坚持科学严谨、分级应对、上下联动的原则。

对于国家和省级短缺药品清单中的品种，允许企业在省级药品集中采购平台上自主报价、直接挂网，医疗机构自主采购。对于临床所需易短缺药品重点监测清单和短缺药品清单中的药品，若省级药品集中采购平台上无企业挂网或没有列入本省份集中采购目录的，医疗机构可提出采购需求，线下搜寻药品生产企业，并与药品供应企业直接议价，按照公平原则协商确定采购价格，在省级药品集中采购平台自主备案，做到公开透明。国家将加强短缺药品清单和临床必需易短缺药品重点监测清单中药品的价格异常情况监测预警，强化价格常态化监管，加大对原料药垄断等违法行为的执法力度，分类妥善处理药品价格过快上涨问题。

三、药品价格和广告的管理

（一）药品价格规定

1.依法实行政府定价、政府指导价的药品，政府价格主管部门应当依照《中华人民共和国价格法》规定的定价原则，依据社会平均成本、市场供求状况和社会承受能力合理制定和调整价格，做到质价相符，消除虚高价格，保护用药者的正当利益。

药品的生产企业、经营企业和医疗机构必须执行政府定价、政府指导价，不得以任何形式擅自提高价格。

药品生产企业应当依法向政府价格主管部门如实提供药品的生产经营成本，不得拒报、虚报、瞒报。

2. 依法实行市场调节价的药品，药品的生产企业、经营企业和医疗机构应当按照公平、合理和诚实信用、质价相符的原则制定价格，为用药者提供价格合理的药品。

药品的生产企业、经营企业和医疗机构应当遵守国务院价格主管部门关于药价管理的规定，制定和标明药品零售价格，禁止暴利和损害用药者利益的价格欺诈行为。

3. 药品的生产企业、经营企业、医疗机构应当依法向政府价格主管部门提供其药品的实际购销价格和购销数量等资料。

4. 医疗机构应当向患者提供所用药品的价格清单；医疗保险定点医疗机构还应当按照规定的办法如实公布其常用药品的价格，加强合理用药的管理。具体办法由国务院卫生行政部门规定。

（二）药品购销行为规定

1. 禁止药品的生产企业、经营企业和医疗机构在药品购销中账外暗中给予、收受回扣或者其他利益。

2. 禁止药品的生产企业、经营企业或者其代理人以任何名义给予使用其药品的医疗机构的负责人、药品采购人员、医师等有关人员财物或者其他利益。禁止医疗机构的负责人、药品采购人员、医师等有关人员以任何名义收受药品的生产企业、经营企业或者其代理人给予的财物或者其他利益。

（三）药品广告规定

1. 药品广告审批　药品广告必须经企业所在地省、自治区、直辖市人民政府药品监督管理部门批准，并发给药品广告批准文号；未取得药品广告批准文号的，不得发布。

处方药可以在国务院卫生行政部门和国务院药品监督管理部门共同指定的医学、药学专业刊物上介绍，但不得在大众传播媒介发布广告或者以其他方式进行以公众为对象的广告宣传。

2. 药品广告内容　药品广告的内容必须真实、合法，以国务院药品监督管理部门批准的说明书为准，不得含有虚假的内容。

药品广告不得含有不科学的表示功效的断言或者保证；不得利用国家机关、医药科研单位、学术机构或者专家、学者、医师、患者的名义和形象作证明。

3. 药品广告违法处理　省、自治区、直辖市人民政府药品监督管理部门应当对其批准的药品广告进行检查，对于违反相关法律规定的广告，应当向广告监督管理机关通报并提出处理建议，广告监督管理机关应当依法进行处理。

四、药品电子商务

药品电子商务是指药品生产者、经营者、消费者通过信息网络系统，以电子数据信息交接的方式进行并完成各种商务活动或服务活动。随着现代信息网络技术的高速发展，药品交易行为从单一的柜台式销售向柜台与电子商务网络平台相结合的形式发展。互联网打破了药品的传统流通渠道限制，药品通过互联网平台进行交易和流通，绕过了传统的监管体系。因此，国家对药品的电子商务活动的监管比对一般的电子商务交易的监管严格，并对行业的准入设置了较高的门槛。

（一）互联网药品交易服务

互联网药品交易服务是指通过互联网提供药品（包括医疗器械、直接接触药品的包装材料和容器）交易服务的电子商务。互联网药品交易服务的类别主要分为三类：第一类是为药品生产企业、药品经营企业与医疗机构之间的互联网药品交易提供的服务；第二类是为药品生产企业、批发企业通过自身网站与本企业成员之外的其他企业进行的互联网药品交易提供的服务；第三类是为个人消费者提供的互联网药品交易服务。互联网交易服务的审批部门是国家药品监督管理部门和省级药品监督管理部门。

（二）互联网药品交易服务企业资格条件

提供互联网药品交易服务的主体应具备的条件如下。

1. 提供互联网药品交易服务的网站已获得从事互联网药品信息服务的资格。
2. 具有健全的管理机构，具备网络与交易安全保障措施以及完整的管理制度。
3. 具有完整保存交易记录的设施、设备。
4. 具备网上查询，生成订单、电子合同等基本交易服务功能。

第四节　药品使用管理

一、国家基本药物制度

（一）国家基本药物的概念

根据《关于建立国家基本药物制度的实施意见》的规定，基本药物（essential drug）是适应基本医疗卫生需求，剂型适宜，价格合理，能够保障供应，公众可公平获得的药品。国家将基本药物全部纳入基本医疗保障药品目录，报销比例高于非基本药物，降低个人自付比例，用经济手段引导广大群众首先使用基本药物。政府举办的基层医疗卫生机构全部配备和使用基本药物，其他各类医疗机构也都必须按规定使用基本药物。基本药物制度主要先由基层医疗机构开始执行。

（二）目录管理

我国国家基本药物制度是对基本药物目录制定、生产供应、采购配送、合理使用、价格管理、支付报销、质量监管、监测评价等多个环节实施有效管理的制度。为了落实基本药物制度，建立国家基本药物目录遴选调整管理机制，我国制定了国家基本药物目录管理的相关政策。

1. 基本药物类型　国家基本药物目录中的药品包括化学药品、生物制品、中成药。化学药品和生物制品主要依据临床药理学分类，中成药主要依据功能分类。

2. 国家基本药物管理部门　国家基本药物工作委员会由国家卫生健康委员会、国家发展和改革委员会、科技部、工业和信息化部、财政部、商务部、国家市场监督管理总局、国家医疗保障局、国家中医药管理局、国家药品监督管理局、国家疾病预防控制局和中央军委后勤保障部卫生局等组成。

3. 国家基本药物遴选原则　国家基本药物遴选应当按照防治必需、安全有效、价格合理、使用方便、中西药并重、基本保障、临床首选和基层能够配备的原则，结合我国用药特点，参照国际经验，合理确定品种（剂型）和数量。

国家基本药物目录中的化学药品、生物制品、中成药，应当是《中华人民共和国药典》收载的，原卫生部、原国家食品药品监督管理局颁布的药品标准的品种。除急救、抢救用药外，独家生产品种纳入国家基本药物目录应当经过单独论证。

化学药品和生物制品名称采用中文通用名称和英文国际非专利药名中表达的化学成分的部

分，剂型单列；中成药采用药品通用名称。

4．不纳入国家基本药物遴选范围的药品

（1）含有国家濒危野生动植物药材的。

（2）主要用于滋补保健作用的，易滥用的。

（3）非临床治疗首选的。

（4）因严重不良反应，国家药品监督管理部门明确规定暂停生产、销售或使用的。

（5）违背国家法律、法规，或不符合伦理要求的。

（6）国家基本药物工作委员会规定的其他情况。

5．国家基本药物目录的制定程序

（1）从国家基本药物专家中，随机抽取专家成立目录咨询专家组和目录评审专家组，咨询专家不参加目录评审工作，评审专家不参加目录制定的咨询工作。

（2）咨询专家组根据循证医学、药物经济学对纳入遴选范围的药品进行技术评价，提出遴选意见，形成备选目录。

（3）评审专家组对备选目录进行审核投票，形成目录初稿。

（4）将目录初稿征求有关部门意见，修改完善后形成送审稿。

（5）送审稿经国家基本药物工作委员会审核后，授权国家卫生行政部门发布。

6．目录调整　国家基本药物目录在保持数量相对稳定的基础上，实行动态管理，原则上3年为一个调整周期。必要时，经国家基本药物工作委员会审核同意，可适时组织调整。

（1）调整的品种和数量应当根据以下因素确定。

1）中国基本医疗卫生需求和基本医疗保障水平变化。

2）中国疾病谱变化。

3）药品不良反应监测和评估。

4）国家基本药物应用情况监测和评估。

5）已上市药品循证医学、药物经济学评价。

6）国家基本药物工作委员会规定的其他情况。

（2）属于下列情形之一的品种，应当从国家基本药物目录中调出。

1）药品标准被取消的。

2）国家药品监督管理部门撤销其药品批准证明文件的。

3）发生严重不良反应的。

4）根据药物经济学评价，可被风险效益比或成本效益比更优的品种所替代的。

5）国家基本药物工作委员会认为应当调出的其他情形。

国家基本药物目录遴选调整应当坚持科学、公正、公开、透明。建立健全循证医学、药物经济学评价标准和工作机制，科学合理地制定目录。广泛听取社会各界的意见和建议，接受社会监督。

7．其他规定　中药饮片的基本药物管理暂按国务院有关部门关于中药饮片定价、采购、配送、使用和基本医疗保险给付等政策规定执行。

鼓励科研机构、医药企业、社会团体等开展国家基本药物循证医学、药物经济学评价工作。

（三）完善基本药物制度的措施

《"健康中国2030"规划纲要》中指出要"巩固完善国家基本药物制度"。建立和完善国家基本药物制度，应在基本药物的遴选、生产、流通、使用、支付、监测等环节完善相关制度和机制。

1．动态调整优化目录　遴选适当数量的基本药物品种，满足常见病、慢性病、应急抢救等主要临床需求，兼顾儿童等特殊人群和公共卫生防治用药需求。强化循证决策，突出药品临床价值;规范剂型规格,能口服不肌内注射,能肌内注射不输液。完善目录调整管理机制,优化基本药物目录遴选调整程序,综合药品临床应用实践、药品标准变化、药品新上市情况等因素,对基本药物目录进行定期评估、动态调整。

2．切实保障生产供应　把实施基本药物制度作为完善医药产业政策和行业发展规划的重要内容,鼓励企业技术进步和技术改造,推动优势企业建设与国际先进水平接轨的生产质量体系,提高基本药物生产供应能力。

3．全面配备优先使用　坚持基本药物主导地位,明确公立医疗机构基本药物使用比例,不断提高医疗机构基本药物使用量。医疗机构科学设置临床科室基本药物使用指标,并纳入考核。将基本药物使用情况与基层实施基本药物制度补助资金的拨付挂钩。深化医保支付方式改革,制定药品医保支付标准,引导合理诊疗、合理用药。实施临床使用监测,开展药品临床综合评价。

4．降低群众药费负担　完善医保支付政策,对于基本药物目录内的治疗性药品,医保部门在调整医保目录时,按程序优先将基本药物纳入医保目录范围,逐步提高实际保障水平。鼓励地方将基本药物制度与分级诊疗、家庭医生签约服务、慢性病健康管理等有机结合,探索降低患者负担的有效方式,在保证药效前提下优先使用基本药物,最大限度减少患者药费支出。

5．提升质量安全水平　对基本药物实施全品种覆盖抽检,加强对基本药物生产环节的监督检查,强化质量安全监管。对通过一致性评价的药品品种,按程序优先纳入基本药物目录;逐步将未通过一致性评价的基本药物品种调出目录。鼓励医疗机构优先采购和使用通过一致性评价、价格适宜的基本药物。

二、药品分类管理

(一)药品分类管理制度

我国从 1995 年开始探索药品分类管理制度。20 余年来,药品分类管理制度促进了药品生产、流通和医药经济的发展,又方便了公众防病治病,提高了健康水平。药品分类管理的目的是有效地加强药品监督管理,保障人民用药安全有效,合理利用医疗卫生与药品资源,推进基本医疗保险制度的建立,提高人们自我保健意识。药品分类是根据安全有效、使用方便的原则,依其品种、规格、适应证、剂量及给药途径不同,分别按处方药和非处方药进行管理。《中华人民共和国药品管理法》规定:国家对药品实行处方药和非处方药分类管理制度。处方药(prescription drugs)是指凭执业医师和执业助理医师处方方可购买、调配和使用的药品。非处方药(over-the-counter drugs,OTC drugs)是指由国务院药品监督管理部门公布,不需要凭执业医师和执业助理医师处方,消费者可以自行判断、购买和使用的药品。根据药品的安全性,非处方药分为甲、乙两类,甲类非处方药的安全性低于乙类非处方药。

(二)处方药和非处方药管理办法

为保证用药安全、有效,我国实施了药品处方药和非处方药的分类管理办法。

1．国家药品监督管理部门负责非处方药目录的遴选、审批、发布和调整工作。

2．非处方药的标签和说明书必须经国家药品监督管理部门批准。

3．乙类非处方药可以在经省级药品监督管理部门或其授权的药品监督管理部门批准的药品专营企业以外的商业企业中零售。

4．医疗机构根据医疗需要可以决定或推荐使用非处方药。

5．处方药只准在专业性医药报刊进行广告宣传,非处方药经审批可以在大众传播媒介进行广告宣传。

6．处方药可以在零售店中销售,但必须凭医师处方才能购买使用。

（三）"双跨"药品管理

"双跨"药品是指一种既可作为处方药，又可作为非处方药进行使用和管理的药品。药品的一种剂型、一个规格用于不同的适应证，包括处方药适应证、非处方药适应证，则其用量、疗程不同。非处方药适应证是指消费者可以自我认识、自我判断，并可以通过自我药疗、自我监护的方式进行处理的疾病或症状。

"双跨"药品必须符合原国家食品药品监督管理局发布的《处方药转换为非处方药评价指导原则（试行）》规定的相关要求。实际上，"双跨"药品的适应证中应当至少有一部分适用非处方药，否则只能作为处方药管理。"双跨"药品必须分别使用不同的包装、标签、说明书，并且包装颜色必须有明显的区别。"双跨"品种的非处方药部分，药品生产企业必须在国家药品监督管理部门公布转换为非处方药的品种名单及其说明书范本之后，到所在地的省级药品监督管理部门进行非处方药的审核登记，审核登记后使用非处方药包装、标签、说明书，按非处方药进行管理。"双跨"药品作为处方药时，必须凭执业医师或助理执业医师开具的处方，且处方经药师审核后才能购买；而作为非处方药时，患者可以仔细阅读说明书并按说明书使用，或在药师指导下购买和使用。销售、广告也应当分别符合相关规定。

三、药物临床应用管理

（一）药物临床应用管理的内容

1. 药物临床应用管理是对医疗机构临床诊断、预防和治疗疾病用药全过程实施监督管理。医疗机构应当遵守安全、有效、经济的合理用药原则，尊重患者对药品使用的知情权和隐私权。

2. 医疗机构应当依据国家基本药物制度、抗菌药物临床应用指导原则和中成药临床应用指导原则，制定本机构基本药物临床应用管理办法，建立并落实抗菌药物应用分级管理制度。

3. 医疗机构应当建立由医师、临床药师和护士组成的临床治疗团队，开展临床合理用药工作。

4. 医疗机构应当遵守有关药物临床应用的指导原则、临床路径、临床诊疗指南和药品说明书等，合理使用药物；对医师处方、用药医嘱的适宜性进行审核。

5. 医疗机构应当配备临床药师。临床药师应当全职参与临床药物治疗工作，对患者进行用药教育，指导患者安全用药。

6. 医疗机构应当建立临床用药监测、评价和超常预警制度，对药物临床使用安全性、有效性和经济性进行监测、分析、评估，实施处方和用药医嘱点评与干预。

7. 医疗机构应当建立药品不良反应、用药错误和药品损害事件监测报告制度。医疗机构临床科室发现药品不良反应、用药错误和药品损害事件后，应当积极救治患者，立即向药学部门报告，并做好观察与记录。医疗机构应当按照国家有关规定向相关部门报告药品不良反应，用药错误和药品损害事件应当立即向所在地县级卫生行政部门报告。

8. 医疗机构应当结合临床和药物治疗，开展临床药学和药学研究工作，并提供必要的工作条件，制定相应管理制度，加强领导与管理。

（二）药物临床应用管理的具体措施

1. 发挥药事管理委员会的作用　医院药事管理委员会是协调、监督医院内部合理用药，解决不合理用药问题的特殊组织。药事管理委员会的工作，对综合医药知识，统一医院管理人员与业务人员对合理用药的认识，促进临床科室和药剂科之间的沟通，发挥着重要作用。

2. 制定和完善医院协定处方集　围绕国家基本药物目录建立医院自己的协定处方系统，这个系统包括医院基本用药目录和协定处方集，并制定在本院范围内的执行政策和措施。医院基本用药目录规定了保证本院患者医疗需要的药物品种，协定处方集比较详细地提出了每种药物的使用原则。

3．做好处方和病历用药调查统计　处方调查（又称处方分析）和病历用药调查的目的是及时总结临床用药的经验和教训，把握临床药品使用的规律和发展趋势，发现医师普遍的不良处方和医嘱行为，以便针对问题，采取有力措施，不断提高合理用药水平。

4．加强医德医风教育　促进医务人员合理用药的关键在于职业道德教育，促进他们树立良好的医德医风，使他们一切从患者的利益出发。

四、合 理 用 药

（一）合理用药的含义及基本要求

合理用药（rational use of drug）是药物临床应用管理的基本出发点和核心，也是基本要求。1985年，世界卫生组织（WHO）将合理用药界定为：要求患者接受的药物符合他们的临床需要、药物的剂量符合他们的个体需要、疗程足够、药物的价格对于患者及其社区而言最为低廉。20世纪90年代，国际药学界赋予了合理用药更完整、更科学的定义：以当代药物和疾病的系统知识为基础，安全、有效、经济、适当地使用药品。因此，合理用药的基本要求是：安全、有效、经济、适当。

1．安全　安全是合理用药的首要目标。强调药物安全并不完全排除药物有可能给人体带来的毒副作用，其关键意义是强调获得最大治疗效果时承受的风险相对最小。

2．有效　强调以最小的治疗风险获得尽可能大的治疗效益。

3．经济　合理用药的经济性强调合理使用有限的医疗卫生资源，以尽可能低的治疗成本取得最好的治疗效果，减轻患者及社会的经济负担。

4．适当　所谓适当是指在适当的时间，用适当的药物，以适当的剂量，通过适当的途径，给适当的患者使用适当的疗程，达到适当的治疗目标。

（二）不合理用药的主要表现

合理用药是临床用药的理想境界，但在临床用药实际过程中也存在不合理用药的现象，主要表现如下。

1．用药不对症　多数情况属于选用药物不当，但也有开错、配错、发错、服错药物造成的现象。

2．使用无确切疗效的药物　受经济利益驱动，给患者使用疗效不确切的药物。

3．用药不足　首先指剂量偏低，达不到有效治疗剂量。其次是疗程太短，不足以彻底治愈疾病，导致疾病反复发作，耗费更多的医药资源。

4．用药过度　用药过度分四种情况：一是给药剂量过大；二是疗程过长；三是无病用药，主要指以保健为目的的用药和不必要的预防用药；四是轻症用"重药"，主要指用贵重药和用药分量重。

5．使用毒副作用过大的药物　无必要地让患者承受较大的治疗风险，容易导致本可以避免的药物不良反应或药源性疾病。

6．联合用药不适当　包括不必要地合并使用多种药物及不适当地联合用药，从而导致不良的药物相互作用。

7．给药方案不合理　未在适当的时间、间隔，经适当的途径给药。

8．重复给药　多名医师给同一个患者开相同的药物，或者提前续开处方。

（三）不合理用药的后果

不合理用药必然导致一些不良的后果。在临床实践中，不合理用药，轻者给患者带来不必要的痛苦，严重者可能酿成医疗事故。归纳起来，不合理用药导致的后果主要有以下几个方面。

1. 延误疾病治疗 有些不合理用药直接影响到药物治疗的有效性,导致疗效降低、治疗失败,或患者得不到有效治疗。

2. 浪费医药资源 不合理用药可造成药品乃至医疗卫生资源有形和无形的浪费。

3. 发生药物不良反应甚至导致药源性疾病 在治疗用药或诊断用药过程中,可能因药物或者药物相互作用而引起与治疗目的无关的不良反应,严重可致使机体某一(几)个器官或某一(几)个局部组织产生功能性或器质性损害,从而使人体出现各种临床症状。不合理用药则会增加发生此类情况的风险。

4. 酿成药疗事故 因用药不当所造成的医疗事故,称为药疗事故。不合理用药造成的事故包括两个方面:一方面是发生了严重的甚至是不可逆的损害,如致残致死;另一方面是涉及人为的责任。药疗事故通常分为三个等级:因用药造成严重毒副反应,给患者增加重度痛苦者为三等药疗事故;因用药造成患者残疾者为二等药疗事故;因用药造成患者死亡者为一等药疗事故。

五、特殊药品使用管理

根据《中华人民共和国药品管理法》的规定,国家对麻醉药品、精神药品、医疗用毒性药品、放射性药品,实行了特殊管理。同时出台了《麻醉药品和精神药品管理条例》《医疗用毒性药品管理办法》和《放射性药品管理办法》。

(一)麻醉药品管理

麻醉药品(narcotic drugs)是指具有依赖性潜力的药品,连续使用、滥用或不合理使用后,易产生生理依赖性和精神依赖性,能成瘾癖的药品。根据麻醉药品管理办法,对麻醉药品的使用有以下规定。

1. 使用麻醉药品的医务人员必须具有医师以上专业技术职务,并经考核能正确使用麻醉药品。

2. 麻醉药品的每张处方注射剂不得超过二日常用量,片剂、酊剂、糖浆剂等不超过三日常用量,连续使用不得超过七天。麻醉药品处方应书写完整、字迹清楚,签字开方医师姓名,配方应严格核对,配方和核对人员均应签名,并建立麻醉药品处方登记册。医务人员不得为自己开处方使用麻醉药品。

《麻醉药品和精神药品管理条例》对麻醉药品和精神药品管理过程中,药品监督管理部门、定点生产企业、定点批发企业、医疗机构、教学研究机构等可能出现违反规定的各个环节,制定了相应的处罚措施。对违反规定的部门会依据情节给予责令改正、警告、罚款、取消资格等;对直接责任人依法给予降级、撤职、开除等行政处分;构成犯罪的,依法追究刑事责任。

(二)精神药品管理

精神药品是指直接作用于中枢神经系统,使之兴奋或抑制,连续使用能产生依赖性的药品。依据精神药品使人体产生的依赖性和危害人体健康的程度,将其分为第一类和第二类。第一类精神药品比第二类作用更强,更易使人体产生依赖性。各类品种目录由国务院药品监督管理部门会同国务院公安部门、国务院卫生主管部门制定、调整并公布。

1. 医师应当根据医疗需要合理使用精神药品,严禁滥用。除特殊需要外,第一类精神药品的处方,每次不超过三日常用量,第二类精神药品的处方,每次不超过七日常用量。处方应当留存两年备查。

2. 精神药品的处方必须载明患者的姓名、年龄、性别、药品名称、剂量、用法等。精神药品的经营单位和医疗单位对精神药品的购买证明、处方不得涂改。

3. 精神药品的经营单位和医疗单位应当建立精神药品收支账目,按季度盘点,做到账物相符,发现问题应当立即报告当地卫生行政部门,卫生行政部门应当及时查处。医疗单位购买的精神药品只准在本单位使用，不得转售。

（三）医疗用毒性药品管理

医疗用毒性药品（virulent for medical）是指毒性剧烈、治疗剂量与中毒剂量相近，使用不当会致人中毒或死亡的药品。根据《医疗用毒性药品管理办法》，对医疗用毒性药品的使用有以下规定。

1. 使用医疗用毒性药品的单位必须建立健全保管、验收、领发、核对等制度，严防收假、发错，严禁与其他药品混杂，做到划定仓间或仓位，专柜加锁并由专人保管。

2. 医疗单位供应和调配医疗用毒性药品，凭医生签名的正式处方。国营药店供应和调配医疗用毒性药品，凭盖有医生所在的医疗单位公章的正式处方。每次处方剂量不得超过二日极量。调配处方时，必须认真负责，剂量准确，按医嘱注明要求，并由配方人员及具有药师以上技术职称的复核人员签名方可发出。处方未注明"生用"的毒性中药，应当付炮制品。如发现处方有疑问时，须经原处方医生重新审定后再行调配。处方一次有效，取药后处方保存二年备查。

3. 对违反《医疗用毒性药品管理办法》规定，擅自生产、收购、经营医疗用毒性药品的单位或个人，由县级以上药品监督管理部门没收全部医疗用毒性药品，并处以警告或按非法所得的5~10倍罚款。情节严重、致人伤残或死亡，构成犯罪的，由司法机关依法追究其刑事责任。

（四）放射性药品管理

放射性药品是指用于临床诊断或者治疗的放射性核素制剂或者其标记药物。根据《放射性药品管理办法》，对放射性药品的使用有以下规定。

1. 医疗单位设置核医学科、室（同位素室），必须配备与其医疗任务相适应的并经核医学技术培训的技术人员。非核医学专业技术人员未经培训，不得从事放射性药品使用工作。

2. 医疗单位使用放射性药品，必须符合国家有关放射性同位素安全和防护的规定。所在地的省、自治区、直辖市药品监督管理部门，应当根据医疗单位核医疗技术人员的水平、设备条件，核发相应等级的《放射性药品使用许可证》，无许可证的医疗单位不得临床使用放射性药品。《放射性药品使用许可证》有效期为5年。

3. 持有《放射性药品使用许可证》的医疗单位，在研究配置放射性制剂并进行临床验证前，应当根据放射性药品的特点，提出该制剂的药理、毒性等资料，由省、自治区、直辖市卫生行政部门批准，并报国务院药品监督管理部门备案，该制剂只限本单位内使用。

4. 持有《放射性药品使用许可证》的医疗单位，必须负责对使用的放射性药品进行临床质量检验，收集药品不良反应等项工作，并定期向所在地药品监督管理、卫生行政部门报告。由省、自治区、直辖市药品监督管理、卫生行政部门汇总后分别报国务院药品监督管理、卫生行政部门。

5. 放射性药品使用后的废物（包括患者排出物），必须按国家有关规定妥善处置。

6. 对违反《放射性药品管理办法》规定的单位或者个人，由县以上药品监督管理、卫生行政部门，按照《中华人民共和国药品管理法》和有关法规的规定处罚。

本章小结

药品服务管理是指药品相关管理部门依据国家的法律、法规和政策，对药品生产、流通、销售、使用等过程中的服务性环节进行有效管理的过程。药品服务管理相关机构主要包括药品监督管理行政机构、药品技术监督机构和其他药政组织机构与学术团体，这些组织和部门在不同环节履行药品服务管理职责或提供相关服务。

药品供应管理主要涉及药品生产管理、药品包装管理和医疗机构的药剂管理等内容。对于药品供应者，国家有审批和相关管理规定。

药品经营与流通管理主要涉及药品经营企业的管理、药品的流通管理、药品价格和广告的管理等内容。

国家基本药物制度是对基本药物目录制定、生产供应、采购配送、合理使用、价格管理、支付报销、质量监管、监测评价等多个环节实施有效管理的制度。国家对药品实行处方药和非处方药分类管理制度。

《医疗机构药事管理规定》明确规定了药物临床应用管理的内容。

合理用药是指以当代药物和疾病的系统知识和理论为基础，安全、有效、经济、适当地使用药品。不合理用药，轻者给患者带来不必要的痛苦，严重者可能酿成医疗事故，造成药物灾害，给当事人乃至社会带来无法弥补的损失。

国家对麻醉药品、精神药品、医疗用毒性药品、放射性药品，实行特殊管理。

思考题

1. 我国的药品生产和经营有哪些制度规定？
2. 什么是药品上市许可持有人制度？
3. 如何保障患者合理用药？

（杨　风）

第十五章　基层卫生服务管理

基层卫生服务是我国卫生服务的重要组成部分，是居民接触卫生系统的首要环节。基层卫生服务体系是我国卫生服务系统的基础，涵盖城市社区卫生服务体系和农村基层卫生服务体系。基层卫生服务管理是我国基层社会治理的必要内容，是实现乡村振兴与社会进步的重要手段。"以基层为重点"，推动基层卫生服务发展，是实现健康中国战略的必经途径。

第一节　基层卫生服务概述

一、基层卫生服务的基本概念

（一）基层医疗卫生机构

基层医疗卫生机构是医疗卫生服务体系的重要组成部分，是整个医疗卫生服务体系与网络的"网底"，包括乡镇卫生院、社区卫生服务中心（站）、村卫生室、医务室、门诊部和诊所等。基层医疗卫生机构可由政府举办，也可由社会力量举办。

基层医疗卫生机构布局具有网格化特征。根据地缘关系、人口分布、群众就医需求、医疗卫生资源分布等要素，将基层医疗卫生机构服务区域划分为若干个网格。城市通常以街道办事处为单位设置社区卫生服务中心，在服务无法覆盖且有需要的地区设置社区卫生服务站。农村原则上以乡镇为单位设置乡镇卫生院，以行政村为单位设置村卫生室。基层医疗卫生机构网格状设置，有利于根据网格内居民的多样化、精细化、个性化需求，整合医疗卫生资源，为网格内的居民提供主动、高效、有针对性的医疗卫生服务。

（二）基层卫生服务体系

我国城乡二元社会结构决定了基层卫生服务体系分为城市基层卫生服务体系和农村基层卫生服务体系。我国城市基层卫生服务体系是以社区卫生服务中心和社区卫生服务站为主体，以诊所、医务所（室）、护理院等其他基层医疗卫生机构为补充的城市社区卫生服务网络。农村基层卫生服务体系是以乡镇卫生院为中心，村卫生室为基础，以诊所、医务所（室）等其他基层医疗卫生机构为补充的农村基层卫生服务网络。

（三）基层卫生服务

1. 基层卫生服务的概念　基层卫生服务是指由基层医疗卫生机构所提供的基本医疗卫生服务，内容包括社区诊断、预防、保健、健康教育、疾病管理、公共卫生应急，常见病、多发病的诊疗以及部分疾病的康复、护理，接收医院转诊患者，向医院转诊超出自身服务能力的患者等。基层卫生服务要求政府主导、社会参与，预防为主、医防融合、资源整合、灵活多样。

基层卫生服务的内涵包括：①服务目的是通过基层"健康守门人"，为全人群提供全方位的基本医疗卫生服务，提升居民健康水平；②服务对象是全体居民，为患病居民提供常见病、多发病的诊疗、护理、康复、双向转诊服务，为全体居民提供社区诊断、预防保健、健康教育、健康管理等服务；③服务方式是通过适宜药物、适宜技术、适宜设备来提供与社会经济水平相适应，居民个人、政府和社会能够承担得起的服务；④服务提供主体是基层医疗卫生机构；⑤服务重点内容是社区诊断、预防、保健、健康教育、疾病管理，常见病、多发病的诊疗以及部分疾病的康复、护理，双向转诊等。

基层卫生服务的内涵不断扩大。现阶段要求基层医疗卫生机构更加关注全人群，提供全生命周期、全方位的医疗卫生服务，注重以人为中心，加强服务的连续性、协调性和整合性。

基层卫生服务的提供方式不断变化。由被动服务模式向主动和多元化服务模式转变，如开展家庭医生（团队）签约服务，提供家庭照顾与访视、家庭病床等。有些基层卫生服务正在突破机构限制，延伸到居民家中和功能社区。如在功能社区内设置门诊部、卫生所、保健站（医务室）等，已设有医疗点的功能社区与基层医疗卫生机构合作提供基层卫生服务，发展"互联网＋基层卫生服务"等。

随着居民卫生服务需求越来越向多层次、多样性发展，基层卫生服务逐渐向基层健康服务过渡。与基层卫生服务相比，基层健康服务的内涵更丰富、外延更宽泛。在提供基层健康服务过程中，需要将健康理念深入基层，健康资源汇集基层，健康服务融入基层。基层健康服务的提供不仅仅依托基层医疗卫生机构，还有赖于文化活动中心、健身中心、学校等基层机构协同提供服务，需要融合政府、市场等各方资源，形成基层健康服务多元化的供给格局。

2. 基层卫生服务相关概念辨析　基层卫生服务与基本医疗卫生服务、初级卫生保健等概念既有联系也有区别。

（1）基本医疗卫生服务：人人享有基本医疗卫生服务，是我国卫生事业发展的重要目标之一，也是我国公民的基本权利。《中华人民共和国基本医疗卫生与健康促进法》将基本医疗卫生服务（basic health care）界定为"维护人体健康所必需、与经济社会发展水平相适应、公民可公平获得的，采用适宜药物、适宜技术、适宜设备提供的疾病预防、诊断、治疗、护理和康复等服务"。

基本医疗卫生服务包括两部分内容，分别是基本公共卫生服务和基本医疗服务。基本公共卫生服务由国家免费提供。基本医疗服务主要由政府举办的医疗卫生机构提供，也鼓励社会力量举办的医疗卫生机构提供。基本医疗服务费用主要由基本医疗保险基金和个人支付。基本医疗卫生服务必须坚持保基本、广覆盖、低投入、高产出的原则，通过适宜药物、适宜技术、适宜设备的广泛使用，以有限的资源争取最大的健康产出和健康公平。基本医疗卫生服务具有安全、有效、方便、价廉等特点。

基层卫生服务包含于基本医疗卫生服务。从内容上看，基本医疗卫生服务的内容更宽泛，基层卫生服务是基本医疗卫生服务的一部分。从提供主体上看，基层卫生服务的提供主体是基层医疗卫生机构；基本医疗卫生服务的提供主体主要是基层医疗卫生机构，但其他机构也可提供基本医疗卫生服务，如专业公共卫生机构、医院等。

（2）初级卫生保健：初级卫生保健（primary health care，PHC）是世界卫生组织和联合国儿童基金会于1978年在阿拉木图召开的国际初级卫生保健会议上提出的。《阿拉木图宣言》将初级卫生保健定义为一种基本保健，它依靠切实可行、可靠而又受社会欢迎的方法和技术，通过个人和家庭的参与而达到普及，其发生的费用是国家和社会有能力负担的。初级卫生保健是个人、家庭与卫生系统接触的第一环节，是实现人人享有卫生保健的基本途径和关键。初级卫生保健是人人都能得到的、体现社会平等权利的、人民群众和政府都能负担得起的卫生保健服务。

初级卫生保健的内涵包括：①初级卫生保健的服务对象是全体居民，它使卫生保健服务最大限度地深入人们工作和生活的场所；②初级卫生保健的方法是经过实践检验的、有科学依据的、个人和政府支付得起其费用的方法与技术；③初级卫生保健的承担者除了卫生部门外，还包括政府和各有关部门，并且通过个人、家庭和社区的广泛参与才能实现；④初级卫生保健工作的重点是预防疾病，增进健康，控制和消灭一切危害人民健康的各种因素；⑤开展初级卫生保健的目的是使全体人民公平地获得基本的卫生保健服务，从而促使全体社会成员达到与社会经济发展水平相适应的最高可能的健康水平。

初级卫生保健的内容包括四方面活动和八项要素。四方面活动具体包括健康促进、预防疾病、合理治疗和康复服务。八项要素具体包括：①当前主要卫生问题及其预防和控制方法的宣传教育；②必要的营养和供应充足的安全饮用水；③提供基本的清洁卫生环境；④开展妇幼保健工作，包括优生优育；⑤主要传染病的预防接种；⑥地方病的预防和控制；⑦常见病的合理治疗；⑧供给基本药物。在 1981 年第 34 届世界卫生大会上，初级卫生保健的八项要素又增加了一项："使用一切可能的方法，通过影响生活方式和控制自然及社会心理环境，来预防和控制非传染性疾病并促进精神卫生。"

基层卫生服务与初级卫生保健的相同点在于：目的都是维护和促进健康，服务对象都是全体居民，服务内容的确定都需要与社会经济发展水平相适应，都需要采用经实践检验的、有科学依据的、个人和政府支付得起其费用的方法与技术来提供服务，都需要社会主导、全社会参与，预防为主。

基层卫生服务与初级卫生保健的不同点在于：基层卫生服务是初级卫生保健的核心内容，但初级卫生保健的内容更丰富，还包括基本的环境卫生、营养健康、地方病的预防和控制等；基层卫生服务的提供主体是基层医疗卫生机构，而初级卫生保健的提供主体更全面，还包括环境部门、各级政府等。

（四）基层卫生服务管理

基层卫生服务管理（grassroots health care management）是指综合运用管理学理论和方法，计划、组织、领导、控制和协调基层医疗卫生资源的开发、分配和利用，提高基层医疗卫生机构服务质量、运行效率与效果，以实现基层医疗卫生机构功能定位的动态创造性活动。目的是解决居民主要健康问题，满足居民基本医疗卫生服务需求，提高居民整体健康水平。本书所讲授的基层卫生服务管理侧重于卫生行政部门对基层医疗卫生资源的宏观和中观管理，具体包括对基层卫生服务体系、基层医疗卫生机构、基层卫生设备、基层药品、基层卫生人员等的管理，不包括基层医疗卫生机构内部的微观管理。

二、基层卫生服务的意义

（一）有利于优化卫生资源配置

卫生服务需求呈"正三角"分布，主要由基本卫生服务需求构成，且基本卫生服务需求可由基层医疗卫生机构满足，然而当前我国卫生资源配置却是"倒三角"模式。通过"强基层"，发展基层卫生服务，可以引导卫生资源优先向基层配置，推动卫生资源向基层合理流动，使卫生资源的配置与需求相对应，改善卫生资源配置效率和效益。

（二）有利于适应社会需求的变化

随着人口老龄化进程的加快和疾病谱的转变，居民对卫生服务的便捷性、可及性提出了更高要求。基层医疗卫生机构数量多且分布均匀，网状分布的基层医疗卫生机构为居民便捷就医提供了可能。此外，家庭医生签约服务、双向转诊、远程医疗等服务方式的兴起，将基层卫生服务由被动服务转变为主动服务，且服务的内涵逐渐丰富，服务质量有效提升，不断满足居民日益增长的基层卫生服务需求。

（三）有利于落实"预防为主"的卫生工作方针

通过开展健康管理服务，将基层卫生服务从"治已病"转变为"治未病"，维护和促进健康，促进预防保健社会化、经常化、主体化，更有效地贯彻"预防为主"的方针。

（四）有利于抑制医药费用的不合理增长

"价廉"是基层卫生服务的基本特征之一，推动基层卫生服务发展，引导患者在基层医疗卫生机构首诊，可以有效降低医疗卫生费用，控制医疗卫生费用不合理增长，降低居民疾病经济负担。

（五）有利于实现"人人享有卫生保健"的目标

基层卫生服务始终坚持保基本、广覆盖的原则，在社会经济水平和居民支付能力一定的情况下，广泛提供低成本的基层卫生服务，有利于达到"人人享有卫生保健"的目标。

（六）有利于医学模式的转变

全球医学发展的大趋势是从生物医学模式转变为生物-心理-社会医学模式，通过健康管理，从居民对健康服务的需求出发，将预防、保健、医疗、康复、健康教育等服务在基层医疗卫生机构融为一体，促进医学模式的转变。

三、我国基层卫生服务的内容与服务方式

（一）我国基层卫生服务的基本内容

当前我国基层卫生服务的基本内容包括两个部分，分别是基本医疗服务和基本公共卫生服务。具体内容如下。

1. 基本医疗服务　承担辖区内居民常见病、多发病的门诊和住院（含家庭病床）诊治任务，开展全科、中医等科目的门诊服务；开展急危重患者的急诊急救，并组织转诊；能对常见的急危重症患者作出初步诊断和应急处理；为临终患者及家庭提供周到的人性化服务。基本医疗服务工作中，特别强调使用适宜技术、基本药物、中医中药等，以适应群众需要，减轻人民负担。

2. 基本公共卫生服务　在基层更需落实"预防为主""医防融合"的思想，即在居民由健康向疾病的转化过程中，以及疾病发生早期（无症状时）就主动关注和提供适当干预，减少疾病的发生并控制疾病的发展，促进居民健康水平提升。基层医疗卫生机构面向全体居民提供最基本的、均等化的公共卫生服务。我国于 2009 年启动了国家基本公共卫生服务项目，对辖区内重点人群的健康危险因素进行全方位且连续的管理过程，达到维护或促进健康的目的。基本公共卫生服务项目主要包括以下内容：一是传染病及突发公共卫生事件报告和处理，居民健康档案管理，健康教育，预防接种，0～6 岁儿童、孕产妇、老年人、高血压及 2 型糖尿病等慢性病患者、严重精神障碍患者、肺结核患者健康管理，中医药健康管理，卫生监督协管等服务项目；二是不限于基层医疗卫生机构实施的地方病防治、职业病防治、人禽流感和 SARS 防控、鼠疫防治、国家卫生应急队伍运维保障、农村妇女"两癌"检查、基本避孕服务、脱贫地区儿童营养改善、脱贫地区新生儿疾病筛查、增补叶酸预防神经管缺陷、国家免费孕前优生健康检查、地中海贫血防控、食品安全标准跟踪评价、健康素养促进、老年健康与医养结合服务、卫生健康项目监督等 16 项服务内容。

（二）我国基层卫生服务的提供主体

1. 城市基层卫生服务的提供主体　城市基层卫生服务的提供主体是提供社区卫生服务的各类卫生机构、社会团体和个人。卫生机构主要包括社区卫生服务中心、社区卫生服务站及门诊部、诊所等。居（村）民委员会公共卫生委员会（以下简称公共卫生委员会）是居（村）民委员会下属委员会，是基层群众性自治组织体系的重要组成部分。2021 年民政部、国家卫生健康委、国家中医药局、国家疾控局四部委联合发布了《关于加强村（居）民委员会公共卫生委员会建设的指导意见》，旨在通过公共卫生委员会增强基层协调动员能力和公共卫生服务能力，缓解基层公共卫生工作中人才队伍问题，加强基层公共卫生治理能力。

社区卫生服务的提供者主要由以下五类人员构成：①全科医师、社区专科医师、社区助理医师、社区中医师；②社区公共卫生人员与防保人员；③社区护理人员；④药剂师、检验师、康复治疗师及其他卫技人员；⑤社区工作人员、医学社会工作者、志愿者。

2. 农村基层卫生服务的提供主体　农村基层卫生服务的提供主体是乡镇卫生院、村卫生室、医务室、门诊部、诊所等。

乡镇卫生院的卫生服务提供者主要有：①全科医师、执业（助理）医师（包括临床、中医、口腔和公共卫生四类）、助理全科医师；②防保人员；③护理人员；④药剂师、检验师、康复治疗师及其他卫技人员；⑤联络员等。

村卫生室的卫生服务提供者主要有：全科医师、执业（助理）医师、助理全科医师、乡村医生和护士等人员。

其中，助理全科医生制度是国家为乡村医生的准入和依法管理而建立的一套管理办法，取得助理全科医师资格的医师限定在乡镇卫生院或村卫生室执业。助理全科医师的准入条件低于执业（助理）医师。

（三）我国基层卫生服务的对象

基层卫生服务的对象主要包括以下三类。

1. 健康人群　世界卫生组织对健康的定义是："健康不仅是没有疾病和虚弱现象，而且是一种躯体上、心理上和社会适应方面的完好状态。"因此，为健康人群提供社区卫生服务的重点是健康教育和健康促进。

2. 重点人群　重点人群包括两类，一类是由于各种原因需要在基层获得系统保健的人群，如儿童、妇女、老年人、疾病康复期人群、残疾人等需要特殊保健的人群。需要为此类人群提供其所需的儿童计划免疫、体检，孕产妇保健，慢性病管理等服务。另一类是高危人群，他们本身存在某些致病的生物因素、不良行为以及不良生活习惯等，而目前尚且健康，没有发病，其发生疾病的概率明显高于其他人群。比如高血压、糖尿病、有肿瘤家族史的人，有吸烟、酗酒习惯的人，过度肥胖或严重消瘦者等。有必要对此类人群进行健康风险评估，并对其进行有针对性的健康教育和健康行为干预。

3. 患病人群　基层医疗卫生机构通常为患有常见病、多发病的患者提供基本医疗服务、院前急救、临终关怀等服务。

（四）我国基层卫生服务的提供模式

我国基层医疗卫生机构提供门急诊服务和住院服务，以门急诊服务为主。基层医疗卫生机构也提供上门服务，为居民提供家庭照顾与访视、家庭病床等服务，帮助行动不便的患者得到及时、便利的诊疗服务，减轻患者家庭的出行负担。我国目前正在大力推进基层医疗卫生机构实行家庭医生签约服务，建立家庭医生服务团队，与居民签订协议，根据居民健康状况和医疗需求提供基本医疗和公共卫生服务。推进分级诊疗制度建设，引导非急诊患者到基层医疗卫生机构进行首诊，实行首诊负责制和转诊审核责任制。

1. 家庭医生签约服务　全科医生是家庭医生签约服务的主要执行者，也是居民的"健康守门人"。通常由家庭医生团队为居民提供全方位的健康服务，签约的家庭医生主要提供预防保健、常见病与多发病诊疗和转诊、患者康复和慢性病管理、健康管理等一体化服务。家庭医生团队一般由家庭医生、护士、防保人员及其他卫生人员组成。推进家庭医生签约服务，居民和家庭医生之间建立起稳固、信任的医患关系，有利于实现基层首诊，为分级诊疗制度的建立提供保障。建立家庭医生签约服务为主的基层卫生服务提供模式，有利于进一步落实签约服务费，扩大筹资渠道，稳步扩大家庭医生签约覆盖面，不断丰富服务的内涵和形式，提高群众满意度。

2. 基层首诊服务　基层首诊是指居民原则上应选择居住地或发病时所在地附近的基层医疗卫生机构接受首次服务，并由首诊医生根据病情确定是否需要转诊。基层首诊是分级诊疗制度的重要内容之一。分级诊疗制度的核心内容是"基层首诊、双向转诊、急慢分治、上下联动"，形成"健康进家庭、小病在基层、大病到医院、康复回基层"的科学有序就医新格局。分级诊疗制度是关系到医疗服务模式和就医秩序的一项基础性和长期性制度。基层首诊可以将患者吸引到基层，提高就诊便利性，控制医疗费用过快增长，提高卫生系统运行效率。实现基层首诊，需要全方位提高基层医疗卫生机构服务能力和水平，提高居民对基层医疗卫生机构的信任度和认可度。

3.双向转诊服务　双向转诊服务包括上转和下转服务。上转服务是指在接诊患者过程中，发现患者有转诊指征，可将其转诊至二、三级医疗机构专科或专家处就诊。下转服务是指二、三级医疗机构将诊疗完毕或病情稳定的患者转回基层医疗卫生机构，患者在基层接受延续性治疗或健康管理服务。双向转诊服务可以提高医疗卫生资源的利用效率。小病在基层，可以降低服务费用；同时也提高大医院的运转效率，为危急重症患者提供更多救治机会和资源。双向转诊制度的推进，需要相关的配套措施，如下沉优质医疗资源，在基层推广使用远程技术，建立必要的药品保障供应机制等。

4.基层中医药服务　中医药文化在我国民间有着深厚的基础，中医"治未病"的理念与基层卫生服务的核心内涵更契合，因此在基层发展中医药文化是必然趋势。需要加强"国医堂"标准化建设，推广基层针灸、推拿、中医熏蒸等适宜技术，大力推广中医康复理疗、中医"治未病"以及中医心理等项目，让基层成为中医药文化传承和发展的重要基地。

5.医防融合服务　医防融合要求医中有防、防中有医、防治结合。医防融合更强调医疗服务与公共卫生服务之间相互渗透、融为一体，更加体现医防间的紧密关系。医防融合不仅要求不能重医轻防，也要求不能过度重视预防而忽视医疗，医防之间相互融合，协同服务。基层医疗卫生机构需要弥合基本公共卫生服务与医疗服务之间的裂痕，提高服务的协调性。

第二节　城市基层卫生服务管理

一、城市基层卫生服务的基本概念

城市基层卫生服务以社区卫生服务为主体，主要由社区卫生服务中心和社区卫生服务站提供。

（一）社区的概念

"社区"的概念最早由德国社会学家斐迪南·滕尼斯（Ferdinand Tönnies）在 1887 年出版的《社区与社会》中提出。我国著名社会学家费孝通将社区定义为"若干社会群体（家庭、氏族）或社会组织（机关、团体）聚集在某一地域里所形成的一个生活上相互关联的大集体"。在中国，城市社区一般指街道和居委会，农村社区一般指乡镇或村落。

社区是社会的基本构成单位，是人们生活的基本区域，一个社区是一个完整的管理单元。社区通常被划分为两类：①一是功能社区，指按功能区域划分的市民重要活动场所，包括机关企事业单位、产业园区、商务楼宇、学校、养老机构等；②二是生活社区，如街道、乡（镇）、村等。社区与行政区在地域上可能重合，但两者存在一定的区别。社区是为了强调在长期共同的社会生产和生活中自然形成的相互联系的人群，而行政区是为了实施社会管理，由人为划定，边界清楚。同一行政区可以包含不同的社区，同一社区可以人为划定为多个行政区。

（二）社区卫生服务的概念

社区卫生服务（community health service，CHS）是以人的健康为中心、家庭为单位、社区为范围，为满足居民基本卫生服务需要和需求，以社区卫生服务中心（站）为主体、全科医生为骨干，为居民提供的集预防、医疗、保健、康复、健康教育和健康促进、优生优育技术服务等为一体的，经济、有效、方便、价廉、综合、连续的卫生服务。社区卫生服务是城市地区的基层卫生服务。基本的社区卫生服务项目主要以政府举办的社区卫生服务中心（站）为服务主体；延伸性的社区健康服务项目主要由社会办各类社区健康服务机构提供。在有条件的地区中，社区卫生服务正逐渐向社区健康服务方向发展。

二、城市社区卫生服务体系的发展

新中国成立后,我国城市社区卫生服务体系的发展大致经历了三个阶段。

(一)萌芽阶段(1949—1996年)

20世纪50年代,我国城市的红十字卫生站被认为是城市基层卫生服务机构的发展雏形,在满足居民部分医疗需求、配合政府开展卫生运动、进行健康宣传与教育方面,起到了重要的作用。

(二)起步阶段(1997—2008年)

1997年1月,《中共中央、国务院关于卫生改革与发展的决定》发布,第一次明确提出在城市积极发展社区卫生服务的指示,标志着我国社区卫生服务的起步。1999年发布的《关于发展城市社区卫生服务的若干意见》,是第一个关于城市社区卫生服务的基础性、政策性文件。2000年起,先后发布了《城市社区卫生服务机构设置原则》《城市社区卫生服务中心设置指导标准》《城市社区卫生服务站设置指导标准》等配套文件,城市以大型医院为中心和以社区卫生服务为基础的新型两级医疗卫生服务体系初具雏形。2006年发布的《国务院关于发展城市社区卫生服务的指导意见》,提出了社区卫生服务的公益性原则以及由政府主导的核心原则。此后,社区卫生服务机构基本覆盖了全国各类城市。

(三)发展阶段(2009年至今)

2009年发布的《中共中央 国务院关于深化医药卫生体制改革的意见》提出"加快建设以社区卫生服务中心为主体的城市社区卫生服务网络",明确社区卫生服务为"新型城市医疗卫生服务体系的基础"。新医改启动后,社区卫生工作的重点逐渐转向加快推进管理体制和运行机制改革。随后中央和地方层面围绕基本药物制度、补偿机制、人事分配制度、全科医生制度、家庭医生签约制度、分级诊疗制度建设等方面进行了积极探索。2010年颁布的《关于建立健全基层医疗卫生机构补偿机制的意见》,明确提出要"大力推进基层医疗卫生机构综合改革",拉开了全国社区卫生机构综合改革的序幕。2015年出台的《关于进一步规范社区卫生服务管理和提升服务质量的指导意见》,致力于规范社区卫生服务管理和提升社区卫生服务质量。《关于推进分级诊疗制度建设的指导意见》则要求各地以提高基层医疗服务能力为重点,逐步建立符合国情的分级诊疗制度。2018年,全面开展"优质服务基层行"活动,致力于提升基层服务能力。随后出台了《社区卫生服务中心服务能力标准(2018年版)》和《社区卫生服务中心服务能力评价指南(2019年版)》。

三、城市社区卫生服务机构的功能和任务

社区卫生服务中心(站)是城市社区卫生服务体系的主体,也是体系的"网底",承担着城市基层卫生服务提供的核心任务。

(一)基本功能

社区卫生服务中心是公益性、综合性的基层医疗卫生机构,承担常见病和多发病的诊疗、基本公共卫生服务和健康管理等功能任务,是城市医疗卫生服务体系的基础。鼓励有条件的社区卫生服务中心拓宽服务半径,服务辖区外的居民;鼓励社区卫生服务中心成为医学院校教学基地或住院医师规范化培训基层实践基地,承担基层医疗卫生机构的教学、培训工作。

社区卫生服务站通常设立在社区卫生服务中心服务无法覆盖的区域。部分社区卫生服务站是社区卫生服务中心的分支机构,部分社区卫生服务站是独立法人。

社区医院是对具备条件的社区卫生服务中心和乡镇卫生院的提档升级,对达到一定医疗服

务水平的基层医疗卫生机构加挂社区医院牌子。为了防止基层医疗卫生机构偏重于提供公共卫生服务，提升医疗服务能力和水平，强化社区医疗和住院定位，2019年后相继颁布了一系列文件，推动社区医院建设。除了具备社区卫生服务中心的基本功能外，社区医院更加强调医疗服务水平和能力，强化医疗和住院功能定位。一是在加强常规诊疗服务能力基础上，鼓励结合群众需求建设特色科室，如心理咨询门诊。二是加强住院病房建设，主要以老年、康复、护理、安宁疗护床位为主，鼓励有条件的机构设置内科、外科、妇科、儿科等床位，并结合实际开设家庭病床。

（二）主要任务

社区卫生服务中心的主要职责是提供预防、保健、健康教育、优生优育等基本公共卫生服务和常见病、多发病的诊疗服务以及部分疾病的康复、护理服务，向医院转诊超出自身服务能力的常见病、多发病及危急和疑难重症患者，并受区县级卫生行政部门委托，承担辖区内的公共卫生管理工作，负责对社区卫生服务站的技术指导、综合管理等工作。

社区卫生服务中心的具体任务包括：①提供当地居民常见病、多发病的门诊服务。常见病、多发病是指社区常见的以内科、外科、妇科、儿科等为主，经常发生，出现频率较高的疾病。②提供适宜技术，安全使用设备和药品。③提供中医药服务。以中医药理论为指导，运用中医药技术方法，施治内、外、妇、儿的常见病、多发病，并提供中医药预防、保健服务。④提供基本公共卫生服务及有关重大公共卫生服务。⑤提供优生优育技术服务。为育龄期妇女提供生殖健康服务，开展相关的健康教育，做好就诊指导，做好国家免费避孕药具管理和发放。⑥提供转诊服务，接收转诊患者。将无法确诊及危重的患者转诊到上级医院进行诊治；接收上级医院下转的康复期患者；鉴别可疑传染性疾病患者并转诊到定点医疗机构进行诊断治疗。⑦提供一定的急诊急救服务。能够在社区卫生服务机构进行心肺复苏、止血包扎、躯干及肢体固定等急诊急救服务。⑧负责社区卫生服务站的业务和技术管理。此外，有能力的社区卫生服务中心可提供常见病、多发病的住院诊疗服务，为康复患者提供康复治疗服务，为行动不便等适合在家庭条件下进行医疗护理的居民提供相应的居家护理服务，为有需要的患者提供家庭病床服务。

社区卫生服务站的主要任务是提供一些最为基本的医疗、预防保健和健康管理服务。

社区医院建设的主要任务包括：①加强资源配备和信息化建设；②突出重点，提升医疗服务能力；③防治结合，加强传染病防控能力。

四、城市社区卫生服务管理

（一）管理体制

上一级卫生行政部门对社区卫生服务机构进行管理，包括对社区卫生服务机构实施日常监督与管理，建立健全监督考核机制，实行信息公示和奖惩制度等；建立社区卫生服务机构评审制度，加强社区卫生服务机构的服务质量建设。

疾病预防控制、妇幼保健等专业公共卫生机构在职能范围内，对社区卫生服务机构提供业务指导和技术支持，对社区卫生服务机构所承担的公共卫生服务进行业务指导和绩效评价。

大、中型医院与社区卫生服务机构联合与合作，建立双向转诊制度，由社区卫生服务机构逐步承担大、中型医院的一般门诊、护理和康复等服务。医疗联合体的上级医院对社区卫生服务机构的管理和指导力度取决于医疗联合体的紧密程度。

（二）管理内容

1. 机构设置规划与管理

（1）机构设置管理：社区卫生服务中心原则上按街道办事处范围设置，以政府举办为主。在大、中型城市，原则上按照3万～10万居民或街道办事处所辖范围规划设置1所社区卫生服务中心，根据需要设置若干社区卫生服务站。在人口较多、服务半径较大、社区卫生服务中心难以覆盖的社区,可适当设置社区卫生服务站或中心。人口规模大于 10 万人的街道办事处,应增设社区卫生服务中心。社区卫生服务站服务人口一般为 1 万～1.5 万人。设区的市政府卫生行政部门负责制订本行政区域的社区卫生服务机构设置规划,并纳入当地区域卫生规划、医疗机构设置规划。社区卫生服务机构设置规划须经同级政府批准,报当地省级政府卫生行政部门备案。

(2)准入管理:社区卫生服务机构的准入管理主要遵循《医疗机构管理条例》和当地的医疗机构设置规划。社区卫生服务机构实施准入管理的重点是:①严格执行医疗机构设置审批制度;②严格执行医疗机构登记制度;③加强对医疗机构的管理。新设置的社区卫生服务机构可由政府设立,也可按照平等、竞争、择优的原则,通过公开招标等方式确定社区卫生服务机构举办者,鼓励社会力量参与。

2. 服务管理 国家卫生行政部门通过顶层设计,明确社区卫生服务中心(站)的功能定位和主要任务,制定服务标准、规范与指南,对服务质量、安全、效率、费用提出具体要求,注重社区卫生服务中心(站)的公益性,以实现以人为中心,综合、全面、连续的服务目标。卫生行政部门通过颁布文件、组织学习、绩效考核与评比、开展"优质服务基层行"等活动来实现对社区卫生服务中心(站)的服务管理。

此外,卫生行政部门也要求社区卫生服务中心(站)内部建立健全各项规章制度,包括人员职业道德规范与行为准则,人员岗位责任制度,人员聘用、培训、管理、考核与奖惩制度,技术服务规范与工作制度,服务差错及事故防范制度,服务质量管理制度,财务、药品、固定资产、档案、信息管理制度,医疗废物管理制度,社区协作与民主监督制度等。

3. 卫生人员管理 对社区卫生服务中心(站)卫生人员的管理,主要通过人才培养、吸引和使用三个环节,以用为本,提高社区卫生人员队伍的整体数量和质量。卫生行政部门对社区卫生人员宏观管理,按照管宏观、管政策、管协调、管服务的要求,建立健全社区卫生人员宏观管理的体制机制。明确在基层建立全科医生制度和加强公共卫生人才建设的重要性,统筹指导各类卫生人才队伍建设,制定有利于基层卫生人才队伍数量扩充、质量提升的政策措施,营造良好的人才环境。

(1)社区卫生专业技术人员准入管理:社区卫生专业技术人员准入管理遵循国家的准入规定。全科医生是家庭医生签约服务的核心,是健康"守门人"建设的关键。但当前我国全科医生数量不足、能力水平不高,距离实现"到 2030 年,城乡每万名居民拥有 5 名合格的全科医生"的目标还有相当大的差距。我国正逐步建立健全院校教育、毕业后教育、继续教育三阶段有效衔接的全科医生培养体系,形成以"5+3"为主体、"3+2"为补充的全科医生培养模式。通过全科专业住院医师规范化培训、助理全科医生培训、转岗培训、农村订单定向医学生免费培养等多种渠道,加大全科医生培养力度,不断壮大全科医生队伍。

(2)用人机制:编制是组织机构的设置及其人员数量的定额和职务的分配,由财政拨款的编制数额由编制管理部门确定,组织人事部门根据编制调配人员,财政部门根据编制拨款。对社区卫生服务中心进行编制管理,也是一种卫生人力资源配置行为。社区卫生服务中心经过编制部门核编,纳入事业编制管理的人员经费一般由财政部门拨付。社区卫生服务中心编制管理改革的重点在于如何科学核定编制、动态调整财政预算标准、创新编制管理等,以及亟须转换用人机制、健全用人制度。在用人机制方面,可推行聘用制度和岗位管理制度,实现社区卫生人才管理由固定用人向合同用人转变,由身份管理向岗位管理转变。

(3)薪酬管理:薪酬制度直接影响着医务人员的积极性和基层的可持续发展。由于大部分社区卫生服务机构属于事业单位,参照国家事业单位工资制度,员工薪酬水平和结构受国家事业单位工作人员收入分配相关制度的约束,如《中共中央 国务院关于分类推进事业单位改革的指导意见》《关于卫生事业单位实施绩效考核的指导意见》等,薪酬由基本工资、特殊岗位津贴补贴、绩效工资等项目组成。基本工资、特殊岗位津贴补贴一般按照国家和省、市规定的标准执行；绩效工资总额由人社、财政等部门根据当地事业单位平均绩效工资水平来核定；绩效工资中的 60% 属于基础性绩效，相对固定。为了提高基层医务人员积极性，在 2016 年全国卫生与健康大会上提出了"两个允许"，即允许医疗卫生机构突破现行事业单位工资调控水平，单独制定体现行业特点的医疗卫生机构绩效工资总量核定办法；允许医疗服务收入扣除成本并按规定提取各项基金后主要用于人员奖励，奖励费用不计入核定的绩效工资总量。

4. 药品、设备和技术管理 社区卫生服务中心（站）在药品、设备和技术方面，提倡利用基本药物、适宜技术和设备。

（1）药品管理：社区卫生服务机构药品准入管理需要严格执行药品准入管理的各项法律法规，此外，需遵循针对社区卫生服务机构药品准入的有关规定，包括原国家食品药品监督管理局、国家发展和改革委员会、原卫生部联合印发的《关于加强城市社区和农村基本用药定点生产、使用和价格管理的通知》以及《国务院办公厅关于进一步做好短缺药品保供稳价工作的意见》（国办发〔2019〕47 号）。要求政府办基层医疗卫生机构基本药物配备品种数量占比原则上不低于国家基本药物目录的 90%，形成以基本药物为主导的"1+X"（"1"为国家基本药物目录、"X"为非基本药物，由各地根据实际确定）用药模式，优化和规范用药结构。

（2）设备管理：社区卫生设备准入管理遵循《医疗卫生机构医学装备管理办法》。社区卫生设备准入管理的目的是规范和加强医疗卫生机构医学设备管理，促进医学设备合理配置、安全与有效利用，充分发挥设备使用效益，保障医疗卫生事业健康发展。

（3）技术管理：社区医疗技术准入管理遵循《医疗技术临床应用管理办法》。医疗技术准入管理的目的是对不断涌现的新的医疗卫生技术进行规范化管理，促进医疗技术进步和医学科学发展，保障医疗安全，提高医疗质量。

第三节 农村基层卫生服务管理

一、农村基层卫生服务体系的发展

新中国成立后，我国农村基层卫生服务体系的发展大致经历了四个阶段。

（一）初步建立阶段（1949—1978 年）

新中国成立初期到 20 世纪 70 年代，我国逐步建立了以县、乡、村三级医疗预防保健服务网络、合作医疗制度和农村卫生保健专业服务队伍（"赤脚医生"）为主体的农村卫生服务管理体制，守护了广大农村居民的基本健康。这一时期，在医疗卫生资源极度匮乏的情况下，我国开创了一个低投入、广覆盖的农村卫生服务样板。

（二）过渡阶段（1979—1990 年）

1978 年开始，农村经济体制改革，实行家庭联产承包责任制，集体经济逐渐解体，给原来主要依靠集体经济提供资金的农村卫生服务体系带来了冲击。三级医疗预防保健网功能弱化，农村卫生技术人才流失，合作医疗制度逐步解体。1985 年初，卫生部决定停止使用"赤脚医生"这一称谓，考核合格的赤脚医生被认定为乡村医生，取得从医资格后可继续行医。至此，"赤脚医生"成为历史名词，乡村医生成为农村地区的卫生骨干。

（三）恢复发展阶段（1991—2001 年）

1991 年 1 月，国务院批转了卫生部等五部委《关于改革和加强农村医疗卫生工作的请示》，标志着乡村医疗进入了积极探索、走出低谷时期。这一时期，我国经济发展正处于调整期，只有有限的财政资金投入到农村医疗卫生事业中，农村医疗卫生事业的发展没有更大的进展。

（四）迅速发展阶段（2002 年至今）

2002 年 10 月，《关于进一步加强农村卫生工作的决定》要求加大政府对农村卫生的投入力度，推进农村卫生服务体系改革与建设，建立和完善新型农村合作医疗制度，标志着农村卫生工作进入新的发展阶段。2006 年发布了《农村卫生服务体系建设与发展规划》。据此，由中央和地方财政共同出资，改善农村卫生机构基础设施条件，对农村卫生人员和乡村医生进行大规模业务知识培训。2009 年，"新医改"启动，继续强调农村卫生工作的重要性和政府责任。2010 年颁布的《关于建立健全基层医疗卫生机构补偿机制的意见》，明确提出"大力推进基层医疗卫生机构综合改革"，正式拉开了全国基层卫生综合改革的序幕。《关于加强乡村医生队伍建设的意见》再次肯定了乡村医生队伍的性质、地位和作用，对乡村医生和村卫生室建设提出了"总体要求"。2014 年发布了《村卫生室管理办法（试行）》，明确了村卫生室功能定位，对村卫生室建设、村医队伍建设等作出了具体安排。2018 年，"优质服务基层行"活动在农村基层展开。随后出台了《乡镇卫生院服务能力标准（2018 年版）》和《乡镇卫生院服务能力评价指南（2019 年版）》，推动农村基层卫生服务高质量发展。

二、农村基层卫生服务机构的功能和任务

乡镇卫生院和村卫生室是农村基层卫生服务体系的主体，也是体系的"网底"，承担着农村基层卫生服务提供的核心任务。

（一）乡镇卫生院

1．基本功能 乡镇卫生院是公益性、综合性的基层医疗卫生机构，承担着常见病和多发病的诊疗、基本公共卫生服务、健康管理等功能任务，是农村医疗卫生服务体系的"枢纽"。乡镇卫生院也承担县（区）级卫生行政部门委托的卫生管理职能，对所辖区域卫生室（所）等的基本医疗及公共卫生服务行使管理职责。乡镇卫生院分为中心乡镇卫生院和一般乡镇卫生院。中心乡镇卫生院是辐射一定区域范围的医疗卫生服务中心，除具备一般乡镇卫生院的服务功能外，还开展普通手术等，着重强化医疗服务能力并承担对周边区域内一般乡镇卫生院的技术指导工作。

2．主要任务 乡镇卫生院承担的主要任务与社区卫生服务中心基本相同。乡镇卫生院还承担辖区村卫生室（所）的业务管理和技术指导任务。有条件的乡镇卫生院可提供常见病、多发病的住院诊疗服务，并且开展一级或二级常规手术。其中，一级手术是指技术难度较低、手术过程简单、风险度较小的手术；二级手术是指技术难度一般、手术过程不复杂、风险度中等的手术。

（二）村卫生室

1．基本功能 村卫生室是农村三级卫生服务网的最基层单位，是农村公共服务体系的重要组成部分，是农村医疗卫生服务体系的基础。村卫生室承担与其功能相适应的公共卫生服务、基本医疗服务和上级卫生行政部门交办的其他工作。村卫生室主要以村集体举办、政府补助等方式建立，政府支持村卫生室房屋建设、设备购置和正常运转。

2．基本任务 村卫生室的主要任务有：①承担行政村的健康教育、预防保健等公共卫生服务，包括承担、参与或协助开展基本公共卫生服务；参与或协助专业公共卫生机构落实重大公共卫生服务；县级以上卫生行政部门布置的其他公共卫生任务。②承担基本医疗服务，主要包括疾病的初步诊查和常见病、多发病的基本诊疗以及康复指导、护理服务；危急重症患者的初步现场急救和转诊服务；传染病和疑似传染病患者的转诊；县级以上卫生行政部门规定的其他基本医疗服务。除为挽救患者生命而实施的急救性外科止血、小伤口处置外，村卫生室原则上不得提供以下服务：手术、住院和分娩服务；与其功能不相适应的医疗服务；县级以上地方卫生行政部门明确规定不得从事的其他医疗服务。③承担卫生行政部门交办的卫生健康政策和知识宣传、信息收集上报等工作。④提供与其功能相适应的中医药（民族医药）服务及计生药具药品服务。

三、农村基层卫生服务体系管理

筑牢农村基层卫生服务体系"网底"，是全面推进乡村振兴、加快农业农村现代化建设的基本保障。

（一）管理体制

国家卫生行政部门负责全国乡镇卫生院的监督管理工作，县级以上地方人民政府卫生行政部门负责本行政区域内乡镇卫生院的监督管理工作。县级卫生行政部门合理规划乡镇卫生院、村卫生室设置，负责本行政区域内乡镇卫生院、村卫生室的设置审批、执业登记、监督管理等工作。

疾病预防控制中心、妇幼保健院（所、站）等专业公共卫生机构对农村基层医疗卫生机构承担的公共卫生服务工作进行业务评价与指导。

乡镇卫生院承担辖区内公共卫生管理职能，负责对村卫生室的业务管理和技术指导。鼓励有条件的地区推行乡村卫生服务一体化管理。

（二）管理内容

1. 机构设置与规划　县级以上地方人民政府卫生行政部门根据本行政区域内的人口、医疗资源、医疗需求和现有医疗机构的分布状况，制定本行政区域医疗机构设置规划。

县级人民政府卫生行政部门要依据《医疗机构管理条例》等有关规定，负责办理乡镇卫生院的设置审批、登记、注册、校验、变更以及注销等事项，利用现有卫生资源和基础设施，避免重复建设，实现政府在每个乡镇办好1所标准化建设的乡镇卫生院。乡镇卫生院床位数宜控制在100张以内。鼓励有条件的乡镇卫生院提升医疗服务能力，发展特色专科，建设成社区医院。

原则上一个行政村设置一所村卫生室，人口较多或者居住分散的行政村可酌情增设；人口较少或面积较小的行政村，可与相邻行政村联合设置村卫生室。乡镇卫生院所在地的行政村原则上可不设村卫生室。

2. 服务管理　国家对乡镇卫生院和村卫生室的服务管理有相同之处，服务管理内容和服务管理方式基本类似。积极推动乡镇卫生院和村卫生室使用适宜技术、适宜设备和基本药物。

国家卫生行政部门通过顶层设计，明确乡镇卫生院和村卫生室的功能定位和主要任务，制定服务标准、规范与指南，对服务质量、安全、效率、费用提出具体要求。卫生行政部门通过颁布文件、组织学习、绩效考核与评比、开展"优质服务基层行"等活动来实现对乡镇卫生院和村卫生室的服务管理。同时也要求乡镇卫生院和村卫生室内部建立健全各项规章制度，以提高服务质量和效率，保障服务安全性。

3. 卫生人员管理　乡村医生队伍的不稳定性、农村基层卫生健康人才短缺、人员结构不合理等问题，是农村基层卫生人力资源管理需要解决的核心问题。维护乡村医生队伍的稳定性，需要解决乡村医生的身份、待遇、保障等多方面问题。各地乡镇卫生院在探索不同形式的引人用人机制，如"县管镇聘村用"模式，"县管乡用、乡管村用"机制等。统筹县域内人才使用，畅通人才发展通道，促进人才资源"下沉"。

需要妥善处理好乡村医生队伍的稳定性问题，也需要有效解决乡村医生短缺和断层的问题。乡村医生队伍的稳定性问题的解决途径有：①助理全科医生制度的建立，为无法获取执业（助理）医师资格证的乡村医生依法执业提供了解决方案；②一般诊疗费政策的落地，可以弥补实行药品零差率销售的村卫生室的政策性亏损；③将取得执业（助理）医师、执业护士等资格的乡村医生，纳入乡镇卫生院统一管理，为乡村医生提供了上升途径；④乡村医生养老保险补助政策的实施，可以解决乡村医生的养老问题。乡村医生短缺和断层问题可考虑的解决途径有：①探索新的村卫生室用人机制，对不适宜配置固定乡村医生或短期内招不到合格乡村医生的地区（行政村），以及尚未设置基层医疗卫生机构的移民搬迁安置点，可采取村级医疗卫生巡诊、派驻和邻（联）村卫生室延伸服务工作的措施，开展包括常见病和多发病的诊疗服务、基本公共卫生服务、家庭医生签约服务以及常态化疫情防控等工作；②开展"大学生乡村医生"免费订单定向培养，扩充大学生乡村医生队伍；③推广基层卫生专业技术人员高级职称评审，提高基层医疗卫生机构高级专业技术岗位比例。

4. 药品和技术管理 提倡在农村基层医疗卫生机构利用基本药物、适宜技术和适宜设备。按照国家要求，统一实施国家基本药物制度。政府对实施药品零差率销售的乡镇卫生院和村卫生室进行补贴。农村基层医疗卫生机构的设备准入和技术准入分别遵循《医疗卫生机构医学装备管理办法》《医疗技术临床应用管理办法》。

本章小结

基层医疗卫生机构是医疗卫生服务体系的重要组成部分，是医疗卫生服务体系的最底层（"网底"），实现了卫生资源在基层汇集，布局具有网格化特征。

基层卫生服务是指由基层医疗卫生机构所提供的基本医疗卫生服务，内容包括社区诊断、预防、保健、健康教育、疾病管理，常见病、多发病的诊疗以及部分疾病的康复、护理，接收医院转诊患者，向医院转诊超出自身服务能力的患者等。基层卫生服务管理是指综合运用管理学理论和方法，计划、组织、领导、控制和协调基层医疗卫生资源的开发、分配和利用，提高基层医疗卫生机构服务质量、运行效率与效果，以实现基层医疗卫生机构功能定位的动态创造性活动。

基层卫生服务的原则是坚持社会效益优先，坚持政府主导，坚持与社会经济发展相适应，坚持预防为主。当前我国基层卫生服务的基本内容包括基本医疗服务和基本公共卫生服务。基层卫生服务对象主要包括健康人群、重点人群、患病人群。

我国基层卫生服务体系分为城市基层卫生服务体系和农村基层卫生服务体系两个部分。城市基层卫生服务体系是以社区卫生服务中心和社区卫生服务站为主体，以诊所、医务所（室）、护理院等其他基层医疗卫生机构为补充的城市社区卫生服务网络。农村基层卫生服务体系是以乡镇卫生院为中心，村卫生室为基础，以诊所、医务所（室）等其他基层医疗卫生机构为补充的农村基层卫生服务网络。

思考题

1. 请论述当前中国基层卫生服务发展面临的问题，并提出相应的解决思路和措施（可以从基层卫生医疗机构功能定位、人力资源管理、补偿机制、药品管理等角度阐述）。
2. "保基本、强基层、建机制"是新一轮医改的重点内容。强基层是要增强基层医疗卫生机构服务能力，健全基层医疗卫生服务网络。请你结合所学知识，谈谈如何实现"强基层"。

（叶　婷）

第十六章　中医药服务管理

中医药是我国各族人民在长期生产生活实践和与疾病作斗争的过程中逐步形成并不断发展的医学科学。中医药事业是我国医药卫生事业的重要组成部分。国家实行中西医并重的方针，探索建立符合中医药特点的管理制度，大力推动中医药传承创新发展，持续促进中医药服务能力提升。这不仅是《中华人民共和国中医药法》的规定，也是满足人民群众多层次、多样化、差异化健康需求，促进国民健康水平提高以及推动经济社会发展的客观需要。

第一节　中医药发展与中医药服务

一、传统医学与中医药学

（一）传统医学

2008 年 11 月，WHO 首届传统医学大会在中国北京召开，会议发表的《北京宣言》明确定义了传统医学。传统医药是在维护健康以及预防、诊断、改善或治疗身心疾病方面使用的以不同文化固有的、可解释的或不可解释的理论、信仰和经验为基础的知识、技能和实践总和。传统医学是指利用基于植物和矿物的药物、精神疗法、肢体疗法，治疗、诊断和防止疾病或者维持健康的医学。传统医学包括中国传统医学、印度传统医学、古希腊医学、古埃及医学等。2009 年 5 月，在我国的积极倡导下，WHO 第 62 届世界卫生大会通过《传统医学决议》。这是 WHO 首次以专门决议的形式敦促会员国全面发展传统医学，是中国与 WHO 合作的标志性成果，明确了我国中医药在世界传统医学领域的引领地位。2014 年 5 月 23 日，世界卫生大会批准了 WHO 的《2014—2023 年传统医学战略》，旨在通过将传统和补充医学服务纳入卫生保健服务和家庭护理中，促进全民健康覆盖。2019 年，《国际疾病分类第十一次修订本》（ICD-11）首次纳入以中医药为主体的传统医学章节，中医药在国际传统医学领域的话语权和影响力显著提升。

（二）中医药学

中医药学（traditional Chinese medicine and pharmacy）是包括汉族和少数民族医药在内的我国各民族医药的统称，是反映中华民族对生命、健康和疾病的认识，具有悠久历史传统和独特理论及技术方法的医药学体系，有别于近代从西方传入的现代医学体系，故又称中国传统医学。从现代学科分类来看，中医药学是中医学和中药学的合称，但两者的基础理论是统一的，所以从古至今中医药学都是统一的医药体系。其中，中医学（traditional Chinese medicine）是以传统中医药理论与实践经验为主体，研究人体生命活动中健康与疾病转化规律及其预防、诊断、治疗、康复和保健的一门综合性学科。

二、中医药政策与中医药发展

（一）中医药发展历程与政策

中医药有数千年历史，为中华民族的繁衍昌盛作出了卓越贡献。古人在医疗实践中不断总结经验，编撰了《黄帝内经》《难经》《伤寒杂病论》《神农本草经》等大量中医药典籍，确立了完整的中医药理论体系和方法体系。自鸦片战争以来，随着西医药在中国的传播，中国传统医药逐渐有了"中医""中药"的称谓，中医药开始陷入存废之争。民国时期，国民党政府采取废止中医的政策，中医药发展困难重重。

新中国成立以后，中医药逐渐走出艰难困境，在国家支持下得到快速发展。在不同时期、不同经济社会改革背景下，党和政府出台了支持中医药发展的政策，中医药发展呈现出明显的阶段性特征。

1．"团结中西医"阶段　新中国成立初期，百废待兴，疾病肆虐，人民健康水平低下，仅仅依靠西医改善新中国的医疗条件和卫生状况是不现实的。全国卫生工作迫切需要党和国家方针政策的指导。1949 年 11 月中央人民政府卫生部成立，在医政司医政处下设立中医科，后又相继设立中医处、中医司，开始有序谋划中医药事业发展。1950 年第一届全国卫生会议把"团结中西医"列为卫生工作方针之一，明确了卫生工作的主体和处理中西医关系的总原则。各地陆续开办预防医学讲习班和中医进修学校，成立中医研究机构，对中医师进行西医学和现代卫生设备方面的培训，帮助中医师提高诊疗水平。同年政务院发布《第三届全国卫生行政会议决议》，强调必须采取措施加强中医工作，充分发挥中医力量的作用；《人民日报》发表社论《贯彻对待中医的正确政策》，指出关键在于"西医向中医学习"。此后，全国各地加强对中医的管理，落实"西医向中医学习"活动，中医药的社会地位有了极大提高，中医药事业得到阶段性蓬勃发展。面对广大农村缺医少药的状况，赤脚医生应用中草药和针灸技术，以低廉成本有效保障农村居民健康，极大改善了农村卫生工作状况。我国卫生事业取得了举世瞩目的成就。

2．加快发展阶段　1978 年，党的十一届三中全会作出了实行改革开放的重大决策。计划经济体制向市场经济体制转轨的背景下，中医药人才流失严重、后继乏人。1978 年 9 月，中共中央批转了卫生部党组《关于认真贯彻党的中医政策，解决中医队伍后继乏人问题的报告》（中共中央〔1978〕56 号），指出要加快发展中医药事业，造就一支热心于中西医结合事业的骨干队伍。1980 年，卫生部印发了《关于加强中医和中西医结合工作的报告》，提出"中医、西医、中西医结合三支力量都要大力发展""团结和依靠这三支力量"的中医药发展指导方针。1982 年，"发展现代医药和我国传统医药"明确写入宪法，为中医药事业发展提供了法律保障。1986 年国务院成立国家中医管理局，1988 年改为国家中医药管理局。全国性中医、中西医结合学会等学术团体相继成立，中医药科研事业逐步推进，中医药行业标准陆续颁布。

3．"中西医并重"阶段　1991 年《中华人民共和国国民经济和社会发展十年规划和第八个五年计划纲要》将"中西医并重"列入卫生工作方针。1997 年《中共中央、国务院关于卫生改革与发展的决定》（中发〔1997〕3 号）进一步明确了"中西医并重"的方针，中医的地位得以确立。2003 年我国第一部专门的中医药行政法规《中华人民共和国中医药条例》颁布，中医药事业进入依法管理、依法发展的新阶段。同年，中医药在抗击 SARS 疫情中发挥了特色优势，中医药应急能力逐步提升，中医药应急救治模式和体系逐步建立。但是，中医药的发展并非一帆风顺。社会上有关"中医存废"的争论不断，重西轻中、中医西化的现象依然存在。中医药服务规模萎缩，中医药的优势和作用无法充分发挥，中医药的地位亟待进一步加强。

4."中医药传承创新发展"阶段　2009年新一轮医改启动,旨在探索一条政府主导下计划与市场相结合的道路。医疗行业回归公益性、体现公平性的改革方向使中医药事业发展迎来了新的契机。2009年4月,《国务院关于扶持和促进中医药事业发展的若干意见》(国发〔2009〕22号)正式发布,中医药在我国经济社会发展中的地位进一步提升。"十三五"期间,中医药政策密集出台,层级之高前所未有。2016年2月22日,国务院印发《中医药发展战略规划纲要(2016—2030年)》,中医药发展上升为国家战略。2016年12月6日,国务院新闻办公室发表《中国的中医药》白皮书,向世界宣告了中国坚定发展中医药的信心和决心。2016年12月25日,第十二届全国人民代表大会常务委员会第二十五次会议表决通过我国首部中医药专门法律《中华人民共和国中医药法》,为中医药事业发展提供了法律保障,中医药迈入依法发展的新时代。2019年10月20日,中共中央、国务院印发《关于促进中医药传承创新发展的意见》。这是中共中央、国务院印发的第一个关于中医药的文件,是指导新时代中医药工作的纲领性文件。2019年10月25日,国务院召开全国中医药大会。这是新中国成立以来第一次以国务院名义召开中医药会议。2021年12月31日,国家中医药管理局、推进"一带一路"建设工作领导小组办公室印发的《推进中医药高质量融入共建"一带一路"发展规划(2021—2025年)》,是推动构建人类卫生健康共同体贡献中医药力量的国家级专项规划和纲领性文件。中医药传承创新发展开启了新的历史征程。

(二)中医药发展成就

1.中医医疗服务体系逐渐健全　一是中医医疗机构发展壮大。中医医疗机构、中医类医院的数量和床位数明显增加。二是中医类科室设置比例提升。设置中医临床科室的二级以上公立综合医院和设置康复医学科、老年病科、治未病科的中医类医院比例明显增加。三是中医药服务网底逐渐夯实。能提供中医药服务的社区卫生服务中心(站)、乡镇卫生院、村卫生室比例明显提高。

2.中医药人才队伍建设不断夯实　一是中医药人才队伍不断壮大。中医类医疗卫生机构人员、中医药人员、中医类别执业(助理)医师数量有所增加。二是中医药高层次人才培养新机制探索卓有成效。国医大师、全国名中医、全国中医药杰出贡献奖获得者、中医药高等学校教学名师以及岐黄学者、全国中医临床优秀人才、西医学习中医优秀人才、中医药中青年骨干人才等遴选培养助力高层次中医药人才培养。

3.中医药服务能力显著提升　一是中医医院服务能力持续提升。建立了分层次的专科专病体系,制订了中医优势病种的诊疗方案和临床路径,开展国家区域中医(专科)诊疗中心建设。二是基层中医药服务能力显著提升。持续实施基层中医药服务能力提升工程,基层中医药得以固本培元、强筋健骨,服务能力显著提升。三是中医药服务量稳步增长,中医药特色服务供给有所增加。四是中医药重大疾病防治能力不断增强。中医药在防控心脑血管疾病、糖尿病等重大慢性病以及在SARS、流行性感冒、埃博拉出血热、新型冠状病毒感染等新发突发传染病的防控以及地震、泥石流等突发公共事件应急中发挥了重要作用。

4.中医药教育体系更加完善　院校教育、毕业后教育、继续教育有机衔接以及师承教育贯穿始终的中医药人才终身教育培养体系基本形成。一是中医药院校教育规模不断扩大。已经形成以中医药为主体、相关学科协调发展的办学格局,实现了高职、本科、硕士、博士的多层次、多学科、多元化全覆盖。二是中医药毕业后教育制度日益健全。中医住院医师规范化培训工作推动我国医师培养的标准化、规范化、同质化。三是继续教育蓬勃发展。中医药继续教育项目持续开展,实效性和针对性有所增强。四是强化中医药师承教育,实现师承教育常态化、制度化。全国名老中医药专家传承工作室、基层名老中医药传承工作室成为中医药人才的重要"孵化"基地。

5.中医药科技创新飞跃发展　一是科技创新平台更加完善。中医药传承创新工程建设全面启动。国家工程技术研究中心、国家中药制药工程技术研究中心、国家中医临床研究基地、中药安全性评价中心、规范化中药临床试验中心和国家中医药管理局重点研究室等中医药研究平台和基地建设强力推进。二是标志性科研成果不断涌现。屠呦呦因青蒿素抗疟研究的杰出贡献获得诺贝尔生理学或医学奖，实现了中国科学家获得诺贝尔自然科学类奖的历史突破。

6.中医药文化影响力明显提升 一是中医药非物质文化遗产保护传承不断加强。"中医针灸"被列入"人类非物质文化遗产代表作名录"。《黄帝内经》和《本草纲目》顺利入选《世界记忆名录》。二是中医药文化宣传工作扎实推进。深入开展"中医中药中国行"活动，组建了中医药文化科普专家队伍，创作了形式多样的文化科普作品。三是中医药文化素养不断提升。中医药健康文化知识普及水平保持高位，公民中医药文化素养水平有所提升。

7.中药产业全面发展 我国中药产业已基本形成以科技创新为动力、中药农业为基础、中药工业为主体、中药装备工业为支撑、中药商业为枢纽的新型产业体系，发展模式从粗放型向质量效益型转变，产业技术标准化和规范化水平明显提高，涌现出了一批具有市场竞争力的企业和产品。中药农业规范化、可持续发展能力增强。建立了大宗、道地药材，濒危药材种子种苗繁育基地。中药工业产值不断攀升，逐渐成为国民经济与社会发展中具有独特优势和广阔市场前景的战略性产业。

8.中医药国际交流与合作日益增强 一是政策沟通持续深化。中医药成为中国与其他国家或国际组织等地区和机制合作的重要领域。二是贸易畅通卓有成效。中药类产品进出口贸易总额稳定增长。三是资源互通有序推进。建设中医药海外中心和中医药国际合作基地，为共建"一带一路"国家民众提供优质中医药服务，推动中药类产品在更多国家注册。四是科技联通成果丰硕。与国际标准化组织合作制定颁布中医药国际标准。复方青蒿素快速清除疟疾项目帮助非洲逾百万人口地区短期内实现了从高度疟疾流行区向低度疟疾流行区的转变。建成中医药领域首个国家级"一带一路"联合实验室。五是民心相通日益加强。"藏医药浴法"列入联合国教科文组织人类非物质文化遗产代表作名录，中医药纳入多个政府间人文交流合作机制，中医药的国际认可度和影响力持续提升。

9.医改工作扎实推进 三级中医医院已经全部参与医联体建设。在管理体制、运行机制、服务价格调整等体制机制改革中，充分考虑中医医院和中医药服务特点，实行差别化的中医药改革政策措施。国家中医药管理局与国家医疗保障局保持密切沟通，共同推动符合中医药特点的医保政策落实落地，逐步扩大纳入医保支付中医非药物诊疗技术范围。2022年1月，湖北省牵头19省份联盟中成药集中带量采购开标，是全国首次中成药联盟集中采购，有利于推动中成药产业高质量发展。2022年12月，国家医疗保障局、国家中医药管理局发布了《关于医保支持中医药传承创新发展的指导意见》，从定点管理、价格管理、支付范围、支付政策、基金监管五个方面提出15条支持中医药传承创新发展的措施。

（三）中医药发展战略目标

到2030年，中医药治理体系和治理能力现代化水平显著提升，中医药服务领域实现全覆盖，中医药健康服务能力显著增强，在治未病中的主导作用、在重大疾病治疗中的协同作用、在疾病康复中的核心作用得到充分发挥；中医药科技水平显著提高，基本形成一支由百名国医大师、万名中医名师、百万中医师、千万职业技能人员组成的中医药人才队伍；公民中医健康文化素养大幅度提升；中医药工业智能化水平迈上新台阶，对经济社会发展的贡献率进一步提升，我国在世界传统医药发展中的引领地位更加巩固，实现中医药继承创新发展、统筹协调发展、生态绿色发展、包容开放发展和人民共享发展，为健康中国建设奠定坚实基础。

三、中医药服务

（一）中医药服务的概念

中医药服务有广义和狭义之分。广义的中医药服务又称中医药健康服务，是运用中医药理念、方法、技术维护和增进人民群众身心健康的活动,主要包括中医药养生、保健、医疗、康复服务,涉及健康养老、中医药文化、健康旅游等相关服务。狭义的中医药服务(traditional Chinese medicine service)是各级各类医疗机构及其医务人员以中医药理论为指导,运用中医药技术方法,维护和增进人民群众身心健康的活动,主要包括中医药预防、保健、医疗、康复等服务。本章涉及的中医药服务指后者。

(二)中医药服务的内容

1. 预防服务　包括传染病的预防服务以及常见病、多发病、慢性病的防治一体化服务。

2. 医疗服务　包括常见病、多发病、传染病、慢性病、重大疑难疾病的诊治。特色优势专科专病是中医药服务的重点。

3. 保健服务　包括老年人、妇女、儿童、慢性病患者等重点人群以及亚健康人群健康管理及特色保健服务。

4. 康复服务　针对慢性病和伤残患者等运用中医药方法开展中医康复医疗服务。

5. 健康教育服务　包括宣传中医药防病、保健知识等有中医药内容的健康教育服务。

(三)中医药服务的基本要求

开展中医药服务应当遵循三方面的基本要求。一是应当以中医药理论为指导。这里的中医药理论既包括传统中医药理论,也包括现代中医药理论;既包括有关中医的理论,也包括有关中药的理论。二是应当运用中医药技术方法。中医药技术方法主要包括中药、针刺类技术、推拿类技术、刮痧类技术、拔罐类技术、灸类技术、敷熨熏浴类技术、中医微创技术、骨伤类技术、肛肠类技术等。中医药技术方法不是一成不变的,是一个与时俱进的体系。中医药技术方法既源于传统,也在不断创新。三是应当符合中医药主管部门制定的中医药服务基本要求。

(四)中医药服务的特点

在数千年的发展过程中,中医药不断吸收和融合各个时期先进的科学技术和人文思想,不断创新发展,理论体系日趋完善,技术方法更加丰富,形成了鲜明的特点。

1. 以整体观、唯物论、辩证法为指导　中医理论认为人体是一个有机的整体,生命是物质的、对立统一的,是运动不息的发展变化过程,是人体整体功能状态;精神与形体密不可分,强调生理和心理的协同关系,重视生理与心理在健康与疾病中的相互影响;人与自然、人与社会是一个相互联系、不可分割的统一体,重视自然环境和社会环境对健康与疾病的影响。人的健康在于人体各部分、人与环境的动态平衡;疾病发生的根本原因是在内、外因素共同作用下,人体各部分或人与环境失去动态平衡;治疗疾病就是使失去动态平衡的整体功能恢复到协调与和谐状态。中医药服务以人为中心,强调改善个体功能状态,恢复人体各部分、人与环境的平衡状态,而不追求病灶治疗、终点治疗。由此可见,现代医学模式中的医学观在中医药学中早已有所体现。中医药一贯遵循"生物－心理－社会"医学模式的深刻内涵,理应受到高度评价并被更多的人所理解和接受。

2. 强调"辨证论治"　中医诊疗强调因人、因时、因地制宜,体现为"辨证论治"。"辨证"就是将四诊(望、闻、问、切)所采集的症状、体征等个体信息,通过分析、综合,判断为某种证候。"论治"就是根据辨证结果确定相应治疗方法。中医药诊疗着眼于"病的人"而不仅是"人的病",着眼于调整致病因子作用于人体后整体功能失调的状态。在"辨证论治"原则指导下,中医讲究"同病异治""异病同治",强调个体化治疗,再加上流派众多,中医药服务规范化、标准化难度较大。中医诊疗标准化已成为保证临床疗效,关系中医生存发展的重要问题。

3. 突出"治未病"　"治未病"是中医的重要理念之一。中医经典名著《黄帝内经》中即有"上工治未病,不治已病"的表述。"治未病"核心体现在"预防为主""医防融合",强调生活方式和健康有着密切关系,主张以养生为要务,认为可通过情志调摄、劳逸适度、膳食合理、起居有常等，也可根据不同体质或状态给予适当干预，以养神健体，培育正气，提高抗邪能力，从而达到保健和防病作用。中医药服务有丰富的内涵，融合了养生学、预防医学、临床医学等学科，包含了预防、保健、医疗、康复等内容，顺应医学发展趋势。但从某种意义上说，中医强调在疾病发生前或疾病早期即通过干预维护健康，这也可能导致人们低估中医药服务的价值和作用。

4. 技术劳务价值高　传统中医药诊断主要由医师自主通过望、闻、问、切等方法收集患者资料，通过疾病外在表现探讨内在机制的变化，对患者进行个性化治疗。中医疗法和疗效依赖于医师的经验和技术水平，而非仪器设备，中医医师成长成才需要漫长的知识经验积累。部分中医疗法如特殊穴位的针灸推拿、骨折手法复位等技术含量高且风险大。中医药服务具有劳务技术价值高、人才培养周期长的特征，师承教育是培养中医药人才、传承中医药精髓的重要方式。

5. 医患关系和谐　中医非常强调"医者仁心""医乃仁术""济世扶贫"等行医观念，这些都为构建和谐医患关系积淀了深厚的文化底蕴。传统中医药较少使用仪器设备诊断疾病，医患沟通是诊疗中必不可少的环节，医患关系被视为诊治疾病的关键。因此患者在接受中医药服务的过程中往往有被重视、被尊重、被关怀的主观感受与良好体验，医患关系表现得更和谐。

四、中医药服务体系

中医药服务体系是国家卫生服务体系的有机组成部分，是中医医疗机构和其他医疗机构的中医药资源按照一定的秩序和内部联系组合而成的预防、医疗、保健、康复等中医药服务供给系统。中医药服务体系是中医药服务的提供主体。中医药服务体系是以国家中医医学中心、区域中医医疗中心为龙头，各级各类中医医疗机构和其他医疗机构中医科室为骨干，基层医疗卫生机构为基础，融预防保健、疾病治疗、康复于一体的医疗服务体系，提供覆盖全民和全生命周期的中医药服务。在城市，形成以中医（民族医、中西医结合）医院、综合医院（专科医院、妇幼保健院）中医类临床科室、中医类门诊部和诊所以及社区卫生服务机构为主的城市中医医疗服务网络。在农村，形成由县级中医医院、综合医院（专科医院、妇幼保健院）中医临床科室、乡镇卫生院中医科和村卫生室为主的农村中医医疗服务网络。

（一）中医药服务机构

1. 中医医院　中医医院是提供中医药服务的主力军，包括国家中医药管理局直属（管）中医医院及省、市、县级中医医院（含民族医医院、中西医结合医院）。县级以上地方人民政府应在区域卫生规划中合理配置中医医疗资源。省（自治区、直辖市）建设好省级中医医院，原则上每个地市级区域、县级区域设置1个市办中医类医院、1个县办中医类医院，支持有条件的民族自治地方举办民族医医院。

2. 其他医疗机构的中医药科室　其他医疗机构的中医药科室是提供中医药服务的另一个重要主体，主要包括综合医院、妇幼保健机构和专科医院等非中医类医疗机构设置的中医药科室以及民族地区各类医疗卫生机构设立的民族医药科。政府举办的综合医院、妇幼保健机构和有条件的专科医院，应当设置中医药科室。

3. 基层中医药服务机构　基层中医药服务机构是中医医疗服务体系的基础，包括乡镇卫生院和社区卫生服务中心建立的中医馆、国医堂以及社区卫生服务站、村卫生室建立的中医角等中医综合服务区。

4. 民营中医医疗机构　这类机构一般分为医疗性质的机构和预防保健性质的机构，前者可以开展中医诊疗活动，后者一般只提供中医药养生保健服务，不具备治疗性质。国家支持社会力量举办中医医疗机构。社会力量举办的中医医疗机构在准入、执业、基本医疗保险、科研教学、医务人员职称评定等方面享有与政府举办的中医医疗机构同等的权利。近年来，社会力量举办的中医药服务机构数量不断增加，在保障群众健康方面发挥了积极作用。

（二）中医药服务体系建设重点

1. 打造中医药服务高地　依托综合实力强、管理水平高的中医医院、综合医院，推进国家中医医学中心、国家中医区域医疗中心、国家中西医结合医学中心、国家中西医结合区域医疗中心建设，推动优质中医资源扩容和均衡布局，在疑难危重症诊断与治疗、高层次中医药人才培养、高水平研究与创新转化、解决重大公共卫生问题、现代医院管理、传统医学国际交流等方面发挥全国性或区域性龙头作用。

2. 做优中医药服务骨干　加强各级各类中医医院建设，建设一批中医特色重点医院，以名医、名科、名药带动中医医院特色发展，发挥辐射和示范作用。提升地市级中医医院综合服务能力。持续加强县办中医医疗机构建设，实现县办中医医疗机构全覆盖。支持中医医院牵头组建医疗联合体，加强对基层中医药服务的指导。强化综合医院、专科医院和妇幼保健机构中医临床科室、中药房建设。

3. 筑牢中医药服务网底　加强基层医疗卫生机构中医药科室建设，实现全部社区卫生服务中心和乡镇卫生院设置中医馆、配备中医医师。持续实施基层中医药服务能力提升工程，提高基层医疗卫生机构常见病、多发病、慢性病中医药防治能力，中医优势病种诊疗能力以及中医药综合服务能力，提高基层中医药服务的可及性和优质度。

4. 发挥中医药特色优势　加快中医养生保健服务体系建设，推动中医药与养老融合发展，促进中医特色康复服务机构发展，提升中医药疫病防治能力。

第二节　中医药服务制度与管理

中医药服务管理（administration of traditional Chinese medicine service）是指政府中医药管理部门和社会按照国家相关法律法规及有关规定，对各级各类中医医疗机构、中医药专业技术人员、中医药服务的提供及其相关领域进行监督与管理的过程，以确保中医药服务质量和医疗安全。中医药服务管理的主体包括政府、医疗机构、行业组织和社会。中医药服务管理既要遵守医疗服务管理的法律法规规章，也要在遵循中医药发展规律的基础上，破解存在的问题，更好发挥中医药特色和比较优势。

一、中医药管理体制

加大政府综合监管力度，落实医疗机构主体责任，发挥行业组织自律作用，畅通社会监督渠道，积极构建政府监管、机构自治、行业自律、社会监督的中医药服务多元化管理格局。

（一）政府职能部门

中医药行政管理体制（administrative system of traditional Chinese medicine）是指中医药行政管理组织体系构架、机构设置、隶属关系、权限职责划分及其相互关系运作的制度化总称。中医药行政管理组织是对中医药工作进行管理活动的各级各类国家行政机关，包括中医药主管部门和具有中医药管理职责的其他职能部门等。

1. 中医药主管部门　我国中医药主管部门按照行政层级设置，由中央、省（自治区、直辖市）、地市、县（区）四个层级中医药主管部门构成中医药管理组织体系（图16-1）。

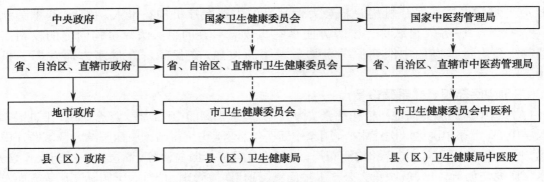

图16-1 中医药主管部门组织结构图

（1）国家中医药管理局：国家中医药管理局最早成立于1986年，当时称为国家中医管理局，1988年更名为国家中医药管理局，现为国家卫生健康委员会管理的国家局，是中医药最高行政管理组织机构，负责全国的中医药管理工作。其中医药服务管理的主要职责包括：①承担中医医疗、预防、保健、康复及临床用药等监督管理责任。拟定各类中医医疗、保健等机构管理规范和技术标准并监督执行。②负责监督和协调医疗、研究机构的中西医结合工作，拟定有关管理规范和技术标准。③负责指导民族医药的理论、医术、药物的发掘、整理、总结和提高工作，拟定民族医医疗机构管理规范和技术标准并监督执行。④组织开展中药资源普查，促进中药资源的保护、开发和合理利用，参与制定中医药的扶持政策，参与国家基本药物制度建设。⑤会同有关部门拟定中医药专业技术人员资格标准并组织实施。⑥承担保护濒临消亡的中医诊疗技术和中药生产加工技术的责任。

（2）地方中医药主管部门：各省、自治区、直辖市中医药管理机构的设立情况有所差异。省级层面，部分省、自治区、直辖市在卫生健康委员会加挂中医药管理局的牌子；部分省、自治区、直辖市独立设置了副厅级或处级的中医药管理局，归属省、自治区、直辖市卫生健康委员会管理。地市级及县（区）级层面，多数地市及县（区）未独立设置中医药管理机构，由地市级卫生健康委员会内设的中医科或县（区）卫生健康局内设的中医股管理行政区划内中医药事务。地方中医药主管部门中医药服务管理的主要职责包括：贯彻执行国家中医药工作法律、法规和方针、政策，拟定有关地方性法规规章、管理规范和技术标准，承担区域内中医医疗、预防、保健、康复及临床用药等的监督管理责任等。

2. 其他政府职能部门 其他政府职能部门主要包括药品监督管理部门、农业管理部门、林业管理部门、医疗保障部门等，在各自职责范围内负责与中医药管理有关的工作。例如，国家市场监督管理总局下设的国家药品监督管理局负责中药的安全监督管理、标准管理、注册管理、质量管理、上市后风险管理等；中华人民共和国农业农村部负责中药材种植的监督管理；国家林业和草原局负责野生中药材的监督管理；国家医疗保障局负责中药及中医医疗服务项目价格管理、医保目录制定和调整、支付标准制定、支付方式改革等。

3. 卫生监督执法机构 卫生监督执法机构为各级卫生健康管理部门直属事业单位，包括国家卫生健康委卫生健康监督中心及省（自治区、直辖市）、地市、县（区）卫生监督执法机构，其主要职责为协助开展中医医疗监督工作，协助查处中医医疗服务市场违法行为等。基层医疗机构卫生监督协管员发挥前沿哨卡作用。

（二）其他管理主体

1. 医疗机构 中医医疗机构和开展中医药服务的其他医疗机构通过建立中医药服务管理制度和质控部门、开展自查自纠、落实奖惩制度等方式，教育引导医务人员不断提升中医药服务水平。

2.行业组织　行业组织如中医医疗质量控制中心、中医药学会等，通过制定中医医疗质控标准、操作标准及考核标准，开展中医医疗技术临床应用评估论证、现场质控、专业培训和宣传教育，中医医疗技术风险警示等方式，引导中医医疗机构和中医药人员加强自律、规范执业行为。

3.公众和媒体　投诉举报是社会监督的重要组成部分。坚持"有诉必应、有诉必查、有诉必回"的原则，畅通举报途径，规范线索处理程序，鼓励公众提供违法违规案件线索。在投诉举报查处过程中引入媒体监督力量，加大案件曝光力度，发挥警示震慑作用。

二、中医药服务准入管理

中医药服务准入管理（access administration of traditional Chinese medicine service）是围绕中医医疗机构、中医药人员、中医医疗技术应用、大型医用设备以及中药等中医药服务要素的准入实施管理，通过建立、完善和实施相应的准入管理制度，切实保障社会公众享有安全、有效、方便、价廉的中医药服务，实质是对中医药服务要素流入服务领域的准入管理。

（一）机构准入管理

中医医疗机构属于医疗机构，其准入要遵守《医疗机构管理条例》及《医疗机构管理条例实施细则》的规定，经登记取得《医疗机构执业许可证》。除三级中医医院、中外合资合作中医医疗机构、港澳台独资中医医疗机构外，举办其他中医医疗机构的，卫生行政部门不再核发《设置医疗机构批准书》，仅在执业登记时发放《医疗机构执业许可证》。随着诊所备案制全面实施，中医诊所向所在地的县级人民政府卫生行政部门备案后，可以执业。

（二）人员准入管理

中医药人员准入管理应遵守医疗机构从业人员准入管理的规定。中医医疗机构配备的医务人员应当以中医药专业技术人员为主，主要提供中医药服务。《中华人民共和国医师法》基于中医药人才培养特点，对以师承方式学习中医人员的准入管理作出了特殊规定。以师承方式学习中医满三年，或者经多年实践医术确有专长的，经县级以上人民政府卫生健康主管部门委托的中医药专业组织或者医疗卫生机构考核合格并推荐，可以参加中医医师资格考试，考试合格者取得中医医师资格及相应的资格证书。以师承方式学习中医或者经多年实践，医术确有专长的，由至少两名中医医师推荐，经省级人民政府中医药主管部门组织实践技能和效果考核合格后，即可取得中医医师资格及相应的资格证书；按照考核内容进行执业注册后，即可在注册的执业范围内个体行医，不受"注册后在医疗卫生机构中执业满五年"的限制。

（三）技术准入管理

中医医疗技术是中医临床服务的重要手段，对于彰显特色、提高疗效发挥着重要作用。中医医疗技术临床应用管理由中医药主管部门负责。医疗机构对本机构中医医疗技术临床应用和管理承担主体责任。医疗机构应建立并落实本机构中医医疗技术临床应用论证和评估等管理制度，开展评估和论证，应侧重审查医疗机构实施该技术的条件（场所、设备、人员能力、技术能力和管理制度、流程、规范等）。医疗机构开展中医医疗技术，应使用《中医医疗技术手册》和《全国医疗服务价格项目规范》中的规范名称；首次应用《中医医疗技术手册（普及版）》和《全国医疗服务项目技术规范（2023 年版）》外的中医医疗技术，应审查该技术的成熟度。

有效、安全一直是中医药赖以生存和发展的根本保证，也是中医药几千年来服务中国、走向世界的价值所在。20 世纪 90 年代，部分专家学者开始将循证医学理念和方法引入中医药研究。2019 年 3 月，中国中医药循证医学中心成立。该中心整合国内外中医药循证医学研究力量，用高质量的证据彰显中医药防治疗效，促进中医药在全球范围内更广泛地被接受和推广。鉴于中医理论基础、思维方式、治疗原则等与西医存在巨大差异，随机盲法对照试验并不完全适用于中医疗效评价，探索构建符合中医药特点、以患者为中心、引入真实世界证据的安全性和有效性评价体系将是今后的工作重点。

（四）中药准入管理

中药的准入管理应符合《中华人民共和国药品管理法》的规定。为保护中药传统技术和工艺，鼓励中药疗法应用，对中药材、中药饮片、中药配方颗粒、中药新药、医疗机构中药制剂的准入管理另有特殊规定。

1. 中药材的准入管理 在村医疗机构执业的中医医师、具备中药材知识和识别能力的乡村医生，可以自种、自采地产中药材并在其执业活动中使用。

2. 中药饮片和中药配方颗粒的准入管理 对市场上没有供应的中药饮片，医疗机构向所在地设区的市级人民政府药品监督管理部门备案，可以在本机构内炮制、使用。根据临床用药需要，医疗机构可以凭本机构医师的处方对中药饮片进行再加工。中药配方颗粒实施备案管理，在上市前由生产企业报所在地省级药品监督管理部门备案；跨省销售使用中药配方颗粒的，生产企业应当报使用地省级药品监督管理部门备案；中药配方颗粒不得在医疗机构以外销售。

3. 中药新药准入管理 保护传统中药加工技术和工艺，支持传统剂型中成药的生产，鼓励运用现代科学技术研究开发传统中成药。生产符合国家规定条件的来源于古代经典名方的中药复方制剂，在申请药品批准文号时，可以仅提供非临床安全性研究资料。

4. 医疗机构中药制剂的准入管理 国家扶持和促进医疗机构中药制剂发展。医疗机构可以委托取得《药品生产许可证》的药品生产企业、取得《医疗机构制剂许可证》的其他医疗机构配制中药制剂，不受"无《医疗机构制剂许可证》不得配制制剂"的限制。仅应用传统工艺配制的中药制剂品种，向医疗机构所在地省、自治区、直辖市人民政府药品监督管理部门备案后即可配制，不需要取得制剂批准文号。

（五）设备准入管理

中医诊疗设备的配置和准入也同样遵循卫生行政部门对卫生设备准入的规定。应加大中医药诊断、治疗设备的研制和开发，提高诊断治疗的量化和标准化水平，推动中医药诊疗和现代科学技术更好地融合，在促进中医药防病治病和中医药创新发展方面发挥更大的作用。

三、中医药服务质量管理

（一）中医医疗服务质量管理

中医医疗服务质量管理（quality supervision and management of traditional Chinese medical service）是指中医医疗机构及中医药人员所提供的中医医疗服务与中医医疗服务利用者的需要和需求的符合程度。这里的医疗是广义的概念，包括预防、医疗、保健、康复。

1. 中医医疗服务质控体系 中医药主管部门负责中医医疗服务质量管理工作。中医医疗服务质量管理既要符合医疗服务质量管理的一般要求，也要积极探索建立符合中医药服务特点的质控体系。1996年，国家中医药管理局在上海成立了全国中医医院医疗质量监测中心，监测范围从中医医院的医疗卫生服务逐步扩展到城市与农村的基本医疗卫生服务，监测指标不断完善并已形成体系，监测结果分析不断深入。2018年，95个中医优势病种的中医临床路径和中医诊疗方案发布，对加强中医临床路径管理，规范中医临床诊疗行为起到积极作用。2019年及2020年，《三级公立中医医院绩效考核指标》《二级公立中医医院绩效考核指标》相继印发，有利于引导公立中医医院进一步落实功能定位。上述探索为保障和提高中医医疗质量发挥了重要作用，然而中医诊疗标准化体系的构建仍然是一项十分艰巨的工作。

2. 医疗机构中医医疗服务质量管理 医疗机构开展中医医疗服务，应当符合国家关于中医诊疗、技术、药事等管理的有关规定，加强中医医疗服务质量管理。医疗机构应当开展与其技术能力相适应的中医医疗技术,遵循中医临床诊疗指南、技术操作规范、行业标准和临床路径等有关要求,遵守医疗质量安全核心制度,严格规范中医医疗行为;严格落实《中医病历书写基本规范》等病历管理规定,执行《中医病证分类与代码》《中医临床诊疗术语》,规范中医病历书写和中医药用语;落实中药处方点评制度,加强中药处方质量管理,促进中药合理使用。

(二)中药质量管理

中药质量管理是中医药服务整体质量的重要保障,涉及中药材、中药饮片、中药配方颗粒、中成药、中药注射液、医疗机构中药制剂的研制与注册、生产、贮存、流通、使用等各环节的质量与安全。应严格遵守《中华人民共和国药品管理法》和《中华人民共和国中医药法》的相关规定,实施药物临床试验质量管理规范(GCP)、药物非临床研究质量管理规范(GLP)、中药材生产质量管理规范(GAP)、药品生产质量管理规范(GMP)、药品经营质量管理规范(GSP),遵守医疗机构药物配备和用药规范。另外,建立健全中药质量标准,加强中药质控体系建设,运用科学合理的评价评估方法、加强监测监管等也十分重要。

1. 中药材质量管理 中药材质量关系到中药饮片、中成药、医疗机构中药制剂的质量,是中药质量管理的源头和重中之重。主要措施包括:推动道地药材基地、中药材生产基地建设,建立道地药材生产技术标准体系、等级评价制度,推进规模化、规范化种植;提高中药材包装、仓储等技术水平;加强中药材交易市场监管,建立中药材流通追溯体系;健全中药材第三方质量检测体系等。

2. 中药饮片、中药配方颗粒、中成药及中药注射液质量管理 中药饮片、中药配方颗粒、中成药、中药注射液的质量直接影响临床治疗效果。一是加强质量标准建设。健全中药饮片标准体系,制定实施全国中药饮片炮制规范;研究制定中药制剂、中药配方颗粒、中医药保健品、中药注射液等标准。二是建立全过程追溯体系。保证中药安全、有效、可追溯。三是加强使用质量管理。加强中药饮片合理应用管理,以中药饮片处方专项点评制度为核心,制定加强各级各类医疗机构中药饮片处方质量管理的具体政策和措施,开展中药饮片管理专项检查。健全执业药师制度,规范中成药说明书,加强用药指导。四是加强监测管理。开展上市产品市场抽检,严厉打击中成药非法添加化学品违法行为。加强中成药、中药注射剂不良反应监测。五是加强科学评估。以临床价值为导向,建立符合中药特点的疗效和安全性评价标准体系,加大中成药和中药注射剂上市后评价工作力度,建立与公立医院药品采购、基本药物遴选、医保目录调整等联动机制。

3. 医疗机构中药院内制剂质量管理 医疗机构对其配制的中药制剂的质量负责;委托配制中药制剂的,委托方和受托方对所配制的中药制剂的质量分别承担相应责任。医疗机构应当加强对备案的中药制剂品种的不良反应监测,并按照国家有关规定进行报告。药品监督管理部门应当加强对备案的中药制剂品种配制、使用的监督检查。

四、中医药服务价格与支付管理

(一)中医医疗服务价格与支付管理

1. 中医医疗服务价格管理 一是优化现有项目,完善新增项目管理政策,丰富中医价格项目。对来源于古代经典、至今仍广泛应用、疗效确切的中医传统技术以及创新性、经济性优势突出的中医新技术,简化新增价格项目审核程序,开辟绿色通道。二是建立价格动态调整机制,优先将功能疗效明显、患者广泛接受、特色优势突出、体现劳务价值、应用历史悠久、成本和价格明显偏离的中医医疗服务项目纳入调价范围。

2. 中医医疗服务支付管理 一是中医医疗机构牵头组建的紧密型县域医共体在医保总额预算上适当倾斜。二是优先将国家发布的中医优势病种纳入按病种付费范围。三是中医医疗机构可暂不实行按 DRG 付费,已经实行按 DRG 付费和按 DIP 付费的地区,适当提高中医医疗机构、中医病种的系数和分值。四是将定点中医医疗机构提供的"互联网+"中医药服务纳入医保支付范围。

（二）中药价格与支付管理

1. 中药价格管理 一是中药饮片、中药配方颗粒不受"零加成"政策限制,可按照实际购进价格顺加不超 25% 销售。二是医疗机构炮制使用的中药饮片、配制的中药制剂实行自主定价。三是中药饮片、中药配方颗粒不受药占比政策限制。

2. 中药支付管理 一是将符合《处方管理办法》和《医院中药饮片管理规范》但超出《中华人民共和国药典》规定常用剂量开具的中药饮片纳入医保支付范围。二是可以将与纳入医保支付范围的中药饮片对应的中药配方颗粒纳入支付范围,参照乙类管理。

为鼓励中医药传承创新发展,国家在中医药服务价格与支付管理方面出台了一系列支持性政策。然而,如何适应中医药服务技术劳务价值高的特点,建立科学合理的中医医疗服务价格形成机制和动态调整机制,以及如何克服以西医病组临床数据和基准确定中医病种(组)付费基准的缺陷,在 DRG 付费本土化改革创新中探索符合中医药特点的改革路径,仍然是中医药价格与支付管理中面临的难题,也是关系中医药服务可持续发展的重要问题。

第三节　中西医结合服务管理

一、中西医结合服务

（一）西医学

西医学即西方国家的医学,是相对于中国传统医学而言的,它分为正在发展的"现代西方国家的医学体系"与已被淘汰的"古希腊医学体系"这两个不同的体系。人们常说的"西医学"指的是前者,即"现代西医学",是近代西方学者在否定并摒弃了古希腊医学之后,以还原论观点来研究人体的生理现象与病理现象的过程中,所发展出来的一门以解剖生理学、组织胚胎学、生物化学与分子生物学等为基础学科的全新医学体系。

（二）中医学与西医学的关系

中医学与西医学的发展源头、理论体系、思维模式和治疗方法有很大差异。但它们又都以人为研究对象,探索人类生命活动的客观规律,以预防和治疗疾病、维护和促进健康为目的,都对人类的生存繁衍作出了巨大贡献,同时又有各自的局限和不足。中医学与西医学之间的共性是两者结合的基础,中医学与西医学之间的差异和各自的优势、不足提示着结合的必要性。将现代医学先进的技术方法和中医学质朴的整体观念、系统观念相结合来研究人的健康和疾病问题,是推动西医学向更高境界提升和发展的必然趋势,也是中医学去伪存真、去粗存精,传承创新发展的必然要求。两者的结合能够丰富疾病防治视角,为人类健康提供更优的解决方案,提升医疗服务质量。因此,中医学与西医学之间不应是相互排斥、相互对立、相互取代的关系,而应是相互学习、相互补充、协调发展、发挥各自优势、和谐共处的关系。

（三）中西医结合服务

中西医结合(integration of traditional and western medicine)是以现代医学等现代科学知识及手段来继承和发展中医药,中西医学相互补充,取长补短,诊治疾病的医学形式。清代中期以来,特别是民国时期,随着西方医学的传入,一些学者就开始探索中西医药学汇通、融合。中西医结合发轫于临床实践,后逐渐演进为有明确发展目标和独特方法论的学术体系。

1. 中西医结合服务的概念 中西医结合服务(integration of traditional and western medicine service)是各级各类医疗机构及其医务人员以现代医学等现代科学知识及手段来继承和发展中

医药,中西医学相互补充,取长补短,维护和增进人民群众身心健康的活动。中西医结合服务的内容与中医药服务基本相同,包括预防、医疗、保健和康复等服务,不同在于结合了现代医学技术方法。"病症结合"是目前临床应用较为普遍的中西医结合方法,即运用西医诊断方法确定病名,同时进行中医辨证,作出分型和分期。从两种不同的医学角度审视疾病,既重视病因和局部病理改变,又考虑疾病过程中的整体反应及动态变化,并以此指导治疗。

2.中西医结合服务的目标　中西医结合是符合我国国情的特色医学模式,是实现中医学现代化和传承创新发展的重要途径。中西医结合的发展目标主要包括:运用现代科学技术验证传统中医学理论和方法,去伪存真,为中医学传承精华奠定基础;充分吸收和运用现代医学理论和技术最新成果,提升临床疗效,为中医学创新发展提供助力;将中医学的整体观念和西医学的还原思想相结合,丰富健康疾病研究的视角和方式,为整合医学发展及创建医学新范式提供路径。

3.中西医结合服务的原则

(1)从临床实践出发的原则:中医学和西医学是建立在不同认知模式基础上的截然不同的理论体系。大量实践已经证明,在理论体系上将二者强行融合在一起是行不通的。二者的结合应是在明确各自优势和不足的基础上,在临床治疗上的相互结合。

(2)提升临床疗效的原则:中西医结合不应是两种治疗方法的盲目、无原则结合甚至是滥用,而是二者在治疗方案上有机、合理组合,扬长避短,优势互补,能够取得单独一种医学方法所不能取得的协同治疗效果。宜中则中、宜西则西、宜合则合,这是中西医结合最重要的原则。因此,明确中西医结合的优势病种和适宜的治疗方案是十分重要的。

(3)充分发挥中医药优势特色的原则:中医学和西医学分别有完整的理论体系,应在原有理论体系的指导下,充分发挥自身优势,以取得治疗实效。中西医结合的本质是和而不同,不应用西医的思维替代或改变中医的思辨,不能将中医西化。

4.中西医结合服务的意义

(1)推动整合医学发展:西医学在还原论指导下,以实验研究为基础,依托先进仪器设备,借助细胞病理诊断、实验室诊断、影像学诊断等技术方法在器官、组织、细胞甚至分子水平上测量形态学或化学改变,对疾病进行定量定位诊断、治疗,促进疾病诊治、研究向微观方向发展,体现了高度的精准性、客观性和科学性,但同时也导致医疗服务碎片化。中医学在整体论指导下,注重疾病发生、发展与人体各部分、人体与环境之间相关性和平衡性的关系,对健康和疾病的思考更加全面、多维和辩证。中西医结合是在临床实践中形成的代表性的整合医学模式,将局部病理变化与疾病过程的整体反应、动态变化相结合,揭示健康疾病的内在规律,能够丰富疾病诊治、研究的视角,有助于推动整合医学发展,推动疾病诊疗思路、诊疗方法和诊疗方案的创新。

(2)促进"预防为主"落实:中医学历来重视疾病预防。随着中医学的发展,"治未病"的内涵也在不断丰富,包含了未病先防、既病防变、瘥后防复三个阶段,与现代预防医学思想十分契合。对于亚健康人群,在借助西医诊断方法排除器质性疾病的基础上,通过中医辨证施治,能够提高机体免疫力,避免疾病发生。这也是医学所追求的最高目标。

(3)提升临床治疗效果:临床实践和科学研究已经证明中西医结合在某些疾病治疗上有独特优势。如西医治疗糖尿病降糖效果明显,但对并发症往往没有更好的办法,此时中西医结合就可以达到优势互补,即用西药来降糖,用中医来解决并发症的问题;中西医结合治疗急性重症胰腺炎能够加速症状缓解,减轻患者痛苦;缩短病程,改善患者预后;减少并发症,提高治愈率,降低病死率。

(4)提升中药研发水平:在中医理论指导下,应用现代科学技术对中药进行研究,能够使中药的作用机理和作用部位更加明确,对推动新药研发有积极作用。如研究发现中药活血化瘀药物可以改善微循环、修复组织器官、抑制平滑肌增殖;屠呦呦在中医典籍的启发下用乙醚低温提取抗疟有效成分青蒿素。

5. 中西医结合服务的机构　原则上，凡是登记注册或备案时兼有中医、西医诊疗科目、范围或有中西医结合诊疗科目、范围的医疗机构均是中西医结合服务的提供机构，包括中医医院、中西医结合医院、综合医院、妇幼保健院、专科医院、基层医疗卫生机构等。综合医院是中医药服务体系的骨干之一，是中西医结合的重要平台，是中医药传承创新的重要阵地。

二、中西医结合服务管理

中西医结合服务管理（administration of the integration of traditional and western medicine service）是指政府职能部门和社会按照国家相关法律法规及有关规定，对各级各类医疗机构、专业技术人员、中西医结合服务的提供及其相关领域进行监督与管理的过程，以确保中西医结合服务质量和医疗安全。

（一）准入管理

中西医结合服务机构、人员、技术、药品、设备的准入管理应遵循医疗服务和中医药服务准入管理法律法规规章的一般要求，但也有其特殊性。

1. 人员准入管理　人员准入管理方面，《中华人民共和国中医药法》明确提出鼓励中医、西医相互学习，相互补充，协调发展，发挥各自优势，促进中西医结合。经考试取得医师资格的中医医师经培训和考核合格，在执业活动中可以采用与其专业相关的现代科学技术方法；西医医师经培训和考核合格，在执业活动中可以采用与其专业相关的中医药技术方法。开具中药处方的非中医类别执业人员的资质和培训具体要求包括：非中医类别医师经过不少于1年系统学习中医药专业知识并考核合格后，可以开具中成药处方；取得省级以上教育行政部门认可的中医、中西医结合、民族医学专业学历或学位，或者参加省级中医药主管部门认可的2年以上西医学习中医培训班（总学时数不少于850学时）并取得相应证书的，或者按照有关规定跟师学习中医满3年并取得《传统医学师承出师证书》的，既可以开具中成药处方，也可以开具中药饮片处方。

2. 技术准入管理　技术准入管理方面，在医疗活动中采用的现代科学技术方法，应当有利于保持和发挥中医药特色和优势。应遵循提升临床疗效原则，加强循证医学、卫生技术评估等技术方法的应用，建立健全中西医结合临床评价体系，为中西医结合临床诊疗规范、诊疗方案的制定提供证据支持。

（二）质量管理

中西医结合服务质量管理要遵循医疗服务质量管理和中医药服务质量管理的一般要求。在促进中西医结合、提升中西医结合服务质量方面还应着力做好以下工作。

1. 创新中西医结合医疗模式　加强中医临床科室设置，三级综合医院全部设置中医临床科室，设立中医门诊和中医病床，有条件的可设立中医病区和中医综合治疗区，鼓励针对中西医结合优势病种专门组建中西医结合专科专病科室。强化临床科室中医医师配备，打造中西医结合团队，开展中西医联合诊疗。将中医纳入多学科会诊体系。综合医院要在院内会诊管理、多学科诊疗管理等相关制度和流程中明确鼓励中医类别医师参加的要求。鼓励综合医院科室间、中医医院和综合医院间及医联体内部开展中西医协作。综合医院要紧密结合本院的发展重点和优势专科，针对中医药治疗有优势的病种，研究制订实施"宜中则中、宜西则西"的中西医结合诊疗方案。将中西医结合工作成效纳入医院等级评审和绩效考核。对医院临床医师开展中医药专业知识轮训，使其具备本科室专业领域的常规中医诊疗能力。专科医院、传染病医院、妇幼保健机构结合本机构实际情况参照执行。

2. 健全中西医协同疫病防治机制　中医药人员第一时间全面参与公共卫生应急处置，中医药防治举措全面融入应急预案和技术方案。建立国家中医药应对重大公共卫生事件和疫病防治骨干人才库，建设国家中医疫病防治和紧急医学救援队伍，强化重大传染病防控理论技术方法和相关现代医学技术培训。探索疾病预防控制机构建立中医药部门和专家队伍。

3. 完善西医学习中医制度　将中医药课程列为本科临床医学类专业必修课和毕业实习内容,增加课程学时。在高职临床医学专业中开设中医基础与适宜技术必修课程。试点开展九年制中西医结合教育。加强临床医学类专业住院医师规范化培训基地中医药科室建设,逐步增加中医药知识技能培训内容。临床、口腔、公共卫生类别医师接受必要的中医药继续教育。研究实施西医学习中医重大专项,培养相当数量的高层次中西医结合人才和能够提供中西医结合服务的全科医生。

4. 提高中西医结合临床研究水平　省、委(局)共建国家中西医结合医学中心和区域医疗中心。加强综合医院中西医结合工作,打造中西医协同"旗舰"医院、"旗舰"科室,辐射带动全国整体中西医结合医疗水平提升。三级综合医院聚焦癌症、心脑血管病、糖尿病、感染性疾病、阿尔茨海默病、高原病防治和微生物耐药问题等,积极探索开展中西医协同攻关。逐步建立中西医结合临床疗效评价标准,遴选形成优势病种目录,总结梳理中西医结合诊疗方案。

5. 加强中西医结合医疗质量管理　综合医院开展中西医结合服务,应按照中医医疗服务质量管理的要求,规范中医医疗行为,合理使用中药;建立覆盖中西医临床诊疗服务全过程的医疗质量管理制度与控制体系,实施中西医结合的诊疗指南、技术规范和临床路径,加强对中西医临床诊疗的医疗质量管理与评价。

本章小结

中医药事业是我国医药卫生事业的重要组成部分。国家大力发展中医药事业,实行中西医并重的方针,建立符合中医药特点的管理制度,充分发挥中医药在我国医药卫生事业中的作用。本章分为中医药发展与中医药服务、中医药服务制度与管理、中西医结合服务管理三个部分。

中医药发展与中医药服务部分解释了传统医学、中医药、中医药服务等概念,展示了新中国成立以来中医药发展历程和政策以及中医药发展的成就,介绍了中医药发展的战略目标,阐明了中医药服务的内容、基本要求和特点。

中医药服务制度与管理部分解释了中医药服务管理、中医药行政管理体制等概念,介绍了我国的中医药行政管理体制,分析了中医药服务准入管理、质量管理以及价格与支付管理的特殊规定,展现了我国在遵循中医药发展规律、建立符合中医药发展特点的管理制度、推动中医药传承创新方面所做的努力。

中西医结合服务管理部分,解释中西医结合、中西医结合服务、中西医结合服务管理的概念,介绍了中医学和西医学的关系以及中西医结合服务的目标、原则和意义,分析了中西医结合服务的准入管理和质量管理的特殊规定,阐明了落实"中西医并重"方针及促进中西医结合发展的重要性和主要措施。

思考题

1. 《中华人民共和国医师法》为什么要对以师承方式学习中医人员的准入管理作出特殊规定?
2. 中药饮片、中药配方颗粒不受药品"零加成"政策和药占比限制对中医药服务有何影响?
3. 请阐述中西医结合服务的目标、原则和意义。

(肖　蕾)

第十七章 卫生服务整合

卫生服务整合是在生理 - 心理 - 社会医学模式形成、人口老龄化发展、慢性非传染性疾病负担增加、患者对整体健康服务需求水平日益提高以及卫生信息化技术不断发展的背景下应运而生。作为应对医疗服务提供碎片化的有效手段，服务整合通常是将某一地理区域不同医疗机构进行联合、合作或协同，形成一体化医疗卫生服务体系，采取分级诊疗服务提供方式，健全服务整合机制，重塑一个以患者（人群）为中心的、覆盖患者（人群）全生命周期的、全方位保障人民群众健康的保健服务流程，促进患者（人群）根据疾病需要在正确的时间、正确的地点接受正确的卫生保健服务。

第一节 卫生服务整合概述

一、医疗服务的"碎片化"

（一）医疗服务"碎片化"的概念

"碎片化"主要用来形容完整的东西碎成诸多零碎状。医疗服务的"碎片化"是指医疗卫生服务体系或医疗机构在服务提供过程中，由于财政投入、医疗保障等系统性的激励机制不当或协调机制缺失，导致医疗卫生资源配置不均衡、各类医疗机构间功能分割、服务提供分散、沟通不畅，服务提供的综合性、连续性和协调性差，致使患者遭受不良的健康结果，影响服务的整体质量并造成服务成本消耗过大和整体服务效率低下。

（二）医疗服务"碎片化"的表现

1. 公共卫生服务与医疗服务的割裂 表现为公共卫生服务和医疗服务分别由不同的基层医疗卫生机构单独提供，或基层医疗卫生机构仅注重提供公共卫生服务或基本医疗服务。当患者需要获得综合性保健服务时，医疗服务、公共卫生服务、保健服务、康复服务、慢性病随访、健康教育和健康促进服务相互割裂以及医疗和预防分离，出现"轻预防、重医疗""重公卫、轻医疗""重服务、轻健康"等现象。

2. 全科医疗服务与专科医疗服务的割裂 表现为全科医生和专科医生所在的医疗机构、科室不能相互协调和合作，未能落实"全专结合"的连续性保健服务，全科保健服务与专科医疗服务缺少衔接。特别是当患者从社区卫生服务机构上转接受专科服务，或患者由专科服务下转至社区卫生服务机构接受全科康复保健服务时，两种服务之间分离或脱节，患者只能接受各个医疗机构单独提供的保健服务，医疗机构之间并未考虑这种服务的前后连贯性。

3. 专科医疗服务之间的不连续 表现为由于无序竞争、利益维护以及沟通不畅等导致各级各类医疗机构之间的临床诊疗缺乏协调和合作，纷纷按照单个医疗机构扩张思路和只注重高、精、尖的医学技术发展导向，而不是面向患者需求设计服务流程，造成医疗服务提供出现诸多"盲点"。同时医学技术、临床信息缺少共享，各医疗机构之间甚至在单个医疗机构内部各科室之间未能形成有效衔接的联动机制，服务呈现"孤岛式"递送方式，患者则获得由各医疗机构或各科室分别提供的分散的医疗服务和不必要的重复服务。

4.全生命周期服务的中断　全生命周期服务强调从影响健康因素的广泛性、社会性、整体性出发,针对生命不同阶段(胎儿期、儿童期、青少年期、中年期和老年期)的主要健康问题及主要影响因素,确定若干优先领域,强化干预,实现从胎儿到生命终点的全程健康服务和健康保障。但是由于不同服务体系相互割裂,无法在个体的健康、亚健康、疾病、衰老、死亡前等五个状态开展针对性和个性化的健康维护、未病先防、中西医结合、医养服务、临终关怀等闭环式保健服务,而仅在就诊期间对患者的疾病和健康承担有限责任,患者的每次诊疗服务就是一次孤立的诊疗事件。

二、卫生服务整合的概念

(一)整合的概念

整合(integration)是指把零散的东西彼此衔接,形成一个新统一体的建构、序化过程,从而实现系统层次的资源共享和协同工作,形成一个有价值、有效率的整体。此外,"整合"还具有融合、合作、协调、耦合和一体化等词义,以及对诸多存在差异的资源或要素进行整理、安排和重组,使之相互联系、渗透与协调发展,以合理的方式实现整体优化。从内涵看,整合具有三个显著的特征:①整合更突出互动的过程(process)与可能的发展(possible developments)途径,即通过协商或协议达成某些整合活动的共识,而其他词义,如"融合"更多强调"融化汇合为一";②整合虽然在运用中常被协调和一体化等概念代替,但整合更具有包容力、灵活性和力度,它包括被整合者之间的相互协调、磨合、调控、约束和限制等活动过程;③整合的过程和结果相互关联,资源或要素重新组合是一个有序的建构过程,最终形成一个统一体。从整合的内在关系看,"整"是"合"的前提,"合"是"整"的结果或方向,"整"与"合"所产生的效应即"发展",发展是最终的目标。

(二)卫生服务整合的概念

2008 年 WHO 在其工作报告中将卫生服务整合(healthcare service integration)定义为"根据人们不同生命阶段的需要,医疗卫生服务体系内不同层级医疗机构通过协作进行健康促进,疾病预防、诊断、治疗、康复和管理等连续性服务的提供和管理"。

鉴于卫生服务整合主要以人为中心,2015 年 WHO 又提出了以人为本的一体化医疗卫生服务(people centered integrated care,PCIC)的概念,将其定义为"将包括健康促进、疾病预防和临终关怀等在内的各种卫生服务的管理和服务提供整合在一起,以健康需要为目标,协调各类医疗机构为患者提供终身连贯的医疗保健服务"。

鉴于卫生服务整合的健康价值目标,我国学者提出了健康整合(health integration)的概念,它是指通过对医疗卫生服务体系不同层次的变革,能使该体系以更加高效的方式,提供更连续、更协调或更经济的服务,使患者(人群)健康结果得以改善的理论方法及实践方式的总和。

综合上述观点,卫生服务整合(healthcare service integration)是指以患者(人群)健康需要为依据,秉持以人为中心的服务理念和协同服务理念,遵循医疗和预防并重以及价值医疗原则,促进医疗机构内部、不同医疗机构之间及其医务人员通过协同、协调或合作,将医疗、预防、保健、康复、健康教育和健康促进等保健服务整合在一起。卫生服务整合的目的是为患者(人群)提供全方位、全生命周期的可及性、综合性、连续性、协调性的健康服务。其包括个性化的健康管理、标准化的连续性服务、有协调性的服务提供,能更好地满足老年人、慢性病患者和残疾人等的多元化服务需求。

(三)卫生服务体系整合的概念

卫生服务体系整合(integrated delivery system,IDS)以满足患者对健康及卫生服务的多元化需求为出发点,以提升医疗卫生服务质量及控制服务成本为使命和目标,通过对卫生管理体制进行规范，对分散的卫生要素进行协调，对割裂的卫生系统进行衔接，对卫生服务的区域差异进行统一，改变现存的片段式诊疗服务模式，将不同层次、不同功能的医疗机构通过所有权或结盟等方式进行协调整合，组成水平或垂直的区域健康服务网络，为服务对象提供可及、高效、安全、优质、无缝隙的一体化健康及疾病相关服务，以改进医疗卫生服务的结果和卫生系统绩效。

三、卫生服务整合的覆盖人群

卫生服务整合坚持以人为本的理念，在覆盖人群方面，大多数卫生服务整合的受益者为所在区域的所有居民，根据居民偏好和贯穿其不同生命历程的需要提供协调和连续性的医疗保健服务。不过，鉴于个体疾病需求的复杂性和多样化，针对有复杂卫生服务需求的不同人群也实施不同的整合方式，如对老年人、儿童、青少年分别实施疾病综合管理；对需要长期特殊照顾的人群如精神疾病患者、艾滋病患者等特定人群进行服务整合时，尽可能提供可及性的综合服务；对糖尿病、高血压等慢性病患者，以及身患复杂疾病和有长期健康问题的患者进行服务整合时，通过连续性服务提供确保服务的质量并获得更大的健康和经济价值。

四、卫生服务整合的目标

卫生服务整合促进了不同类型、不同层级的医疗机构更有效地重新分配资源，在各自分工明确的基础上进行相互协作与配合，对各类保健服务进行协调和安排，以消除服务间的零散和割裂，方便患者就医；而对专科服务，则关注其如何与其他服务结合起来，响应人口不断变化的健康需求。卫生服务整合的主要目标如下。

（一）改善卫生服务的可及性和综合性

卫生服务可及性是卫生服务整合的重要命题，也是一项基本的人权。卫生服务可及是指方便和快捷，能够在就近医疗机构甚至在家里获得良好的保健服务。同时，基层医疗卫生机构能够一站式提供医疗、预防、保健、康复、健康教育与健康促进、优生优育技术指导等方面的综合服务。随着社会经济和医疗卫生条件的改善，基层医疗卫生机构可以扩大服务范围，为所辖区域居民（患者）提供符合"生物-心理-社会医学"模式需要的"立体"健康服务。

（二）提高卫生服务的连续性和协调性

服务系统内每个医疗机构都有特定的功能定位，不与区域内其他医疗机构重复建设，也避免医疗机构的过度扩张。患者在卫生服务系统中就诊，能够减少复杂的就诊手续，缩短医院等待时间，降低急诊入院率，更加公平地享有健康服务，最大限度地减少浪费，为居民提供更加连续、有效、协调、及时、经济、安全、质量和可接受的医疗卫生服务。既考虑患者在同一疾病周期内在不同医疗机构就诊服务的连续性和协调性，又考虑患者在不同生命周期阶段获得连贯的保健服务。

（三）改善患者的就医体验和满意度

各医疗机构之间加强管理联动和服务衔接，根据功能分工各司其职，为患者提供优质的医疗服务环境、先进的设施设备、良好的服务态度、必要的情感支持、充分的医患沟通和精湛的医疗技术等一系列就医条件。卫生服务整合创造能被患者感知的健康结果改善、尊重、安全感、参与感，不断满足患者对于医疗质量和非医疗质量的期望，不断提高患者的满意度和改善其就医体验。

（四）提高患者的整体健康产出和健康公平性

医疗服务的本质在于通过使得人们更加健康来创造价值，这是判定卫生服务整合结果的关键。卫生服务整合坚持以人为中心的服务理念，不再局限于疾病的诊断和诊疗，而把健康促进、疾病预防、医疗、康复、长期护理甚至社会保健服务等有效融合,适应患者/居民健康的变化需求,提供"以健康为中心"的均等化、同质化、一体化的卫生保健服务,确保需要医疗卫生服务的人,而不仅是能够支付医疗卫生服务的人,都能获得符合标准的甚至是个性化的服务需求,让人群更公平、更合理地享有健康服务。

在实现上述主要目标的同时,卫生服务整合还实现了优化卫生资源配置、提高基层卫生服务能力、改进卫生服务利用效率、减少不合理的医疗费用支出和提升政府卫生治理效能等其他目标,并通过健康促进、疾病预防、需求评估和质量改进等途径增强卫生系统的可持续性。

五、卫生服务整合的形式

基于服务整合的目标多样性,卫生服务整合可以有多种分类。按形态结构划分,卫生服务整合分为水平整合(横向整合)和垂直整合(纵向整合);按联结方式划分,可以分为虚拟整合(网络整合)和实体整合(系统整合)。

(一)按形态结构划分

1. 水平整合　水平整合(horizontal integration)一般是指同级的不同类型的医疗机构打破专业或部门之间的藩篱建立横向联合合作或联盟关系,优化和整合相同或相似的医疗资源或服务项目,促进节约市场竞争中的交易成本,目的在于扩大规模经济。

2. 垂直整合　垂直整合(vertical integration)一般是指不同级别的医疗机构之间在服务的供应链上通过双向转诊制度建立纵向联合,促进基层医疗机构和人员共享高级医疗机构的优质医疗资源,促进医疗卫生服务的可及性和连续性,目的在于扩大范围经济。

(二)按联结方式划分

1. 虚拟整合　虚拟整合(virtual integration)以技术和管理等要素为纽带,服务提供者通过签订契约或组建集团形成医疗联盟,在没有共同持有资产和所有权的情况下分享资源,是一种没有财务责任、易于解散的松散型整合,目的在于共享技术和管理等资源。

2. 实体整合　实体整合(real integration)是指服务提供者以资产和所有权为基础,形成一个独立法人治理结构,进行资源的统一管理和调配。

无论是水平整合还是垂直整合,都要实现节约交易费用,遵循以价值为基础的服务提供。通过水平整合医疗、医保、药品系统以及各个系统的要素和系统运行机制,垂直整合不同层级、不同分工、不同阶段的各个子体系,推动患者、家属和所在社区共同参与,提升社会功能的一致性、公共政策的协同性和行政管理的效能性,形成"纵向到底、横向到边"的一体化医疗卫生服务网络体系(表17-1)。

表17-1　**卫生服务整合的主要形式**

模式	含义	举例
垂直整合	不同层级和水平的医疗机构之间进行的服务整合	社区卫生服务机构和医院之间进行联结,获得卫生设备和技术支持,提高服务能力,提供连续性服务,目的是获得范围经济
水平整合	同级的不同类型的医疗机构之间进行的服务整合	社区卫生服务机构之间、医院之间合并或共享某类(某些)服务,目的是获得规模经济
虚拟整合	通过卫生资源要素进行联结,而不以资产所有权进行服务整合	以合同、协议、战略联盟等伙伴关系形式,形成类似于资产所有权的整合,利益关系可与实体整合平行存在
实体整合	以所有权为基础的整合,对所属机构资产有统一所有权	以合并、建设分院等形式形成真正一体化的整合,统一安排发展战略和业务

由于不同的国家或地区存在地理区域差异，以及卫生筹资的可持续性、医保支付方式改革、人力资源结构和水平、卫生管理能力以及政治理念等的不同，没有一套放之四海而皆准的标准整合模式可以适合所有国家或地区。各个国家或地区应根据实际情况因地制宜采取合适的整合形式。

六、卫生服务整合的层次

卫生服务整合的层次主要包括三个方面：卫生系统子系统内部要素的整合、卫生系统子系统间的整合以及卫生系统与社会服务系统的整合。

（一）子系统内部要素的整合

卫生系统子系统内部要素的整合落脚于卫生系统本身，整合的医疗卫生服务体系的基础仍是医疗卫生服务体系，所以两者的要素是一致的，主要包括服务要素、组织和管理要素、激励要素和信息要素等，具体包括以下要素的整合。

1. 人力 主要是指人力资源的合理配置和不同领域医务人员的整合。前者包括不同级别、不同类型的医师、护士和卫生管理人员的结构、分布以及学历教育、继续教育培训等；后者主要是指在系统内部，不同类型医务人员和管理人员组建跨学科服务团队，如多学科会诊、全科医生团队以及其他形式的协作医疗等，如全科医生和专科医生组成的纵向服务团队。

2. 资金 可以分为投入、筹资、补偿和支付。投入主要是财政投入在不同医疗机构的分配，包括仪器设备的购置、人员工资等。筹资是指购买各类服务的支出和消耗，筹资整合是指医疗保险基金、公共卫生服务资金以及其他资金，如补充医疗保险基金、大病医疗保险基金以及商业医疗保险基金等集中于一个资金池，以统筹资金的集成使用和对医疗卫生保健服务进行战略性购买。补偿和支付主要是在医疗保障体系中，特别强调支付方式的改革，注重将医疗费用支付由按项目付费的后付制度转向预付制度，多数采用总额预付、疾病诊断相关分组（DRG）付费、按绩效付费等相结合的复合支付方式，建立激励约束规则，促进不同医疗机构分工合作。

3. 服务 包括医疗、预防、保健、康复、健康教育和健康促进、临终关怀以及心理咨询、疾病筛查和评估等各类服务。服务整合是指对以社区卫生服务机构、医院、长期护理机构、康复机构等机构为主体提供的各类服务进行整合。其特点是构建以地域为基础的、合理的、有序的梯度就医结构，主要包括全科门诊、跨级住院服务、连续卫生服务、社区康复服务等的衔接，发挥医疗卫生服务体系的整体优势。

4. 管理 管理系统整合是卫生服务整合的结构整合，也是卫生服务整合的组织保障。管理系统整合是指在一个区域医疗卫生服务体系中，不同医疗机构通过所有权、合并、托管或合同形成一个或数个医疗联盟、医疗服务联合体、医疗服务共同体或管理型保健组织等合作方式，通过资源优化配置、循证管理、医师行为激励、绩效评价，再造卫生服务价值链流程。

5. 信息 信息一般是指为了保护和促进人群健康，有效提高居民素质而收集、处理、存储、传输、分配和开发利用的各种信息，如居民健康档案、电子病历等信息。信息整合一般是指各类健康信息、疾病信息和临床信息等卫生与健康信息系统，以及相关系统，如医院 HIS 系统、医保信息系统、药物信息系统等进行整合，建立互通共享的卫生信息网络，促进信息共享和互认，提供疾病预警，辅助各类卫生决策等。

6. 其他要素 如机构、药品和技术等要素。机构整合是建立医共体、医联体或医疗集团等模式；药品整合主要是供应整合，在整合的服务提供体系、整合的服务网络内部建立不同医疗机构间的药品供应保障体系和药品使用衔接机制等；技术整合主要是建立以技术共享为主要形式的远程医疗、检测和传输系统，如远程医疗中心、远程医学检验中心、远程医学影像中心、远程心电诊断中心、远程病理诊断中心等，开展"互联网＋"分级诊疗服务。

（二）子系统间的整合

1.“医-防”服务系统融合　主要是指公共卫生服务体系与医疗服务体系进行整合。医防融合是根据所在地理区域的居民（患者）的健康需要，在基层医疗卫生机构组成医防融合医师团队，如将疾病预防控制机构公共卫生人员、妇幼保健机构和医疗机构医务人员纳入，由全科医生、健康管理师、药师、营养师、公共卫生师、心理咨询师、康复治疗师、临床专家和社会工作者等组成慢性病管理专家团队，将药事服务、术后康复、生活方式干预等纳入服务内容，开具集诊疗和预防于一体的健康“双处方”，建立了慢性病“防、治、管、康、护、教”等多位一体的医防融合服务体系。

2.“医-保”服务系统联动　主要是指医疗服务体系（“医”）和医疗保障体系（“保”）进行整合。医保需要将不同类型的保险资金整合在一起，基于价值医疗战略性购买服务，采取复合支付方式，如按绩效付费、总额预付和 DRG 付费相结合等，实现支付方式组合与基层首诊、双向转诊制度的全面衔接，这样医疗保障体系的基金支付完全嵌入医疗服务体系的连续性服务提供的激励结构中，不同支付手段组合建立了针对不同医疗机构及其医务人员提供整合行为的系统激励约束机制，促进服务提供根据患者的需求以价值医疗为基础。不过，医保支付改革和控费不是无限制地节约成本，而是避免或减少浪费。

3.“医-药”服务系统联动　主要是指药品供应保障体系与医疗服务体系进行整合。不同医疗机构之间特别是医疗服务联合体内部建立统一药品采购中心，建立一体化的药品采购流程，统一药品配送服务。特别要合理确定基层医疗卫生机构配备使用的药品品种和数量，加强基层医疗卫生机构与二级以上医院用药衔接，以便患者能在基层保健机构获得及时的药品服务。

4.医疗服务系统和其他卫生保健系统的整合　如医疗服务系统与护理服务系统、康复服务系统乃至健康检查服务系统的整合，以促进居民（患者）获得系统连续的保健服务。

（三）卫生系统与社会服务系统的整合

随着人口老龄化、高龄慢性病患者以及其他特殊人群（如行动不便的老年人、残疾人等）需求的增加，除了医疗保健服务以外，越来越需要与养老相关的生活照料、家庭保健、情感呵护等社会服务，从而能够大大拓展综合保健服务的边界，也使得更加综合的服务向社区保健、家庭保健延伸，大规模解决影响健康的非医疗驱动因素，使社会服务在促进健康和支持医疗保健方面发挥更大作用。

七、卫生服务整合的程度

卫生服务整合需要经历一个由低层次整合向高层次整合迈进的渐进过程，卫生服务整合的程度是同一服务连续体不同的合作或协同状态，从服务的特征和组织所处的位置可以将整合分为完全分割、连接、网络协调、协作、完全整合五个过程（图 17-1）。

（一）完全分割

完全分割是指两个或两个以上医疗机构及其医务人员各自提供医疗卫生服务，他们之间没有任何业务信息的交流。

（二）连接

连接是指两个或两个以上医疗机构及其医务人员明晰彼此的职责，能在适宜的时间将患者转诊到合适的医疗机构就诊，并分享患者疾病的一些信息，但相互间没有业务费用往来和共享的临床路径。

（三）网络协调

网络协调是指两个或两个以上医疗机构及其医务人员为了实现预期结果而将相关医疗卫生服务有机地组合在一起，如开展卫生保健项目、对口帮扶计划等，通常达成有限的合作协议，通过协议采取联合行动，为了共同的利益而分享业务信息。

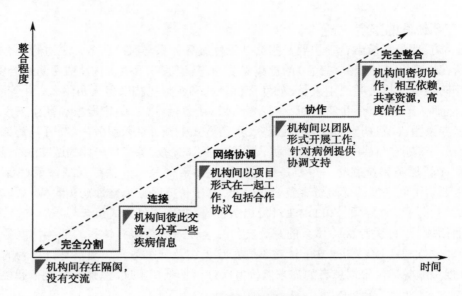

图17-1 整合服务连续谱

（四）协作

协作是指医疗卫生服务体系内的多数医疗机构间签订正式合作协议或合同，以团队形式开展工作，采取统一的治理结构、程序和一体化等机制来减少独立医疗机构间和不同医务人员间的差异，优化医疗服务链流程，管理患者转诊，协调不同类型医疗卫生服务，共享医疗信息，并通过协作取得期望的结果。

（五）完全整合

完全整合是指将医疗卫生服务体系内所有资源汇集到一起，单个医疗机构原有的身份不再明显，通过建立新的治理结构，对所在地理区域居民的健康负责，不同医师团队密切合作，彼此间高度信任，根据患者（人群）的需求提供无缝的保健服务。

卫生服务整合依附于特定的系统，需要统筹考虑整合的服务与所在区域卫生服务系统的关联和相互影响。同时由于服务整合本身就是一个从非整合（服务断裂）到整合之间的连续谱，而不是非此即彼的选择。因此，卫生服务整合既是一项系统工程，也是一个整合程度不断提高的过程。

第二节　分级诊疗服务与卫生服务整合

一、分级诊疗服务的内涵

不同层级、不同功能、不同类别的医疗机构一般都有明确的功能定位、职责分工和服务范围。基层医疗卫生机构和不同级别的医院提供分层次的医疗卫生保健服务。与此相应，根据患者的疾病危重程度、复杂性以及医疗服务的难度，一般将医疗卫生服务分为初级医疗（primary care）、二级医疗（secondary care）、三级医疗（tertiary care）。初级医疗由基层医疗卫生机构提供，主要包括常见病和多发病诊疗、慢性病管理和恢复期康复诊疗等；二级医疗主要包括一般性复杂疾病和常见病及多发病诊疗；三级医疗主要针对疑难杂症和急危重症疾病患者。三级医疗卫生服务体系相互配合，为患者提供系统连续的医疗卫生服务。从服务内容看，初级医疗服务大体等同于全科医疗服务，二级医疗服务和三级医疗服务则主要属于专科医疗服务。

　　分级诊疗（hierarchical diagnosis and treatment）是为了提高医疗卫生服务体系的效率、公平性、可及性和可负担性，根据区域卫生规划和各级医疗机构的功能定位、规模、水平确定不同的医疗服务任务，按照疾病的轻、重、缓、急及治疗的难易程度进行分级，不同层级、不同功能、不同类型的医疗机构及其医务人员承担不同难易程度的疾病诊疗任务，且相互配合，患者依据病情能够在合适的医疗机构得到适宜、连续的诊疗服务，形成"健康进家庭、小病在基层、大病到医院、康复回基层"的合理有序的就医格局。分级诊疗服务中的分级是指在疾病为急性或慢性、严重或一般等情况时不同医疗机构所承担的诊疗服务职责，而非上下医疗机构的等级之分，即要根据患者病情需要提供不同级别的医疗服务，而不是要求患者按照医疗机构的级别逐级就诊。

　　分级诊疗服务的关键是要通过构建分级管理的、上下协作互为一体的、分级诊疗秩序良好的医疗卫生服务体系网络框架，形成分级诊疗服务金字塔（图17-2）。在组织形态上，需要区域内不同医疗机构通过垂直整合促进医疗服务联合体、医疗服务共同体、跨区域专科联盟形成并进行协调，促进不同层级医疗机构上下联动，形成一体化的医疗卫生服务体系，以提高医疗服务管理的有效性和协调性、服务的连续性。通过水平整合增加互补性服务提供，以提高资源的使用效率。而在基层医疗卫生服务体系上，建立基层首诊、健康管理、医防融合等制度，并和专科医疗机构形成双向转诊机制，针对疾病的性质和严重程度分级分类施治，形成疾病"预防—干预—治疗"的综合防治服务链，促进保健服务连续体的形成。

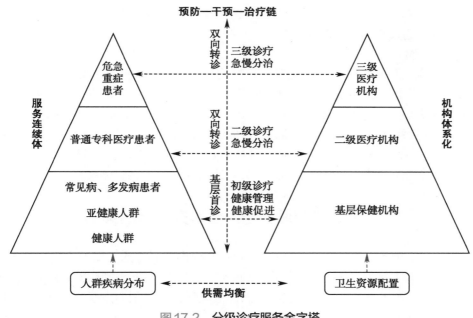

图17-2　分级诊疗服务金字塔

二、分级诊疗服务的主要内容

　　我国建立分级诊疗制度，是合理配置医疗资源、促进基本医疗卫生服务均等化的重要举措，是深化医药卫生体制改革、建立中国特色基本医疗卫生制度的重要内容，对于促进我国医药卫生事业长远健康发展、提高人民健康水平、保障和改善民生具有重要意义。分级诊疗服务的主要内容包括以下几个方面。

（一）基层首诊

　　我国基层首诊坚持群众自愿、政策引导的原则，科学确定基层医疗卫生机构的首诊病种，制定和完善与之配套的诊疗规范，鼓励并逐步规范常见病、多发病、慢性病患者首先到基层医疗卫生机构就诊,对于超出基层医疗卫生机构功能定位和服务能力的疾病,由基层医疗卫生机构为患者提供转诊服务。一般是由合格的全科医生或全科医生团队担任所辖区域居民健康的"守门人",通过签约服务,逐步建立长期、稳定的医患合作与互动关系,为签约居民提供预防保健、常见病和多发病诊疗、疾病康复和慢性病管理、健康管理等一体化、综合性的服务。

(二)双向转诊

明确不同级别、类别医疗机构的功能定位,健全双向转诊管理制度,完善双向转诊程序,建立健全转诊病种指导目录,建立医疗机构间双向转诊协议关系和双向转诊信息系统,根据病种分类管理标准化临床路径,提供连续性转诊服务。需转诊患者坚持科学就医、方便群众、提高效率的原则,基层全科医生通过科学评估确定转诊机构、转诊科室甚至接诊医师,并对患者转诊进行协调和跟踪。上级医院应为基层医疗卫生机构预留门诊号源,建立疑难重症转诊患者快速入院绿色通道,优先预约、优先收治基层转诊患者。畅通向下转诊渠道,患者在疾病康复期或稳定期时再转回基层医疗卫生机构、康复保健机构,逐步实现不同级别、不同类别医疗机构之间的有序双向转诊。

(三)急慢分治

明确和落实各级各类医疗机构急性、慢性病诊疗服务功能,完善治疗—康复—长期护理服务链,合理分流患者,实行急慢分治,为患者提供科学、适宜、连续性的诊疗服务,确保患者医疗安全、有效、合理。常见病、多发病以及诊断明确、病情稳定的慢性病患者原则上在基层医疗机构就诊,确有需要的,按规定有序转诊。急危重症患者可以直接到二级以上医院就诊。特殊人群可根据病情需要自主选择首次就诊医疗机构。

(四)上下联动

引导不同级别、不同类别医疗机构建立目标明确、权责清晰的分工协作机制,开展医疗机构、卫生资源、医师团队、卫生信息和利益分配等联动,以促进优质医疗资源下沉为重点,推动医疗资源合理配置和纵向流动,形成相对稳定、紧密衔接的双向转诊通道。农村地区推行县级医疗卫生机构和乡村医疗卫生机构的卫生服务一体化管理,着力实现人员、业务、财务等的统一管理;城市地区专科医疗机构和社区卫生服务机构实行一体化管理,开展不同程度的人员、业务、财务等的协调和整合。在有条件的地方,民营医院纳入分级诊疗服务体系。

三、分级诊疗服务与卫生服务整合的关系

"基层首诊、双向转诊、急慢分治、上下联动"是分级诊疗服务的主要理论概括和实现路径的指导原则。分级诊疗制度是一种基于不同群体服务需求的逐级筛选过程以及医疗资源配置和使用效率最大化、患者管理服务精细化的服务形态。分级诊疗服务的实质是卫生服务的整合,建立整合的医疗卫生服务体系是分级诊疗制度的目标。因为分级的核心不仅在于"分",更在于"合",因此我国建立分级诊疗服务体系的内涵与构建整合的医疗卫生服务体系具有内在的目标一致性。

(一)基层首诊是卫生服务整合的基础

社区或基层卫生服务是医疗卫生服务体系与居民接触的第一站,首诊服务是整个医疗卫生服务体系的门户。卫生服务整合是要通过基层卫生服务体系的整合提供医疗、预防、保健、康复及健康促进一体化的服务,通过"强基层"大力开展基本卫生保健,在乡村两级医疗机构或城市社区卫生服务机构对医师团队、服务提供、共享的临床规范以及卫生筹资等诸多涉及服务整合的内容进行整合,以患者需求为重点,专注于制订个性化的整体保健方案和连续性的服务提供机制,医疗和预防合一,中西医并重,提供综合性、连续性乃至覆盖居民(患者)全方位全生命周期的健康管理服务。在服务方式上,全科医生、护士和其他人员则形成跨学科团队模式,尽可能开

展接近于患者家庭的保健服务，致力于平时消除影响人群健康的危险因素。在服务责任上，全科医生无论在接诊还是平时都要对社区中签约对象的健康负责，发挥"守门人"的作用。因此，基本卫生保健的好坏是衡量卫生服务整合成功与否的基础标准。

（二）双向转诊是卫生服务整合的关键

卫生服务整合是为了提供连续、无缝隙、统一的医疗卫生服务，是为了构建整合型的高效有序的医疗卫生服务体系，而这个体系包括各种基本卫生保健机构和医院，要提供多个层次的医疗卫生保健服务。因此，基层首诊和双向转诊制是联系在一起的。随着有复杂服务需求的慢性病患者增多，在一个疾病周期内患者到两种及以上医疗机构就诊的概率也日益增加。在整合的医疗卫生服务体系中，对于在多个医疗机构就诊的患者，基层首诊和双向转诊就是疾病诊疗过程中前后相互衔接的有机组成部分。无论是下级医疗机构将超出本机构诊治范围的患者或在本院确诊、治疗有困难的患者转至上级医疗机构就诊，还是当患者在上级医疗机构就诊进入康复期或疾病稳定期后转至下级医疗机构继续治疗，抑或是患者在同级的两家医疗机构间相互转诊，都需要提供系统连续的医疗卫生服务。因此，系统连续的双向转诊服务是服务体系整合典型的特征表现，也是卫生服务整合的关键环节。

（三）急慢分治是卫生服务整合的前提

急慢分治是以疾病谱、疾病分类分期、患者分类或手术分级诊疗管理等为切入点，明确急性病和慢性病的种类，以及同一个疾病在不同发展阶段的急慢区分，引导患者到整合的医疗卫生服务体系中适宜的医疗机构接受相应医师的诊疗。当前，我国分级诊疗服务体系中的上级医院应当逐步减少常见病、多发病、病情稳定的慢性病患者比例，主动根据临床规范和临床路径将急性病恢复期患者、术后恢复期患者及危重症稳定期患者及时转诊至下级医疗机构继续治疗和进行康复训练，促进连续性服务。可见，疾病的急慢分治与医疗机构的分级诊疗是一个问题的两个方面。卫生服务整合以人为本、以健康为中心，就是要根据患者的健康和疾病需要安排服务体系中适宜的医疗机构接诊。因此，急慢分治是卫生服务整合的前提，而整合的医疗卫生服务体系为急慢分治的实现提供了条件。

（四）上下联动是卫生服务整合的保障

构建整合的医疗卫生服务体系要以创新联动机制为动力，坚持医疗、医保、医药等改革联动和治理，引导区域医疗卫生服务体系建立完善分工协作与利益共享机制，在医疗卫生服务体系内实现不同医疗机构间的人、财、物、信息、管理等资源融通，逐步实现体系内的行政管理、医疗业务、公共卫生服务、信息系统、后勤服务等的统一管理，发挥资源集约优势，实现优质医疗资源下沉和区域内资源共享，提高区域医疗卫生服务体系的整体能力与绩效。我国分级诊疗服务体系建设还需坚持政府主导，落实政府对分级诊疗服务体系内各公立医疗机构的财政资金投入责任，维护和保障基本医疗卫生事业的公益性，鼓励和监督公立医院承担其应有的社会责任，加强系统性的考核评估，强调通过科学的考核与评估促进分级诊疗政策的落实。显然医疗卫生服务体系的整合离不开上下联动机制的构建，而上下联动是卫生服务整合的机制保障。

显然，我国分级诊疗服务体系建设坚持以人民健康为中心，强调推动疾病预防、治疗和管理等相结合，在宏观目标上与健康中国战略要求相一致，与新时代卫生与健康工作方针相匹配，是具有中国特色的整合的医疗卫生服务体系。

四、分级诊疗服务网络

我国医疗卫生服务体系分为城市医疗卫生服务体系和农村医疗卫生服务体系。当农村患者因疾病严重程度从县域到城市大医院（转诊）就医时，需要建立更加完善的区域医疗卫生服务网络。因此，分级诊疗服务网络可以分为整合的农村医疗卫生服务网络、整合的城市医疗卫生服务网络和整合的区域医疗卫生服务网络。

（一）整合的农村医疗卫生服务网络

农村医疗卫生服务体系主要包括村卫生室、乡镇卫生院（含乡镇中心卫生院）和县级医院等。整合的农村医疗卫生服务网络是指在县域范围内，县、乡、村三级医疗机构建立有效的合作伙伴关系，如通过合同、医疗联盟和网络等建立有效的连接和整合，推动县乡一体化、乡村一体化，通过对县、乡、村医疗机构卫生资源（技术、人员、设备、信息等）的优化调配、组合、共享和融合，促进不同层级医疗机构医务人员之间进行有效协同或协作，形成不同整合程度的医疗服务网络。服务网络对所辖农村居民的健康负责，根据农村患者病情选择合适的医疗机构就诊，患者在就诊过程中能够获得县域内不同层级医师提供的协调性、连续性的医疗保健服务。

（二）整合的城市医疗卫生服务网络

城市医疗卫生服务体系包括社区医疗服务机构（社区卫生服务中心、社区卫生服务站和社区医院等）、专科医疗机构和综合性医疗机构。整合的城市医疗卫生服务网络是指城市不同级别医疗机构之间在信任和互惠基础上结成合作伙伴关系，明确各自职责，建立分工合作机制，落实基层首诊、双向转诊、急慢分治制度，共享保健服务信息。在此基础上通过友好协商，共同开发共享的保健指南和临床路径，形成不同整合程度的医疗服务网络。服务网络对所辖城市居民的健康负责，根据城市患者病情选择合适的医疗机构就诊，在就诊过程中为其提供协调性和连续性的医疗保健服务。

（三）整合的区域医疗卫生服务网络

建立整合的区域医疗卫生服务网络，是根据地理区域、人口分布、群众就医需求、卫生资源分布等因素，将服务区域划分为若干个网格，统筹规划、优化和调配网格内城乡医疗卫生资源和服务提供，组建由三级公立医院或者代表辖区医疗水平的医院和其他若干医院、城乡基层医疗卫生机构、公共卫生机构等为成员的医疗联盟，明确各级医疗机构的功能定位。条件成熟时，鼓励私人诊所、民营医疗机构参与，组成全域医疗服务网络，在区域内实行网格化管理。区域医疗卫生服务网络建立分级诊疗机制和科学化、制度化的分工合作机制，建立可操作的服务规范和转诊标准，落实首诊和双向转诊服务。同时，配套区域卫生信息化、医保复合支付方式改革，促进信息共享，形成不同整合程度的医疗卫生服务网络。服务网络对所辖城乡区域居民的健康负责，通过激励约束不同层级医务人员增进连续性的服务提供，避免各级医疗卫生机构提供的服务重叠，为患者开展基于健康价值为基础的一体化服务提供。

五、实现分级诊疗服务的基础条件

（一）强化全科人才培养

全科医生一般是患者接触医疗服务体系的第一站。如果不经过全科医生的转诊，参加基本医疗保险的非急诊患者一般无法接触二级和三级医疗服务。全科医生也称为家庭医生，一般经过全科医学的专门训练，为社区内的人员提供综合性的卫生服务，包括预防保健、医疗、康复等。社区医疗服务主要解决社区居民常见的健康问题，分担大医院的医疗负担，合理地分配医疗资源。培养优秀的全科医生是世界医学界所公认的基本卫生保健的核心内容，在基层医疗服务中起着重要作用。全科医生可以实现多层次的医疗服务，也只有拥有精湛医术的全科医生才能为社区提供最佳的医疗卫生服务。

（二）建立强大的基本保健系统

卫生服务整合成功与否体现在能否建立一个以基本卫生保健为基础的高效率的卫生服务体系，并提供首诊服务与连续性服务。而建立强大的基本卫生保健系统，落实严格的基层首诊制度，即"守门人"制度，开展家庭医生签约服务，被认为是实现由以治病为中心向以人的健康为中心转变的基石。与医院相比，社区卫生服务虽不具有专科医疗服务提供的技术优势，但因其就医距离近、机会成本低、以预防为主、提供的服务综合、医患关系更加熟悉等优势，且社区拥有完整的居民健康档案，从患者就医连续性的角度看，社区医生的决策决定了所辖居民是否可以获得连续性的综合保健服务。

（三）促进一站式综合服务提供

基本卫生保健是整个医疗服务体系的基础，而全科医疗多位于基本医疗卫生服务的中心。全科医疗服务是全科医生运用全科医学理论知识和技能，以人为本，主要面向社区居民（患者）提供的预防、治疗、照护、健康促进及持续支持等贯穿健康全程的服务，是针对个人和家庭的全面性的、以解决常见健康问题为主的医疗保健服务，包括了可及性服务、综合性服务、连续性服务、协调性服务和人格化服务等，处理居民（患者）的各种非专科健康问题，强调以患者为中心，由首诊开始，与其他服务协同分工，着眼于患者的长期健康需求。

居民长期固定于某个全科医生或家庭医生团队，能够建立有效的病历管理机制，不但有助于增强连续性、建立信任机制，还有助于降低入院率和减少医疗花费，有效控制慢性病并提升患者满意度。一般是在基层保健机构建立由全科医生、护士以及相关人员组成的跨学科团队，通常由一名队长领导，定期召开会议。全科服务团队在一起工作，在提供服务的过程中相互学习，不断磨合，最终能够协调一致为患者提供综合性服务。如患者需要转诊，团队成员则进行转诊前评估，确定合适的转诊医疗机构，并在转诊过程中与专科医师沟通，成为专科医师的咨询师，必要时可以参与转诊机构针对转诊患者的诊疗方案的决策和制订，不断弥补医疗机构间的缝隙。

（四）完善转诊标准体系和程序

政府及卫生部门要优化服务流程，制定统一的转诊标准，界定双向转诊病种，实施有效可行的双向转诊条件、程序和监督管理方案。特别是临床规范和临床路径的开发和执行，优化了临床服务流程，可以促使医疗机构提供符合其功能定位的医疗卫生服务，而把不属于自己业务功能的服务通过医疗服务链分流下沉，加强纵向机构间的业务联系，避免医疗卫生服务体系内不同医疗机构及其医务人员陷入"抢患者"的恶性循环。整合后的医疗服务网络或体系需要一个总协调者，对服务网络或体系中的医疗机构、医务人员和设施设备全面负责。当患者进入医疗服务网络或体系中，管理协调者需要考虑根据患者的病情安排合适的医疗机构接诊；当患者需要转诊时，需要进行协调，保证其在就诊过程中转诊顺畅。

（五）促进医疗服务信息化

充分利用现代信息技术，加快基层医疗机构与二、三级医院患者健康档案和电子病历的互通互联，保证各级医疗卫生机构能随时查看患者的健康档案信息和电子病历信息，充分利用网络化管理实现医疗资源信息共享，增加医务人员的沟通交流，促进信息的有效利用，避免不必要的重复检查和检验。通过制定服务收费、费用报销等政策开展远程医疗，减少患者上转，开展培训支持。随着人工智能、第五代移动通信技术（5G 技术）与互联网、大数据、云计算等技术相结合，基层医疗卫生机构也引进新的信息技术手段，如人工智能赋能老年人慢性病管理，利用可穿戴设备、健康管理手机软件等加强健康监测、风险评估和慢性病管理；医院利用人工智能辅助临床诊断，如智能医学影像，实现早发现、早诊断、早治疗。

（六）完善医疗保障体系

医疗保障体系能够对医疗服务体系的发展和运行进行有效的约束和引导，从而建立优质高效的医疗服务体系。为了完善医疗保障制度，政府要将更多人群纳入基本医疗保障范围，扩大医疗保障的覆盖面。同时，实行多元复合支付方式，促进整个医疗服务体系通盘考虑成本效益，对供需双方形成有效的激励约束机制，实现双向转诊制度与医疗保险支付体系的真正对接，逐步转变医疗机构和医师的医疗服务行为，增强患者的理性就医行为，促进医疗服务行为的规范化和合理化，加强服务的规范性和制度化，促进医疗机构各司其职，分工协作。促进患者形成理性的健康观和就医观,使其对诊疗结果有合理的预期,不过度利用医疗资源,合理利用基本医疗卫生服务。

第三节 卫生服务整合机制

一、卫生服务整合机制的概念

卫生服务整合机制(integration mechanism of health service)是指为实现使患者获得安全有效、经济、方便、及时、公平和整体、协调、连续的医疗卫生服务的目标,通过系统化的政策、机构、服务、信息和利益等互动和协同机制,对不同层次、不同功能、不同类型医疗机构的服务要素进行协调和管理,实现分级诊疗和有序转诊,发挥卫生资源的协调作用和整体效应。

二、卫生服务整合的管理机制

(一)政策协同机制

整合的卫生服务要求在一个地理区域内或一个省、国家内,政府及其管理部门从系统整合的视角出发,对所有层次的医疗机构制定连贯的规则和政策策略,统筹考虑有关投入、规划、筹资、服务购买策略、医保支付激励、监管等各项政策的系统性、协同性和整体性,以及服务项目要求和服务范围内的活动。政策协同机制主要包括以下机制。

1. 资源均衡投入和配置机制 卫生服务整合离不开政府的高度重视,卫生行政管理部门要确保人、财、物在医疗卫生服务体系内进行均衡的配置,优质卫生资源能够上下贯通,尤其重视投入向基层医疗卫生机构倾斜,建立强大的基本卫生保健系统。

2. 筹资整合和复合支付机制 筹资分散和按项目付费是导致卫生服务系统断裂、服务提供碎片化的主要原因。因此,应尽可能将不同来源的卫生筹资(如医疗保障基金和公共卫生项目资金等)集中于一个资金池,以发挥更好的战略性购买服务作用。在医保支付改革中,设计与整合的卫生服务提供相适应的复合支付方式,比如对基层医疗机构实行按人头付费,对专科机构实行按病种付费、按疾病诊断相关分组付费,或对医疗集团、医疗联盟实行总额预付下的多种支付方式组合付费等,医疗保障基金能够发挥"控制柄"作用,促进不同医疗机构及其医务人员间形成共享的利益联盟,实行结余分享,超支分担,建立配套医疗卫生服务体系改革的系统的激励约束机制,推动各医疗机构间及其医务人员协同行为的产生。

3. 药品供应与使用衔接机制 规范上下级医疗机构用药的品规、剂型,建立一体化的药品集中采购和供应保障体系,实现上下联动,注重基层医疗机构与二级以上医疗机构的用药衔接,支持分级医疗。

4. 一体化监督评估机制 为保证卫生服务整合目标聚焦于患者(群体)的整体健康改善,落实价值医疗理念,还需建立监督评估机制,对医疗卫生服务体系的整体绩效进行评价,以确保卫生服务整合主要目标的实现,并获取卫生服务整合效果的证据。

(二)组织合作机制

1. 医疗机构合作机制 医疗机构合作机制是指不同医疗机构之间以所有权、合同以及联盟等形式组成的合作关系,确立各医疗机构的地位、责任和沟通渠道,促进服务系统建立协作的责任领导团队,以对负责的地理区域人口承担健康责任。这种协作网络既可以组建紧密型联合体,通过融合或结构改变把医疗机构连接在一起,采取现代法人治理结构,理顺产权利益关系,协调高质量的医疗保健,也可以通过协议建立松散型联盟,开展资源、管理、服务、仪器设备、信息、资金等有形资源和无形资源的共享以及转诊的协调。上述过程并不是简单的医疗机构合并、收购或签订合约,关键在于这种"物理上的联合"能否发生实质性的"化学反应",即能否形成卓越的、以医疗服务链为核心的无缝隙协作网络,患者根据疾病诊疗需要可以顺畅地从门诊转向住院,从亚急诊转向家庭保健。

2. 连续性服务提供机制　建立首诊、双向转诊等业务合作机制,包括协调合作的制度规范、共享的服务规范和临床路径、仪器设备共享机制以及医师的多点执业流动机制,通过签约服务、健康管理、疾病诊疗等全方面、全过程的精细化诊疗流程重塑,提供标准化的服务,以及在满足患者需要时能够考虑到其个性化需求及其家庭情况。同时,建立不同医师团队间针对转诊患者进行沟通交流、提供协同服务、及时分享患者信息等的互动机制,有助于形成共同的专业文化和价值观,助力完善连续性服务提供机制。

3. 信息共享和互认机制　无缝的纵向服务流程必须以建立互联互通的信息系统为前提。互联互通旨在建立以信息交互平台为技术支撑的医疗协作体系,打通公共卫生信息系统、健康管理信息系统、电子病历系统、远程医疗系统以及相关系统平台,如通过医师信息交流平台,不同层级医师能够交流互动,促进资源共享、信息共享和检查互认,实现优质资源的合理配置及优势互补,确保信息能根据患者病情需要在社区卫生服务机构和专科医疗机构之间无缝流动和传递。

4. 利益分配和风险分担机制　不同医疗机构之间的利益分配和风险分担机制是影响整合的医疗卫生服务体系绩效的核心问题。要根据各医疗机构的预先分配比例及其医务人员的贡献原则建立均衡的利益分配机制,同时对于费用超支建立合理的分担比例,促进不同医疗卫生机构完成协同任务的内在动力。不同医疗机构之间将团队绩效和合作绩效作为导向,以获得资源不浪费所带来的收益分享。

（三）医患互动机制

1. 医患信任机制　信任关系是医患之间最稳定的联系纽带。全科医生依据健康管理规范承担了所辖居民的疾病预防、疾病管理和健康促进等服务职责,落实首诊和患者转诊后的临床跟踪以及患者诊疗后转入社区康复的岗位责任。专科医师依据服务规范和临床路径进行诊疗活动,安排患者转诊业务,这些都建立在良好的医患信任机制基础上。因此,不断提高全科医生和专科医师的服务能力,通过医患交流互动产生人际信任、基于医疗制度约束产生制度信任和基于医学伦理文化产生道德信任,为建立医患之间稳定的信任关系创造条件,从而使得患者和所辖居民在整合的卫生服务系统中就医时遵从由低到高的就医顺序,而在康复期和稳定期遵从由高到低的下转服务安排。

2. 患者参与机制　患者是整合的医疗服务链上所有相关环节连接的中心,医疗服务的过程既是不断满足患者需求、为患者带来价值的过程,同时也是患者从健康管理到疾病救治整个过程能动的参与者,是医务人员的合作伙伴。通过政策引导患者在健康管理、就诊前后参与临床决策,不仅可以减少和避免危害患者健康的医疗过失,还能减轻患者的心理压力,增进医患沟通交流,提高治疗和护理效果,提升医疗服务水平和质量。虽然患者是一个移动的单元,但随着患者对健康质量的高要求、对疾病知识的了解以及科学技术进步使信息平台增多,患者已从被动接受治疗的角色向主动与医师(或医师团队)探讨问题、共同决策的角色过渡,特别是在个性化健康管理、诊疗决策计划等方面。

三、卫生服务整合的市场机制

医疗卫生服务市场存在信息不对称和供方主导优势,因此卫生服务整合强调管理机制和市场机制相结合,是一个有管理的市场化过程,以平衡公共利益与各利益相关者的利益。市场机制主要包括价格机制、供求机制和竞争机制。

（一）价格机制

医疗服务价格改革涉及高度的利益调节和资源优化利用，是建立整合的卫生服务系统过程中具有挑战性的一项工作。深化医疗服务价格改革的整体思路是要坚持以人为中心、以临床价值为导向、以医疗事业发展规律为遵循，建立健全适应经济社会发展、更好发挥政府行政的权威约束和市场机制的调节作用、医疗机构充分参与、体现技术劳务价值的医疗服务价格形成机制。具体措施可包括：厘清医保部门与卫生健康、财政、市场监管等政府部门的协同关系和职责边界，理顺医疗服务价格管理体系和工作机制，规范统一医疗服务价格项目，保持合理的项目之间的比价关系，健全价格动态调整的触发机制，明晰医疗服务价格与医保支付、财政投入、医务人员的薪酬关系等。建立医疗服务价格动态调整机制，以保障人民群众获得高质量、有效率、能负担的医疗卫生服务，真正发挥促进分级诊疗和服务整合、引导资源配置的调节作用。

（二）供求机制

建立整合的卫生服务系统是要建立以健康为中心的驱动机制，需要对医疗卫生服务体系进行供给侧结构性改革，促进区域内不同医疗机构的合作和整合供给，以医疗集团或联合体的形式提供系统连续的服务。实际上，WHO早就指出，在整合的医疗网络中，管理者需要考虑患者的哪些服务具体适合由哪一层级医疗机构提供的问题，而不依据其性质是公立还是私立。因此，首先，要适度扩大医疗卫生资源的供给，充分发挥市场对资源配置的基础性作用，营造公平竞争的市场环境，促进不同类别医疗机构均衡发展。其次，卫生资源的配置应根据城乡居民疾病谱的变化和患者需求的变化，在医疗服务项目设置上，新设服务项目、调整服务项目或对原有医疗服务项目进行整合，以响应不断变化的医疗卫生保健需求，精准满足患者多元化的保健服务需求。最后，供求关系的调整要以市场为导向，以价格信号为基础，适应经济发展对卫生资源不断提高的效率要求。

（三）竞争机制

在一个整合的卫生服务系统中，为避免单个医疗集团或联合体形成区域垄断，应根据卫生资源数量，设立两个及两个以上的整合的医疗服务网络，允许患者自由选择医疗服务体系之外的其他医疗机构或医疗服务体系接受服务，促进区域内不同整合的医疗卫生服务体系在系统层次上的竞争。而在整合的医疗卫生服务体系内，建立基本卫生保健、二级医疗和三级医疗等之间科学的分级服务竞争机制，促进提升不同层次服务的质量，打破医疗机构固有的垄断性，提供更加优质、高效且使患者满意的系统连续的医疗保健服务。同时，为促进整合的卫生服务系统良性竞争，要健全相关的法律法规来规范其竞争，明确各医疗卫生服务供给主体的地位，使多中心供给主体进行公平、公正的竞争、合作以及可靠的利益共享。医疗保险机构对不同整合的医疗卫生服务体系进行战略性购买激励，以提高市场效率，促进基于患者价值导向的服务提供，不浪费卫生资源。

四、卫生服务整合的机制体系

机制体系是指一个有机的组织结构由多个相互关联的机制组合形成一个完整的体系。根据上述卫生服务整合机制的分类，为使医疗卫生服务体系形成有效的分工合作，必须建立不同层级医疗机构之间整合的管理机制，同时，建立与整合的医疗卫生服务体系运行相适应和配套的市场机制，两者共同组成一个相互联系、相互作用的机制体系。

系统政策的协同实施，特别是财政投入和医保支付方式系统化改革是促进医疗卫生服务体系产生整合的推力，从而对组织层面的医疗机构合作及其医务人员的合作行为等产生传导，进而推动业务层面的协同机制产生联动效应，再通过医患互动机制的协调，确保所有资源要素及其运行集中于患者至上的系统使命实现，促进整合服务行为提供的产生。同时市场机制通过因势利导,发挥了市场机制的调节作用,避免行政上对医疗机构合作的强制干预,从而使整个医疗卫生服务体系以医疗服务链为流程进行资源、服务重组。

在机制体系中,管理机制中的政策协同机制处于宏观层次,组织合作机制处于中观层次,医患互动机制处于微观层次,而市场机制中的价格、供求和竞争机制则属于整合的医疗卫生服务体系的配套机制。这样,不同层次整合机制在不同体系层面发挥作用,发挥了管理机制和市场机制各自的优势,形成一个有序的系统机制安排,在体系不同层面共同推进各类整合机制的协调和互动,既可以在微观层次上建立以个人为中心的服务提供,也可以在中观到宏观层次上建立以人群为基础的服务提供,不断增进患者(群体)获得更高质量的系统连续的服务(图 17-3)。

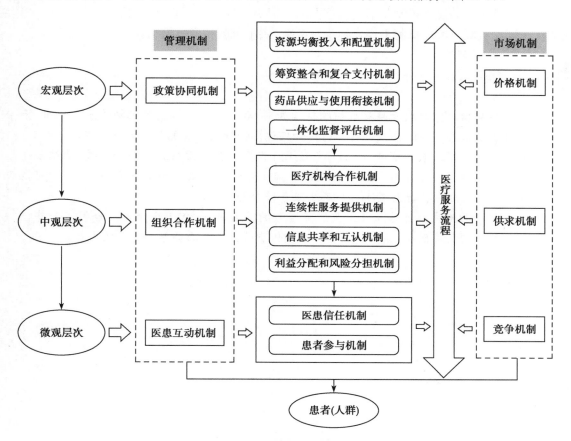

图 17-3　卫生服务整合的机制体系

本章小结

本章主要介绍了卫生服务整合和卫生服务体系整合的概念、卫生服务整合的覆盖人群和目标,卫生服务整合的层次和程度;分级诊疗服务的内涵、分级诊疗服务的内容;分级诊疗服务与卫生服务整合的关系,实现分级诊疗服务的基础条件;卫生服务整合机制、卫生服务整合的管理机制和市场机制。

卫生服务整合是以人群健康需要为依据,秉持以人为中心的服务理念和协同服务理念,基于价值医疗原则,在医疗机构内部、不同层级医疗机构之间及其医务人员之间进行协同、协调或协作,将医疗、预防、保健、康复、健康教育和健康促进甚至社会保健服务整合在一起,以提供一次、多次乃至覆盖居民(患者)全生命周期的可及性、综合性、连续性、协调性的健康服务。

卫生服务整合的目标包括改善卫生服务的可及性和综合性、提高卫生服务的连续性和协调性、改善患者的就医体验和满意度、提高患者的整体健康产出和健康公平性。卫生服务整合包括子系统内部要素的整合、子系统间的整合、卫生系统与社会服务系统的整合。整合服务都依附于特定的卫生系统，需要将其不同维度的内容融合在一起，才能形成完善的、整合的医疗卫生服务网络。

分级诊疗服务的实质是纵向服务整合，因为分级的核心不仅在于"分"，更在于"合"，因此我国建立分级诊疗服务体系的内涵与整合型医疗服务体系具有内在的目标一致性。我国分级诊疗的主要内容是基层首诊、双向转诊、急慢分治、上下联动。强大的基本保健系统是落实分级诊疗的基石，双向转诊是落实分级诊疗的关键环节。

卫生服务整合的管理机制包括系统层面的政策协同机制、组织层面的组织合作机制、个体层面的医患互动机制。市场机制主要包括价格机制、供求机制和竞争机制。

思考题

1. 随着疾病模式的改变和疾病负担的持续加重，我国不断推进医疗机构的分工合作，请结合卫生服务整合的形式和目标讨论如何促进慢性病患者的整合服务提供。
2. 随着分级诊疗政策的推进，我国已经建立了几种典型的卫生服务整合模式，请结合分级诊疗服务与卫生服务整合的关系以及实施分级诊疗服务的基础条件，讨论如何在医共体和医联体推进背景下实施卫生服务整合的策略。
3. 建立整合的卫生服务体系是卫生服务整合的重要目标，但卫生服务整合离不开整合的相关机制及其耦合，请结合整合的机制体系谈谈卫生服务整合运行的内在规律。

（魏　来）

第十八章　健康评价与健康治理

健康评价通过研究个体、群体和区域社会的健康状况及其变化发展，探讨主要健康问题，筛选影响健康水平及发展变化的主要因素，针对决定健康的各种社会因素，通过社会发展与影响经济环境、社会环境、生活环境、生活方式和医疗卫生服务的公共政策增进全民健康。健康治理强调多主体共同参与，为保障其健康共识和一致性行动目标的达成，而制定一系列正式和非正式制度和规则，以推动协调一致的健康政策、政策落实以及公共健康问题解决的联合行动过程。健康评价有助于实施促进健康的政策和策略，是实现健康治理的专业技术和有效途径。

第一节　健康评价概述

一、健康评价的相关概念

（一）健康评价

健康评价（health evaluation）是指分析、研究个体、群体和区域社会的健康状况及其变化发展，探讨个体、群体和区域社会存在的主要健康问题，筛选影响健康水平及发展变化的主要因素，寻找有效地维护和促进健康的途径、政策和实施策略的一种技术方法。通过开展不同范围、不同层次、不同对象的定期或不定期的健康评价，可掌握其健康状况及变化规律，及时发现健康问题或潜在健康问题，对长远确定卫生事业发展战略，针对性地制订卫生服务计划及实施方案，改进卫生服务的内容、质量和管理水平，实现有效防治疾病、维护和促进其健康状态具有重要的基础作用和意义。

健康评价起初一般以生命统计为基础，与死亡有关的指标被作为其主要内容。随着 19 世纪工业化的迅速发展，社会出现了许多新的健康问题，健康评价也从死亡扩展到了疾病。最初仅用于传染病的发病、患病指标，后来逐渐应用于慢性病。以疾病和死亡为主要内容的健康评价称为传统健康评价。常用发病率和死亡率等客观性指标来衡量健康状况，即健康变坏状态或负向健康评价；以二元形式来记录健康，即疾病或死亡的有或无；健康与否由医师判断。传统健康评价忽略了健康的多维性和复杂性，忽略了从健康到疾病到死亡是连续变化的过程。

由于传统健康评价的缺陷，其评价内容越来越不能满足现代医疗卫生事业发展的需要。近年来，学者们提出了"扩大疾病"与"整体健康"的概念。"扩大疾病"考虑了疾病所产生的后果，如在国际疾病分类第 9 版（ICD-9）中把这种后果分为缺损、伤残和残障，但这并未脱离以疾病为中心的负向健康评价模式。"整体健康"打破了疾病与死亡概念的局限性，强调以人的健康为中心，并认为健康状况具有多维性和复杂性，从完全健康到疾病到死亡是一个连续变化的过程，其评价的内容扩大到包括了正、负向指标，主、客观指标，生命数量、质量指标，单维度指标和综合指标，健康的测量单位也从例数或率扩展到功能、时间和经济等单位。

（二）健康影响评价

20 世纪 80 年代开始，健康状况受到多种因素影响的问题得到关注，其影响因素包括社会、文化、物质环境和个人行为特征等。1999 年，世界卫生组织提出健康影响评价（health impact

assessment，HIA），是指系统地评价政策、规划、项目对人群健康的潜在影响，以及该影响在人群中的分布情况的一系列程序、方法和工具，从而确定适宜的行动来管理这些影响。世界卫生组织欧洲健康政策中心发布的《哥德堡共同声明》为健康影响评价政策新兴领域提供了法律依据，与世界卫生组织对健康的定义一致，健康影响评价的内容涵盖了疾病、教育、就业、人口和生态环境等方面。

健康影响评价与健康评价的具体内容，既相互交叉，也有所不同。即使是针对相同的内容进行评价，也因为所属领域不同，其评价的侧重点亦存在差异。如健康影响评价和健康评价均涉及公共健康、个体健康和个人行为等方面，健康影响评价的重点是环境、社会、经济等因素是如何影响居民健康的，健康评价的重点是健康结果和分布。因为健康评价和健康影响评价的密切关系，以及评价指标的关联性，本章下文所述的健康评价包含健康及相关影响因素评价。

二、健康评价的内容与相关指标

随着人们对健康的认识水平及医学科学技术水平的不断提高，健康评价的范围不断扩大，评价内容及测量指标也不断增加。这些诸多反映健康状况的评价指标体系，可以依照评价对象、范围、内容和时间等要素，分为个体和群体，生物、心理、社会，结构和功能，横断面和过程，直接和间接，综合性评价等。不同分类方式下的指标会有所交叉，本部分主要从个体、群体和区域社会健康评价来分类阐述评价指标。

个体和群体指标均体现了生物 - 心理 - 社会模式及结构和功能诸多方面。个体健康评价的内容包括生理（躯体）健康、心理健康、社会适应性健康等方面。群体和区域社会健康评价是从区域社会持续健康发展的角度出发，反映区域人群健康的社会环境等方面，涉及人们在区域范围内所触及的有利于身心健康发展的相关要素，包括健康环境、健康政策、健康人群、健康服务、健康社会等内容。

（一）个体健康评价和指标

对个体健康状况的衡量内容包括生理（躯体）健康、心理健康、社会适应性健康等方面（表18-1），可以采用研制健康状况问卷或应用常见的美国健康调查量表（SF-36）、诺丁汉健康指标系统（NHP）、欧洲五维生存质量量表（EQ-5D）等专用量表进行调查，以及开展定期或不定期的健康体检服务，或专业人员直接作出判断。

表18-1　个体健康评价的生理学、心理学和社会学内容

分类	评价内容
生理学	年龄、性别、生长发育、遗传、代谢等主要反映人的生理学方面特性的指标
心理学	气质、性格、情绪、智力、心理年龄等反映人的心理学特点的指标
社会学	经历、人际关系、社会环境、社会地位、生活方式、生活满意程度等反映人的社会经济状况的指标

1. 生理（躯体）健康　确定生理（躯体）健康评价内容的主要途径有：医学模型、功能模型和躯体健康状况的自测。

（1）医学模型：医学模型认为躯体健康是没有躯体疾病，躯体的疾病可以根据患者的症状、体格检查资料、实验室提供的生理信息来确定。

（2）功能模型：功能模型主要用迁移、自理能力、执行角色的能力和残疾等内容测量躯体功能正常与否。

（3）躯体健康状况的自测：躯体健康状况的自测是指对躯体结构和功能状况的自测，反映个体自觉健康状况是否处于完好状态。

测量生理（躯体）健康常采用的方法有：受限法和任务导向法。前者是指个体在特定时间内完成某些正常活动时身体受限情形。后者是指个体能够感受到的健康情形是如何影响其特定的躯体活动的。

2. 心理健康　心理健康是指个体能够正确认识自己，及时调整自己的心态，使心理处于完好状态以适应外界的变化。个体心理的发展与特征一般用智力、人格、情绪与情感等表示。

（1）智力：智力是指一个人的观察力、记忆力、想象力、思维能力等各种基本能力的综合，其核心是人的抽象思维能力以及创造性解决问题的能力。评价智力通常采用智商（intelligence quotient，IQ）和离差智商（deviation intelligence quotient）指标来表示，常用斯坦福 - 比奈智力量表和韦克斯勒量表等量表测试。

（2）人格：人格是指具有一定倾向的、比较稳定的心理特征的总和，包括需要、动机、兴趣、爱好、人际关系等与社会行为有关的各种人格特征。评价人格常用明尼苏达多相人格调查表（MMPI）、艾森克人格问卷（EPQ）、卡特尔16种人格因素问卷（16PF）进行测量。

（3）情绪与情感：情绪是主观与客观接触后，根据双方符合的程度由主观产生的满意与不满意的感觉，情绪中相对稳定的部分称情感。评价情绪与情感可以通过量表测量，如积极情绪和消极情绪量表、焦虑情绪量表、抑郁评价量表等。

3. 社会适应性健康　现代健康观强调人的社会适应性属性，这种社会适应性属性对个体而言表现为生活在一定的人际交往及社会环境之中，需要承担一定的社会责任和义务，其要求个体具备参与某些必要的社会活动的能力。社会适应性健康是个体健康的一个方面，是有关个体与他人相处或交往中的状态和反应，以及与社会环境、社会制度和社会习惯的相互作用、适应程度和实现社会角色的能力等。

社会适应性健康评价通常包括社会资本（社会关系网络以及社会系带的数量和质量）、人际关系（与亲戚、朋友接触的频率）、行为模式（A、C 型行为）、生活方式（生活丰度、活动谱、生活满意程度）等内容。常采用社会适应性量表（SAS）、社会适应不良量表（SOC）和社会问题问卷（SPQ）进行测量。

（二）群体健康评价和指标

1. 人口学评价　人口统计是一项群体健康评价的最基本工作，一个国家或地区人口数量、结构及质量，与国家的大小、资源的丰富程度以及社会发展阶段及文明进步有密切关系。人口指标包括人口数、人口性别比例、人口年龄构成、人口受教育程度构成和人口再生产指标等。这些指标主要通过人口调查获得。

人口年龄构成是人口的自然变动（出生和死亡）及人口再生产变动速度的影响因素。人口年龄构成指标包括老年人口系数、少年人口系数、老龄化指数、负担少年系数、负担老年系数、总负担系数。

人口再生产指标包括出生指标和死亡指标。其中，出生指标有出生人数、出生率和生育率。死亡指标有总死亡率、年龄别死亡率、婴儿死亡率、标准化死亡率等。

2. 生理（躯体）健康　群体的生理（躯体）健康主要包括生长发育、行为发展和群体营养状况三大部分，其中生长发育尤为重要。通过年龄、性别、生长发育、遗传和代谢等指标反映人群生理（躯体）健康的生物学方面的特征。比较重要的群体健康指标有：年龄别低体重和低身高百分比、新生儿低体重百分比、身高别低体重百分比、每日平均摄入热量等。这些指标多通过实验检查和人体测量获得。

3. 社会心理健康　心理健康是群体健康的重要组成部分之一，主要包括性格、智力以及情绪等三方面的内容。但由于性格、智力以及情绪测量过程的复杂性，所以在群体健康评价中较少使用。社会适应性健康用于评价一个人扮演的众多社会角色之间的工具性、情感性、行为性和态度性活动。心理健康与社会适应性健康密切关联。社会心理健康是指个体在社会环境中，能够稳定地保持情绪、行为和思维的良好状态。通常群体社会心理健康状况的测量可用人们对工作、生活、家庭、经济状况以及健康状况等的主观感觉、态度或满意度评价来表示。

4. 疾病相关评价 疾病相关评价指反映人们健康水平低下（主要指患病）或直接受到损害的情况。疾病相关评价的指标包括疾病频率、疾病构成、疾病严重程度以及伤残指标，它们也是生物医学研究的主要健康状况指标。其中较为常用的指标有：患病率、发病率、疾病构成比、因病（伤）休工（休学）人数、因病活动受限率、慢性病生存率、急性病治愈率、死亡率、伤残率、伤残构成等。这些指标主要通过疾病登记和健康调查获得。

5. 死亡相关评价 死亡相关评价指标主要衡量人们的生存时间长度或生命持久能力。其评价指标分为死亡水平、死亡原因和人均预期寿命三类。总死亡率、年龄别死亡率、婴儿死亡率、死因构成比、人均预期寿命和减寿年数等是其中有代表性的指标。这些指标主要通过死亡统计或死亡调查获得。

6. 健康公平的评价 健康公平指社会的所有成员均有机会获得尽可能高的健康水平，通常涉及健康状况公平、卫生服务公平可及和政府投入分配公平，通过评价群体健康结果和相关指标在个体间或群体中的差异、变异和差距来衡量，常用的有健康差异指数、人群归因危险度和洛伦兹曲线与基尼系数等公平性测量方法。

（三）区域社会健康评价和指标

一个健康的社区（单位）强调对健康的全面认识，即认识到人们的健康不仅需要有较高质量和可及性的卫生保健服务，更需要有清洁的空气、水、安全的社区、绿色的草地、良好的住房等物质和社会生态环境。其目的是通过健康社区（单位）建设，得以获取一个可持续发展的健康支持性环境，创造一种安全、舒适、满意、愉悦和健康的生活、工作、休闲条件，提供各种文化娱乐和健身场所，以提高社区（单位）及人群的总体健康水平。

健康城市和健康社区（单位）概念的提出拓宽了区域社会健康评价的内容和指标。区域社会健康评价主要包括区域社会经济发展、人口与社会结构、生活环境、生活模式等方面的指标，被认为是健康状况的相关或间接内容。常见的代表性指标有：国内生产总值（GDP）、人均 GDP、消费结构和消费水平、人口职业构成、成年人文盲率、基本义务教育与高等教育入学率、居民健康素养、劳动人口就业率、人均住房面积、人均公园绿地面积、全年空气质量优良天数比例等。这些指标主要通过社会统计和人口调查获得（表 18-2）。

表 18-2　区域社会健康评价的直接指标和间接指标

分类	指标
直接	直接度量个体或群体健康的指标：如生理、心理和社会适应与功能等方面健康状况的指标
间接	度量社会发展的指标：如国内生产总值（GDP）、人均 GDP、国民收入、安全用水普及率、文盲率以及卫生事业发展水平与质量、卫生资源分布公平合理程度、疾病诊断符合率、患者治愈率、平均住院天数、居民健康素养等。个体、群体和区域社会健康状况本身就是社会发展的一个重要方面，故度量社会发展本身也能较好地反映健康状况
	度量自然条件的指标：如人均绿化面积、食谱和土壤中健康相关元素匮乏或过多、天然资源占有量等

国务院办公厅印发的《"十四五"国民健康规划》中，围绕健康目标和健康中国战略，进一步明晰了区域性健康发展的评价指标，主要包括如下内容。

（1）健康水平指标：如人均预期寿命、人均健康预期寿命、孕产妇死亡率、婴儿死亡率、5 岁以下儿童死亡率、重大慢性病过早死亡率。

（2）健康生活指标：如居民健康素养水平、经常参加体育锻炼人数比例、15 岁以上人群吸烟率。

（3）健康服务指标：如孕产妇系统管理率和 3 岁以下儿童系统管理率、以乡（镇、街道）为单位适龄儿童免疫规划疫苗接种率、严重精神障碍管理率、全国儿童青少年总体近视率、设置中医临床科室的二级以上公立综合医院比例。

（4）健康保障指标：如个人卫生支出占卫生总费用的比重、职工和城乡居民基本医疗保险政策范围内住院费用基金支付比例。

（5）健康环境指标：如地级及以上城市空气质量优良天数比例、地表水达到或好于Ⅲ类水体比例、国家卫生城市占比。

（6）健康产业指标：如健康服务业总规模。

通过内涵丰富的区域社会健康评价，聚焦主要健康危险因素和重点人群健康，构建保障人民健康优先发展的制度体系，推动把健康融入所有政策，统筹预防、诊疗、康复，优化生命全周期、健康全过程服务，培养有利于健康的生活方式、生产方式，完善政府、社会、个人共同行动的体制机制，形成共建共治共享格局。

（四）综合性评价和指标

随着社会进步和医学发展，从不同维度和侧面利用上述不同分类指标单独阐述健康状况，显然难以全面和综合分析整体健康水平。因此，创建一个或多个能反映大量健康信息的综合评价指标或指数来描述个体、群体和区域社会健康状况的必要性越来越凸显。如健康调整预期寿命（HALE）、无残疾期望寿命（LEFD）、体重指数（BMI）、良好适应状态指数（QWB）、物质生活质量指数（PQLI）、国民幸福指数（NHI）、健康综合指数（SHI）等逐渐被人们广泛应用，以弥补传统单一健康评价指标的不足。这些指标已被作为许多国家制定卫生政策与健康综合干预策略和措施的依据。

探讨健康评价的指标体系及分类，是为了更好地为卫生工作的实践服务，更全面地反映人们生命活动的质量。值得注意的是，在实际应用中，很少会从上面介绍的几种指标体系中选出一种单独进行评价。通常是根据实际需要，将多种情况组合，有重点、有选择性地应用。

根据国内外健康评价技术的发展，健康评价已初步形成群体与个体、客观与主观、原因与结果相结合的综合连续的评价体系。目前，比较成熟的健康评价技术有"人口素质评价""健康危险因素评价"和"健康相关生命质量评价"等。

第二节　健康评价的过程与方法

在遵循目的性、可行性、公平性、系统性、科学性和可持续发展等原则的基础上，健康评价的评价内容和形式多种多样，但评价的技术核心不存在显著差别，通常包括收集资料、评估分析报告和解释反馈应用几个步骤。

一、健康评价的目标和原则

（一）健康评价的目标

确定评价目标是健康评价的基础。通过确定健康评价目标，可以明确为什么要调查、调查什么问题、具体要求是什么、搜集哪些资料等。健康评价目标应该与评价主体或目的相匹配，确定评价属于个体健康评价、群体健康评价还是区域社会健康评价；是属于临床评价、健康与疾病风险评价、健康过程及结果评价、生活方式和健康行为评价还是公共卫生与人群健康评价等。

（二）健康评价的原则

1．目的性原则 目的性原则是指紧紧围绕着研究或工作目的来实施健康评价，针对具体的健康问题选择相应的指标，所选指标的应用范围、测量内容和测量时间与要描述的健康状况相对应。

2．可行性原则 可行性需要考虑的内容包括资料易获得性、便于分析且广为接受的程度。在健康评价指标体系中，有些指标虽然能够较好地反映具体研究对象的健康状况，但在实际操作时却很难能获得所需的必要信息。因此，开展健康评价时，应在不偏离评价目的的前提下，根据实际可行的人力、物力、财力、组织管理、指标测量技术及条件等要素进行综合考虑后选取评价指标体系。

3．公平性原则 强调减少不平等，这些不平等可能是人群内部或人群之间的健康决定因素导致的健康状况差异，是可以避免的。健康和健康影响因素评价应当考虑到健康影响在不同人群中的差异性，政策制定者尤其需要关注弱势群体，改善公众的健康状况。

4．系统性原则 在新的医学模式及新的健康概念框架下，反映健康状况的评价逻辑模型及指标体系构建应以系统论和系统分析为原则，从躯体、心理、社会等多方位、多角度进行考量。

5．科学性原则 科学性主要包括评价方法和指标的有效性、可靠性、灵敏性和特异性。有效性是指健康评价指标能够反映与评价目的一致的健康问题。可靠性是指在相同条件下，重复测量同一对象或现象，所得到的结果应该是一致的。灵敏性是指健康评价指标能敏感地反映有关健康状况及变化规律。特异性是指在选用健康评价指标时，必须选用能准确反映健康状况的效应本质且特异性高的指标。

6．可持续发展原则 强调发展是满足当代人需求的同时，应不损害后代人满足其自身需求的能力。作为政策制定者，健康评价需要综合考虑评估项目的短期和长期效应。健康是人类社会保持活力的基础，支持着整个社会的发展。

二、健康评价的过程和应用

（一）收集健康状况资料

1．年鉴和统计报表 统计年鉴、卫生年鉴及卫生统计年鉴等主要由国家和地方相关部门编制，反映了国家和地方卫生工作的现状与发展趋势。卫生统计报表包括法定传染病报表、职业病报表、医院和社区卫生服务机构工作报表等，是国家卫生健康委员会规定要求各医疗卫生机构定期逐级上报的，提供了居民卫生需求利用和医疗卫生机构工作的主要数据。这些数据是健康评价指标的重要依据，也是制订卫生工作计划以及措施检查与总结工作的依据。

2．经常性工作记录 如卫生监测记录、健康检查记录、门诊病历、住院病历、孕妇保健记录、新生儿健康监测记录等。这些资料来自各级各类医疗卫生机构的病案室或相应的科室。

3．登记资料 如出生与死亡登记、人口的迁入与迁出登记、结婚登记、单位职工因病（伤）缺勤登记等。

4．文献资料 如统计年鉴和统计数据专辑、人口普查资料、学术论文等可在各种相关出版物或期刊中查阅。

5．专题调查 根据健康评价的目的，通过专题调查或实验获得的资料。专题调查的优点是可以根据评价目的与需要，收集到完整的、质量可靠的资料。当然，将花费较大的人力、物力、财力和时间等成本。

6．试验性研究 试验性研究又称试验流行病学研究，主要包括现场试验、临床试验和类试验方法等。现场试验是以人群作为整体研究对象进行试验分组,以考核或评价某种健康干预措施或方法的效果。临床试验则是以疾病或患者为研究对象进行试验分组,以观察某种药物或治疗方法的效果。

7. 仪器测量 通过仪器对个体的各种生理、生化等指标或环境中某种物质的含量进行测量,例如对个体进行血液检查、尿液检查、粪便检查、骨髓及其他组织活检、肝功能检查、肾功能检查等。尽管仪器测量法看起来完全客观,但也受到各种误差的影响。如生理性指标的测定往往受到每日、每周或其他周期的影响。

(二)资料的分析和解释

分析健康评价资料是运用建立在数学科学基础之上的各种方法收集整理和分析健康评价资料的工作过程,可以采用后文所述的健康评价的常用方法,也常常采用交叉学科的定性或定量的评价方法。通过分析,认识复杂的健康问题,找出其中的内在联系及规律性。分析健康评价资料有利于准确地预测人口健康的发展趋势,评估相关因素对健康结果的影响程度和机制。能否充分利用已获得的健康状况的相关资料,主要取决于能否正确地进行资料分析。资料分析具有数量性、工具性、客观性、综合性和科学性的特点。

健康评价结果只有得到科学的解释并且能够积极有效、充分地应用于健康治理,才能发挥健康评价功能并实现促进健康的目标。健康评价结果的解释方法根据健康评价性质和标准的不同而不同。健康评价中针对指标的内容,每个被评价对象在每个指标上都有一个描述性的原始数据。把原始数据放在一定的参照体系中,与既定的标准进行比较,明确其高低或多少。健康评价结果的解释可分为相对评价结果的解释、绝对评价结果的解释和个体内差异评价结果的解释。

(三)健康评价的反馈和应用

获得健康评价的结果之后,不是要结束评价工作,而是要及时将评价结果进行反馈和有效应用于健康治理。健康评价广泛应用于医学及卫生事业管理的各个领域,既可用于评价各种卫生计划、方案和措施的效果,又可用于衡量卫生工作的成绩和效果。例如用于反映临床治疗方法及患者的预后效果;用于分析个人或群体健康干预计划和方案的成本效果;用于确定一个国家或地区的卫生工作重点,为制定卫生规划提供依据等。

1. 健康危险因素的识别和确定 健康评价在个体健康指导上的应用可以帮助个体全面认识健康危险因素,及早发现潜在健康危险因素,提前采用针对性的干预措施和策略以帮助个体修正不健康的行为,保持健康状态。健康风险评价在人群管理中的一个重要应用就是将健康管理群体进行分类。分类标准主要有两类:健康风险的高低和医疗花费的高低。按这两个标准分类后,由于已经有效地鉴别了个体及由每个个体组成的群体的健康危险状态,可以提高干预的针对性和有效性,通过对不同风险人群采取不同的群体干预手段,如采取需求管理、生活方式管理、疾病管理、残疾管理等相应策略实施健康管理,可以实现卫生资源的最大化利用和健康维护的最优效果。

2. 卫生服务的改进和资源的合理配置 健康评价结果可以应用于对预定医疗卫生服务目标取得的数量、质量、进展和价值的判定中,对改进医疗卫生服务体系、促进卫生资源的合理配置和调整优化指明了方向。其有利于提高基本医疗卫生服务的普及程度和人人公平享有与利用基本医疗卫生服务的能力,持续改善卫生服务的质量和医疗卫生服务体系的综合效益,提高居民的健康水平。

3. 卫生政策和策略的制定 在一定区域内通过健康评价分析人群的健康需求,找出存在的主要健康问题,并在卫生资源的配置和有效利用分析的基础上,提出满足人群健康需求的对策与措施,为评价和提高卫生事业的绩效、确定卫生工作的优先领域和重点、制定适宜卫生政策和策略,以及指导区域性的卫生改革与发展等提供了科学依据。

三、健康评价的常用方法

本部分在仅以死亡为观察终点的一般寿命表法的基础上,结合现代卫生事业管理实践和健康综合评价方法的发展,着重介绍基于寿命表发展的健康综合评价法和综合指数法。

(一)基于寿命表的健康评价方法

寿命表(life table)也称生命表,是根据特定人群年龄组死亡率编制的一种统计表。人均预期寿命是利用一般寿命表法以死亡作为观察终点而进行健康状况评价的综合指标之一。但它只考虑了人群的死亡,而没有考虑患病、残疾、功能丧失等状况。若在一般寿命表的基础上进一步考虑患病、残疾、功能丧失等状况,从而计算健康寿命或人年,则能更好地综合评价人群健康状况。

1. 健康生活人年 健康生活人年是将死亡率与发病率进行结合的健康综合指标。计算方法需要两类资料:一般寿命表中各年龄组死亡数、成活数和各年龄组健康人群比例。健康人群按WHO 规定系指生理、心理与社会方面功能健全者。各年龄组健康人群比例乘以寿命表中相应人均预期寿命得到健康生活人年。如 0 岁组人均预期寿命 74.9 岁,总的健康人群比例为 80%,计算健康生活人年为 60 岁,即另外 15 年在不健康的条件下生活。

2. 健康预期寿命 健康预期寿命(active life expectancy,ALE;healthy life expectancy,HLE)是指"完全健康的预期寿命",是扣除了死亡和伤残影响之后的人均预期寿命,是通过对不同健康状态人均预期寿命的权重调整,计算等价于完全健康状态的理论生存年数的一类指标。该类指标将人群的生存质量和死亡状况结合起来进行寿命测量,能更加准确地衡量人群健康水平,亦有助于卫生政策与卫生规划制定,还可用于评价卫生体系的运行效果。较早开发的 ALE,也称为活动预期寿命,是以生活自理能力丧失为基础计算得到的健康预期寿命。生活自理能力是指正常人生存所必须具备的、日常生活所必须完成的活动,如吃饭、穿衣、上下床、上厕所、洗澡等活动。ALE 是针对失能设计的,主要用于老年人健康预期寿命的测量。ALE 属于评价人群健康状况的正向指标,ALE 的开发,使在充分考虑失能的基础上进行人群间的比较成为可能。在健康预期寿命测量中,其中最有名的是 WHO 在《2000 年世界卫生报告》中首次应用的伤残调整预期寿命(disability-adjusted life expectancy,DALE),并作为卫生系统绩效评价指标之一,2001 年 WHO 又改进了 DALE 的计算方法,应用更细的权重分类,将其更名为健康调整预期寿命(healthy-adjusted life expectancy,HALE)。所有这些健康预期寿命指标的开发,为完善健康预期寿命测量提供了科学手段。

3. 无残疾期望寿命 无残疾期望寿命(life expectancy free from disability,LEFD)是指以残疾作为观察终点,代替一般寿命表中以死亡为观察终点来表示群体的综合健康状况的指标。它利用一般寿命表,把死亡与残疾状态及后果结合起来,通过扣除处于残疾状态下所消耗的平均寿命,从而得到无残疾状态下的预期平均生存年数。该指标是人均预期寿命的外延,综合考虑了死亡率和残疾与活动受限率两个指标。LEFD 是质量较高的生命过程,能更好地反映一个国家或地区社会、经济发展和人民生活质量的综合水平。

4. 调整值期望寿命 调整值期望寿命(value-adjusted life expectancy)是把死亡与各种功能状态结合起来反映健康状况的综合指标。首先计算各种功能状态的效用值(utility)作为权数(F_i),再计算各种功能状态下的生存年数(Y_i),那么调整值期望寿命 Q 的计算公式为:

$$Q = \sum_{i=0}^{n} F_i Y_i$$

式中，F_i 为 i 功能状态的效用值，可以通过综合指数法中功能状况指数（F 指数）进行测定。如 F 指数中对功能水平 L3（住院：长期在医院病床上，不能完成主要的社会活动但可自我料理）的效用参考值是 0.33；对功能水平 L17（长期活动受限：长期待在家，可自由走动，不能完成主要活动，可自我照料）的效用参考值是 0.57；对功能水平 L28（暂时活动受限：可自由外出和走动，但主要活动受限）的效用参考值是 0.88；对完全正常的功能状态 L30 的效用参考值是 1.00。Y_i 为各种功能状态下的生存年数，可用类似于去能力丧失期望寿命的方法计算，如表 18-3 所示。

表18-3　调整值期望寿命（Q）计算方法（男性）

功能状态	Y_i/ 年	F_i	Y_iF_i/ 年
住院（L3）	0.80	0.33	0.26
长期活动受限（L17）	7.70	0.57	4.40
暂时活动受限（L28）	2.77	0.88	2.44
完好（L30）	59.04	1.00	59.04
Q			66.14

Q 是一个整体健康状况指标。Q 与去能力丧失期望寿命的区别在于其通过效用值（F_i）把不正常功能状态下的生存年数换算成有效用的生存年数。而去能力丧失期望寿命是将所有不正常功能状态下的生存年数从"正常"期望寿命中全部扣除，而不考虑其中有效用的部分。所以 Q 比去能力丧失期望寿命更能说明群体健康状况。

（二）健康综合评价法

随着卫生事业及决策科学的发展，健康评价科学也在不断发展。由于医疗卫生实际工作以及个体、群体和区域社会健康常常具有多系统、多维度和多层次的复杂状况，同时受到多种健康因素的影响，所以往往需要综合考虑多个有关健康因素，依据涉及健康这一复杂系统的多个有关健康指标对评价对象进行评价，排出优劣顺序，这就是健康综合评价法（health synthetical evaluation method）。只有使用健康综合评价法，才能比较全面地掌握个人、群体和区域社会的整体健康状况，以便更好地为卫生事业管理提供决策依据。对个体、群体以及区域社会健康状况进行多因素综合评价的过程，实质上就是一个健康科学研究与卫生事业管理决策的过程，原则上应包括研究设计、收集资料、整理资料和分析资料等基本步骤，在实施中应重视以下几个基本环节。

1. 根据评价目的选择恰当的评价指标体系　在对健康状况进行综合评价时，要对所有可能使用的各分类及具体健康指标进行分析，力图抓住主要或关键性的一些指标，删除次要指标。根据可能使用的各健康指标对健康综合结果的影响程度，筛选那些代表性、确定性好，有一定区分能力且关联性小的指标组成评价指标体系。

2. 确定各评价指标的权重系数　根据健康综合评价目的，通常采用专家咨询调查法或数量统计方法，对已确定的各评价指标进行相对重要性的评断分析，以计算出各评价指标的权重大小，即分别反映出对综合健康状况的影响程度。

3. 确定各评价指标的测量方法或评价等级　根据健康综合评价目的与相关健康信息数据特征，合理确定各单个评价指标测量的途径、方法及确定评价标准或界限值等。

4. 选择健康综合评价方法构建综合评价模型　根据健康综合评价目的及相关健康信息数据特征，选择适当的健康综合评价方法，并根据已掌握的数据资料，建立综合评价模型，并计算综合指标。

5．优化及应用健康综合评价模型 在对同类健康综合评价的应用实践中，对选用的评价模型进行考察，并不断修改补充，使之具有一定的科学性、实用性与先进性，然后推广应用。

广义上讲，目前常用的多元回归和逐步回归分析、判别分析、logistic回归分析、因子分析与主成分分析、聚类分析、时间序列分析、层次分析法、优劣解距离法（technique for order preference by similarity to an ideal solution，TOPSIS）等多种卫生统计学方法及其衍生的技术似乎都可用于进行健康综合评价，因为任何统计指标都综合了一定的有关信息。但因其受适用范围、条件的限制，且对统计技术有较专业的要求等，实施时须结合实际工作进行适宜性甄别选取。

（三）综合指数法

综合指数法（comprehensive index）是编制总指数的基本形式，是把不同性质、不同类别、不同计量单位的指标经过指数化变成指数，定量地对某现象进行综合评价与比较的方法。健康状况指数即用综合指数法把一系列个体、群体或区域社会健康状况指标结合起来，以形成一个定量的、标准化的、可以全面反映健康状况的指数。指数与指标是不同的。指数是综合性的定量测量，可以描述健康多方面的整体现象。指标可以定性，也可以定量，仅能描述健康的某个特定方面。所以整体评价健康状况常采用综合指数法。

综合指数法的具体方法通常有加权线性和法、乘法合成法、混合法等。其基本步骤主要包括：①选择具有代表性的指标，既少而精，又能反映评价对象的某现象和某结果的质量特征；②确定指标的权重；③探求综合指数的计算模式；④合理划分评价等级；⑤检验评价模型的可靠性。

综合指数法涉及各个指标在整体健康状况中的重要性，即指标权重问题。常用的求权重的方法有等量权重法、不等量权重法。

1．等量权重法 等量权重法是假定健康各个方面的指标对健康状况的贡献是相等的，这时可先将各指标的度量统一，然后选用简单数学方法组合成指数。Q指数就是一个典型的使用很广泛的等量权重指数。

Q指数是用时间单位来衡量健康状况。从疾病造成的损失来看，有死亡、住院、门诊治疗、行动受限等。住院1年为损失1人年，行动受限1年可换算成1人年，门诊3次为住院1天。死亡者按死亡年龄与人均预期寿命的差距来计算寿命损失年数。这样就把某病造成的时间损失通过下式综合成一个指数。

$$Q=(Mi/Ma)DP+(274A+91.3B+274C)/N$$

式中，Mi为目标人群某病标化死亡率；Ma为标准人群某病标化死亡率；D为目标人群某病死亡率；P为因某病死亡的人群平均寿命损失年数；A为目标人群因某病住院治疗日数；B为目标人群因某病门诊治疗人次；C为目标人群因某病行动受限日数；N为目标人群数；274为换算系数，即10万/365；91.3为换算系数，即10万/（365×3）。

2．不等量权重法 大多数健康指标对综合指数的相对作用是不同的。所以，多数综合指数是通过不等量权重法求得的。判断权重是召集有关的专业人员或专家而确定的权重系数，是不等量权重。经过多元统计分析确定的权重（如偏回归系数、因子得分系数）也是不等量权重。

（1）功能状况指数（F指数）：Bush设计的F指数可用于综合评价人群的健康状况。该指数主要包括两方面内容：功能水平（一个人如何完成某时间的日常生活活动）和其发展变化（指身体健康、精神健康及功能状况的变化）。该指数的功能状况分类及评分标准见表18-4。

表18-4 F指数功能状况分类及评分标准

评分	行动能力（室内）	身体活动（户外）	社会活动
5	自由行动	长距离自由行走	可从事主要社会活动及其他社会活动
4	行动困难	短距离自由行走	可从事主要社会活动,其他社会活动受限
3	只能待在家（卧床）	走路受限	有限制地从事主要社会活动
2	住院	独立用轮椅	不能从事主要社会活动
1	监护病房	靠别人用轮椅	生活不能自理
0	死亡	死亡	死亡

行动能力（室内）、身体活动（户外）以及社会活动三大功能状况的五种水平可以组合以形成30种不同功能水平状态，每种状态效用值为：

$$F_i=1/5（0.40A+0.35B+0.25C）$$

式中，0.40、0.35、0.25分别是行动能力（室内）A、身体活动（户外）B以及社会活动C三大功能状况的权重系数。依此式可以计算30种功能水平的F_i，见表18-5。

表18-5 30种功能水平的F_i

功能水平 Li	行动能力（室内）权数 A	身体活动（户外）权数 B	社会活动权数 C	F_i	功能水平 Li	行动能力（室内）权数 A	身体活动（户外）权数 B	社会活动权数 C	F_i
30	5	5	5	1.00	15	3	3	2	0.55
29	5	4	5	0.93	13	3	3	1	0.50
28	5	4	4	0.88	11	3	2	2	0.48
27	5	4	3	0.83	9	3	2	1	0.43
25	5	4	2	0.78	7	3	1	2	0.41
26	4	4	4	0.80	5	3	1	1	0.36
24	4	4	3	0.75	14	2	4	2	0.54
23	4	4	2	0.70	12	2	4	1	0.49
22	4	3	4	0.73	10	2	3	2	0.47
21	4	3	3	0.68	8	2	3	1	0.42
20	4	3	2	0.63	6	2	2	2	0.40
18	4	2	3	0.61	4	2	2	1	0.35
16	4	2	2	0.56	3	2	1	2	0.33
10	3	4	2	0.62	2	2	1	1	0.28
17	3	4	1	0.57	1	1	1	1	0.20

群体F指数的计算公式为：

$$F=\frac{\sum_{i=1}^{30} N_i F_i}{N}$$

式中，N_i 为 i 级功能人数；F_i 为 i 级功能效用值；N 为人群总数。

（2）健康综合指数：健康综合指数（summary health index，SHI）是由葡萄牙卫生部门最早使用并发展的用于确定不同地区健康状况相对位置（RHP）的综合指数。SHI 选用了 9 个描述人群健康状况的基本指标（婴儿死亡率、孕产妇死亡率、非住院分娩率、1～4 岁死亡率、结核病死亡率、传染病与寄生虫病死亡率、肺炎死亡率、胃肠炎死亡率、非住院死亡率）。然后根据各个指标对卫生计划的敏感性，由不同卫生计划部门的研究者对每个指标的权重进行判断。权重系数范围是 1～5。敏感性低，权重系数低；敏感性高，权重系数高。

选用的基本指标计算方法不同，则其健康意义也不同，应先计算约定量值[简称约定值（conventional value，CV）]，然后各指标 CV 再加权平均以形成 SHI。计算约定值（CV）选择的转换尺度是 0～100。

$$CV_i = \frac{I_i - A_i}{B_i - A_i} \times 100$$

式中，CV_i 为 i 指标约定值；A_i 为 i 指标最小值；I_i 为 i 指标值；B_i 为 i 指标最大值。

最大的 CV 反映的是最差的健康状况，相反，最小的 CV 反映的是最好的健康状况。因为 SHI 选用的指标都是"低优"指标。

SHI 为 9 个指标的 CV 分别乘以相应的权重系数，所得结果之和再除以权重系数之和，计算公式为：

$$SHI = \frac{\sum CV_i W_i}{\sum W_i}$$

SHI 越低健康状况越好，SHI 越高健康状况越差。根据不同地区 SHI 的大小进行排位，可说明不同地区健康状况的相对好坏。也可用 SHI 平均水平和标准差把健康状况分成好、中偏上、中等、中偏下和差等几类。

第三节　健康治理

健康评价是健康治理实践的工具要素，是实现健康治理的专业技术和有效途径。一方面，通过健康评价，可以针对特定健康问题组织跨部门协作，由多部门出台相关政策，共同应对健康问题；另一方面，政策的实施会影响健康状况，在公共政策实施前或实施后评价其对健康的作用，能够评估政策干预对人群健康的潜在影响或实际干预效果，为政策的完善提供改进建议。

一、健康治理的含义

（一）健康治理的定义

一个国家人民的生活质量、健康水平、享有的环境资源等都是衡量国家是否成功的重要标准。作为国家治理体系的组成部分，在一个由政府、医药市场、社会团体和公众等构成的健康治理体系中，管理者采用正式或非正式制度规范进行沟通，最终达到善治目标。从历史角度看，早在 20 世纪 70—80 年代，世界卫生组织就开始关注治理与健康之间的关系，并在 1978 年提出了最早的健康治理模式：跨部门协调治理。世界卫生组织在 1986 年和 2010 年又相继提出了健康的公共政策（healthy public policy）和将健康融入所有政策（health in all policies）的健康治理模式。

健康治理的概念最早由 Reinhardt 在《2000 年世界卫生报告：卫生系统：改进业绩》中首先提出，其中，健康系统的四项主要功能包括健康治理、筹资支付、资源管理和服务提供。我国也逐步建立起科学的健康治理模式，针对决定健康的各种社会因素，通过社会发展与制定促进健康的公共政策增进全民健康。这些公共政策可能通过影响经济环境、社会环境、生活环境、生活方式和医疗卫生服务改善健康。即将健康融入所有政策，引导全人群全社会共同参与公共健康的保护和治理行动。

（二）健康治理的主体

随着对健康及其影响因素认识的不断深入，越来越多的国家认识到健康不仅仅受到健康服务的影响，还受到社会、文化、经济和环境的影响。改善人群健康并不只是卫生部门的责任，所有部门制定的政策都会对人群健康及健康公平性产生深刻的影响。因此，健康治理需要开展跨部门的行动，卫生部门需要与其他部门协同合作，共同改善健康状况，提高健康公平性。健康治理是个体和社会的共同目标，也是所有公共部门共同的责任。《"健康中国 2030"规划纲要》指出，共建共享是实现健康治理的基本路径，从供给侧和需求侧两端发力，统筹社会、行业和个人三个层面，形成维护和促进健康的强大合力。

1. 健康治理的社会主体　健康治理的社会主体包括政府部门、专业机构和社会力量，以公共健康利益为导向，以跨部门行动为主要形式，关注公共健康的需求与健康资源的公平合理配置。政府部门从社会经济、文化教育、健康服务、环境资源等方面承担着不同的管理职能，通过跨部门协作，发挥专业机构的作用，调动社会力量的积极性和创造性，加强环境治理，保障食品药品安全，预防和减少伤害，有效控制影响健康的生态因素和社会环境危险因素，形成多层次、多元化的社会共治格局，协调各项资源共同服务于人群健康。

2. 健康治理的行业主体　健康治理的行业主体以实现资源优化配置为理念导向，以医疗、医保、医药为基本形式，融合医疗卫生相关的利益相关者，围绕健康服务进行资源共享与协同治理。在健康治理中应主动适应人民健康需求，优化多元办医格局，加强政府监管、行业自律与社会监督，促进非公立医疗机构规范发展；同时，发展健康服务新业态，积极促进健康与养老、旅游、互联网、健身休闲、食品融合，发展健身休闲运动产业，促进医药产业发展，加强医药技术创新，提升产业发展水平。通过健康资源的市场运行，深化体制机制改革，优化要素配置和服务供给，补齐发展短板，推动健康产业转型升级，满足人民群众不断增长的健康需求。

3. 健康治理的个体参与　健康治理以社会动员为核心形式，关注全体社会成员的健康集体行动，需要全社会的动员参与，以保证人民能够拥有获得健康的条件。在社会层面建立公开的社会参与机制，鼓励与培育社会组织在提供公共卫生与医疗服务、扩大公众参与监督管理等方面发挥积极作用，使其成为构建健康治理新格局的重要力量，形成新型的社会伙伴关系。通过提高每个个体的健康素养，引导形成自主自律、符合自身特点的健康生活方式，有效控制影响健康的生活行为因素，在热爱健康、追求健康、促进健康的社会氛围中实现健康治理的目标。

健康治理一方面强调个体对健康负责，另一方面也强调全社会的共同参与和共同创建，即全社会通过制度政策、技术工具等协同治理公共健康问题，进行以健康为目标的预防、治疗、康复与健康促进，实现对健康风险的消除、国民健康需求的满足和健康资本的保值增值，直至公共健康目标的达成。即将健康融入所有政策，引导全人群全社会共同参与公共健康的保护和治理行动。

（三）健康治理的意义

21 世纪以来，新发传染病、人口老龄化和慢性非传染性疾病成为人类共同的健康挑战，迫切需要全球联合行动将健康风险与健康危机降到最低。因此，强调全人群全社会共同参与的健康治理成为改善公共健康的关键。基于健康促进的目标定位，健康治理手段从医疗技术发展到全社会共同参与治理。公共健康是一个社会问题，而不仅仅是技术问题，疾病的传染性与健康的外部效应使得个体健康受到周围人及所处环境的影响，公共健康的改善涉及社会的方方面面，健康治理要求加强各部门合作，强调社群的广泛参与。随着当代生活范围与交往的扩展，广泛参与应对公共健康的集体行为更具现实意义。

《"健康中国2030"规划纲要》指出，坚持以人民为中心的发展思想，牢固树立和贯彻落实新发展理念，坚持正确的卫生与健康工作方针，以提高人民健康水平为核心，以体制机制改革创新为动力，以普及健康生活、优化健康服务、完善健康保障、建设健康环境、发展健康产业为重点，把健康融入所有政策，加快转变健康领域发展方式，全方位、全周期维护和保障人民健康，大幅提高健康水平，显著改善健康公平，为实现"两个一百年"奋斗目标和中华民族伟大复兴的中国梦提供坚实的健康基础。

在健康中国战略的指引下，全人群全社会共同参与健康治理，形成多部门协同推进的工作机制，有效控制健康风险因素，提升全生命周期的健康维护能力，是全面建成小康社会、基本实现社会主义现代化的重要基础，是全面提升中华民族健康素质、实现人民健康与经济社会协调发展的国家战略，是积极参与全球健康治理、履行2030年可持续发展议程国际承诺的重大举措。

二、健康治理的内容

健康治理基于人群的健康风险与健康需求，基于疾病消除、健康维护与健康促进的治理目标。健康治理需要在健康管理服务、健康保障制度、健康环境改善、健康教育与健康促进、健康素养提升方面结成跨部门的健康合作网络，从而实现其目标。

（一）健康管理服务

健康管理是在健康评价的基础上，调动个人及集体的积极性，有效利用有限的资源来达到最大的健康改善效果。随着健康责任分担主体的多元化，在人群健康管理体系中，需要建立全体居民、公共部门、卫生服务机构、药品供销企业、医保经办机构、社区卫生服务、社会第三部门等多方参与的健康管理体系。在健康管理服务内容上，强化覆盖全民的公共卫生服务，推进基本公共卫生服务均等化，防治重大疾病；完善医疗卫生服务体系，创新医疗卫生服务供给模式，提供优质高效的医疗服务；提高中医药服务能力，发展中医养生保健治未病服务，推进中医药继承创新，充分发挥中医药独特优势；加强重点人群健康服务，提高妇幼健康水平，促进健康老龄化，维护残疾人健康，实现信息化覆盖全民全程健康管理与服务。

（二）健康保障制度

基于健康公平和疾病经济风险分担的机制，在医疗救助、医疗保险、健康保障等多环节实现健康治理。我国已经形成以基本医疗保障为主体、其他多种形式补充保险和商业健康保险为补充的多层次、全民覆盖的医疗保障体系。随着医学模式由重治疗的"疾病医学"向重预防的"健康医学"转变，在生物医学模式基础上建立的医疗保险制度，已经难以保障人类生命健康的延续和生活质量的提高。因此，以疾病治疗为中心的医疗保障制度也在向着以疾病预防和健康维护为中心的健康保障制度转变，优化健康保障的筹资策略与偿付机制，健全医保管理服务体系，提高保障福利水平。

（三）健康环境改善

环境在健康影响因素中占据了较大比重，清洁健康的环境是人群身心健康的重要保障，反之，污染的环境会恶化人群的健康状况。健康环境改善旨在通过改善人们赖以生存的环境基础进而改善群体健康。一方面，需要将健康城市、健康社区、健康家庭建设融入城市规划、家居设计等的设计理念，开展爱国卫生运动，加强城乡环境卫生综合整治，建设健康城市和健康村镇；

另一方面，需要公众合作应对环境风险，深入开展大气、水、土壤等污染防治，实施工业污染源全面达标排放计划，建立健全环境与健康监测、调查和风险评估制度，通过全社会的积极配合，严格执行环保政策，加强影响健康的环境问题治理。

（四）健康教育与健康促进

健康教育致力于健康知识的普及与健康理念的传播，把健康素养的提高融入社会文化，促进健康文化作为一种公共精神纳入健康治理体系。教育部门、卫生部门多方合作将健康教育纳入国民教育体系，推进健康促进医院建设和中小学健康促进行动，将健康教育作为素质教育的重要内容，关注全生命阶段、全人群的健康教育。同时，以居住社区和工作场所为单元的生活工作区域，通过健康教育提高个体健康意识，引导个体对自身健康负责，正确评估不良健康生活方式可能导致的健康风险，提高对个人健康问题的防范意识以及参与健康治理的责任感，普及健康的生活方式。

（五）健康素养提升

健康素养提升是以人为核心的健康治理的重要目标，是健康治理成果的体现。健康素养能够赋权于公民个体，并使他们能够参与集体的健康促进行动，促进全民健康覆盖的实现。健康素养是健康教育的一个主要结果，提高健康素养不仅仅需要传播健康信息，还需要改善人们获取健康信息的途径，提高对健康信息的利用能力。通过推进全民健康生活方式行动，加强健康教育，把健康教育作为所有教育阶段素质教育的重要内容，提高全民健康素养。引导合理膳食，开展控烟限酒，促进心理健康，减少不安全性行为和毒品危害，塑造自主自律的健康行为。完善全民健身公共服务体系，广泛开展全民健身运动，加强体医融合和非医疗健康干预，促进重点人群体育活动，提高全民身体素质。

三、健康治理的协同机制

（一）健康治理的部门协同

在政策导向方面，把健康融入所有政策。健康中国的建设离不开党和政府的领导，各部门的通力合作，以及全社会参与的多元化治理机制。需要完善健康治理的推进协调机制，加强组织领导，营造良好的社会氛围，增强社会对健康中国建设的普遍认知。同时，深化体制机制改革，把健康融入所有政策，完善健康筹资机制，加快转变政府职能。建立健康影响评价评估制度，推动经济社会发展规划中突出健康目标指标、公共政策制定实施中向健康倾斜、公共资源配置上优先满足健康发展需要。

强化跨部门协作，构建多部门协同的治理机制。公共健康受卫生部门直接控制之外的众多因素的影响，例如教育、收入以及个人的生活条件，因其内容的多样性和涉及领域的公共性，还需要发挥工会、共青团、妇联、残联等群团组织以及其他社会组织的作用，调动各企（事）业单位、学校、村（社区）积极性和创造性，鼓励相关行业学会、协会等充分发挥专业优势，将卫生健康工作纳入基层治理，引导群众主动落实健康主体责任、践行健康生活方式。

以健康为中心，建立机构自治、行业自律、政府监管、社会公众监督相结合的医疗卫生综合治理机制。通过政府为主导、多主体参与的综合治理体系，加强对服务要素、质量安全、公共卫生、机构运行、医疗保障、健康养老、托育服务和健康产业等的监管。在机构自治和行业自律方面，更多发挥医疗卫生行业组织的作用，尤其是在制定行业管理规范和技术标准、规范执业行为、维护行业信誉、调解处理服务纠纷等方面。

强化监测评价，健全以健康为中心的协同规划机制。在健康中国的战略引导下，逐步形成健康规划实施监测的评价机制，加强政府和行业的监测评估能力建设，对规划实施进行年度监测和中期、末期评估，及时发现和统筹研究主要健康问题及其应对措施。在政府监管和服务体系，建立不同部门的规划衔接，以及不同层级的上下联动，上级部门加强对地方的指导，地方实时监测评估和反馈改进，从而形成以健康为中心、横向协同、上下联动的规划机制。

（二）全球健康的协同治理

21世纪以来，世界卫生组织修订了《国际卫生条例（2005）》的相关内容，致力于控制公共健康风险，设定了公共健康风险的国际合作与协调机制，特别是要求各国负担起更大的责任来应对公共健康风险。第九届全球健康促进大会将健康问题上升到国家层面的通力合作，达成了各国政府应当动员各个部门承担起健康促进责任的一致意见。在全球化进程的今天，公共卫生一体化可以通过多种方式促进人群健康，公共健康领域的合作行动不仅是某个国家解决公共健康问题的措施，更将成为全球健康治理的未来趋势，共同构建人类命运共同体。

开展健康治理跨国界的合作行动，需要开展健康领域的全球合作。全球健康外交是公共卫生全球化趋势和现代外交发展的结合点，是实现良好的全球健康治理的重要手段和渠道之一。例如，世界各国共同参与的医疗卫生国际规则体系建设、国际医疗卫生交流合作，以及将各民族特色的医疗医药事业向世界传播等。在国际社会开展广泛的健康合作治理行动，以全球健康外交推动全球健康治理的发展，是实现《2030年可持续发展议程》的重要路径，也是健康治理的未来趋势。

健康治理需要将公共健康作为一种理念融入所有政策设计，全方位、全周期地保障国民健康。通过公共健康在政府、社会与市场等方面的跨域合作治理，形成促进健康的合力。通过公共健康的突发公共事件应急破除突发性健康威胁；通过健康治理进一步推进健康服务的公平可及；通过健康管理服务规划全民健康，前移医疗服务关口；通过健康教育更新优化国民健康理念与文化；通过投资于健康环境与健康产业改善赖以生存的环境基础；通过健康保障的费用分担化解经济风险，实现健康保障共享与健康素养提升。在参与全球健康治理、构建人类命运共同体的历程中，形成全球健康合作治理网络，致力于全民健康共建共享的目标达成。

本章小结

健康评价是指分析、研究个体、群体和区域社会的健康状况及其变化发展，探讨个体、群体和区域社会存在的主要健康问题，筛选影响其健康水平及发展变化的主要因素，寻找有效地维护和促进健康的途径、政策和实施策略的一种技术方法。

健康评价指标依照评价对象、范围、内容和时间等要素，可分为个体和群体，生物、心理、社会，结构和功能，直接和间接，综合性评价等类型。健康城市和健康社区（单位）概念的提出拓宽了以往从生理（躯体）、心理和社会适应性方面进行健康评价的内容和指标。

健康评价的基本过程包括：确定健康评价目标、选择评价指标、收集和分析健康状况资料、解释和反馈应用评价的结果。基于寿命表发展的健康综合评价法和综合指数法等方法逐渐被人们广泛应用，有利于全面地掌握和比较个人、群体和区域社会的整体健康状况，并为健康治理提供决策依据。

中国应建立科学的健康治理模式，针对决定健康的各种社会因素，通过社会发展与制定促进健康的公共政策增进全民健康。健康治理体系可以从健康管理服务、健康保障制度、健康环境改善、健康教育与健康促进，以及健康素养提升等方面展开。通过各个体系的公共政策影响经济环境、社会环境、生活环境、生活方式和卫生服务，从而改善健康。

思考题

1. 什么是健康评价？健康评价有何作用？
2. 健康评价的过程是什么？
3. 健康评价指标有哪些分类？如何有效地选择？
4. 健康治理体系包含哪些内容？
5. 健康城市的评价结果如何应用于健康治理？

（吴妮娜）

第十九章　卫生系统绩效评价与绩效管理

　　卫生系统对于健康目标的实现发挥着关键作用，卫生系统绩效改进是全世界关注的焦点。通过卫生系统绩效评价来监测、评价和管理卫生系统的绩效，从而保证系统的有效性、公平性、效率和质量，为卫生系统的建设和发展提供了有力工具。卫生系统绩效评价可衡量国家不同地区或不同国家之间卫生整体水平、评价卫生工作情况和人民健康状况，发现卫生系统存在的不足，引导卫生政策的制定和落实，最终达到改善健康的目的。

第一节　绩效评价与绩效管理概述

一、绩效评价相关概念

（一）绩效

　　绩效（performance）一词来源于管理学。从语义学来讲，绩效是指"成绩、成效"。"成绩"指的是"工作或学习的收获"，强调对工作或学习结果的主观评价；而"成效"则是指"功效或者效果"，强调工作或学习所造成的客观后果及其影响。综合来讲，绩效是一个系统、机构或内部成员的成就与效果的全面、系统的表征，它通常与组织或机构目标的实现程度、生产力、质量、效果等概念密切相关。由于各行业的社会使命和责任不同，对绩效的理解和诠释也各有侧重。因此，进行绩效测量和评价时，应科学界定绩效及其内涵。

　　绩效概念的界定分为三个层次：一是系统绩效，包括系统内部子系统的绩效，如卫生系统的绩效、行政系统的绩效及卫生系统中的公共卫生子系统、医疗服务子系统的绩效等；二是组织绩效，包括各组织机构内部科（室）的绩效；三是个人绩效。不同层次的绩效，其内涵有较大的差异，绩效评价的理论和指标体系也各有不同。

　　绩效是多维的，绩效内容可以分为三类：第一类强调绩效是结果或目标实现，绩效是工作结果或者目标实现程度；第二类强调绩效是过程或者行为，绩效是目标相关行为的表现；第三类强调绩效是胜任能力，绩效是所评价对象的胜任能力的体现。

（二）绩效评价

　　绩效评价（performance evaluation）又称绩效评估，是指运用数理统计和运筹学方法，采用特定的指标体系，对照统一的标准，按照一定的程序，通过定量定性对比，对评价对象一定时期内的管理效益和管理者的业绩作出客观、公正和准确的综合评判。根据评价的对象特性，绩效评价可以分为系统绩效评价、机构绩效评价和个人绩效评价；根据评价的范围，绩效评价可以是全方位的，也可以是局部性的；根据评价的阶段，绩效评价可在事前进行，也可在事中、事后进行。绩效评价的意义在于它是强化管理、改善决策，提高整体绩效的基础，是绩效管理的核心环节。

（三）绩效管理

　　绩效管理（performance management）是指基于战略目标，管理者与被管理者达成关于目标、标准以及双方如何共同努力以维持和完善绩效的协议，通过双向式互动的沟通过程，使系统或组织取得更好绩效的循环往复的管理方法。绩效管理的核心思想在于实现绩效的持续改进，基于这一思想形成了一个包括绩效计划、绩效沟通、绩效评价和绩效改善四个环节在内的动态循环管理系统。系统中的四个环节环环相扣，对每个环节均予以重视，对各个环节进行有效整合，是发挥绩效管理的作用、实现绩效持续改进的基础保障。

（四）绩效评价与绩效管理的区别与联系

绩效管理是一个完整的管理过程，它侧重于信息沟通与绩效提高，强调评价实施前的计划与沟通，以及评价实施后的反馈与改进。因此绩效管理具有前瞻性，能够帮助管理者和被管理者前瞻性地对待绩效问题，从可持续性的角度规划未来的发展。而绩效评价是绩效管理过程中的局部环节和获取绩效信息的手段工具，侧重于管理者单向的判断和评估，强调阶段性的回顾与总结，因此绩效评价不具有前瞻性，孤立地使用绩效评价将不利于组织的可持续发展。

二、绩效评价相关理论和方法

（一）绩效评价的基本原理

绩效评价是组织决策的依据、人力资源开发和控制的手段、绩效改进的动力和创造公平的杠杆，它具有很强大的反馈、控制、激励和开发功能。绩效评价是绩效管理的核心，而构建绩效评价模式是评价工作的核心问题。绩效评价模式主要包括评价主题、评价维度和评价指标三个方面。

1. 评价主题　评价主题也就是评价的主体范畴，一般认为评价主题包括"4E"，即经济（economy）、效率（efficiency）、效果（effectiveness）、公平（equity）。此外，质量也日渐成为评价的主题之一，这也是新时期绩效的重要标志。

2. 评价维度　评价维度是指对评价对象和评价行为的类型区分。而在一个评价模式中究竟要分成几个维度，并没有一定之规。美国政府责任委员会架构的评价模式包括投入、能量、产出、结果、效率和成本效益以及生产力六个维度。近年来，我国香港特别行政区政府提出了包括目标维度、顾客维度、过程维度以及组织和员工维度在内的四个维度评价模式。

3. 评价指标　评价指标是评价的具体手段，也是评价维度的直接载体和外在表现。评价指标的选择和确立是整个评价过程最为重要也是最为困难的工作。良好的绩效评价指标体系应具有完整性、协调性和适宜的比例性。绩效评价指标的确立应遵循 SMART 原则：S 代表的是 specific，是指绩效指标要切中特定的工作目标；M 代表 measurable，是指绩效指标是可以测量的，相关数据或信息是可以获得的；A 代表 attainable，是指绩效指标是可以实现的，应避免设立过高或过低的目标；R 代表 realistic，是指绩效指标应该与工作相关，是实际存在并可以证明和观察得到的；T 代表 time bound，是指在绩效指标中要设定完成这些指标的期限，一般以 1 年为单位，也可设立季度目标或 3～5 年的中长期目标。

（二）绩效评价的常用方法与影响因素

绩效评价指标数据处理的常用方法可以分为定性方法和定量方法。定性方法可以参照常见的社会学定性研究方法，而定量方法则包括许多数理统计方法，如优劣解距离法（TOPSIS）、网络分析法、模糊评价法等。使用和创造数理统计方法，对于拓展绩效评价的适用范围、保证评价结果的科学性和准确性具有重要意义。

绩效评价的精确性代表了绩效评价结果的可信性和评价内容的有效性，通过信度（reliability）和效度（validity）来衡量。绩效评价的信度是指使用相同技术重复测量同一个对象时得到相同结果的可能性，衡量信度有两种指标，即考评者内部信度和再测信度。绩效评价的效度是指测试绩效与实际工作绩效之间的相关程度，衡量效度的最重要指标是绩效内容效度，即用来说明在绩效评价中所设置的测试项目和设计的测试问题能在多大程度上代表被测试者的实际工作情境，或者真实地反映出被测试者实际工作中所存在的典型问题。

成功的绩效评价需要具备以下条件：①确定利益相关者并争取他们的合作；②获得决策者的支持；③合理制订评价目标和评价任务；④构建合理的评价主题、评价维度和评价指标体系；⑤评价方法科学简便、容易控制；⑥有强大的技术支持。

绩效评价受到诸多因素的影响，如评价目的、评价工具、被评价者因素、评价者的信息加工过程及其主观情感等。任何一个进行绩效评价的主体都有自身特定的评价角度，虽然有其不可替代的比较优势，但是也有自身难以克服的评价局限，因此，评价主体多元化是保证绩效评价有效性的一个基本原则。

三、卫生系统绩效评价相关理论和方法

（一）卫生系统绩效与卫生系统绩效评价

卫生系统绩效（health system performance）是指卫生系统运行状况，包括卫生系统的能力、过程和结果。能力在卫生系统中主要指卫生系统提供服务的能力和资源利用效率；过程主要包括卫生服务过程中的质量、覆盖面、可及性和效率等方面；结果主要指卫生系统的最终目标，如健康促进状况等。

卫生系统绩效评价是指在给定的卫生资源下，对卫生系统目标完成情况进行评估的过程。具体而言，卫生系统绩效评价是根据卫生系统的总体结构、过程和最终目标，采用定性和定量的方法，将卫生系统内、外的多个指标建立为系统的评价模型或指标体系，对卫生系统的运行状况进行科学、合理的评价，以期实现持续改进卫生系统绩效的目的。

卫生系统绩效评价一方面可以综合反映一个国家或地区卫生系统的资源使用成效和卫生系统建设成果，有利于地区间比较和针对性改进；另一方面可以为卫生行政部门开展项目评估、制定相关政策提供实证依据；此外，卫生系统绩效评价是实现卫生系统发展目标的重要手段，可以为改革提供动态的效果监测，有利于卫生系统内部结构调整和优化，促进卫生事业的发展，最终实现健康目标。

（二）卫生系统绩效评价理论模型

卫生系统绩效评价主要基于两种理论模型构建：一种是投入产出模型，主要基于卫生系统的模块结构或服务链，测量卫生系统投入水平、中间产出及最终结果等环节的指标变化，以达到评价整体卫生系统绩效的目的，以 WHO 卫生系统绩效评价框架及卫生系统模块框架、世界银行卫生系统绩效控制旋钮框架和国际卫生伙伴关系和相关举措组织框架（HIP+框架）为代表。另一种是健康决定因素模型，该模型以健康为核心，对影响健康的各方面因素进行分析评价，旨在更全面地反映人群健康状态以及其他影响因素对健康的作用，以经济合作与发展组织（OECD）卫生保健质量评价框架、国际标准化组织（ISO）框架为代表。

（三）卫生系统绩效评价的层级

卫生系统绩效评价框架可以分为国家层面和区域层面。国家层面的卫生系统绩效评价框架根据目的和功能不同可以分为两类，一类是国际组织或机构主导制定的卫生系统绩效评价框架，用于不同国家之间卫生系统绩效的评价和比较，其中世界卫生组织、世界银行、经济合作与发展组织、欧盟和联邦基金为其典型代表；另一类是各个国家针对具体国情制定的适合本国的卫生系统绩效评价框架，其中英国、澳大利亚、加拿大、荷兰和美国各具特色，各自代表了不同类型的卫生系统。区域层面的卫生系统绩效评价框架包括区域卫生系统绩效评价和卫生系统子系统的绩效评价，如公共卫生服务系统绩效评价、基本卫生保健系统绩效评价。

（四）典型卫生系统绩效评价框架的特点

1. 国际组织卫生系统绩效评价框架的特点　国际组织卫生系统绩效评价框架多用于跨国比较，具有抽象性和概括性的特点。由于面向多个国家或地区，该框架主要提供评价理念和核心内

容，其评价目标、维度和指标等具有普适性的特点。但是，不同国家或地区的卫生系统有其特殊性，统一的框架下难以完全匹配和适应各国自身的特点，许多信息在测量中将被遗漏，因此国际组织卫生系统绩效评价框架也存在一定的局限性。国际组织卫生系统绩效评价框架在实际应用中还面临着普适性与局限性的权衡问题，其指标选取及权重分配需更多地考虑不同国家或地区的差异与特色。

2. 不同国家卫生系统绩效评价框架的特点　不同国家卫生系统绩效评价框架深刻根植于卫生制度安排和卫生发展目标。不同的卫生制度下，卫生资源的组织、配置和提供方式有所不同，卫生系统目标也各有侧重，卫生系统绩效评价作为引导卫生系统发展的有效工具，与各国卫生制度类型和卫生发展目标密不可分。

英国作为国民卫生服务制度的代表性国家，其卫生系统绩效评价框架整体体现了追求公平可及、提高质量和效率、改善人群健康的主题。美国是商业保险制度的典型国家，市场化的医疗环境下，绩效评价得到了广泛的重视和关注，且以医疗服务质量为主要关注点，相关的指标体系和评价方法研究十分深入。荷兰是政府主导的社会保险体制，现行的卫生系统绩效评价主要基于卫生保健质量指标（HCQI）规划概念框架，同时通过 Lalonde 健康影响因素模型对健康决定因素进行分析，框架反映健康状态及其他影响因素对健康的作用。荷兰卫生系统确立了质量、可及性和可支付性三大目标，卫生系统绩效评价也紧密围绕以上三个目标展开。

另外，虽然各国社会背景不同、卫生发展目标也各有侧重，但其卫生系统绩效评价框架也存在一定的规律性。整体而言，卫生服务的质量和卫生系统的效率问题是各国卫生系统绩效评价普遍关注的内容。随着国际上"全民健康覆盖"理念的深入以及"可持续发展目标"的推进，卫生系统的公平性、可及性、可负担性以及健康产出等维度已成为国际社会的共识，逐步进入各国卫生系统绩效评价框架之中，并得到了不同程度的重视。卫生费用的快速上涨是世界各国卫生系统面临的共同难题，如何对卫生费用进行合理控制并回应公众的期待是各国卫生体系改革的重要任务。根据卫生改革的目标及时完善卫生系统绩效评价体系，从而更好地服务于改革成效的监测和薄弱环节的干预，使卫生系统绩效评价成为卫生改革强有力的评价工具，也是各国的共同趋势。

四、卫生系统绩效评价框架与绩效管理

卫生系统绩效评价框架所覆盖的范围往往包括了宏观的卫生系统，并捕捉卫生系统的产出和结果的数据，以及卫生系统各个要素之间的关系，而且还包括卫生系统所处的大环境。在 Rifat Atun 和 William Hsiao 提出的绩效评价框架中，除了关注绩效过程和绩效结果外，还重点关注了影响和改进绩效的各类因素。William Hsiao 提出了五个对卫生系统的绩效产生影响的关键控制杠杆，即卫生系统的组织、卫生筹资、服务供方的支付方式、管制以及行为改变。William Hsiao 等根据所提出的理论构建了描述卫生绩效改进的"控制杠杆—中间产出—卫生绩效结果"框架。Rifat Atun 又在其绩效评价框架中表达了决策者管理卫生系统时可以使用的四个杠杆——融资、资源生成和分配、组织和监管、服务提供，并考虑了卫生系统所处的外部环境包括人口环境、流行病学、政策法规、社会以及经济等多方面的影响因素。

将卫生系统绩效管理调控杠杆纳入，意味着绩效评价框架已不仅是单一对绩效构成的描述，而是还包括了绩效管理的路径，延伸到了绩效结果的有效应用和绩效的有效管理。绩效评价框架将绩效管理路径与绩效评价系统结合起来，能够全面反映绩效管理的评价—分析—调控—改进—再评价的动态循环过程，对于促进评价主体和管理人员的沟通，达到绩效评价的总目标有重要的意义。

第二节　卫生系统绩效评价方法

一、卫生系统绩效评价框架构建方法

卫生系统将提高人群健康作为卫生系统目标,不同的框架制定过程中利用的方法或者模型有所差异。如英国利用平衡计分卡制定框架,澳大利亚和加拿大的评价框架基于 Lalonde 健康影响因素模型,荷兰将平衡计分卡和 Lalonde 健康影响因素模型结合应用于框架制定,美国利用健康促进系统模型和美国医学协会(IOM)卫生质量框架进行框架开发。以平衡计分卡为主的绩效评价框架构建的理论模型和 Lalonde 健康影响因素模型是卫生系统绩效评价的主要理论和方法。

卫生系统绩效评价框架的制定构建过程需要五个关键步骤,即确定卫生系统绩效评价框架的构建目的、确定卫生系统的边界、确定卫生系统目标、确定卫生系统结构和确定卫生系统绩效评价框架。评价框架的构建目的影响着卫生系统结构部分的选择和联系的建立。同时,卫生系统边界和定义也影响卫生系统目标和结构。

(一)确定卫生系统绩效评价框架的构建目的

这是评价框架制定的起点,将直接影响整个框架的制定过程。制定一个卫生系统绩效评价框架的主要目的可能包括卫生系统绩效的状态描述、效果监测、系统诊断、改革评价和系统加强等。框架目的将决定卫生系统绩效评价框架的功能并影响最终结构。因此,框架目的确定的主要任务是需求分析,确定评价框架需要发挥的作用和达到的目的。根据框架的目的和功能的不同,可以将框架划分为描述型、分析型和决定型等不同的卫生系统绩效评价框架。

描述型框架仅对卫生系统绩效基本情况进行描述,如筹资、人力和服务状况,卫生项目运行状况和利益相关者情况等,但是并不阐述卫生系统如何运行,无法进行卫生系统优劣比较。

分析型框架不仅描述卫生系统基本组成情况,而且能够阐述卫生系统不同模块之间的复杂关系及其运行机制,但是分析型框架无法确定卫生政策干预和改革的效果,同时也无法揭示不同部分之间关系发挥的作用。如 WHO 卫生系统绩效评价框架和 OECD 卫生系统绩效评价框架等。

决定型框架与分析型框架唯一的不同就是能够确定每个组成部分发挥的作用以及政策和干预如何影响整个卫生系统绩效,如 WHO 卫生系统绩效模块框架、世界银行卫生系统绩效控制旋钮框架以及 WHO 国际伙伴关系和相关举措组织框架等。

(二)确定卫生系统的边界

这一步骤的主要目的是界定评价的范围,边界的确定将影响整个框架的评价内容和维度,影响评价结果。广义的卫生系统包括卫生保健系统及其影响健康的相关因素,如以广义的卫生系统为边界的框架包括 WHO 卫生系统绩效模块框架、世界银行卫生系统绩效控制旋钮框架和 WHO 国际伙伴关系和相关举措组织框架等。狭义的卫生系统主要指医疗服务,如以狭义的卫生系统为边界的框架包括 OECD 卫生系统绩效评价框架、卫生保健质量指标(HCQI)规划概念框架和联邦基金卫生系统绩效评价框架。以广义的卫生系统为边界的框架侧重从健康结果的影响因素反推整个卫生系统的相关因素,而以狭义的卫生系统为边界的框架将卫生系统绩效评价简化为卫生保健系统的评价,强调卫生保健系统的重要作用。以广义的卫生系统为边界的框架从一个更加全面的角度考虑影响健康的所有因素,以及不同部门、机构和人群间的相互影响,但是无法找到卫生系统中关键的作用因素和机构,进而无法进行问责。因为健康是多种健康影响因素共同作用的结果。以狭义的卫生系统为边界的框架限定在医疗服务系统,因此很容易确定影响健康的主要领域和关键责任机构，进而制订相应的改进和干预措施，然而一些影响健康的重要的非医学因素被忽略。同时，公共卫生和健康促进等相关部分的归属仍然存在着较大的争议。如 OECD 卫生系统绩效评价框架不包含公共卫生，而卫生保健质量指标（HCQI）规划概念框架包含公共卫生。

（三）确定卫生系统目标

卫生系统目标对于卫生系统绩效评价框架构建具有导向作用。目前主流框架将卫生系统目标分为最终目标和中间目标，中间目标服务于最终目标，并对最终目标的实现起到关键作用，为卫生系统最终评价提供了重要证据和信息，起到了连接卫生系统具体投入和最终结果的桥梁作用。

健康状况被所有框架纳入卫生系统绩效评价框架的最终目标维度，反应性和财务保护同样是多数框架关注的最终目标。也有一些概念框架将公平或效率作为最终目标，强调了卫生系统公平与效率的重要性。卫生系统健康促进的目标被普遍接受，是卫生系统绩效评价的最终目标。

中间目标服务于最终目标，主要包括可及、覆盖、质量和安全四个中间维度。世界银行卫生系统绩效控制旋钮框架和联邦基金卫生系统绩效评价框架将效率维度纳入中间目标。国际卫生伙伴关系和相关举措组织框架强调行为，而 OECD 认为费用是重要的中间目标。此外，WHO 卫生系统绩效评价框架、OECD 卫生系统绩效评价框架和欧盟核心健康指标框架并没有设定中间目标，仅设定了最终目标，表明该类型框架强调目标导向性，通过最终结果反映卫生系统复杂的过程。

不同评价框架对卫生系统目标内涵的界定存在差异，如对于筹资公平目标，WHO 卫生系统绩效评价框架仅测量分布，而 OECD 卫生系统绩效评价框架不仅测量分布，同时也测量了卫生总费用的宏观效率和微观效率。

（四）确定卫生系统结构

卫生系统结构影响卫生系统目标的实现，卫生系统结构及其变化影响着卫生系统绩效。卫生系统结构的描述方式各不相同，有功能、模块、控制把手、层级、组件过程和卫生保健目标等。不同的描述方式存在着交互和重叠，但是卫生系统应包括管理、筹资、服务、资源和健康影响因素等。

WHO 卫生系统绩效评价框架认为卫生系统应该具备管理、筹资、服务提供和资源筹措四个核心功能。WHO 卫生系统绩效模块框架进一步提出卫生系统模块结构模型，认为卫生系统由管理、筹资、卫生人力、医药产品、卫生信息和服务提供六个模块组成。

世界银行卫生系统绩效控制旋钮框架认为卫生系统由卫生筹资、支付方式、组织管理、政府规制和行为及其要素构成。

WHO 国际伙伴关系和相关举措组织框架从更加宏观的角度将卫生系统划分为投入和过程、产出、结果和影响。

OECD 从健康模型角度将卫生系统划分为健康、非医学健康影响因素、卫生保健系统绩效及卫生系统设计和特点四个层次，它们共同组成了卫生系统。

联邦基金（Commonwealth Funds，CF）将卫生系统简化为卫生保健系统，并提出了卫生保健系统的目标：质量、效果、可及、资源创新和可持续性。

卫生系统构成确定的影响因素有两个，一个是卫生系统的边界，另一个是卫生系统的目标。当卫生系统被定义为广义的卫生系统时，卫生系统结构通常包含了广泛的健康影响因素，如WHO、世界银行、国际卫生伙伴计划（IHP）的框架就将卫生系统定义为广义的卫生系统。而狭义的卫生系统不包括非医学健康影响因素，或者无法将其确定在正确的位置，例如 CF 框架就是将卫生系统定义为狭义的卫生系统。但是在进行国际卫生系统绩效评价的过程中，通常将非医学健康影响因素等考虑在内。

（五）确定卫生系统绩效评价框架

评价框架的构建通过以上四个步骤，建立起卫生系统各个组成部分之间的联系和影响机制。卫生系统绩效评价框架分为四个层次，每个层次又可以划分为不同的组成部分。

1. 目标层 为卫生系统的长远目标，主要包括健康改善、筹资风险保护和反应性（满意度）。

2. 准则层 为实现卫生系统最高目标过程中需要考虑的原则和关注的阶段性目标，如公平、效率、质量、安全、覆盖、可及性等，是实现目标层的基础，同时也是控制层和结构层建设的指导原则。

3. 控制层 为改装卫生系统绩效的把手，是加强卫生系统的重要方式，主要包括资源配置、支付方式改革、组织管理、规制监督、资源整合和行为干预等具体方式。

4. 结构层 为卫生系统基础层，是构成卫生系统的基础模块，包括政府管理、卫生费用、卫生服务、资源（人力和设施）、信息和技术。各个部分之间既相互独立，又相互联系，共同围绕着"人"运行。

二、卫生系统绩效维度主要指标及测量方法

（一）卫生系统最终目标

最终目标维度包括人群健康状况、卫生系统反应性、财务风险保护和非医学健康影响因素。每个维度的内涵和常用指标如下。

1. 人群健康状况 广义的健康状况包括完好状态、人体功能、健康情况和死亡状况四个方面。健康状况相关指标划分为反映完好状态、人体功能、健康情况和死亡状况四个维度的四类指标以及综合了两个或者两个以上维度的综合指标。

（1）完好状态：完好状态是反映体格、精神、社会适应方面完好状态的综合度量指标，通过自我评价进行测量，指标包括躯体感觉、精神健康、心理健康和生活能力等方面的自我测量。完好状态测量能够从人群自我感受方面综合反映其身体的完好状态，同时能够反映患者健康自我期望的满足程度。但是，由于测量主要基于自我评价，测量工具和调查询问过程中容易产生偏差。同时，也容易受到个人社会经济状况的影响，反映的不是人群客观的健康状况。

（2）人体功能：人体功能反映人体功能的水平和疾病、障碍、受伤以及其他相关健康情况，通过自报健康状况和活动受限情况进行测量，指标包括自报身体功能状况、活动受限比例、机体功能损伤或障碍比例、身体器官功能受限比例和肌肉骨骼疼痛比例等。该类指标从自我评价的角度客观反映了人体器官的功能状况，重点关注人体实际功能状况，相对于完好状态自我评价，更具有针对性，测量过程中相对更加客观，但因依赖于人群自我评价，受人群个体差异影响。

（3）健康情况：健康情况反映个体健康状况的改变或属性，如疾病、伤害、功能失调等健康相关问题的发生率及其导致的健康生命损失年，主要指标包括疾病的发生率、患病率、伤害率及其导致的失能生命损失年。发病率主要有传染病、肿瘤、心血管疾病、终末期肾病等的发病率。患病率主要有高血压、糖尿病、阿尔茨海默病、情绪障碍、抑郁症、哮喘、慢性阻塞性肺疾病、疼痛、关节炎等的患病率。伤害率主要包括伤害发生率和自杀发生率等。失能损失寿命年（YLD）则为疾病发病率和患病率导致的损失生命年。该类指标可以通过疾病监测获得，也可以通过患者自报获得。该类指标从患病和发病角度客观反映了人体病伤健康状况。在疾病监测过程中，疾病的患病和发病均经过医疗机构的科学诊断予以确定，因此相比完好状态和人体功能，健康情况更加客观。但是自我报告可能存在偏倚，监测数据私营机构一般不在报告范围之内；同时，指标并不是通过健康干预对医疗服务系统效果进行评价，因此不能全部归因到医疗服务系统的贡献，只能反映卫生系统的总体结果。

（4）死亡状况：死亡状况主要指的是因疾病、伤害或者损伤最终导致的死亡状况及其导致的

健康生命损失年,是目前应用最广泛的健康状况指标,主要包括死亡率、期望寿命和健康生命损失状况。期望寿命包括出生时平均期望寿命和 60 岁时平均期望寿命,前者反映了人群整个生命周期的健康状况,后者反映了老年人生命后期的健康状况。年龄别死亡率重点关注围产儿、新生儿、儿童和孕产妇死亡率,这类人群死亡率导致的健康损失更大,同时更能够反映医疗服务系统的贡献。疾病别死亡率主要用于发病率和死亡率高的疾病,如法定传染病死亡率、循环系统疾病死亡率、肿瘤死亡率、呼吸系统疾病死亡率及其导致的损失寿命年。

（5）健康预期寿命:健康预期寿命是指"完全健康的预期寿命",是扣除了死亡和伤残影响之后的人均预期寿命,是通过对不同健康状态人均预期寿命的权重调整,计算等价于完全健康状态的理论生存年数的一类指标。在健康预期寿命测量中,其中最有名的是 WHO 在《2000 年世界卫生报告》中首次应用的伤残调整预期寿命（disability-adjusted life expectancy,DALE）,并作为卫生系统绩效评价指标之一,2001 年 WHO 又改进了 DALE 的计算方法,应用更细的权重分类,将其更名为健康调整预期寿命（healthy-adjusted life expectancy,HALE）。

2. 卫生系统反应性　反应性是指卫生系统能够满足人们对卫生系统中改善非健康方面的普遍的、合理的期望的程度大小。采用专项调查的方法,调查内容主要包括对人的尊重和以患者为中心两大部分。对人的尊重包括尊严、保密性、自主性和交流;以患者为中心包括及时关注、社会支持网络、基础设施的质量和选择医护人员。

满意度和反应性都是对卫生系统的综合评价指标,前者强调基于个人期望的卫生服务效果整体评价,后者强调基于普遍合理期望的非医疗过程评价。满意度反映了卫生系统满足个人理想期望的程度情况,但是并没有反映卫生系统的真实情况;卫生系统反应性对非医疗服务经历进行客观评价,恰好弥补了满意度的不足。因此,将满意度和反应性两个指标结合使用,首先通过反应性评价患者对卫生服务过程各个方面的感受,其次对接受服务的满意程度进行评价,最后综合两方面的结果进行综合评价,既反映卫生系统的客观状况,又反映卫生系统与患者理想期望之间的差距,进而发现差距并进行干预和完善。卫生系统满意度评价包括患者满意度、社会公众满意度、医务人员满意度、各级政府满意度等。

3. 财务风险保护　财务风险保护是一个多维度概念,指保护人群免受疾病造成的财务后果。这种保护是卫生系统的关键目标。提高财务风险保护最合适的政策要基于具体环境,因此测量财务保护的方法和理解影响财务风险的因素非常重要。目前,财务风险保护主要通过卫生支出占家庭收入或支出的比重及其在人群中的分布进行测量,主要测量指标有卫生筹资公平指数、家庭卫生支出占收入的比重、家庭卫生支出占支出的比重、家庭卫生支出占支付能力的比重、灾难性卫生支出指标族和因卫生支出致贫指标族。

（1）筹资公平指数:筹资公平指数（fairness of financing contribution,FFC）通过家庭卫生筹资贡献率人群分布进行测量。卫生筹资贡献率（health financing contribution,HFC）定义为家庭卫生支出与非生存性支出或支付能力之比。HFC 反映一个家庭一段时间内为获得健康而支付的卫生费用。FFC 认为无论家庭经济状况、健康状况和卫生服务利用状况是否相同,所有家庭 HFC 应该是相同的,即卫生费用负担在每个家庭分布应该没有差异。因此,FFC 通过事后 HFC 的观察和分布反映风险保护的结果。FFC 适用于以家庭为观察对象的研究,通过计算 HFC 进而评价一个国家或地区卫生筹资公平性,反映了家庭免受疾病导致贫困的风险情况,可用于比较不同地区的公平性。

（2）灾难性卫生支出:一定时期内,因疾病导致的卫生支出占家庭收入、支出或者支付能力的比例超过一定标准,严重影响了家庭生活质量,则该家庭产生了灾难性卫生支出（catastrophic health expenditure）。灾难性卫生支出 HFC 的进一步深入和延缓,弥补了 FFC 仅仅从公平角度研究卫生筹资的缺陷。

家庭灾难性卫生支出重点关注三个变量:家庭卫生支出、家庭支付能力、灾难性卫生支出的判断标准。家庭卫生支出主要包括家庭直接现金卫生支出（OOP）或预防性医疗保健支出（包括医疗保险费用等）。家庭支付能力通常有三个不同的衡量指标：家庭收入（income）、家庭支出（expenditure）、家庭非生存性支付能力（capacity to payment）。灾难性卫生支出分析中，家庭支付能力优先采用家庭非生存性支付能力做分母。因为它能够最真实地反映每个家庭实际的支付能力。其次选择家庭支出做分母，家庭支出能够反映一个家庭的消费能力，但是由于家庭规模的影响和消费水平的差异，无法准确反映一个家庭的支付能力，因为规模较大的家庭和低收入国家的生存性消费更多。同时，一定时间内家庭支出也并不一定等于家庭同时期的消费，如电视、洗衣机等消耗性商品，不能反映家庭的日常消费状况。最后在无法获得前两者数据的情况下，选择家庭收入进行衡量，但是其不能真正反映一个家庭的实际支付能力，无法反映存款等固定资产的影响。关于灾难性卫生支出判断标准的制定，利用不同的变量反映支付能力时，判断标准不同：用收入或支出做分母时，根据不同的收入水平和消费结构，可选择 5%～20%；如果用非生存性消费支出做分母，WHO 推荐的判断标准为 40%。灾难性卫生支出测量指标主要有灾难性卫生支出发生率、灾难性卫生支出社会平均差距和灾难性卫生支出相对差距。此外，还可以同集中指数相结合，反映灾难性卫生支出的分布状况。

（3）因卫生支出致贫：因卫生支出致贫是指家庭卫生支出导致家庭贫困发生。是从贫困线的角度去判断一个家庭是否发生卫生支出导致的家庭生活质量和生活方式的重大变化。因卫生支出致贫与因病致贫既相互联系又有所区别，因病致贫包括疾病造成支付能力降低和因疾病产生直接卫生支出两部分导致的贫困，而因卫生支出致贫仅仅能够测量后者导致的贫困。

因卫生支出致贫的计算同样关注三个变量，即家庭卫生支出、家庭支付能力和贫困线。如果家庭支付能力与家庭卫生支出之差在贫困线以下，则该家庭发生了贫困。家庭卫生支出和家庭支付能力的确定与灾难性卫生支出相似。贫困线的确定可以从收入和支出两个方面衡量，测量时要考虑家庭规模对收入和支出的影响。因卫生支出致贫的评价指标包括因卫生支出致贫率和贫困差距，贫困差距又包括平均贫困差距、相对贫困差距和标准化贫困差距。因卫生支出致贫从绝对值角度反映了卫生支出对家庭致贫的影响，弥补了灾难性卫生支出仅仅从比例的角度反映卫生支出对家庭影响的不足。但是因贫困线的确定对指标的影响很大，不同贫困线的制定方法将对结果产生重大影响，因此不同国家和地区之间的可比性相对较差。此外，由于疾病致贫不仅表现在卫生支出，同时还可能影响家庭的收入，即支付能力，所以，因卫生支出致贫无法反映疾病的所有经济影响。

4. 非医学健康影响因素　卫生系统非医学健康影响因素包括遗传因素、环境因素、人口社会经济因素和健康行为四个方面。遗传因素是由一组通常不可挽回的特定个人风险因素组成，并且表现为特定的遗传疾病。与遗传相关的疾病和其他因素导致的易感性，如血压、胆固醇水平和体重，可能决定人体功能、预期寿命以及健康状况，但很难测量其对疾病和残疾的影响程度。环境因素是指对人群健康具有显著影响的自然环境，包括物理、化学和生物因素，例如水、空气或土壤质量。流行病学研究表明，与健康有关的人口社会经济因素有教育、就业、人均卫生费用、每周平均收入情况等。流行病学研究表明，影响健康状况的个人行为和风险因素有认知、信仰、知识和行为，饮食习惯、生理活动、酗酒和吸烟等。非医学健康影响因素是影响健康的重要因素，同时卫生保健系统可以通过非医学健康影响因素影响人群健康。

（二）卫生服务产出

卫生服务产出主要包括卫生服务的可及性、可接受性、安全性、有效性、适宜性、效率和连续性等方面，这些维度反映了患者从卫生服务获取最终服务效果的全过程，能够很好地反映卫生服务的质量和结果。

1. 可及性　是指患者根据自身需求在适当的地点和时间获取医疗卫生服务的能力，分为医疗服务可及性和预防服务可及性两部分，均包括服务过程中的等待时间、地理距离、经济障碍三个方面，这三个方面反映的主要是卫生服务的过程可及，而医疗服务利用和未利用、预防服务覆盖分别反映了医疗服务和预防服务可及性的结果。

时间可及性的主要测量指标是等待时间，反映了卫生系统服务的反应时间，关系到患者能否及时地获得需要的卫生服务。地理可及性的测量指标主要是到达医疗机构的时间或者与医疗机构之间的距离，反映了医疗资源的分布是否可及，患者能否及时到达医疗机构。地理可及性受到当地交通状况和出行方式的影响，因此一般通过计算以一定交通方式到达最近的医疗机构的时间进行测量。经济可及性的测量指标主要包括经济保护措施覆盖和因经济原因未获得医疗服务两方面的指标，前者反映了保护措施的覆盖率，后者反映了经济障碍导致的结果。

医疗服务利用和未利用从正反两个方面反映了医疗服务可及性的结果。医疗服务利用从正面，以及一定程度上反映了卫生服务利用的可及性，但是更多地反映了卫生系统提供服务的多少，而没有从患者角度考虑患者是否得到了需要的服务。因此，医疗服务利用应当与需要和需求相联系，通过明确合理需要是否得到应有的医疗服务来判断医疗服务利用的可及性更加合理。医疗服务未利用则从反面反映了卫生服务的可及性，相较于医疗服务利用，医疗服务未利用更加直接地反映了卫生系统需要努力的差距，分析未获得相应服务的原因，可以有针对性地制定干预政策。因此，医疗服务利用和未利用从正面和反面、供方和需方这两个不同的侧重点反映了医疗服务的可及性，两者相结合，能够更加有效地反映一个卫生系统的服务能力以及满足服务人群的水平。

预防服务可及性的主要测量指标是预防服务的覆盖率，反映了预防服务的提供情况。干预措施通常覆盖对人群健康影响较大的疾病或者伤害，同时可以有效降低其影响的疾病或者伤害的发生率，而这些措施的覆盖率就是预防服务可及性的体现。

2. 可接受性　指患者、社区、提供方和支付机构对卫生系统提供的所有护理／服务的满意或接受程度。主要集中于提供尊重个人和以患者为中心的服务。可接受性反映了患者接受服务过程中的感受，属于卫生服务的过程部分。该部分主要从患者角度测量患者接受卫生服务过程中的真实感受，是卫生服务过程最为重要的评价维度。可接受性主要包括卫生服务过程中患者对医疗服务的感受和评价，是反应性在医疗服务领域的简化和具体应用，重点关注反应性内涵中的尊重部分。主要指标包括：患者满意度，医护人员满意度，就诊时服务提供者认真倾听的程度，就诊经历评级，服务提供者决策过程中患者的参与度，医师对患者询问问题的鼓励程度，患者离开医院时是否得到明确的医嘱等。

3. 安全性　安全性是指避免或减少由所提供的医疗卫生服务造成的直接或潜在的伤害，是从安全角度评价医疗卫生服务质量，主要包括医院死亡、医院感染率、意外伤害和不良事件四个维度。医院死亡率，如医院标准化死亡率、入院死亡率、手术后 30 天内死亡率、急性心肌梗死入院死亡率等；医院感染率，如医院感染率、住院患者伤口感染率、术后中央静脉导管血流感染率、住院患者医源性气胸发生率；意外伤害，如住院患者跌倒发生率、输血反应发生率、医院故意自我伤害率等；不良事件，如住院患者用药或剂量错误发生率、慢性病患者检查结果出错率、静脉内肝素相关不良事件发生率、医疗器械相关不良事件发生率等。

4. 有效性　指护理／服务、干预或医疗活动达到预期效果的程度，从效果角度评价医疗服务质量。有效性主要包括：医疗服务为主的有效性，如诊断率、再入院率、生存率；预防保健干预为主的有效性，如高血压控制率、糖尿病患者下肢截肢率、戒烟率、艾滋病防治知识知晓率；两者共同干预的有效性，如可避免住院率、可避免急诊率、可避免死亡率等。

5. 适宜性　卫生系统提供的护理／服务与客户／患者的需求相适应的程度，并以已有的标准为基础。目前常用的适宜性指标主要有：剖宫产率、低风险孕妇剖宫产率、处方符合标准比例、抗生素使用率、激素使用率、静脉注射或静脉输注率、基本药物使用率、处方平均药品数量。

6.效率 指医疗服务过程中的效率指标，主要包括部分反映技术效率的指标，未将投入产出比等纳入，如医师日病例处理率、医师日均诊疗人次、医师日均负担床日数、不必要的重复医疗检查、人均卫生费用、日均住院费用、例均住院费用、次均诊疗费用、平均住院天数。

7.连续性 包括连续可及的服务提供和服务流程协调。主要指标包括：固定医疗机构或医师比例、固定医疗机构或医师持续时间、固定医师就诊次数占比、一定时间内患者就诊医师数；此外，还包括慢性病患者经历协调检查比例、出院时获得充分的信息等。初级保健人员和慢性病管理人员协调提供服务，医院间和医院内能够交换患者的电子数据，医院能够与院内外急救部门交换患者数据。基本卫生保健医师转诊后能够收到患者的相关信息报告，包括用药和计划的变化；能够收到患者在急诊室就诊的通知；患者出院两天后，能够收到患者的相关信息，并用于健康管理。

卫生保健结果指标广泛应用于直接测量卫生服务产出。这类指标能够及时测量，同时更容易直接归因到具体的卫生行动，适用于短期干预的目标测量和评价。但是卫生保健干预远期结果的测量受到的影响因素较多，如某一具体疾病的干预效果可能是多个领域共同作用的结果，干预措施可能产生的目标之外的效果难以进行区分和测量。

卫生服务产出指标开发过程中的主要问题是数据质量和可得性。各种数据库的建立能够扩展卫生服务结果的评价。基于患者个案的调查丰富了卫生服务结果的评价。电子健康档案和患者调查是这些评价的主要数据来源。健康结果测量和卫生服务结果的捕捉将成为卫生系统绩效评价重要的组成部分。

（三）卫生系统投入

卫生系统投入主要指卫生系统结构特征，包括领导和治理、卫生资源（包括卫生费用、卫生人力和卫生设施）和信息系统。卫生系统投入作为卫生系统的重要组成部分，对于提供安全、有效、方便和可及的卫生服务，最终实现促进全民健康起到基础性作用。

1.领导和治理 领导和治理的作用是确保战略方针框架存在，并结合有效的监督，建立联盟，提供合适的法规和激励机制，注重系统设计以及问责制。领导和治理的监测指标分为规则导向性和结果导向性。规则导向性测量指标主要关注是否具有卫生系统治理的战略、政策和方法，如是否有最新的卫生战略、卫生政策、药物政策、结核病防治政策、儿童健康综合免疫计划、卫生领域关键部门年度报告、保证及时和有效获取卫生服务的机制。结果导向性测量指标关注的是政策或规则是否被有效地实施或执行，例如基本药物政策实施后基本药物的可获得性。该类型指标测量过程中数据获得难度相对较大。对政策是否制定或实施进行综合，采用二进制打分，形成政策指数，用于领导和治理维度的评价。

2.卫生费用 卫生费用反映了一个卫生系统保障和改善人类福利的能力。一个良好的卫生筹资系统能够为健康提供足够的资金，保证人民的卫生服务需要，避免因病致贫和灾难性卫生支出的发生。测量指标包括卫生费用水平及其构成、卫生费用占比和卫生费用利用等。

3.卫生人力 卫生人力的数量、知识、技能、积极性和分布决定了一个卫生系统的服务能力，一个良好的人力资源系统具有合适的人力资源和分布，并且能够负责、公平和高效地提供卫生服务，促进人群健康。因此，卫生人力资源的监测包括卫生人员数量、密度、能力、培养、效率和分布等方面。

卫生人员密度是最为常用的指标，如每万人卫生人员数、每万人公共卫生人员数、每千农业人口乡村医生数，反映了相对于人口的卫生人力信息，用于衡量目前的人力资源是否满足需要，适用于不同国家地区间的比较。卫生人员培养和招聘，反映了一个国家或地区卫生人员培养和补充能力,关系到人力资源发展的可持续性,指标有医学专业招生毕业人数、新招聘卫生人员数占计划招聘人数的比例、离开卫生行业人员比例。工作效率和积极性反映卫生人员的工作效率和状态,指标有日均诊疗人次数、基本卫生保健工作人员缺勤率、医疗保健工作职位空缺率等。卫生人员分布包括职业、地区、城乡、机构四个方面。

4. 卫生设施 卫生设施是提供卫生服务的过程中所需要的设施或设备,合理的卫生设施配置能够在有限的设施资源和环境下,达到最优的健康产出。主要指标包括设施密度、设施配备、机构建设和配置比例。设施密度指标有每万人口医疗数量、专科服务医疗机构数量、每万人口CT/MRI数量、村卫生室覆盖率。设施配备指标有设备配置率、卫生机构一般服务设施指数、专科服务设施指数。机构建设指标有基层医疗机构、乡镇卫生院、村卫生室、社区卫生服务中心等机构建设达标率。配置比例有医师与床位比、护士与床位比。

5. 信息系统 全面可靠的信息是卫生系统其他模块决策的基础。卫生信息系统评价可以从数据收集和数据利用两方面进行。数据收集包括数据来源和收集方法,评价维度包括周期性、及时性、数据内容和关键指标数据的可用性等。数据利用主要指数据的合成、分析和验证能力,评价维度包括完整性、可靠性、合理性、可维护性、可得性等。最后可以通过卫生信息系统绩效评价指数进行综合评价。此外,每个国家和地区针对自身卫生系统的设计和实现目标,可以进一步对卫生信息系统的具体功能和实现情况进行监测和评价,常用的评价和监测内容包括医疗机构的病历系统、电子处方系统等,疾病预防控制有关的儿童死亡监测、吸烟和成人营养健康监测,以及国家和地区卫生统计信息发布。

三、卫生系统绩效评价方法

卫生系统绩效评价可以从水平和分布两个角度进行,同时利用标杆比较分析方法,进行综合排序和比较。

(一)水平测量

卫生系统绩效水平评价是通过指标的水平值进行评价。根据指标属性和内涵分为高优指标和低优指标。高优指标表示指标值越大,其水平就越高,卫生系统绩效就越好,如人均预期寿命、满意度。低优指标与其相反,指标值越大,其水平越低,卫生系统绩效越差,如两周患病率、慢性病患病率、灾难性卫生支出发生率和因卫生支出致贫率等。

(二)分布测量

卫生系统绩效的分布测量主要反映卫生系统指标的分布的公平情况,通过对一系列反映不平等的指标进行测量。不平等指标有相对集中指数、泰尔指数。

(三)标杆比较

标杆比较能够很好地反映一个国家或地区的卫生系统绩效所处位置,或者距离目标的差距,进而发现卫生系统的优势和不足,为决策提供支持。卫生系统绩效标杆比较过程的核心是比较和排序,排序方法的选择是关键。目前国际卫生系统绩效评价过程中主要方法包括原始值排序、等级排序和复杂指数排序三种方法。原始值排序直接根据指标原始值进行排序,方法简单、易于理解,但是无法反映不同地区指标之间的真实差距;等级排序通过最优指标和最差指标分区,解决了原始值排序无法区分指标之间真实差距的问题,目前应用广泛,但是容易受到极值的影响;复杂指数排序能够很好地解决前两者的问题,但是不易于被理解和反映直接的状况,同时复杂指数排序过程中的标准化方法会对结果造成干扰。因此标杆比较过程中需要综合运用多种方法,确定适合的方法。

第三节　卫生系统绩效管理

一、卫生系统绩效管理的概念

卫生系统绩效管理不仅是对卫生系统绩效评价功能的进一步完善，更是一种基于战略目标的系统管理活动。它在明确的卫生系统战略目标指引下，通过持续开放的卫生系统绩效沟通过程，形成所有利益相关者所预期的利益和产出，推动卫生系统各组成部分作出有利于实现战略目标的行为表现和形成相应的能力储备。

二、卫生系统绩效管理流程

作为一个动态的闭合循环系统，绩效管理包括四个环节：绩效计划、绩效沟通、绩效评价、绩效改进。通过循环管理活动，持续改善组织和个人能力，提高绩效水平。上述四个过程环节在卫生系统绩效管理中的应用过程如下。

（一）确立绩效管理目的

明确卫生系统绩效管理目的是政府卫生行政部门对医疗卫生机构开展各项管理活动的基础。绩效管理的目的对评价内容和评价标准起着决定性的导向作用，影响着卫生系统的未来发展方向。政府卫生行政部门对卫生系统实施的绩效管理应当以促进人群健康、提高卫生系统反应性和增强财务风险保护为目的。在此基础上开展绩效管理活动，促进卫生系统的可持续健康发展。

（二）制订绩效计划

绩效计划是卫生系统绩效管理的第一个环节，是绩效管理实施的关键和基础所在。绩效计划制订科学合理与否，将直接影响卫生系统绩效管理整体的实施效果。这一环节的具体活动包括：明确绩效问题、确定绩效目标，以及建立绩效评价指标体系。

1. 明确绩效问题　卫生系统绩效管理以绩效问题的改善为目标，查找和确定主要绩效问题是绩效管理方案制订的关键，也是第一步。卫生行政部门在制订绩效管理方案时，应当根据上一轮绩效评价结果，对发现的绩效问题进行总结、分类与归纳，并对各类问题产生的主要原因进行分析，从而为下一步制订绩效目标提供基础和依据。只有对当前卫生系统的绩效现状和存在的突出问题有清晰的掌握，才能够明确现阶段绩效管理的主要目标，提高绩效管理的针对性，真正实现以问题为导向的绩效管理思想。

2. 确定绩效目标　在制订绩效计划的过程中，确定绩效目标是最核心的步骤。解决当前存在的主要绩效问题应当是卫生系统绩效管理的主要目标。能否科学合理地确定绩效目标将对绩效管理的实施成效产生决定性影响。确定卫生系统绩效目标时要对以下几个方面进行综合考量：①绩效目标应当符合所界定的卫生系统的职能定位和当前发展的总体战略；②绩效目标必须是可实现的，应当以绩效的持续改进为指导思想，制订本轮绩效管理目标时应当结合卫生系统的发展实际，因地制宜，切勿将主管部门下发的工作任务要求进行简单的分解与复制；③绩效目标应当是具体且可测量的，使卫生系统负责人能够清楚地看到本轮绩效评价要达成的目标，以及本系统现有水平与各具体目标之间的差距，从而明确本轮绩效改进的重点，把握好本系统内相关部门管理工作开展的方向与进度。

3. 建立绩效评价指标体系　建立绩效评价指标体系是开展绩效评价活动的基础。绩效评价指标体系反映了卫生行政部门对卫生系统职能履行和服务提供的基本要求，对系统内工作人员的服务行为将产生直接导向作用。

在具体绩效指标及其考核标准的设定上,应当注意以下几方面的问题。

(1)必须以绩效计划为基础,绩效指标及其考核标准的设置应当反映被管理(评价)卫生系统的本轮评价周期的绩效目标,绩效指标不需要覆盖所有工作内容,应当依据绩效计划中指出的绩效问题和确立的绩效目标,以解决本卫生系统当前突出存在的问题为考核重点,选择那些反映工作薄弱环节的指标,并加大相应指标的权重,从而引导本系统完成重点工作,解决主要问题。

(2)绩效管理是一个动态的循环的管理过程,因此绩效指标及其考核标准也应当根据每次绩效考核结果进行动态调整。对于已经达成绩效目标的工作,可以在下一轮绩效评价中降低指标权重,甚至取消相关指标。对于还有较大提升空间的工作,在下一轮绩效评价中应当增加指标权重,突出重点问题,从而促进卫生系统实现绩效水平的持续改进。

(3)绩效指标值的信息来源和计算办法要明确,一套完整的绩效评价指标体系除了包含各级评价指标及其标准值外,还应当明确各项指标值的信息来源或考核方法,并提供具体的计算方法或公式,从而提高绩效评价的科学性和规范性。

(三)落实绩效沟通

绩效管理是一种双向交互式的管理过程,这一性质决定了绩效沟通在绩效管理活动中的重要地位。在卫生系统绩效管理中,绩效沟通应当贯穿绩效管理的始终,并且强调政府行政主管部门与医疗卫生机构负责人,以及医疗卫生机构负责人与机构内部职工之间的双向沟通形式。具体的沟通过程应当是一个层层分解、达成共识的过程。通过开展绩效沟通活动,可以让卫生系统内部门负责人和职工都了解本地区、本单位的绩效管理目的、存在的主要问题和应当实现的绩效目标,从而在管理者与被管理者共同参与和支持的基础上,开展绩效管理活动。并且管理者和被管理者在此过程中所做的每一个决定都以改进卫生系统绩效为目的,进而发挥出绩效管理的作用,真正实现卫生系统绩效的持续改进。

(四)开展绩效评价

确定合适的评价主体、频率及评价方法即可开展绩效评价,但应当重视评价工作的质量控制。首先,对各项评价指标要有清楚的定义,明确指标值的信息来源,确保信息的可获得性;其次,要采取规范的、操作性强的评价方法,并做好对考核小组成员的培训工作,采取统一的评价标准和统一的评价方法开展考核。

绩效管理将评价机制与激励机制有效结合。主管部门应充分运用绩效评价结果,制定契合卫生系统职能定位的激励策略,从而调动系统内的部门负责人及员工的工作积极性,激发其改进绩效的动力。

(五)推动绩效改进

绩效改进是绩效评价的后续工作。绩效评价的一个重要目的是发现卫生系统存在的绩效问题。因此评价结束后,卫生行政部门还要针对评价结果进行反馈,分析问题,并提供改进方案,帮助卫生系统改进绩效。这一环节主要包括三项活动:对评价结果的公示与申诉、对评价结果的反馈,以及组织培训和技术指导。

完整的卫生系统绩效管理过程是围绕绩效改进的管理循环(图19-1)。只注意绩效评价,忽略绩效沟通与反馈,或者绩效管理循环流于形式,以及绩效管理相关的组织保障体系不健全、职责不清晰,绩效循环系统缺乏维护,均会导致绩效管理无法发挥应有的作用。

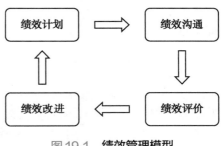

图19-1 绩效管理模型

三、卫生系统绩效管理方法

卫生系统绩效管理事实上就是实施改善绩效的改革。首先建立可能影响卫生系统绩效的分析框架，根据卫生系统目标，确定可能解释卫生系统绩效差异的关键因素类别及评价标准，然后分析这些关键因素的改革措施并付诸实施。卫生系统应履行规制、筹资、服务提供和资源开发四项基本职能。卫生系统管理应解决履行设计、实施、评估和改革等职能的组织和机构在履行过程中面临的关键问题，解决问题的政策方向和具体的措施有战略设计、结构安排和执行管理三个主要类别。

（一）规制

规制超越了传统的管理概念，它涉及卫生系统绩效制定、实施和监测三方面，确保系统中所有参与者（特别是购买者、提供者和患者）享有公平竞争的环境；以及确定整个卫生系统的战略方向。可细分为六个子职能：总体系统设计、绩效评价、优先事项确定、跨部门宣传、监管和消费者保护。

总体系统设计涉及最广泛层面的政策制定，它涉及所有其他卫生系统功能的组合方式。优先事项确定即设计制定优先级的标准，并围绕这些标准进行共识构建过程，是规制工作的主要内容。跨部门宣传是在其他社会系统中促进融入卫生目标的政策。监管意味着制定规则，包括对商品和服务的卫生监管和对卫生保健服务的监管。此外，保险和医疗保健市场的特征都是消费者和生产者之间的信息和权利不对称，因此，要在卫生系统的行动者之间实现公平竞争，就需要将消费者保护作为管理职能的一部分。

规制的六个子职能的组合是其战略设计的关键问题。卫生行政部门对每一项次级职能承担责任的程度会有很大差异。结构安排的关键问题是不同部门（行政部门和立法部门）和各级政府（国家和地方）的责任分配。执行管理的主要问题是执行管理职能的实际能力。特别是当各级卫生主管部门从其提供服务的传统职能转向管理时，涉及重大的组织重组，为此能力储备可能不够充分。

（二）筹资

筹资包括资金筹集、资金统筹以及资金分配。

1. 资金筹集　资金筹集的战略设计包括强制与自愿，支付以及保险费或费用的累进性。结构安排指筹资机构中公共和私人的参与程度以及履行这一职能的组织数目。可能影响绩效的执行管理问题包括避免逃税的措施、具体的征收程序和指定税收。

2. 资金统筹　资金统筹的战略设计包括为不同类型的人群设立单独的资金池，为个人和非个人保健服务设立单独的资金池，以及在低风险参保者和高风险参保者之间进行交叉补贴等问题。结构安排包括资金池的规模和数量、资金池之间的资金转移机制、资金池之间注册的选择和竞争以及资金池维护机构的治理。一个可能影响绩效的关键执行管理问题是制定指导履行这一职能的组织进入和退出的规则，包括在资不抵债或破产情况下保护参保方的程序。另一个监管问题与资金财务管理的规则有关，包括允许的投资风险程度。

3. 资金分配　资金分配的战略设计问题包括购买什么，如何购买以及从谁那里购买。选择购买什么与用于选择纳入或排除的干预措施的隐含或显性标准有关。选择提供者的设计考虑将买方与提供者联系起来的合同程序、选择提供者的标准以及提供者的支付机制等问题。可能影响绩效表现的结构安排包括服务提供者的规模和数量、从资金池向提供者支付资金的机制、提供者的选择和竞争以及管治。最重要的执行管理问题是对所购买服务的数量和质量进行控制的方法。

（三）服务提供

服务提供应区分个人卫生服务和公共卫生服务。

1. 个人卫生服务　个人卫生服务的战略设计问题主要是服务提供者与购买者分离，与之密切相关的是提供机构的权力下放和管理问题，特别是在公有制框架内的自治程度问题。

与结构安排有关的问题主要与提供者组织之间的关系有关。一个核心问题是服务提供组织的整合程度，涉及分级诊疗和不同级别组织之间的转诊以及公立和私立机构之间的转诊。

与执行管理相关的问题主要与每个提供者组织的内部管理有关，包括每个组织的功能定位、管理结构权力关系。管理和临床服务的人员配置模式是重要的因素。典型问题包括医疗机构的最高管理层，不同类别医务人员的技能组合，如服务团队问题也可能是绩效的决定因素。

2. 公共卫生服务　公共卫生服务战略设计方面的一个关键问题是单个组织提供公共卫生服务或多个专业组织提供诸如健康促进、职业安全或道路交通安全等具体服务的程度。与个人卫生服务一样，与购买相结合的程度以及管理和自治的性质也很重要。在结构安排方面，一个主要问题是医防融合程度。尤其是在医疗服务系统中是否有激励机制和其他机制，鼓励其提供更优质的公共卫生服务，或者鼓励医疗卫生服务组织和公共卫生服务组织能更好地协同，增强医防融合的程度，并提升服务质量。

（四）资源开发

卫生系统不仅仅是指卫生管理部门、筹资部门和卫生服务提供部门，同时还涉及卫生服务投入部门，特别是与人力资源、仪器和设备以及知识等相关的卫生服务投入机构。这些机构包括大学和其他教育机构、研究中心、药品生产部门等。战略设计、结构安排和执行管理的问题因参与资源生成的具体组织子系统的不同而有所不同。例如，就医疗和护理等教育培训机构而言，一个关键问题是它们的主要组织地点；就制药和其他技术行业而言，产业结构的常见问题，如集中度和竞争程度，很可能影响卫生系统的绩效。共同的核心问题是如何保证供给与卫生系统需求之间的平衡，特别是卫生人力的需求，卫生人力不合理的增加和分布，并不能改善卫生的不公平性。同样，对机构及技术的投资也应该根据国家重点来进行优先配置，从而提高卫生系统的总体绩效。

本章小结

本章主要从系统层面，梳理卫生系统绩效评价的概念、指标与方法。卫生系统绩效是指卫生系统运行状况，包括卫生系统的能力、过程和结果。卫生系统绩效评价是指在给定的卫生资源下，对卫生系统目标完成情况进行评估的过程，根据卫生系统的总体结构、过程和最终目标，采用定性和定量的方法，将卫生系统内、外的多个指标建立为系统的评价模型或指标体系，对卫生系统的运行状况进行科学、合理的评价，以期实现持续改进卫生系统绩效的目的。

卫生系统绩效评价框架的构建过程包括确定卫生系统绩效评价框架的构建目的、确定卫生系统的边界、确定卫生系统目标、确定卫生系统结构和确定卫生系统绩效评价框架。卫生系统绩效评价最终目标维度包括人群健康状况、卫生系统反应性和财务风险保护。卫生服务产出主要包括卫生服务的可及性、可接受性、安全性、有效性、适宜性和连续性等方面。卫生系统投入主要指卫生系统结构特征，包括领导和治理、卫生资源（包括卫生费用、卫生人力和卫生设施）和信息系统。

卫生系统绩效管理是在明确的卫生系统战略目标指引下，通过持续开放的卫生系统绩效沟通过程，形成所有利益相关者所预期的利益和产出，推动卫生系统各组成部分作出有利于实现战略目标的行为表现和形成相应的能力储备。卫生系统绩效管理包括绩效计划、绩效沟通、绩效评价、绩效改进四个环节。

思考题

1. 从卫生系统绩效评价目的和结构的关系角度出发,评述典型国家卫生系统绩效评价框架的特点。
2. 卫生系统绩效评价框架如何及时反映一个国家或区域卫生发展的变化和国际理念的更新?
3. 请阐述在有效推进卫生体系改革中卫生系统绩效评价的工具作用。

(井明霞)

第二十章 卫生服务机构绩效评价与绩效控制

卫生服务机构是卫生服务提供与利用的载体。绩效评价与绩效控制有助于推动卫生服务机构在发展方式上由规模扩张型转向质量效益型，在管理模式上由粗放的行政化管理转向全方位的绩效管理，促进收入分配更科学、更公平，实现效率提高和质量提升，促进卫生改革政策落地见效，为实施健康中国战略，建立健全基本医疗卫生制度奠定基础。

第一节 卫生服务机构绩效评价概述

一、我国卫生服务机构体系

卫生服务机构（health service institution）是指依照法定程序设立，促进和保障社会公众身体健康、预防疾病的机构。卫生服务机构根据功能定位，分为医疗机构和公共卫生机构。我国医疗机构的主体包括医院、社区卫生服务中心（站）、乡镇卫生院和村卫生室。公共卫生机构主要包括专业公共卫生机构和公立医院中的公共卫生部门（图20-1）。

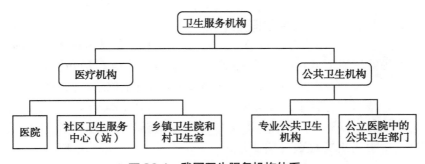

图20-1 我国卫生服务机构体系

二、卫生服务机构绩效评价的概念和特点

卫生服务机构绩效（performance of health service institution）是卫生服务机构在一定的卫生资源、服务条件和政策环境下，完成卫生服务目标任务的程度，是对目标实现程度及达成效率的衡量与反馈。

卫生服务机构绩效评价（performance evaluation of health service institution）是指按照一定的标准，运用科学的方法，对医疗服务单位、个人一定时期内的工作或生产效能作出客观公正评价的过程。

卫生服务机构绩效评价具有以下四个特点。

1. 导向性 目标是开展绩效评价的依据，卫生服务机构绩效评价要立足于我国卫生事业发展的特定阶段和卫生服务机构发展的状况，确定总体目标和具体目标，客观衡量和反馈目标任务的完成程度。

2．动态性　卫生服务机构的绩效评价是动态变化的，绩效评价的内容、方法、工具及结果，都应依据卫生资源、工作条件和政策环境等的变化而适时调整。

3．综合性　卫生服务机构绩效评价要兼顾各类机构、部门、科室、人员的特征，设计有效的绩效评价指标，开展全面、多层次、综合性的绩效评价。

4．定量定性结合　卫生服务机构绩效评价主体，应采用定量指标与定性内容相结合的方法开展评价，以更好地反映卫生服务机构的绩效。

三、卫生服务机构绩效评价的意义

（一）有利于政府对卫生服务机构的监管指导

卫生服务机构绩效评价有利于政府督促卫生服务机构落实各项卫生工作，在全方位、深层次把握卫生服务目标任务实现程度的基础上，从宏观层面指明卫生服务机构的战略发展方向和重点任务。

（二）有利于提高卫生服务机构的管理水平

通过卫生服务机构内外部的绩效评价，评价主体以考核促进工作，了解部门、科室、人员的工作状况以及绩效目标达成程度，及时纠正偏差，从而提高机构的服务质量以及运行效率。

（三）有利于提高医务人员和患者的满意度

卫生服务机构绩效评价有助于规范机构内部管理，优化薪酬制度，提升医务人员的满意度，进而持续改进服务质量，改善患者的就医体验。

四、卫生服务机构绩效评价进展

（一）国外卫生服务机构绩效评价概述

国外卫生服务机构绩效评价开展较早。1983 年，英国率先提出较为系统的卫生服务机构绩效评价方案，对国际卫生服务机构绩效评价产生了深远的影响。1999 年，澳大利亚成立国家卫生绩效委员会（National Health Performance Commission，NHPC），负责卫生系统的绩效评价。2003 年，世界卫生组织开发了医院质量与绩效评价工具（performance assessment tool for quality improvement in hospitals，PATH），被法国、丹麦等五个欧洲国家及加拿大等国家广泛采用。

（二）我国卫生服务机构绩效评价概述

新医改以来，我国颁发多项有关卫生服务机构绩效评价的政策。2012 年，《国务院关于印发"十二五"期间深化医药卫生体制改革规划暨实施方案的通知》（国发〔2012〕11 号）提出：健全现有的绩效评价和考核机制，以深化基层医疗卫生机构的综合改革。2013 年，卫生部印发了《疾病预防控制工作绩效评估标准（2012 年版）》，提出"促进基本公共卫生服务逐步均等化和人人享有初级卫生保健等有关区域考核中对疾病预防控制工作的评价"。2019 年，《国务院办公厅关于加强三级公立医院绩效考核工作的意见》（国办发〔2019〕4 号）指出："三级公立医院绩效考核指标体系由医疗质量、运营效率、持续发展、满意度评价等 4 个方面的指标构成。"正式拉开全国公立医院绩效考核的序幕。

总体来看，我国卫生服务机构绩效评价的发展历程按照时间可以分为三个阶段。

1．第一阶段　即 1997 年之前。1985 年，国务院批转卫生部《关于卫生工作改革若干政策问题的报告》的通知推动医院改革，扩大医院自治权，鼓励医院市场化。我国大多数卫生服务机构实行的是按工作量、收入、大收减大支提取奖金的绩效评价方法，典型特征是以考核计奖的分配型绩效管理。这一阶段成本核算不完善，过分强调经济指标，缺乏系统的业绩评价，对非财务类指标，如服务质量、服务效率、创新能力等的重视不够。

2. 第二阶段　即 1998—2009 年新医改之前。1998 年，财政部和卫生部联合发布了《医院会计制度》和《医院财务制度》，要求"医院实行成本核算，包括医疗成本核算和药品成本核算，成本费用分为直接费用和间接费用"。我国卫生服务机构普遍采用以科室为单元的成本核算（二级核算），即以质量控制为依据，以系数分配为杠杆的分配模式。这一阶段的特征是重视效率、收入、支出等指标，同时将质量同业绩评价结合起来。这一阶段绩效评价存在的共性问题是对机构的可持续发展重视不足，绩效评价没有同机构的战略、长期的发展目标连接起来，致使战略制定与实施割裂，绩效评价指标很少涉及战略层面的内容，对未来机构价值增长的驱动因素缺乏关注。

3. 第三阶段　2009 年新医改以来，我国医药卫生体制改革不断深化，绩效评价更加注重机构的可持续发展，将绩效评价同机构的战略、长期的发展目标连接起来。2015 年，国家卫生和计划生育委员会、人力资源和社会保障部、财政部、国家中医药管理局联合印发了《关于加强公立医疗卫生机构绩效评价的指导意见》，提出公益性是我国公立医院绩效评价的第一理念，标志着我国医疗卫生绩效考评进入实施阶段。2020 年，国家卫生健康委制定了《关于加强基层医疗卫生机构绩效考核的指导意见（试行）》，进一步提升基层医疗卫生机构服务能力，改进服务质量，提高运行效率。这一阶段，大多数卫生服务机构的绩效评价及管理都以结果和产出为导向，机构的服务效率大幅提高，科技创新能力显著提升，但也导致了一些新的问题，如医疗费用上涨过快、医务人员工作负荷过重、患者就诊体验不佳等。

第二节　卫生服务机构绩效评价范式

一、卫生服务机构绩效评价框架

（一）卫生服务机构绩效评价基本要素

卫生服务机构绩效评价系统由以下八个基本要素构成。

1. 评价主体　即由谁进行评价。

2. 评价客体　即对谁进行评价。

3. 评价目标　卫生服务机构绩效评价的目标是整个卫生服务机构设计运行的指南和目的。

4. 评价内容　即对哪些方面进行评价。

5. 评价指标　绩效评价指标是指对评价内容进行计量分析所采取的评价单位。

6. 评价标准　即评价的参照体系，或评价的对比标尺。

7. 评价方法　指获取绩效评价信息、取得评价结果的手段。

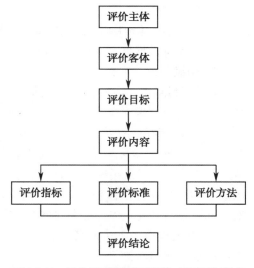

图 20-2　**机构绩效评价要素构成及运作程序**

8. 评价结论　绩效评价结论是卫生服务机构绩效评价体系的输出信息，也是结论性总结。

综上所述，八项评价要素的逻辑关系如图 20-2 所示。

（二）卫生服务机构绩效评价基本程序

卫生服务机构绩效评价的实施可以划分为以下三个程序：评价机构的设立、评价主体的选择、评价步骤的确定。

1. 评价机构的设立　评价机构主要分为评价管理机构、专家咨询机构、评价中介机构三种类型。其中,评价管理机构的职能是:拟定方案、制订计划、指导工作。专家咨询机构的职能是:论证结果、提供意见、指标打分、参与审议。评价中介机构的主要职能是作为中立方作出绩效评价。

2．评价主体的选择　评价主体多元化是保证机构绩效评价有效性的基本原则。评价主体应包括综合评价组织、直管领导、公众或行政相对人、自我评价主体以及特定评价主体等。

3．评价步骤的确定　卫生服务机构绩效评价分为七步:明确目的与时机、确定对象与方案、设定内容与标准、通知并搜集资料、评价小组审议、形成结果报告、结果分析运用。

二、卫生服务机构绩效评价指标体系

（一）绩效评价指标体系建构需要遵循的原则

绩效评价指标体系要体现公平公正、系统全面、连续稳定、客观可靠、操作简便等原则。

1．公平公正　内容上的公平意味着相同的评价指标对于每个被评价部门而言,实现难度在理论上是一致的;标准上的公正意味着相同的评价信息将出现相同的评价结果。

2．系统全面　卫生服务的特点决定了绩效评价指标体系必须是相对开放的系统,这个开放系统可以划分为包含着若干相互联系或相互补充的评价内容(示标)的若干维度,每个示标由一项主要评价指标和几项修正指标构成。

3．连续稳定　如果系统全面是对指标体系在空间上完整性的要求,那么连续稳定就是对指标体系在时间上完整性的要求。

4．客观可靠　建构绩效评价指标体系必须采取严谨的态度,应以事实为准绳,排除个人主观影响,尊重客观计算结果。要求指标体系建构过程和结果符合实证性和逻辑性。

5．操作简便　多层次评价体系需层层递进,逐级加权修正。在评价指标体系确立后,日常评价应当是简便的。

（二）绩效评价指标体系建构的步骤

绩效评价指标体系建构步骤包括:确定目标、设计结构、拟定指标、设定权重。

1．明确目标　确定评价目的和可量化的目标。

2．设计结构　卫生服务机构绩效评价指标体系是为实现评价目标按照系统方法建构的,是由一系列反映评价对象各个侧面的相关指标组成的系统结构。

3．拟定指标　有效选择评价指标,必须把握好以下几对关系:内部指标与外部指标相结合;数量指标与质量指标相结合;肯定性指标与否定性指标相结合;技术性指标与民主性指标相结合;支出指标与回报指标相结合;客观指标与主观指标相结合;工作指标与业绩指标相结合;行政成本指标与业务指标相结合;个体指标与团体指标相结合。根据前述指标体系结构,评价指标的设计可以具体化为基本指标的设定和修正指标的设定。

4．设定权重　卫生服务机构绩效评价涉及的指标数量较多,往往采用专家咨询法、熵权赋值法等定性定量相结合方法对每项评价指标的权重进行设定。

第三节　卫生服务机构绩效评价方法

一、平衡计分卡法

平衡计分卡法(balanced scorecard,BSC)是一种组织战略管理和绩效评价的方法。BSC从利益相关者的视角出发,以信息流为媒介,从财务、客户、内部流程、学习与成长四个维度对组织的绩效进行全面衡量与评价管理,突破了以财务指标为主的传统绩效评价模式,保障了组织全面平衡发展。BSC 最初主要应用于企业,以提高企业的盈利能力为目标,近年来,我国卫生服务机构也逐渐应用并改进了这一方法。

（一）平衡计分卡法的四个维度

1.财务维度　财务维度主要体现卫生服务机构的经济效益,通过数字报表形式呈现卫生服务机构整体业绩,是其他三个维度的驱动因素。财务维度既要作为卫生服务机构发展战略的中心关键点,以最直观的方式集中反映战略情况,又要成为其他三个维度的衡量标准和最终目标。

2.患者满意度维度　提升患者各方面满意度,是提高卫生服务机构财务回报率的根本途径。在激烈的行业竞争中,医疗机构要把外部环境控制作为发展的重要战略目标,并从服务质量、就医环境、看病成本等关键性因素入手,衡量卫生服务机构能给患者带来多少价值。就具体措施而言,卫生服务机构可通过开辟绿色通道、实施药品零差价、及时处理医疗纠纷等,加强对外部环境的调控,持续提升患者满意度。

3.内部流程维度　内部流程维度体现卫生服务机构服务价值链的整个过程。以往的绩效评价方法有利于调动职能科室工作的积极性,绩效指标值与个人收益相关联,激励作用显而易见,但短期经济行为所形成的弊端也很显著。平衡计分卡法不仅强调卫生服务机构内部控制,更解决了外部控制不足的问题,通过关注医疗质量、护理质量、服务效率等指标,不断创新业务流程,满足不同服务对象的多元化需求,实现机构整体效能最优化,提高综合竞争力。

4.学习和成长维度　学习和成长维度主要反映医务人员的职业级别、科研能力等。卫生服务机构通过加强职业培训、运用激励机制督促员工自我学习,不断提高自身能力,进而提高机构服务能力。

（二）平衡计分卡法的构建原则

1.兼顾社会与经济效益原则　在医疗卫生体制改革逐步深化的背景下,卫生服务机构绩效评价指标既要重视社会效益,全心全意为人民群众服务,确保其公共产品的性质,也要重视经济效益,确保适当的补偿率。

2.抓住重点和统筹兼顾原则　构建绩效评价体系,既要把握整体目标导向又要明确重点发展方向,依据目标任务的重要性有针对性地选取指标,从而完善评价体系。

3.实用性原则　明晰指标的概念、资料的获取渠道,计算要科学、准确,确保指标的实用性。

（三）平衡计分卡法的具体实施步骤

1.计划　明确卫生服务机构战略目标,清晰划定评价单元,明确责任部门及职责和建立评价体系。

2.评价　评价现行绩效管理系统、战略目标的可行性和核心目标,选择获取评估信息的渠道和方法。

3.制订　制订卫生服务机构的关键战略指标和各维度评价指标,卫生服务机构与部门沟通确认指标并建立监督机制。

4.实施　全面实施 BSC 过程中,卫生服务机构需要不断修正相关指标和流程,完善评价体系。

二、关键绩效指标法

关键绩效指标法（key performance indicator,KPI）是指将卫生服务机构的使命和战略目标层层分解,使其成为具体的、可操作的用于衡量卫生服务机构战略实施效果评价的关键性绩效指标的方法。KPI 的核心思想是"80/20"原则,在卫生服务机构管理中,KPI 体系通过研究机构内部工作流程的输入、输出情况,从中发掘关键参数,把完成 80% 工作的 20% 关键指标进行量化设计,变成切实可行的 KPI。

KPI 同 BSC 一样，也是一种系统化的绩效评价方法。第一，KPI 是用于考核和管理被考核者绩效的可量化的或可行为化的标准体系。也就是说，KPI 是一个标准化的体系，它必须是可量化的，如果难以量化，那么也必须是可行为化的。如果可量化和可行为化这两个特征都无法满足，那么就不是符合要求的关键绩效指标。第二，KPI 体现对卫生服务机构战略目标有增值作用的绩效指标。这就是说，KPI 是连接个体绩效与组织战略目标的一个桥梁。既然 KPI 是针对机构战略目标起到增值作用的工作产出而设定的指标，那么基于 KPI 对绩效进行评价，就可以保证真正对组织有贡献的行为受到鼓励。第三，KPI 是进行绩效沟通的基石，通过在关键绩效指标上达成的承诺，卫生服务机构员工和管理者就可以进行工作期望、工作表现和未来发展等方面的沟通。

（一）关键绩效指标法的构建原则

1. 目标导向原则 即 KPI 指标依据卫生服务机构、部门和岗位等的目标确定。

2. 质量原则 医疗质量是卫生服务机构的核心竞争力，医疗质量控制指标的强化至关重要。

3. 可操作性原则 KPI 指标必须简单明了，易于操作。

4. 平衡性原则 涉及多个部门的指标须由相关部门结合流程共同协调制订。

5. 控制力原则 被考核者对 KPI 指标的达成具有相当的控制能力。

（二）关键绩效指标法的具体实施步骤

1. 确定关键领域 根据国家医改的目标和卫生服务机构的使命及战略目标，寻找使卫生服务机构保持竞争优势并实现战略目标的关键成功领域和实现国家要求的关键指标。

2. 确定关键绩效要素 对国家要求的目标和关键成功领域指标进行解析和细化，找出关键绩效包含的内容，明确设置指标权重的方法，构建分配到各科室的目标绩效，并明晰保证各科室目标实现的关键措施和手段以及完成的标准。

3. 确定关键绩效指标 卫生服务机构从战略发展角度确定关键绩效指标，关键绩效指标内容既要符合国家医疗卫生体制改革要求，又要符合卫生服务机构发展战略要求。

4. 构建卫生服务机构关键绩效考核内容和目标要求 按照实现卫生服务机构目标的关键绩效、绩效内容和目标要求三个维度汇总卫生服务机构的关键绩效指标，从而建立一套完整的关键绩效指标库作为科室和个人绩效评价的依据。

5. 确定科室和个人的绩效指标 卫生服务机构质控科要根据以往情况将关键绩效要素分解细化，根据各科室的性质筛选确定关键绩效指标的目标要求，从而把卫生服务机构的战略目标分解成各个科室具体的绩效目标要求，进而落实个人绩效指标。

三、目标管理法

目标管理法（management by objectives，MBO）是指将卫生服务机构的目标和任务转化为具体可行的科室及员工目标，经过一段时间后，将每位员工的工作结果与制定的员工目标进行比较，从而进行绩效评价。MBO 最终目的是保证员工朝着卫生服务机构发展的方向努力并完成所制定的目标，进而实现卫生服务机构的目标和完成任务。MBO 是一种典型的结果导向绩效评价方法。

（一）目标管理法的设定原则

MBO 的设定原则需要基于实施管理的范围和卫生服务机构目标发展的要求。

1. 坚持目标可及性和超前性相结合原则。

2. 坚持个人目标和机构目标相结合原则。

3.坚持政府指令性目标和机构自身管理目标相结合原则。

（二）目标管理法的具体实施内容

首先，卫生服务机构需要和每个员工共同制定一套具体可行且便于衡量的工作目标；其次，需要与每个员工讨论其工作任务和目标完成情况，具体实施步骤如下。

1.计划目标　卫生服务机构领导和员工需要根据机构的目标和任务共同制定具体可行的工作目标。

2.实施目标　卫生服务机构根据计划目标进行具体执行和监控，掌握进度，发现问题，给予修正。

3.评价结果　卫生服务机构将员工实际达到的工作目标与预先设定的目标进行比较，进而帮助卫生服务机构管理者进行科学合理的决策。

4.反馈　卫生服务机构管理者和员工共同回顾整个目标管理周期，进行分析和讨论，为制定下一个周期的目标计划提供参考和准备。

这四个步骤相辅相成、周而复始，共同构成一个循环过程。

四、以资源为基础的相对价值比率法

以资源为基础的相对价值比率法（resource-based relative value scale，RBRVS）是以医师人力资源消耗为基础，以相对价值为尺度，制订每项医疗服务行为耗费资源的相对价值，从而支付医师费用的一种绩效考核方法。该方法由哈佛大学萧庆伦教授（William Hsiao）于20世纪80年代提出并率先应用于医疗行业。RBRVS的核心思想是依据临床医师在为患者提供医疗卫生服务时所消耗的资源成本（医师的劳务成本、医疗项目所需成本、责任成本）来客观地测定费用。借助该评价方法，可将医疗服务的数量、质量、技术难易程度、成本控制等考核指标进行量化，实现绩效分配的合理优化。

RBRVS主要涉及三个主要资源投入要素，一是医师的工作总量（total work，TW），二是开业成本（practice expense，PE），三是医师所受专业培训的机会成本（amortization for special training，AST）。医师的工作总量包含服务所需的工作时间、服务的复杂程度，分为处置前、处置中和处置后三个阶段。RBRVS采用"定量评估"的方式，对医师三个阶段的工作量进行测定。开业成本是指医疗项目所需要的成本，包含办公室、医疗用房的房租、办公家具、仪器设备折旧、水、电、气、人员工资等。RBRVS主要以普通外科为标准测算出每一专业的相对业务成本指数（RPC）。医师所受专业培训的机会成本既包括可能的医疗纠纷或医疗事故所造成的成本，也包括医师受专业培训的成本。

计算公式为：RBRVS＝TW×（1＋RPC）×（1＋AST）

第四节　卫生服务机构绩效控制概述

一、卫生服务机构绩效控制的概念

卫生服务机构绩效控制（performance control of health service institution）按照控制流程分为投入控制、过程控制及产出控制三个阶段。这三个阶段相互作用、相互补充，共同组成了一个完整的绩效控制链条（图20-3）。投入控制是指对卫生服务机构的人力资源、卫生设备等的投入状况进行评价与监控，是一种事前控制，有利于过程控制的开展；过程控制是指对卫生服务机构整个运营流程进行全方位的评价与监控，是一种事中控制，它能够有效地监控卫生服务机构的运

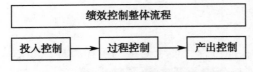

图20-3 基于控制流程的绩效控制模型

营过程,有利于产出控制的开展;产出控制也称结果控制,是指通过对卫生服务机构经营结果进行评价来控制卫生服务机构的运营,避免出现大的绩效目标偏差,同时提高整个卫生行业的收益水平,此阶段是检验卫生服务机构服务能力的最重要阶段,有助于准确评价卫生服务机构的真实业绩。

卫生服务机构绩效控制流程的每一阶段都需要相应的绩效评价手段相辅:投入控制阶段需要进行人员绩效评价和卫生设备绩效评价,以确保高质量的投入;过程控制阶段需要做好创新过程、经营过程以及随访服务过程的绩效评价,以确保机构运营流程的顺畅;而在产出控制阶段,管理部门需要评价卫生服务机构的最终产出结果,包括患者(客户)绩效和财务绩效等部分。

二、卫生服务机构绩效控制模式

卫生服务机构绩效控制模式可以划分为产出绩效控制模式、投入—内部过程绩效控制模式和投入—产出平衡绩效控制模式三类。

(一)产出绩效控制模式

此模式为分权型管理,只对产出进行绩效控制。优点是有利于调动卫生服务机构管理者的积极性,提高市场反应能力,节省管理卫生服务机构的成本。缺点是无法全面掌控卫生服务机构的运营,特别是投入与过程阶段,不利于全面评价卫生服务机构的真实经营绩效及发展潜力。

(二)投入—内部过程绩效控制模式

此模式为集权型管理,这种绩效评价涵盖整个控制流程,包括投入绩效、过程绩效以及结果绩效控制,其重点是内部过程绩效控制和投入绩效控制。

(三)投入—产出平衡绩效控制模式

此模式为治理型管理,这是一种主要对投入、产出进行绩效控制的模式。该模式的目标是降低发生错误的可能性和加快纠正错误的速度。该模式以尊重卫生服务机构独立法人地位为前提,通过完善机构治理实现对卫生服务机构的管理,卫生主管部门对卫生服务提供过程不过多干预,也不严格考核。

三、卫生服务机构绩效控制的意义

(一)有利于政府对卫生服务机构开展量化的评价和管理

卫生服务机构绩效控制通过投入控制、过程控制及产出控制三个阶段,分别在卫生服务机构的人力资源、卫生设备、机构科室等方面对卫生服务机构的整个运营流程以及经营结果进行全方位的评价与监控,为后续政府对卫生服务机构开展量化的评价和管理提供了坚实的基础。

(二)有利于卫生服务机构高质量发展

绩效控制的有效实施,可以促进各项制度的规范、各项考核指标的检查考核、各项岗位责任制的落实,为提高卫生服务质量和工作效率打下坚实的基础,进而促进卫生服务机构的卫生服务质量和效率,从而提高居民选择本地卫生服务机构就医的积极性,保障服务效率改善的可持续性。

绩效控制是卫生服务机构价值观念建设的重要途径。绩效控制的有效实施,可以使卫生服务机构精神和价值观得到灌输,增强机构内部的团队意识,提高医务人员的责任感、荣誉感与使命感,促进和谐人际关系和良好行为习惯的形成,从而使机构能够长足发展。

（三）有利于提升社会医疗保险基金等卫生资金使用的效率、效果

绩效控制是对卫生服务机构整体运营进行控制，因而使卫生服务机构的卫生资金使用流向更加清晰明了，包括卫生资金的使用总额、在整体运营过程中各个环节的流向，以及所产生的经营结果。在此基础之上可以对卫生资金的分配以及使用进行调整，优化其分配使用结构，从而提升社会医疗保险等卫生资金使用的效率、效果。

（四）有利于提升医务人员、患者等社会公众的满意度

绩效控制使卫生服务机构的管理更为规范，卫生服务治理体系更加完善，使医务人员的工作积极性和满意度得以提高。与此同时，卫生服务质量的提升和服务效率的改善，也可以大幅提升患者的就诊满意度。

第五节　卫生服务机构绩效的评价实施

一、不同类型医疗机构绩效评价实施

（一）医院绩效评价

1. 公立综合医院绩效评价　公立综合医院绩效评价应结合区域医疗市场需求、医疗资源配置、学科建设要求建立指标及权重。公立综合医院绩效评价由医疗质量、运营效率、持续发展、满意度评价等四个方面构成，重点评价社会效益。

（1）医疗质量：提供高质量的医疗服务是三级公立医院的核心任务。通过医疗质量控制、合理用药、检查检验同质化等指标，评价医院医疗质量和医疗安全。通过代表性的单病种质量控制指标，评价医院重点病种、关键技术的医疗质量和医疗安全情况。通过预约诊疗、门急诊服务、患者等待时间等指标，评价医院改善医疗服务效果。

（2）运营效率：运营效率体现医院的精细化管理水平，是实现医院科学管理的关键。通过人力资源配比和人员负荷指标评价医疗资源利用效率。通过经济管理指标评价医院经济运行管理情况。通过评价收支结构指标间接反映政府落实办医责任情况和医院医疗收入结构合理性，推动实现收支平衡、略有结余，有效体现医务人员技术劳务价值。通过评价门诊和住院患者次均费用变化，衡量医院主动控制费用不合理增长的情况。

（3）持续发展：人才队伍建设与教学科研能力体现医院的持续发展能力，是反映三级公立医院创新发展和持续健康运行的重要指标。主要通过人才结构指标评价医务人员稳定性，通过科研成果临床转化指标评价医院创新支撑能力，通过技术应用指标评价医院引领发展和持续运行情况，通过公共信用综合评价等级指标评价医院信用建设。

（4）满意度评价：医院满意度由患者满意度和医务人员满意度两部分组成。患者满意度是三级公立医院社会效益的重要体现，提高医务人员满意度是医院提供高质量医疗服务的重要保障。通过门诊患者、住院患者和医务人员满意度评价，衡量患者获得感及医务人员积极性。

2. 专科医院绩效评价　专科医院应在公立综合医院绩效评价指标体系的基础上，根据自身情况制订符合自身发展的绩效评价体系。以三级传染病医院为例，绩效评价由医院运行基本监测、住院患者医疗质量与安全、特定（单）病种质量监测、重症医学质量监测、合理用药监测和医院感染控制质量监测六个方面构成，重点评价医疗质量。

（1）医院运行基本监测：包括资源配置、工作负荷、治疗质量、工作效率、患者负担、资产运营以及科研成果。

（2）住院患者医疗质量与安全：包括住院重点疾病的总例数、死亡例数、两周与一个月内再住院例数、平均住院日与平均住院费用；住院重点手术的总例数、死亡例数、术后非预期再手术例数、平均住院日与平均住院费用；麻醉以及住院患者安全类指标。

（3）特定（单）病种质量监测：包括重度乙型病毒性肝炎（住院）、乙型肝炎病毒孕妇母婴阻断、肺叶切除术、腰椎结核病灶清除术以及髋关节结核病灶清除术。

（4）重症医学质量监测：包括非预期的24/48小时重返重症医学科率、呼吸机相关性肺炎（VAP）的预防、呼吸机相关性肺炎（VAP）发生率、中心静脉导管相关性血行性感染率、导尿管相关的尿路感染率、重症患者预期死亡率与实际死亡率［急性生理学和慢性健康状况评价Ⅱ（APACHEⅡ）］、重症患者压疮发生率（APACHEⅡ）、各类导管管路滑脱与再插率以及人工气道脱出例数。

（5）合理用药监测：包括医院抗菌药物品种原则上不超过50种、接受抗菌药物治疗的住院患者微生物检验样本送检率不低于30%、住院患者抗菌药物使用率不超过60%、门诊患者抗菌药物处方比例不超过20%、抗菌药物使用强度力争控制在40DDD以下以及药费收入占医疗总收入比重。

（6）医院感染控制质量监测：包括呼吸机相关性肺炎感染、留置导尿管所致尿路感染、血管导管所致血行感染以及手术部位感染（按手术风险分类）。

3．社会办医院绩效评价　社会办医院绩效评价由经营业绩、医院辅助支持服务、医疗质量和安全评价等三个方面构成，重点评价经营业绩。

（1）经营业绩：其中包括收入、成本、利润和效率。综合评价管理团队的市场判断能力、资源调动能力、产品设计能力、市场开发能力和盈利能力；经营的收益最终具体落实在医疗产品的质量上，对医疗质量的控制成为经营管理的重点工作之一。

（2）医院辅助支持服务：评价的重点是辅助工作、服务工作、维护工作的程度和效果，包括医院运营顺畅的客观指标和服务对象的评价。

（3）医疗质量和安全评价：包括规范医疗行为和优质服务，有客观质量指标也有客户的满意度评价指标，特别是通过优质医疗质量而产生的客户满意度，是医院业绩提升和品牌建设的保证，没有质量就没有业绩。

（二）基层医疗机构绩效评价

根据《关于加强基层医疗卫生机构绩效考核的指导意见（试行）》（国卫办基层发〔2020〕9号），基层医疗机构绩效评价由服务提供、综合管理、可持续发展和满意度评价等四个方面的42项指标构成。

1．服务提供　重点评价基层医疗机构功能定位、服务效率、医疗质量与安全。通过基本医疗服务、基本公共卫生服务、签约服务等指标评价功能定位情况；通过人员负荷指标评价医疗服务效率；通过合理用药、院内感染等指标评价基层医疗质量与安全。

2．综合管理　重点评价经济管理、信息管理和协同服务。通过经济管理指标评价基层医疗卫生机构收支结构的合理性；通过信息管理指标评价基层医疗卫生机构各项服务信息化功能的实现情况；通过双向转诊、一体化管理评价协同服务情况。

3．可持续发展　重点评价人力配置和人员结构情况。通过人力配置指标评价基层医疗卫生机构可持续发展潜力；通过人员结构指标评价基层医疗卫生机构人力资源配置合理性。

4．满意度评价　重点评价患者满意度和医务人员满意度。患者满意度是基层医疗卫生机构社会效益的重要体现；医务人员满意度是基层医疗卫生机构提供高质量基本医疗和基本公共卫生服务的重要保障。

二、公共卫生机构绩效评价实施

（一）专业公共卫生机构绩效评价

专业公共卫生机构绩效评价由社会效益、服务提供、综合管理、可持续发展等四个方面构成。

1.社会效益 重点评价政府指令性任务完成情况、指导基层工作情况,职工满意度等。

2.服务提供 重点评价疾病预防控制、健康教育、卫生应急、健康危害因素监测与控制等公共卫生服务的数量和质量,以及重大公共卫生服务项目完成情况等。具有医疗职能的专业公共卫生机构还应当根据其功能定位和工作特点,设立医疗服务评价指标。

3.综合管理 重点评价党建工作、设备管理、信息管理、实验室管理等。

4.可持续发展 重点评价人才队伍建设、科研能力等。

(二)公立医院中公共卫生部门绩效评价

公立医院中公共卫生部门绩效评价由社会效益、医疗服务提供、综合管理、可持续发展等四个方面构成。

1.社会效益 重点评价公众满意度、政府指令性任务落实、费用控制、与基本医保范围相适应、病种结构合理等情况。其中,政府指令性任务落实包括承担公共卫生、突发事件卫生应急和医疗救治、支农支边、对口支援、援外、医学人才培养、国防卫生动员、惠民等公益性任务和社会责任的情况。

2.医疗服务提供 重点评价医疗服务质量和安全、医疗服务便捷和适宜等情况,以促进医疗机构合理、规范诊疗。

3.综合管理 重点评价人力效率、床位效率、成本效率、固定资产使用效率、预算管理、财务风险管控、医疗收入结构、支出结构、节能降耗以及党建工作和行风建设等。

4.可持续发展 重点评价人才队伍建设、临床专科发展、教学、科研等。

三、卫生服务机构绩效评价流程

(一)绩效评价准备

确定评价实施机构和评价人员,明确评价程序和工作安排。如委托第三方实施评价,应当签订相关协议。加强对评价人员和评价对象的培训,掌握绩效评价的基本内容和方式方法。

(二)卫生服务机构自评

卫生服务机构按照绩效评价要求定期开展自查,对发现的问题及时改进,形成自查报告,并提交到评价实施机构。

(三)绩效评价实施

主要运用信息技术采集客观数据,结合现场核查、专题访谈及问卷调查等方式,依据绩效评价指标体系和标准进行综合分析,形成评价结论。

(四)绩效评价反馈与改进

评价结果要向卫生服务机构进行反馈,对存在的问题提出改进意见和建议,并在一定范围内公开。卫生服务机构应当根据评价结果进行改进,改进情况作为下一年度绩效评价的重要内容。

四、卫生服务机构绩效评价结果的反馈及应用

在整个绩效管理体系中,绩效评价只是其中的一部分。评价结果如何反馈以帮助卫生服务机构提高医疗质量与效率、促进整体绩效的提高则是更重要的环节。

评价结果的反馈是指通过一定方式向医疗机构和各利益相关者发布评价结果。卫生服务机构应根据绩效评价结果认真改进,提高绩效,促进健康可持续发展。卫生行政部门、中医药管理部门会同有关部门根据绩效评价结果对卫生服务机构进行奖惩,并与财政投入、医保支付、薪酬总体水平、医疗卫生机构等级评审等挂钩。绩效评价结果会向同级政府报告,为政府决策提供依据,并建立绩效问责机制,对绩效评价中发现的违法、违纪问题由有关方面按程序进行严肃查

处。同时,卫生服务机构绩效评价结果也是卫生服务机构负责人绩效评价的重要依据。

我国医药卫生体制改革十分重视绩效评价结果的反馈及应用。2019 年,《国务院办公厅关于加强三级公立医院绩效考核工作的意见》(国办发〔2019〕4 号)强调:要充分发挥绩效考核"指挥棒"作用,财政、发展改革、教育、人力资源社会保障、卫生健康、医保、中医药等部门建立协调推进机制和考核结果应用机制,及时出台政策措施,将绩效考核结果作为公立医院发展规划、重大项目立项、财政投入、经费核拨、绩效工资总量核定、医保政策调整的重要依据,与医院评审评价、国家医学中心和区域医疗中心建设以及各项评优评先工作紧密结合,作为选拔任用公立医院党组织书记、院长和领导班子成员的重要参考。

国际上,绩效评价结果的应用主要有四个方面:一是根据医院评价结果的分数或等级进行排名,绩效评价最差的医院甚至将面临停业处罚,从而敦促医院重视绩效评价。二是根据医院绩效结果给予不同的自主权和资金补助,能够对医院绩效提高形成有效的激励。三是作为员工职位调整的依据。如在一些国家星级评审中,对表现差的医院,政府将撤换其最高管理者。四是用于成就激励。例如,英国发布了临床服务绩效的比较信息,医师为追求自身成就,必将以最高绩效标准来完成工作,从而带动医院整体绩效的提高。

本章小结

卫生服务机构包括医疗机构(医院、社区卫生服务中心、乡镇卫生院等)和公共卫生机构(专业公共卫生机构和公立医院中的公共卫生部门)。卫生服务机构绩效评价是指按照一定的标准,运用科学的方法,对医疗服务单位、个人一定时期内的工作或生产效能作出客观公正评价的过程。

卫生服务机构绩效评价常用方法有平衡计分卡法(balanced scorecard,BSC)、关键绩效指标法(key performance indicator,KPI)、目标管理法(management by objectives,MBO)、以资源为基础的相对价值比率法(resource-based relative value scale,RBRVS)等。

卫生服务机构开展绩效评价包括:①八个基本要素,即评价的主体、客体、目标、内容、指标、标准、方法、结论;②三个基本程序,即评价机构的设立、评价主体的选择、评价步骤的确定;③构建指标体系的四个步骤,即明确目标、设计结构、拟定指标、设定权重。

思考题

1. 卫生服务机构绩效评价为什么是动态演化的?
2. 如何确定卫生服务机构绩效评价的重点内容?
3. 卫生服务机构绩效评价为什么要定量定性相结合?

(苗豫东)

推 荐 阅 读

[1] 张亮,胡志. 卫生事业管理学. 北京:人民卫生出版社,2013.

[2] 李灿东. 中医医政史略. 北京:中国中医药出版社,2015.

[3] 罗伊·波特. 医学人文丛书:剑桥医学史. 张大庆,译. 南京:译林出版社,2022.

[4] 梁万年. 卫生事业管理学. 4 版. 北京:人民卫生出版社,2017.

[5] 郝模. 卫生政策学. 2 版. 北京:人民卫生出版社,2013.

[6] 张静,赵敏. 卫生法学. 2 版. 北京:清华大学出版社,2020.

[7] 万崇华,姜润生. 卫生资源配置与区域卫生规划的理论与实践. 北京:科学出版社,2013.

[8] 孟庆跃. 深化医药卫生体制改革研究. 北京:经济科学出版社,2016.

[9] 世界银行,世界卫生组织. 深化中国医药卫生体制改革:建设基于价值的优质服务提供体系. 北京:中国财政经济出版社,2019.

[10] 叶俊. 中国基本医疗卫生制度改革研究. 北京:中国社会科学出版社,2021.

[11] 彭剑锋. 人力资源管理概论. 3 版. 上海:复旦大学出版社,2018.

[12] 陈文. 卫生经济学. 4 版. 北京:人民卫生出版社,2017.

[13] 毛瑛,吴涛. 医疗保险基金管理. 北京:科学出版社,2015.

[14] 中华人民共和国国民经济和社会发展第十四个五年规划和 2035 年远景目标纲要. 北京:人民出版社,2021.

[15] 黄奕祥. 健康管理服务业研究. 北京:经济科学出版社,2018.

[16] 陶芳标,李十月. 公共卫生学概论. 2 版. 北京:科学出版社,2017.

[17] 郝模. 追求卓越:构建适宜公共健康体系. 北京:中共中央党校出版社,2021.

[18] 吴群红,杨维中. 卫生应急管理. 北京:人民卫生出版社,2013.

[19] 励晓红. 基本公共卫生服务筹资与评价机制. 上海:复旦大学出版社,2022.

[20] 杨世民. 药事管理学. 6 版. 北京:人民卫生出版社,2016.

[21] 全国人大常委会办公厅. 中华人民共和国基本医疗卫生与健康促进法. 北京:中国民主法制出版社,2019.

[22] 魏来. 县域医疗服务纵向整合理论与实践. 北京:人民卫生出版社,2022.

[23] 中国健康教育中心. 健康影响评价实施操作手册(2021 版). 北京:人民卫生出版,2022.

[24] 世界卫生组织欧洲区域办公室. 21 世纪健康治理:战略与执行. 何江江,左延莉,译. 上海:上海交通大学出版社,2021.

[25] 朱文赫,王佩,陈悦,等. 国外医疗机构绩效考核评价做法及启示. 中国医院,2022,26(4):15-18.

[26] 姚强. 国家卫生系统绩效评价:理论与实证研究. 北京:中国社会科学出版社,2018.

[27] 郑继承. 我国医疗卫生资源配置的均衡性研究. 中国卫生资源,2019,22(5):362-366.

[28] 夏天,夏寒,张诚,等. 互联网 + 公共卫生服务信息系统的技术架构研究. 中国卫生信息管理杂志,2019,16(5):521-525.

[29] 胡瑶琳,余东雷,王健. "健康中国"背景下的健康医疗大数据发展. 社会科学家,2022(3):79-87.

[30] LI X,KRUMHOLZ H M,YIP W,et al.Quality of primary health care in China: challenges and recommendations. Lancet,2020,395(10239):1802-1812.

中英文名词对照索引